Jens Baas (Hrsg.)

Perspektive Gesundheit 2030

 Medizinisch Wissenschaftliche Verlagsgesellschaft

Jens Baas (Hrsg.)

Perspektive Gesundheit 2030

Gesellschaft, Politik, Transformation

mit Beiträgen von

V.E. Amelung | B. Augurzky | J. Baas | T. Ballast | N.C. Bandelow | H. Bedford-Strohm
N. Blase | B. Borgetto | R. Busse | D. Cardinal | D. Cassel | D. Chytrek | C. Egan | P. Ex
E. Farin-Glattacker | W. Flemming | M. Gornostayeva | S. Graumann | W. Greiner | S. Greß
K. Grießmeier | M. Gruhl | A. Häfferer | J. Hecht | I. Holldorf | J. Hornung | N. Huss
L.Y. Iskandar | C. Jesberger | J. Jünger | M. Kettlitz | M. Kifmann | R. Klakow-Franck
F. Knieps | K.-R. Korte | B. Lang | M. Lauerer | P. Löcherbach | H. Lohmann | J. Manthey
A. Meusch | R. Milstein | H. Müller | E. Nagel | H.-D. Nolting | S. Ozegowski | J. Pendzialek
A. Pfingsten | A. Reifferscheid | A. Rödder | L. Roither | K. Rupp | M. Schlobohm
M. Schmitz | M. Schnee | G.-G. Schoch | J. Schreyögg | J. Simon
I. Spiecker gen. Döhmann | T. Steimle | V. Ulrich | G. van Elst
A. Walendzik | A. Westerfellhaus | S. Wilm | T. Wozniak

 Medizinisch Wissenschaftliche Verlagsgesellschaft

Der Herausgeber

Dr. Jens Baas
Techniker Krankenkasse
Bramfelder Straße 140
22305 Hamburg

MWV Medizinisch Wissenschaftliche Verlagsgesellschaft mbH & Co. KG
Unterbaumstraße 4
10117 Berlin
www.mwv-berlin.de

ISBN 978-3-95466-605-8

Bibliografische Information der Deutschen Nationalbibliothek
Die Deutsche Nationalbibliothek verzeichnet diese Publikation in der Deutschen Nationalbibliografie;
detaillierte bibliografische Informationen sind im Internet über http://dnb.d-nb.de abrufbar.

Produkt-/Projektmanagement: Bernadette Schultze-Jena, Berlin
Copy Editing: Monika Laut-Zimmermann, Berlin
Layout & Satz: zweiband.media, Agentur für Mediengestaltung und -produktion GmbH, Berlin
Druck: druckhaus köthen GmbH & Co. KG, Köthen
Coverbild: ©Siarhei/stock.adobe.com

Zuschriften und Kritik an:
MWV Medizinisch Wissenschaftliche Verlagsgesellschaft mbH & Co. KG, Unterbaumstr. 4, 10117 Berlin, lektorat@mwv-berlin.de

Vorwort

Ob die Digitalisierung der Gesellschaft, die Auswirkungen der Corona-Pandemie, ein weiter unbegrenzt steigender Kostendruck, Strukturherausforderungen oder neue, teilweise exorbitant teure Therapieoptionen – für das deutsche Gesundheitswesen stehen wichtige Weichenstellungen an. Als Vertreterin der Interessen ihrer Versicherten wird die Techniker Krankenkasse (TK) hierzu ihren Beitrag leisten. Ein Baustein ist dieses Buch, das über die Bewältigung der Pandemiefolgen und Finanzierungsnotwendigkeiten hinaus Perspektiven für das deutsche Gesundheitssystem in den kommenden Jahren aufzeigen will.

Gerade der Corona-bedingte Krisenmodus, in dem sich das Gesundheitswesen derzeit befindet, macht es notwendig, die langfristigen Perspektiven nicht aus den Augen zu verlieren. Im ersten Teil dieses Buches setzen wir uns daher direkt mit den Zielen der Gesundheitspolitik auseinander. Dass die Patient:innen ins Zentrum des Gesundheitswesens rücken müssen, ist richtig, aber auch ein Allgemeinplatz. Entscheidend sind die Konsequenzen, die man aus dieser Erkenntnis zieht. Auch deshalb präsentieren wir im ersten Beitrag bewusst Ergebnisse einer Bevölkerungsbefragung. Im Folgenden arbeiten die Autor:innen dann heraus, welche – keineswegs widerspruchsfreien – Ziele sich die Gesundheitspolitik in den nächsten Jahren setzen muss.

In den folgenden Kapiteln werden wir zunehmend konkreter: Aus den Zielen der Gesundheitspolitik ergeben sich eine Vielzahl von Herausforderungen, denen sich die Beiträge des zweiten Teils widmen. Der dritte Teil bietet Einblicke in Reformwerkstätten. Die dort zusammengefassten Beiträge sollen eine Vorstellung von unterschiedlichen Reformansätzen geben. Die Vielstimmigkeit der Gesundheitspolitik wird hier besonders deutlich. Dabei wurde bewusst darauf verzichtet, hier die Positionen der Verbände und Interessensvertretungen noch einmal abzudrucken – sie sind für alle Interessierten leicht zugänglich. Stattdessen hoffen wir hier, selbst für die im Gesundheitsbereich gut informierten Leser:innen noch neue Perspektiven anzubieten. In den Beiträgen des vierten Teils kommen Expert:innen der TK zu Wort, die ihre Vorstellungen über die Weiterentwicklung des deutschen Gesundheitssystems zur Diskussion stellen.

Insgesamt wird deutlich, dass unser Gesundheitssystem vor der größten Herausforderung seit der Wiedervereinigung steht. Die Zeiten sind vorbei, in denen der Hinweis darauf, dass Deutschland eines der besten Gesundheitssysteme der Welt habe häufig als Alibi für Untätigkeit diente. Die ersten Beiträge für das Buch sind Ende November 2020, die letzten Anfang März 2021 beim Verlag eingegangen – somit mitten in der Corona Pandemie, deren aktuelle Entwicklungen zum Teil schon mit aufgegriffen sind. Umfassende, tragfähige Lehren aus dieser Zeit werden sich noch herauskristallisieren.

Zwei zentrale Themenbereiche werden das kommende Jahrzehnt jedoch in jedem Fall stark prägen:

Digitalisierung. Das Tempo der Digitalisierung im deutschen Gesundheitswesen wird weiter zunehmen. Die Corona-Krise hat nicht nur die Defizite gnadenlos offengelegt. Sie hat auch in manchen Bereichen gezeigt, dass es nicht die technischen Voraussetzungen sind, welche die Entwicklung bremsen, sondern das Wahren von Interessen. In den beiden vorangehenden von mir herausgegebenen Büchern „Zukunft der

Gesundheit" und „Digitale Gesundheit in Europa" wurden diesbezüglich bereits Akzente gesetzt. Die Plädoyers für einen europäischen Weg in der Digitalisierung des Gesundheitssystems haben an Relevanz gewonnen. Und festzustellen bleibt auch, dass in den letzten Jahren vieles in eine richtige Richtung bewegt wurde:

- Die Mentalität hat sich verändert und die Erkenntnis durchgesetzt, dass digital auch im Gesundheitswesen vieles einfacher und schneller geht.
- Außerdem wurde die Bedeutung der Infrastruktur erkannt. Die Differenzen in den Semantiken der Software werden angegangen, die Interoperabilität wird gestärkt und die elektronische Patientenakte (ePA) wird zum Rückgrat der Infrastruktur – ein Hub, der die Patient:innen tatsächlich in den Mittelpunkt stellt.
- Die Gesetzgebung hat sich dem Tempo im digitalen Zeitalter angenähert, sie ist iterativ und bereit, sich schnell anzupassen und zu korrigieren.

Darauf lässt sich aufbauen:

- Der Auf- und Ausbau der Telematikinfrastruktur bis 2025 ist eine Mammutaufgabe, die nicht zu unterschätzen ist.
- Benötigt wird ein neues Konzept für Datenschutz, Datensicherheit und Datennutzung, um die Datenschätze heben zu können, die in den kommenden Jahren den Fortschritt in der Medizin treiben werden.
- Die Zukunft liegt in Europa, besonders in der Europäischen Union: Interoperabilität, einheitlicher Datenraum und Code of Conduct sind hier die Stichworte.

Finanzierung. Es wird Geld kosten, wenn wir perspektivisch die Vorteile eines patientengerechteren und finanzierbaren Gesundheitssystems nutzen wollen. Digitalisierung ist in den nächsten Jahren vor allem ein Investitionsthema. Und deshalb steht am Ende dieses Vorworts und am Beginn der „Perspektiven 2030" für das Gesundheitswesen der Hinweis auf die Finanzen. Die Politik hat in den Zehnerjahren den Versuchungen einer guten Konjunktur nicht widerstehen können und viele Gesetze erlassen, die nun dauerhaft hohe Kosten verursachen. Demgegenüber stehen, bedingt durch eine sich abzeichnende Rezession, perspektivisch sinkende Einnahmen. Wir werden also um Strukturreformen nicht herumkommen.

Trotz der ernsten Lage wünschen wir Ihnen, liebe Leserinnen und Leser, auch Freude und neue Erkenntnisse bei der Lektüre dieses Buches. Sehen Sie es als Einladung zum Dialog.

Dr. Jens Baas
Hamburg im März 2021

Die Autorinnen und Autoren

Prof. Dr. Volker E. Amelung
Bundesverband Managed Care e. V.
Berlin
und
Institut für Sozialmedizin, Epidemiologie und
Gesundheitssystemforschung
Medizinische Hochschule Hannover
Hannover

Prof. Dr. Boris Augurzky
RWI Leibniz-Institut für Wirtschaftsforschung
und
Stiftung Münch
und
hcb GmbH
Essen

Dr. Jens Baas
Techniker Krankenkasse
Hamburg

Thomas Ballast
Techniker Krankenkasse
Hamburg

Prof. Dr. Nils C. Bandelow
Institute of Comparative Politics and Public Policy
(CoPPP)
Technische Universität Braunschweig
Braunschweig

Prof. Dr. Heinrich Bedford-Strohm
Ratsvorsitzender der Evangelischen Kirche in
Deutschland
Landesbischof der Evangelisch-Lutherischen Kirche
in Bayern
München/Hannover

Dr. Nikola Blase
Lehrstuhl für Medizinmanagement
Universität Duisburg-Essen
Essen
und
Universitätsklinikum Knappschaftskrankenhaus
Bochum GmbH
Bochum

Prof. Dr. Bernhard Borgetto
Fakultät für Soziale Arbeit und Gesundheit
HAWK Hochschule für angewandte Wissenschaft
und Kunst
Hildesheim/Holzminden/Göttingen

Prof. Dr. Reinhard Busse
Fachgebiet Management im Gesundheitswesen
Technische Universität Berlin
Berlin

Daniel Cardinal
Techniker Krankenkasse
Hamburg

Prof. em. Dr. Dieter Cassel
MSM – Mercator School of Management
Universität Duisburg-Essen
Duisburg

Dennis Chytrek
Techniker Krankenkasse
Hamburg

Christiane Egan
Techniker Krankenkasse
Hamburg

Dr. Patricia Ex
Ehem. Bundesverband Managed Care e. V.
Berlin

Prof. Dr. Erik Farin-Glattacker
Sektion Versorgungsforschung und
Rehabilitationsforschung
Medizinische Fakultät
Universitätsklinikum Freiburg
Freiburg

Wolfgang Flemming
Techniker Krankenkasse
Hamburg

Maryna Gornostayeva
Institut für medizinische und pharmazeutische
Prüfungsfragen (IMPP)
Mainz

Prof. Dr. Dr. Sigrid Graumann
Evangelische Hochschule Rheinland-Westfalen-Lippe
Bochum

Prof. Dr. Wolfgang Greiner
Fakultät für Gesundheitswissenschaften
Lehrstuhl für Gesundheitsökonomie und
Gesundheitsmanagement
Universität Bielefeld
Bielefeld

Die Autorinnen und Autoren

Prof. Dr. Stefan Greß
Versorgungsforschung und Gesundheitsökonomie
Fachbereich Pflege und Gesundheit
Hochschule Fulda
Fulda

Kerstin Grießmeier
Techniker Krankenkasse
Hamburg

Dr. Matthias Gruhl
Staatsrat a.D.
Bremen

Andreas Häfferer
Techniker Krankenkasse
Hamburg

Justin Hecht, M.Sc. Economics
Institut für Medizinmanagement und
Gesundheitswissenschaften
Universität Bayreuth
Bayreuth

Inken Holldorf
Techniker Krankenkasse
Hamburg

Johanna Hornung
Institute of Comparative Politics and Public Policy
(CoPPP)
Technische Universität Braunschweig
Braunschweig

Nikolaus Huss
KovarHuss GmbH
Berlin

Lina Y. Iskandar
Institute of Comparative Politics and Public Policy
(CoPPP)
Technische Universität Braunschweig
Braunschweig

Christian Jesberger
Fachbereich Pflege und Gesundheit
Hochschule Fulda
Fulda

Prof. Dr. Jana Jünger, MME (Bern)
Institut für medizinische und pharmazeutische
Prüfungsfragen (IMPP)
Mainz

Mandy Kettlitz
Techniker Krankenkasse
Hamburg

Prof. Dr. Mathias Kifmann
Hamburg Center for Health Economics
Universität Hamburg
Hamburg

Dr. Regina Klakow-Franck, M.A.
Institut für Qualitätssicherung und Transparenz im
Gesundheitswesen (IQTIG)
Berlin

Franz Knieps
BKK Dachverband e.V.
Berlin

Prof. Dr. Karl-Rudolf Korte
NRW School of Governance
Institut für Politikwissenschaft
Universität Duisburg-Essen
Duisburg

Dr. Britta Lang, M.Sc.
Zentrum Klinische Studien
Universitätsklinikum Freiburg
Freiburg

Dr. Michael Lauerer Dipl.-Soz.-wirt.
Institut für Medizinmanagement und
Gesundheitswissenschaften
Universität Bayreuth
Bayreuth

Prof. Dr. Peter Löcherbach
Fachbereich Soziale Arbeit und Sozialwissenschaften
Katholische Hochschule Mainz
Mainz

Prof. Heinz Lohmann
LOHMANN konzept GmbH
Hamburg

Jörg Manthey
Techniker Krankenkasse
Hamburg

Dr. Andreas Meusch
Techniker Krankenkasse
Hamburg

Dr. Ricarda Milstein
Lehrstuhl für Management im Gesundheitswesen
Hamburg Center for Health Economics
Universität Hamburg
Hamburg

Hardy Müller, M.A.
Techniker Krankenkasse
Hamburg

Die Autorinnen und Autoren

Prof. Dr. Dr. Dr. h.c. Eckhard Nagel
Institut für Medizinmanagement und
Gesundheitswissenschaften
Universität Bayreuth
Bayreuth

Hans-Dieter Nolting
IGES Institut GmbH
Berlin

Dr. Susanne Ozegowski
Techniker Krankenkasse
Hamburg

Dr. Jonas Pendzialek
Techniker Krankenkasse
Hamburg

Prof. Dr. Andrea Pfingsten
Fakultät Angewandte Sozial- und
Gesundheitswissenschaften
Ostbayerische Technische Hochschule Regensburg
Regensburg

Dr. Antonius Reifferscheid
hcb GmbH
Essen

Prof. Dr. Andreas Rödder
Historisches Seminar – Neueste Geschichte
Johannes Gutenberg-Universität
Mainz

Luise Roither
Denkschmiede Gesundheit
Köln

Klaus Rupp
Techniker Krankenkasse
Hamburg

Dr. Markus Schlobohm
Techniker Krankenkasse
Hamburg

Michael Schmitz
Techniker Krankenkasse
Hamburg

Prof. Dr. Melanie Schnee
Fakultät Gesundheit, Sicherheit, Gesellschaft
Hochschule Furtwangen
Furtwangen

Dr. Goentje-Gesine Schoch
Techniker Krankenkasse
Hamburg

Prof. Dr. Jonas Schreyögg
Lehrstuhl für Management im Gesundheitswesen
Hamburg Center for Health Economics
Universität Hamburg
Hamburg

Prof. Dr. Judith Simon
Fachbereich Informatik
Universität Hamburg
Hamburg

Prof. Dr. Indra Spiecker genannt Döhmann, LL.M.
Institut für Europäisches Sozialrecht und
Gesundheitspolitik (ineges)
Lehrstuhl für Öffentliches Recht, Informationsrecht,
Umweltrecht und Verwaltungswissenschaften
Goethe-Universität Frankfurt am Main
Frankfurt am Main

Tim Steimle
Techniker Krankenkasse
Hamburg

Prof. Dr. Volker Ulrich
Rechts- und Wirtschaftswissenschaftliche Fakultät
Universität Bayreuth
Bayreuth

Georg van Elst
Techniker Krankenkasse
Hamburg

Dr. Anke Walendzik
Lehrstuhl für Medizinmanagement
Universität Duisburg-Essen
Essen

Andreas Westerfellhaus
Staatssekretär
Bevollmächtigter der Bundesregierung für Pflege
Berlin

Univ.-Prof. Dr. Stefan Wilm
Institut für Allgemeinmedizin
Centre for Health and Society
Universitätsklinikum Düsseldorf
Düsseldorf

Tim Wozniak
Denkschmiede Gesundheit
Köln

Inhalt

Inhalt

Inhalt

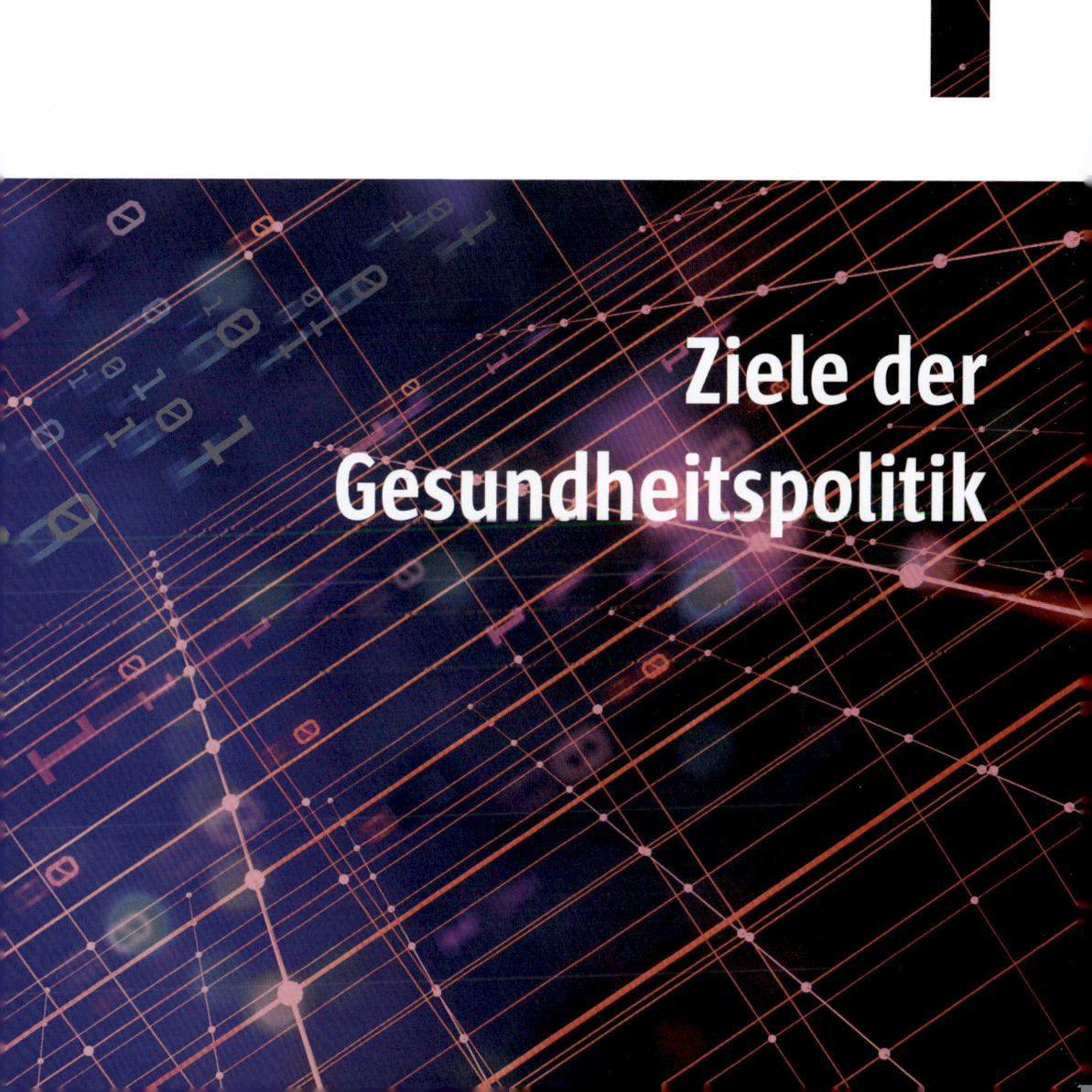

Ziele der Gesundheitspolitik

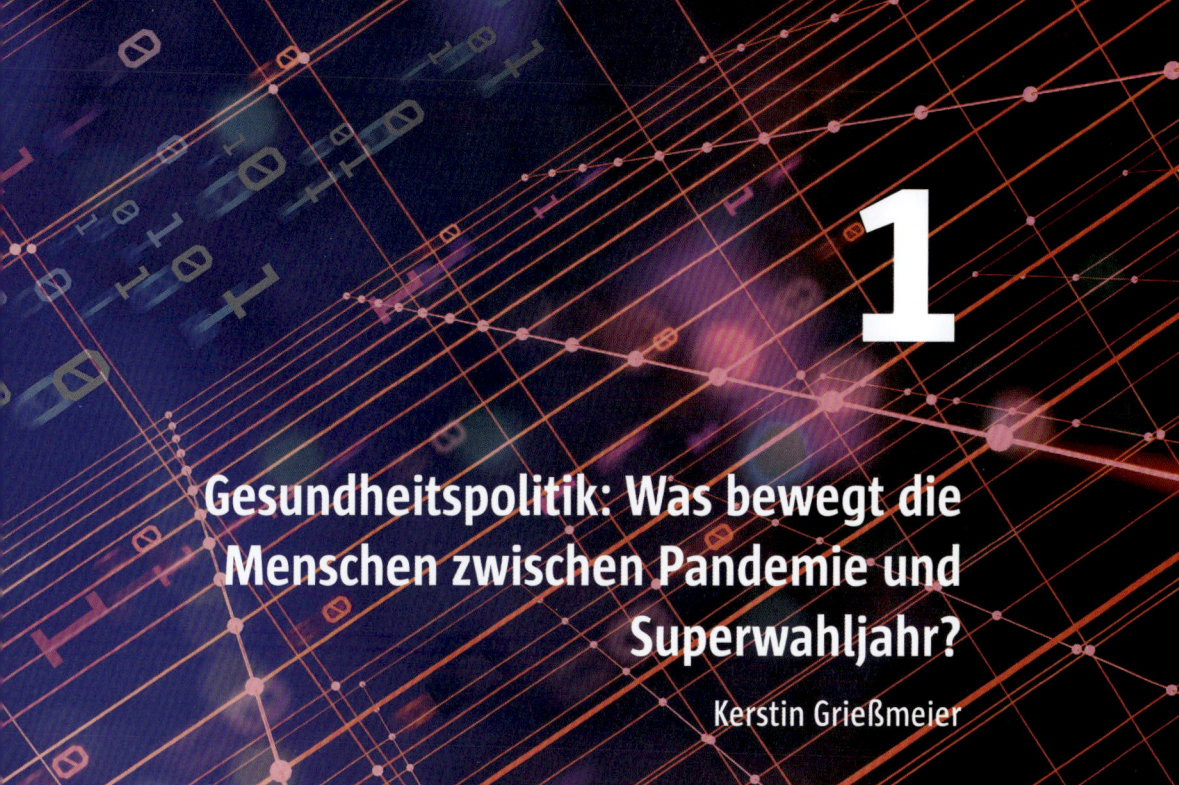

Gesundheitspolitik: Was bewegt die Menschen zwischen Pandemie und Superwahljahr?

Kerstin Grießmeier

TK Meinungspuls: Ergebnisse einer bevölkerungsrepräsentativen Befragung zu relevanten Themen der Gesundheitspolitik

Wie stehen die Menschen in Deutschland zu ihrem Gesundheitssystem? Seit 2003 erhebt die Techniker Krankenkasse (TK) in unregelmäßigen Abständen den TK-Meinungspuls, ein bevölkerungsrepräsentatives Stimmungsbild zu diesem Thema. Ziel ist es, Einschätzungen aktueller gesundheitspolitischer Themen abzufragen, veränderte Bedürfnisse, aber auch Befürchtungen zu ermitteln sowie einen Blick auf das „Große Ganze" zu werfen: die Zufriedenheit mit dem Gesundheitssystem und seinen Prinzipien ebenso wie Reformwünsche. Inhaltliche Schwerpunkte sind in dieser Erhebung die **Finanzierung**, die **Digitalisierung** und die **Pflege**.

Gesundheitspolitik im Fokus der öffentlichen Debatte

Die aktuelle Erhebung fällt aktuelle Erhebung in eine turbulente Zeit: Der Befragungszeitraum im Januar 2021 erfolgt einerseits gegen Ende einer Legislaturperiode, in der eine rekordverdächtige Anzahl von Gesetzen für das Gesundheitswesen auf den Weg gebracht wurde. Sie fällt andererseits in den Auftakt eines Wahljahres, in dem sowohl eine Bundestagswahl als auch sechs Landtagswahlen im politischen Kalender stehen. Die Gesundheitspolitik ist insbesondere durch die Corona-Pandemie mehr denn je in den öffentlichen Fokus gerückt. Befragt wurde zudem mitten im pandemiebedingten weitgehenden Stillstand des öffentlichen Lebens, der ebenfalls durch zahlreiche Gesetze und Verordnungen geprägt ist. Diskussionen über Impfkonzepte, Infektionsschutz, Arbeitsbedingungen in der Pflege und die Finanzierung von Kran-

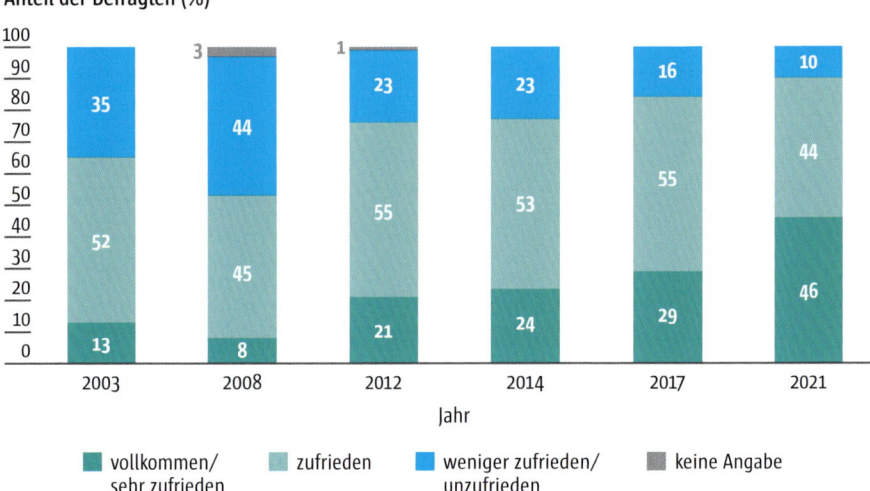

Anteil der Befragten (%)

vollkommen/   zufrieden   weniger zufrieden/   keine Angabe
sehr zufrieden   unzufrieden

Abb. 1   Antworten auf die Frage: Wie zufrieden sind Sie mit dem deutschen Gesundheitssystem? (Wohlers 2017; TK-Meinungspuls 2021)

kenhäusern sind die bestimmenden Themen der Medien (PMG 2021), in Talkshows, Tageszeitungen und sozialen Netzwerken.

Gesundheitssystem: Zufriedenheit hoch wie nie – Reformbedarf gegeben

Wie steht es nun also um die Zufriedenheit der Menschen in Deutschland mit ihrem Gesundheitssystem in dieser Ausnahmesituation? Während von 2003 bis einschließlich 2008 ein Rückgang des Anteils der Zufriedenheit feststellbar war, steigt der Anteil der vollkommen oder sehr Zufriedenen seit 2009 kontinuierlich an. Er erreicht im aktuellen Erhebungszeitraum einen neuen Höchststand (s. Abb. 1): 46 Prozent sind „sehr" oder sogar „vollkommen zufrieden", 44 Prozent „zufrieden". „Weniger zufrieden" oder „unzufrieden" waren hingegen 10 Prozent, was einen Tiefstwert seit der Erstbefragung darstellt.

> Dass im Gesundheitssystem keine Veränderungen nötig sind, sagt indessen nur eine Minderheit (20 Prozent). Reformbedarf „an einigen Stellen" sehen hingegen mehr als zwei Drittel (70 Prozent), eine weitere Minderheit (10 Prozent) hält sogar grundlegende und umfassende Reformen für notwendig.

Auf die konkrete Frage, wie das deutsche Gesundheitssystem die Pandemie – im europäischen Vergleich – bislang bewältigt, zeigt sich die Mehrheit zufrieden: 24 Prozent bewerten die Bewältigung mit „sehr gut", 57 Prozent mit „gut", „weniger gut" attestieren 13 Prozent und nur fünf Prozent der Befragten bewerten diese als „schlecht". Allerdings zeigen sich hier Unterschiede in Bezug auf soziodemografische Aspekte: Wer mehr verdient, ist deutlich überzeugter von der Leistungsanmutung des deutschen Gesundheitssystems im wahrgenommenen europäischen Vergleich. Bei Befragten, deren Haushaltseinkommen über 4.000 Euro pro Monat liegt, beträgt der Anteil derjenigen, die die Pandemiebewältigung für „sehr gut" halten 30 Prozent – bei jenen mit monatlichem Haushaltsnettoeinkommen unter 1.500 Euro sind es nur 13 Prozent. Hier bewerten auch 23 Prozent die Pandemiebewältigung als „weniger gut" und acht Prozent als „schlecht".

Gleichzeitig hält es die Mehrheit (53 Prozent) für „sehr wichtig", die europäische Zusammenarbeit etwa im Pandemiefall zu verbessern. Weitere 36 Prozent priorisieren das Thema mit zumindest „wichtig" und nur elf Prozent erachten es als „weniger wichtig" oder „unwichtig".

Finanzierung des Gesundheitssystems: Beitragssteigerungen erwartet

Ein wichtiger Hebel für die Gestaltung des Gesundheitswesens ist das Thema Finanzen. Die Beitragssatzentwicklung in der Gesetzlichen Krankenversicherung (GKV) erhielt vor dem Befragungszeitraum eine hohe Präsenz in der Öffentlichkeit: Zum Jahreswechsel 2020/2021 erhöhten zahlreiche gesetzliche Krankenkassen den Zusatzbeitrag, deren Mitglieder erhielten also zu Beginn des Befragungszeitraums entsprechende Informationsschreiben ihrer Krankenkassen. Die Debatten um die sogenannte GKV-Finanzlücke und deren Auswirkungen begleiteten zumindest die einschlägig Interessierten ab September in unterschiedlichen Medien und Kanälen von Tagesschau (z.B. Gather u. Dietz 2020) bis Twitter.

Mit 89 Prozent rechnet eine deutliche Mehrheit auch für die Zukunft damit, dass die Beiträge zur gesetzlichen Krankenversicherung eher steigen. Acht Prozent erwarten hingegen Beitragsstabilität, mit sinkenden Beiträgen rechnet nur ein Prozent der Befragten. Im Schnitt etwas optimistischer sind die Jüngeren: In der Altersgruppe der 18- bis 29-Jährigen rechnen nur 76 Prozent mit einem Anstieg.

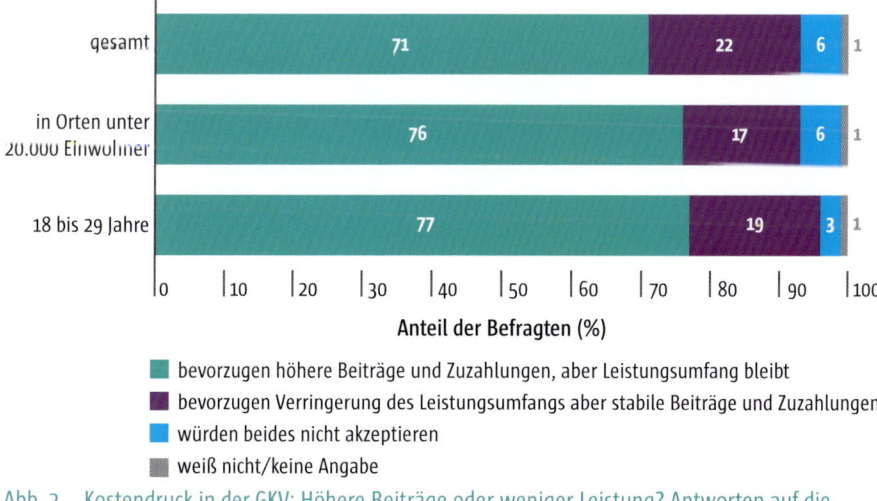

Abb. 2   Kostendruck in der GKV: Höhere Beiträge oder weniger Leistung? Antworten auf die Frage: Was würden Sie angesichts steigender Gesundheitskosten eher akzeptieren? (TK-Meinungspuls 2021)

Gleichzeitig erwartet die Mehrheit keine Leistungseinschränkungen in der GKV: 47 Prozent der Befragten gehen von einem gleichbleibenden Angebot aus, 12 Prozent von einer Ausweitung. 39 Prozent rechnen hingegen mit Einschränkungen. Vor die Entscheidung gestellt, angesichts steigender Kosten entweder auf Leistungen zu verzichten, um die Beiträge stabil zu halten, oder höhere Beiträge zu zahlen, um den Leistungsumfang zu erhalten, könnte eine Mehrheit von 71 Prozent höhere Beiträge für einen stabilen Leistungsumfang eher akzeptieren. Unter den 18- bis 29-Jährigen und denjenigen, die in sehr kleinen Orten leben, ist diese Mehrheit mit 77 Prozent bzw. 76 Prozent größer (s. Abb. 2).

Digitalisierung: Große Offenheit für digitale Chancen

Die digitale Transformation des Gesundheitssystems ist mittlerweile fester Bestandteil gesundheitspolitischer Debatten und Entscheidungen. Auch in der breiten Bevölkerung wird dem Thema eine große Bedeutung zugemessen: 42 Prozent der Befragten halten es für „sehr wichtig", die Digitalisierung im Gesundheitsbereich sicher und patientenfreundlich auszubauen, weitere 42 Prozent betrachten diese Aufgabe als „wichtig" – und 16 Prozent als „weniger wichtig" bzw. „unwichtig". Ganz aktuelle Meilensteine sind in diesem Bereich die Kostenübernahme für sogenannte DIGA (Digitale Gesundheitsanwendungen) durch die GKV sowie der Rechtsanspruch gesetzlich Versicherter auf die elektronische Patientenakte (ePA). Der TK-Meinungspuls zeigt: Nicht bei allen sind diese Diskussionen angekommen, dennoch zeigen sich viele Befragte offen, digitale Möglichkeiten auszuprobieren.

Von den seit Herbst für gesetzlich Versicherte als Kassenleistung zugänglichen DIGA, auch „Apps auf Rezept" genannt, haben nur 16 Prozent der gesetzlich versicherten Befragten bereits gehört. Etwas höher sind die Anteile unter den 30- bis 39-jährigen (19 Prozent) sowie den 60- bis 69-jährigen (20 Prozent) gesetzlich Versicherten. Deutlich größer als deren Bekanntheit ist allerdings die Bereitschaft, diese zu nutzen: Im Schnitt halten 41 Prozent eine eigene Nutzung eher oder auf jeden Fall für wahrscheinlich, bei den 18- bis 39-Jährigen mit 55 Prozent sogar die Mehrheit.

Auf die Frage, wer eine vertrauenswürdige Bewertung solcher Angebote vornehmen könnte, nennen vier von fünf gesetzlich Versicherten (81 Prozent) den behandelnden Arzt beziehungsweise die behandelnde Ärztin, 51 Prozent ihre Krankenkasse. Jeweils eine Minderheit nennt zudem eine Prüfbehörde des Bundes (45 Prozent) und nur 15 Prozent die Hersteller der App.

Die elektronische Patientenakte: Für vier von fünf eine „gute Idee"

Auf eine positive Grundstimmung treffen auch die Themen elektronische Patientenakte (ePA) und digitale Kommunikation mit den Krankenkassen: So wird die flächendeckende Einführung der ePA von einer Mehrheit positiv gesehen. 83 Prozent halten die ePA grundsätzlich für eine „sehr gute" oder „gute" Idee – 16 Prozent hingegen bewerten diese als „weniger gut" oder „schlecht".

Gleichzeitig sind 62 Prozent der Befragten offen für die Nutzung einer App, um Anliegen mit der Krankenkasse zu regeln oder tun das bereits – nur für 17 Prozent kommt das hingegen gar nicht infrage.

Umgang mit Daten: Bereitschaft zur Datenspende hängt vom Empfänger ab

Der eigene Umgang mit persönlichen Daten ist ein Thema, das komplette Erhebungs-
fragebögen leicht füllen könnte – und auch schon gefüllt hat. Im Rahmen des allgemeiner angelegten Meinungspulses wurde das Thema auf wenige Aspekte reduziert.
Dennoch zeigt sich eine Tendenz: Grundsätzlich ist eine Mehrheit auch bereit, Gesundheitsdaten, vom Arzt oder selbst erhoben, und Fitnessdaten, also beispielsweise von Fitnesstrackern aufgezeichnete Bewegungsdaten, in anonymisierter Form zur
Verfügung zu stellen – allerdings kommt es sehr auf den jeweiligen Zweck und Emp-
fänger der Daten an. 77 Prozent würden diese Daten der medizinischen Forschung
überlassen. Knapp zwei Drittel (64 Prozent) würden solche Daten ihrer Krankenkasse zur Verfügung stellen, damit diese bessere Angebote entwickeln kann. Privaten
Unternehmen gegenüber dominiert allerdings die Skepsis: Lediglich 23 Prozent wären
hierzu bereit, um etwa Vorteile dafür zu erhalten. Für 15 Prozent kommt nichts davon
infrage.

Versorgung im Krankenhaus: Zustimmung für Prinzip Spezialisierung

Die Gestaltung einer leistungsfähigen Krankenhauslandschaft ist ein politisch komplexes Thema mit vielen unterschiedlichen beteiligten Ebenen, Akteuren und Interessenslagen, die Außenstehenden teilweise gar nicht bekannt sind. Im Fokus des
Meinungspulses stand deshalb, die Meinung zu grundlegenden Ideen und Prinzipi-
en zu erheben.

>>> **Das Prinzip der Spezialisierung von Kliniken, um Kosten zu reduzieren und die
Qualität zu steigern, befürwortet eine Mehrheit (53 Prozent).**

Dabei gibt es weder in Bezug auf Altersgruppen noch auf die Ortsgröße des Wohnorts
signifikante Abweichungen: Auch in kleinen Orten (mit weniger als 20.000 Einwoh-
nerinnen und Einwohnern), die im Schnitt häufiger von weiteren Anfahrten betroffen wären, befürwortet eine Mehrheit (51 Prozent) dieses Prinzip.

Gleichzeitig sehen aber auch 36 Prozent im „Erhalt möglichst vieler Krankenhäuser"
ein Thema, für das Krankenkassen „auf jeden Fall" mehr Geld ausgeben sollten. Auf
breiten Widerspruch trifft hingegen die Idee, unter bestimmten Bedingungen einen
Zuschlag auf Krankenkassenbeiträge zu erheben – und zwar dann, wenn Versicherte
einen sehr kurzen Weg, unter 15 Minuten, zur nächsten Klinik haben: Diese hypo-
thetische Idee findet nur bei zwei Prozent Zuspruch, während 98 Prozent dagegen
sind. Etwas höher ist die Zustimmung bei den Älteren (fünf Prozent der Menschen
ab 60 Jahren) und mit vier Prozent der Menschen in Städten mit über 500.000 Ein-
wohnerinnen und Einwohnern, die mutmaßlich von einer solchen Regelung überproportional betroffen wären.

Notfallversorgung: Offen für digitale Alternativen

Eine Umgestaltung der Notfallstrukturen wurde ebenfalls in den vergangenen Jahren
immer wieder politisch diskutiert. Das Thema hat für die Mehrheit eine hohe Relevanz: 55 Prozent halten es für „sehr wichtig", die Notfallversorgung für die Patien-

tinnen und Patienten zu verbessern, weitere 38 Prozent halten es für „wichtig". Gleichzeitig zeigt sich auch in diesem Bereich eine weit verbreitete Offenheit gegenüber digitalen Möglichkeiten, um konkrete Situationen zu bewältigen – etwa durch eine digitale Ergänzung der bestehenden Handlungsoptionen im Notfall. So halten es insgesamt 68 Prozent der Menschen in Deutschland für wahrscheinlich, bei Beschwerden außerhalb der Praxisöffnungszeiten, per Video-Sprechstunde Kontakt zu einem Arzt oder einer Ärztin aufzunehmen.

Knapp jeder Dritte (32 Prozent) gab an, in den vergangenen drei Jahren einen solchen Fall erlebt zu haben, also akute Beschwerden außerhalb der Praxisöffnungszeiten. Die meisten Betroffenen (43 Prozent) suchten in der Folge die Notaufnahme auf, jeweils 15 Prozent riefen einen Krankenwagen bzw. die 116 117 an oder warteten ab. Zwölf Prozent suchten eine Bereitschaftspraxis auf.

Pflege: Ein Thema, das alle angeht

In der Wahrnehmung des Gesundheitssystems spielt auch die Pflege bei den Befragten eine wichtige Rolle, wobei auch hier gilt: Das Thema erfuhr im vergangenen Jahr eine besonders hohe öffentliche Aufmerksamkeit. So konstatiert der Medienbeobachtungsdienstleister Presse Monitor: „Vor dem Hintergrund der Corona-Krise stieg die Medienpräsenz zur Pflege im Frühjahr 2020 explosionsartig an." (PMG 2021).

Die Befragungsergebnisse zeigen: Die Arbeitssituation von Pflegekräften scheint für eine breite Mehrheit in der Bevölkerung relevant zu sein. Auf die Frage, wofür im Gesundheitssystem mehr Geld ausgegeben werden sollte, sagen 72 Prozent dies solle „auf jeden Fall" für eine bessere Bezahlung von Pflegekräften erfolgen. Investitionen in eine „Verbesserung der Leistungen für Pflegebedürftige" halten hingegen mit 46 Prozent deutlich weniger Befragte „auf jeden Fall" für notwendig. Das Wohl der Pflegenden ist also für mehr Menschen relevanter als ein Ausbau der Leistungen, von denen die Befragten eventuell selbst profitieren könnten. Signifikante Unterschiede zwischen den Altersgruppen gibt es hierbei nicht.

>>> Gleichzeitig ist die Überzeugung, dass Pflege insgesamt teurer wird, weit verbreitet: Mit Blick auf die Pflegeversicherung rechnet eine massive Mehrheit (93 Prozent) mit einem Anstieg der Beiträge in den kommenden fünf Jahren.

Unter den privat Versicherten sind es sogar 97 Prozent. Lediglich fünf Prozent erwarten Beitragsstabilität, zwei Prozent ein Sinken der Beitragssätze.

Digitalisierung: Knapp 6 von 10 sehen Chance für die Pflege

Auf die Pflegeversicherung kommen aufgrund der demografischen Entwicklung Herausforderungen zu: Die Zahl derer, die Leistungen aus dem Solidarsystem und die Ressourcen von Pflegenden benötigt, wird weiter steigen. Dafür müssen Lösungen entwickelt werden.

Die Mehrheit der Menschen in Deutschland (58 Prozent) zeigt sich optimistisch, dass die Digitalisierung dazu beitragen kann: „Auf jeden Fall" glauben das 20 Prozent der Befragten, weitere 38 Prozent glauben „eher ja". Skeptisch sind insgesamt 40 Prozent,

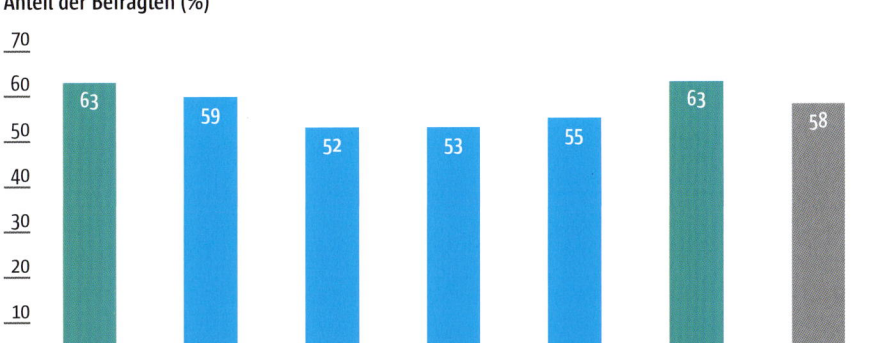

Anteil der Befragten (%)

Abb. 3   Chancen der Digitalisierung in der Pflege: Zustimmung zu „Digitalisierung hilft, Herausforderungen in der Pflege zu lösen" nach Alter (TK-Meinungspuls 2021)

wobei 32 Prozent mit „eher nein" und neun Prozent mit „nein, auf keinen Fall" ant-
worteten.

Dabei ist der digitale Optimismus keine Bastion der Jüngeren (s. Abb. 3). Auch bei
den ab 70-Jährigen ist der Anteil derer, die auf die Digitalisierung setzen, mit 63 Prozent überdurchschnittlich hoch. Das entspricht dem Anteil der jüngsten Befragten
zwischen 18 und 29 Jahren. Bei den Altersgruppen dazwischen lagen die Anteile hingegen zwischen 52 und 59 Prozent.

Erwartungen an digitale Organisation des Pflegealltags

„Manchmal habe ich das Gefühl, das Drumherum, also der bürokratische Aufwand
und sich das nötige Wissen anzueignen, kosten mehr Energie und Nerven als die
eigentliche Pflege", so beschrieb eine pflegende Angehörige im Rahmen eines Interviews einen belastenden Aspekt der Pflege (Techniker Krankenkasse 2020, S. 35).

Die Erwartung, dass sich das bald ändert, ist weit verbreitet: Auf die Nachfrage, welche konkreten Veränderungen und Entwicklungen die Befragten innerhalb der kommenden fünf Jahre für realistisch halten, nannten 75 Prozent die Möglichkeit, „den
Großteil der Angelegenheiten rund um die Pflege digital erledigen zu können". Mit
81 Prozent ist der Anteil bei den 60- bis 69-Jährigen bei dieser Erwartung von allen
Altersgruppen am höchsten.

Darüber hinaus rechnen insgesamt 58 Prozent damit, dass innerhalb von fünf Jahren
jede pflegebedürftige Person in ihrem Haushalt mit unterstützender Technik, wie
beispielsweise Sensoren, ausgestattet ist. Auch hier sind die Befragten ab 60 Jahren
überdurchschnittlich zuversichtlich: mit jeweils 66 Prozent der 60- bis 69-Jährigen
sowie der über 70-Jährigen.

Gut die Hälfte (51 Prozent) geht darüber hinaus davon aus, dass Videochats Pflegebedürftige im Alltag unterstützen werden. Auch hier sind die Anteile der Älteren (ab
60 Jahre) mit 56 Prozent deutlich höher als in den jüngeren Altersgruppen.

Konkret nach den eigenen Vorstellungen für die eigene Pflegesituation befragt, wird deutlich, dass die meisten Wohnsettings bevorzugen, die ein möglichst hohes Maß an Selbstständigkeit ermöglichen: Mit 87 Prozent (hier waren Mehrfachnennungen möglich) gibt eine absolute Mehrheit an, im Pflegefall im eigenen Zuhause leben zu wollen. 72 Prozent ziehen auch ein betreutes Wohnen in Betracht, 63 Prozent eine Wohngemeinschaft mit anderen Seniorinnen und Senioren, 57 Prozent ein Leben im Haushalt von Angehörigen etwas mehr als ein Drittel (37 Prozent) das Leben im Pflegeheim.

Hinweis zur Befragung

Für den TK-Meinungspuls 2021 wurden im Auftrag der TK durch das Meinungsforschungsinstitut Forsa vom 4. bis 21. Januar 2021 insgesamt 2.001 Personen ab 18 Jahren in Privathaushalten im Rahmen einer bevölkerungsrepräsentativen, telefonischen Umfrage befragt.

Literatur

Gather L, Dietz A (2020) Milliardenloch nicht nur wegen Corona. tagesschau.de. URL: https://www.tagesschau.de/wirtschaft/konjunktur/krankenkassen-im-corona-jahr-101.html (abgerufen am 04.03.2021)

PMG Presse Monitor (2021) PMG Themenrennen. URL: https://www.pressemonitor.de/themenrennen (abgerufen am 04.03.2021)

Techniker Krankenkasse (2020) Geschäftsbericht 2019 – Gesundheit gestalten. URL: www.tk.de/geschaeftsbericht (abgerufen am 04.03.2021)

Techniker Krankenkasse (2021) TK-Meinungspuls 2021. Repräsentative Befragung. URL: www.tk.de/bundestagswahl (abgerufen am 28.04.2021)

Wohlers K (2017) TK-Meinungspuls 2017 – So sieht Deutschland sein Gesundheitssystem. Techniker Krankenkasse Hamburg

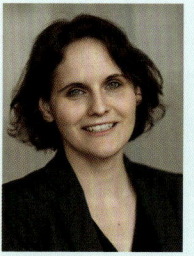

© Andreas Friese

Kerstin Grießmeier

Kerstin Grießmeier ist Pressesprecherin für Gesundheitspolitik, Finanzen und Wettbewerb der Techniker Krankenkasse. In vorherigen beruflichen Stationen lag ihr Schwerpunkt auf Pressearbeit im Bereich e-Commerce. Als Journalistin war sie unter anderem für die „taz, die tageszeitung" aktiv, ihr Studium absolvierte sie an den Universitäten Leipzig und Damaskus.

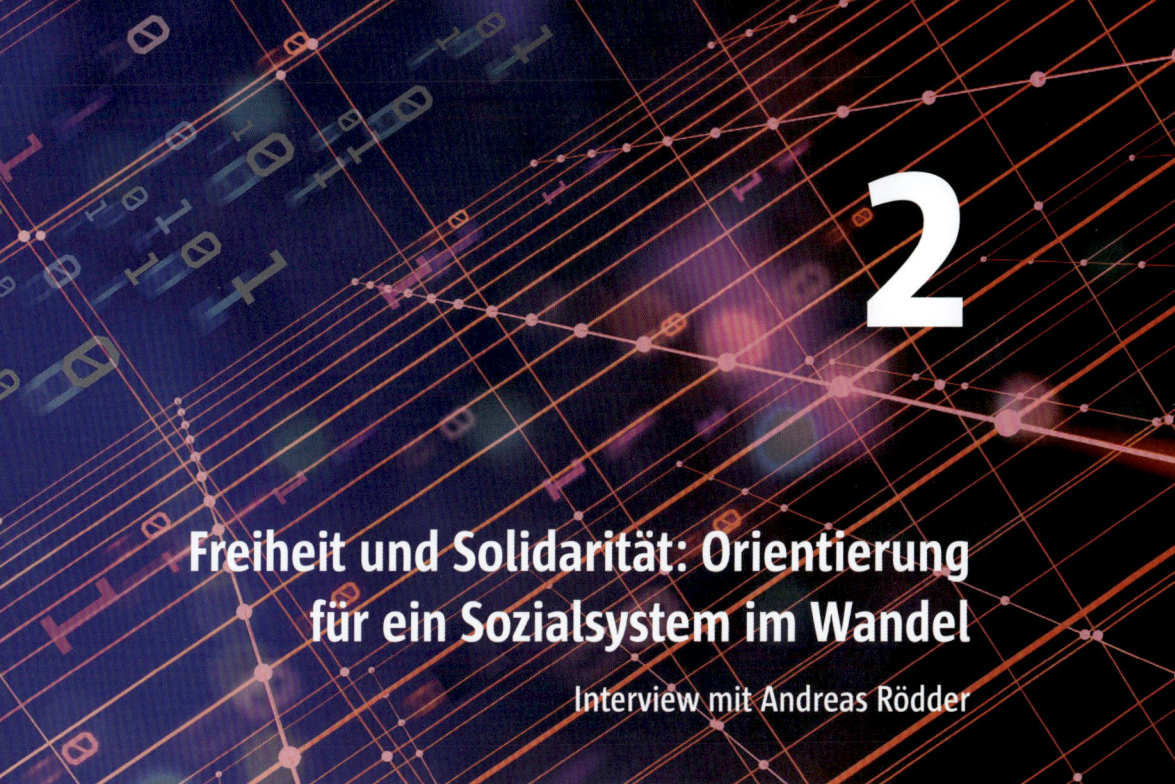

Freiheit und Solidarität: Orientierung für ein Sozialsystem im Wandel

Interview mit Andreas Rödder

Professor Dr. Andreas Rödder ist seit 2005 ordentlicher Professor für Neueste Geschichte mit dem Schwerpunkt Internationale Geschichte des 19. und 20. Jahrhunderts an der Johannes Gutenberg-Universität Mainz und lehrt 2021 als Helmut Schmidt Distinguished Visiting Professor an der Johns Hopkins University in Washington. Über sein Buch „21.0. Eine kurze Geschichte der Gegenwart" schrieb die FAZ: „Ein erstaunliches Buch, ein erstaunlicher Autor" und lobt ihn dafür, dass er „die gesellschaftlichen, ökonomischen, politischen und moralischen Probleme unserer Gegenwart mit so viel Sinn für Empirie, Theorie und geschichtlichem Differenzierungsvermögen zu erörtern versteht"[1].

Das Interview führte **Dr. Andreas Meusch**.

„Die Gegenwart besser verstehen", dazu wollen Sie, Professor Rödder, mit Ihrem Buch „Eine kurze Geschichte der Gegenwart" beitragen. Helfen Sie uns, die Gegenwart so zu verstehen, dass wir aus dem Verstehen der Gegenwart Impulse bekommen für eine zukunftsfähige Sozial- und Gesundheitspolitik.

Dafür bin ich nun kein wirklicher Experte. Aber es ist interessant, dass Sie einen Historiker nach Orientierung fragen. Mal schauen, was ich beitragen kann.

---

1 https://www.faz.net/aktuell/politik/politische-buecher/analyse-der-gegenwart-acht-spannende-buecher-in-ei-nem-13802653.html (abgerufen am 16.02.2021)

Die Menschheit hat an ihrer Geschichte ja reichlich Erfahrung mit Seuchen gesammelt. Da dachten wir, vielleicht können wir ja etwas aus der Geschichte der Seuchen lernen.

Als Historiker gehört es zu unseren Kompetenzen, historische Prozesse zu analysieren, uns anzusehen, wie Probleme angegangen wurden und welche Strategien erfolgreich waren. Wir müssen uns aber vor einfachen Analogieschlüssen hüten: nur, weil etwas bei der Bekämpfung der Pest oder der Cholera erfolgreich war, heißt es noch lange nicht, dass wir in der aktuellen Situation daraus lernen können.

Aber für den Umgang der Gesellschaften mit Seuchen gibt es doch sicher Erfahrungen, die uns in der aktuellen Situation vielleicht helfen können.

Ok. Eine erste Erfahrung ist, dass wir im hochtechnisierten 21. Jahrhundert noch dieselben Instrumente anwenden wie unsere Vorfahren anno 1348: Abstand, Quarantäne, Masken, wenn auch heute ohne Schnäbel.

Eine zweite: In Zeiten von Pandemien haben Verschwörungstheorien Konjunktur. Da ist die jetzige Krise keine Ausnahme. Die Suche nach Sündenböcken ist eine große Gefahr und kann die Stabilität von Gesellschaften bedrohen. Insofern ist es eine zentrale Aufgabe aller Verantwortlichen in einer Krise, verantwortungsvoll und transparent zu kommunizieren. Das hat in Deutschland im Frühjahr 2020 gut funktioniert, im Herbst 2020 allerdings nicht mehr. Zugleich zeigt die Geschichte, dass Verschwörungstheorien nicht auszurotten sind. Dagegen gibt es keine Impfung.

Und ein weiterer Aspekt erscheint mir wichtig: Epochenumbrüche, also grundlegende Veränderungen der bestehenden Verhältnisse, sind dann wahrscheinlich, wenn sich relevante Veränderungen in unterschiedlichen Bereichen parallel ereignen. So haben zum Beispiel Klimaveränderungen wie die „kleine Eiszeit" vom 15. Jahrhundert bis zum Anfang des 19. Jahrhunderts Ereignisse wie den Dreißigjährigen Krieg oder die Französische Revolution mit beeinflusst. Wir leben jetzt in einer Zeit, in der ganz unterschiedliche Entwicklungen auf die Menschen einwirken: Der COVID-19-Erreger trifft auf Menschen, die die digitale Transformation gestalten, den Klima- und den demografischen Wandel bewältigen müssen und erleben, dass die USA sich aus ihrer Rolle als Ordnungsmacht des 20. Jahrhunderts verabschieden. Jedes einzelne dieser Probleme bringt Gesellschaften schon an ihre Grenzen. Der Philosoph Jürgen Habermas hat diese mentale Überforderung durch eine nicht mehr durchschaubare Welt bereits Mitte der 1980er-Jahre als „neue Unübersichtlichkeit" beschrieben – in einer Zeit, die uns in der Rückschau als nachgerade beschaulich und übersichtlich erscheint. Die Unübersichtlichkeit erlebt jede Zeit neu – dennoch ist es nicht unplausibel, dass wir die wirkliche Unübersichtlichkeit noch vor uns haben, dass wir jedenfalls vor Veränderungen stehen, die wir noch gar nicht absehen können.

Losgelöst vom Thema Corona – so ungewöhnlich ist es nicht, sich Rat bei Historikern zu holen: Die Bundeskanzlerin hatte zu ihrem 60. Geburtstag ja nicht einen Physiker oder Zukunftsforscher um einen Vortrag gebeten, sondern Ihren Historiker-Kollegen Professor Jürgen Osterhammel.

Ja, sein wichtigstes Buch trägt den Titel „Die Verwandlung der Welt". Darin beschreibt er das 19. Jahrhundert als die Zeit des historischen Umbruchs von der agrarischen Gesellschaft zur industriellen Moderne – mit allen Weiterungen und Implikationen.

Was Historiker beitragen können, ist eine breitere Perspektive auf die Gegenwart, ein Bewusstsein für Ambivalenzen und Komplexität und ein Sinn für das Mögliche, das uns aktuell als unmöglich erscheinen mag. Wir sind aber keine Leitwissenschaft für die Politik, wie es die Soziologie in den 6oer- und 7oer-Jahren des vergangenen Jahrhunderts war, bevor sie von den Ökonomen abgelöst wurde, die noch immer sehr dominant in der Art sind, wie wir unsere Realität definieren und Lösungen daraus ableiten – auch wenn sie inzwischen von den Klimawissenschaftlern hart bedrängt werden.

Damit sind wir schon wieder beim Thema Sozial- und Gesundheitspolitik: Die „Überökonomisierung" des Gesundheitswesens ist ja ein Vorwurf an die Gesundheitspolitik. Patienten, Ärzte und Pflegekräfte sind sich in einem einig: Das Ökonomische darf nicht dominieren.

Ob es im Gesundheitswesen eine „Überökonomisierung" gibt oder ob es sich schlicht darum handelt, dass auch das Gesundheitswesen sich nicht von den wirtschaftlichen Rahmenbedingungen der Gesellschaft lösen kann – das gehört zu den Komplexitäten und Ambivalenzen, die ich angesprochen habe. Nach meinem Kenntnisstand wachsen die Ausgaben für Gesundheit in Deutschland kontinuierlich. Dass hier das Wachstum der Ausgaben nicht unbegrenzt sein kann, ist auch für einen Historiker nicht unplausibel.

Aber mit der Einschätzung, ökonomisches Denken sei weniger ein Teil der Lösung als ein Teil des Problems, sind die Menschen im Gesundheitswesen nicht allein. Seit der Weltfinanzkrise von 2008 beobachten wir nicht nur in Deutschland, dass sich die gesellschaftliche Diskussion verschiebt: Wer behauptet, der Markt schaffe die Lösung, erntet häufig nur Kopfschütteln.

Zu Recht?

Ja, insofern die Marktgläubigkeit der Jahrtausendwende überzogen war. Aber auch nein, insofern die aktuelle Fundamentalkritik an Marktmechanismen es tendenziell auch ist. Nach meiner Überzeugung war nicht die Öffnung der Märkte in den 1980er-Jahren das Problem, sondern die mangelnden ordnungspolitischen Nachsteuerung in den 90ern. Das „Hosianna" auf den Markt ist aus meiner Sicht genau so wenig angebracht wie das „Kreuziget ihn", das manche aktuellen Debatten prägt.

Sie schreiben in Ihrem Buch, „Eine kurze Geschichte der Gegenwart", dass die Trendwende in der öffentlichen Diskussion nach der Weltfinanzkrise 2008 zur Dominanz einer „Kultur der Inklusion" geführt hat. Können Sie das mit Blick auf die Gesundheitspolitik erläutern?

In den öffentlichen Diskussionen geht es um einen proaktiven Ausgleich für Menschen, die in den überkommenen Ordnungen benachteiligt oder ausgeschlossen waren: Frauen, Menschen mit anderer Hautfarbe und aus anderen Kulturkreisen, mit nicht heterosexueller Orientierung oder mit Behinderung, nicht zu vergessen sozial benachteiligte Menschen. Die Bedeutung von vulnerablen Gruppen im politischen Diskurs ist deutlich gewachsen. Zugleich ist es zu einer Machtfrage geworden, wer den Anspruch der Vulnerabilität bzw. der Benachteiligung öffentlich durchsetzen kann – für wen gibt es Quoten in Aufsichtsräten börsennotierter Unternehmen? Für Frauen oder auch für Ostdeutsche, für Migranten oder Queers? Diese Machtfrage ist die Kehrseite des emanzipatorischen Ansatzes.

Timo Lochocki, ein Politikwissenschaftler, den Gesundheitsminister Spahn in seinem Ministerium beschäftigt, sagt in seinem Buch „Die Vertrauensformel": „Für mich ist klar: Es ist falsch, anzunehmen, dass die westliche, liberale Demokratie am besten dadurch zu verteidigen ist, dass man mit Pauken und Trompeten für progressive Maximalforderungen eintritt." Würden Sie ihm also zustimmen?

Als konservativer Mensch bin ich grundsätzlich dagegen, Maximalforderungen zu erheben oder gar durchzusetzen. Ich bin für eine gelassene Lebensfreundlichkeit, der es darum geht, den Wandel der Zeiten verträglich zu gestalten. Außerdem widersprechen Maximalforderungen meinen liberalen Überzeugungen. Wir sollten uns nicht von den Extremen gleich welcher Couleur mit ihrem Ruf nach extremen Lösungen am Nasenring durch die Manege ziehen lassen. Immer mehr zu fordern, von was auch immer, ist kein zukunftsfähiges Konzept.

Was heißt das jetzt für eine krisenbewusste Politik, eine zukunftsfähige Gesundheitspolitik?

Die Franzosen sagen mit Ernest Renan, die Nation sei ein tagtägliches Plebiszit, „un plébiscite des tous les jours". Das gilt auch für unser Gemeinwesen. Der Sozialstaat leistet jeden Tag einen sehr relevanten Beitrag dazu, dass die Zustimmung zu unserem Gemeinwesen hoch ist. Das zu bewahren und zu stärken ist ein Eckpfeiler jeder Sozial- und Gesundheitspolitik und der Zukunftsfähigkeit unseres Gemeinwesens. Ob jedes Krankenhaus unverzichtbar ist, ob Homöopathie von Krankenkassen bezahlt werden soll, das müssen andere beurteilen. Aber dass Zugang zu medizinischen Leistungen und Teilhabe am medizinischen Fortschritt für alle einen wichtigen Beitrag leisten zur Stabilität und zum sozialen Frieden in diesem Land, das ist für mich klar. Mir scheint, neben der wachsenden wirtschaftlichen Bedeutung der Gesundheitswirtschaft ist auch diese Funktion des Gesundheitswesens noch nicht überall bewusst.

Das Thema Solidarität sollten wir also noch etwas vertiefen.

Solidarität ist kein statischer Begriff, er musste schon immer an sich ändernde Verhältnisse angepasst werden. Was wir erleben, ist ein weiterer Beschleunigungsschub in einer größeren, übergreifenden Entwicklung, die spätestens mit den ersten Eisenbahnen des 19. Jahrhunderts einsetzte: dass Kommunikationsmedien die Globalisierung begleiten und beschleunigen. Beschleunigung beginnt nicht erst mit dem Internet. Das galt schon für die ersten Telegrafenverbindungen von Großbritannien nach Amerika und Indien in den 1860er- und 1870er-Jahren. Die Folgen der Digitalisierung sind also in vieler Hinsicht nicht grundsätzlich neu. Die Einführung von Sozialversicherungen war damals eine Antwort auf nie dagewesene Veränderungen.

Brauchen wir also revolutionäre Änderungen wie die Einführung der gesetzlichen Krankenversicherung damals eine war?

Das sehe ich nicht. Solidarität und Subsidiarität sind Begriffe, die gerade in den gegenwärtigen Veränderungen nach wie vor aktuell sind. Sie über Bord zu werfen, ist aus meiner Sicht destabilisierend.

Über die stabilisierende Wirkung von Solidarität haben wir bereits gesprochen. Mit dem Begriff der Subsidiarität machen Sie ein neues Thema auf: Er hat seinen Ursprung in der katholischen Soziallehre. Ist das in unserer säkularisierten Gesellschaft noch zeitgemäß?

Ich bin überzeugt: Es ist der Kern einer modernen bürgerlichen Politik. Leider ist der Begriff sperrig, und er ist nicht sehr sexy. In der Sache aber verbindet er zwei wesentliche Elemente einer modernen Bürgergesellschaft. Zunächst die Pflicht zu Eigenverantwortung der kleinen Einheiten – der Individuen, der Familie, der Nachbarschaft, der Gemeinde. Wenn diese kleinen Einheiten nicht in der Lage sind, ihre Eigenverantwortung wahrzunehmen, dann, aber auch erst dann, kommt die nächst größere Einheit bzw. der Staat in die Pflicht zur Solidarität. Klein vor groß, privat vor Staat – das ist das Fundament einer vitalen Bürgergesellschaft!

Soll die kleine Einheit, die Familie, die Gemeinde, die Nachbarschaft wieder mehr Verantwortung übernehmen und der Staat sich nur um die Themen kümmern, die die kleineren Einheiten nicht selbst lösen können?

Gerade in der gegenwärtigen Diskussion um die Folgen von Corona nutzt eine kluge Beschränkung des Staates allen – den kleineren Einheiten, die Luft zum Atmen bekommen, und dem Staat, der vor Selbstüberforderung geschützt wird. Subsidiarität ist ein Konzept der Mitte sowohl gegen die Übermacht des Marktes als auch gegen die Zumutungen, die Gesellschaft mithilfe des Staates umzugestalten. Und es sind diese Einheiten, nicht staatliche Institutionen, die „Ligaturen" bilden, wie es Ralf Dahrendorf formuliert hat, die gesellschaftlichen Zusammenhalt schaffen. Weil „Social Distancing" das Gegenteil dieser Ligaturen darstellt, ist die Corona-Pandemie in sozialer Hinsicht so gefährlich.

Was heißt das konkret für die Sozial- und Gesundheitspolitik?

Meine Antwort hat zwei Aspekte:

Erstens dürfen wir den kleinen Einheiten, dem Einzelnen, den Familien, den Gemeinden, nicht die Mittel nehmen, die sie benötigen, um ihre Probleme selbst zu lösen. Wir dürfen die Steuer- und Abgabenlast nicht so erhöhen, dass selbst Menschen mit mittlerem Einkommen auf staatliche Transferleistungen angewiesen sind, um zu überleben.

Zweitens müssen wir den Staat vor Überforderung schützen. Wer glaubt, dass der Sozialstaat alle Ungerechtigkeiten des Lebens korrigieren müsse, der ruiniert ihn.

Das Subsidiaritätsprinzip ist auch ein Grundpfeiler der Europäischen Union (EU). Es begrenzt deren Zuständigkeit, auch in der Corona-Pandemie, obwohl das Virus sich nicht an die Grenzen der Nationalstaaten hält.

Hier gilt es zu unterscheiden: Eine praktische Zusammenarbeit und ein europäischer Datenraum zur Nutzung von Informationen sind eine Sache, die europapolitischen Vorschläge des französischen Staatspräsidenten Emmanuel Macron zu Stärkung der EU tragen aber die Handschrift staatlicher Intervention und Umverteilung, denen die Vorliebe der (wenn auch weithin verblichenen) deutschen Ordnungspolitik für Wettbewerb und Subsidiarität gegenübersteht. Leider ist die „Subsidiarität" auf europäischer Ebene eine ziemliche Leerformel geblieben.

Das europapolitische Ziel einer „immer engeren Union" ist mit Ihren Vorstellungen zur Subsidiarität aber nicht vereinbar.

Definitiv, und gerade in der Sozialpolitik ist das auch gut so. Die Vorstellung, dass in der gesamten EU identische Ansprüche für Gesundheitsleistungen gelten, müsste entweder zu einem Absinken des deutschen Schutzniveaus oder zu Transferleistungen aus Deutschland in andere EU-Staaten führen, die den sozialen Frieden hierzulande massiv gefährden würden. Eine europäische Vergemeinschaftung der Gesundheitspolitik hat deshalb aus deutscher Sicht mehr Vor- als Nachteile.

Sie denken über eine „Sozialstaatsbremse" nach, wie es die Wirtschaftsjournalistin Heike Göbel formuliert hat?

„Die Grenzen des Wachstums" ist eine Schrift des Club of Rome, der unsere Sicht auf die Endlichkeit der natürlichen Ressourcen dieses Planeten nachhaltig geprägt hat. Auch wenn einzelne Prognosen sich aus heutiger Sicht als nicht zutreffend erwiesen haben – auf die Endlichkeit der natürlichen Ressourcen aufmerksam zu machen, war fundamental richtig. Ich bin sicher, dass es genauso richtig ist, auf die Grenzen des Wachstums des Sozialstaats hinzuweisen.

Wie passt es zu dem von Ihnen postulierten Prinzip der Subsidiarität, dass die Rücklagen der Krankenversicherungen qua Gesetz dafür genutzt wurden, die Lasten der Corona-Pandemie zu tragen, während börsennotierte Großunternehmen durch Steuergelder gerettet wurden?

Um mit Norbert Blüm zu antworten: „Wer Gemeinschaftseinrichtungen schädigt, die Sozialversicherung ausbeutet oder den Staat betrügt, versündigt sich am Nächsten."

Ein anderes Thema: Sie plädieren auch für eine „soziale Digitalisierung". Was meinen Sie damit?

Erstens: Menschen müssen die Computer beherrschen, nicht die Computer die Menschen.

Zweitens: Soziale Digitalisierung geht aber weiter: Die Industrialisierung im 19. Jahrhundert hat Fortschritt gebracht, aber auch soziales Elend. Sozialversicherungen, Tarifpartnerschaft, soziale Marktwirtschaft waren die Antworten. In der Transformation zu einer digitalen Gesellschaft sollten diese Errungenschaften nicht infrage gestellt werden, sondern an die sich immer schneller verändernden Verhältnisse angepasst werden. War die Bildung schon immer ein zentrales Element zur Anpassung an sich ändernde Lebensverhältnisse, wird ihre Bedeutung noch weiter wachsen. Digitale Bildung ist der Schlüssel für eine soziale Digitalisierung und – um die Kurve in Richtung Gesundheitswesen zu bekommen – Gesundheitskompetenzen entscheiden auch die Zukunftsfähigkeiten des Einzelnen wie ganzer Gesellschaften.

Digital Health Literacy ist also ein Zukunftsthema.

Ja, das ist sogar die Verbindung von gleich drei Zukunftsthemen: Digitalisierung, Bildung, Gesundheit.

Professor Rödder, ich danke Ihnen sehr für das Gespräch!

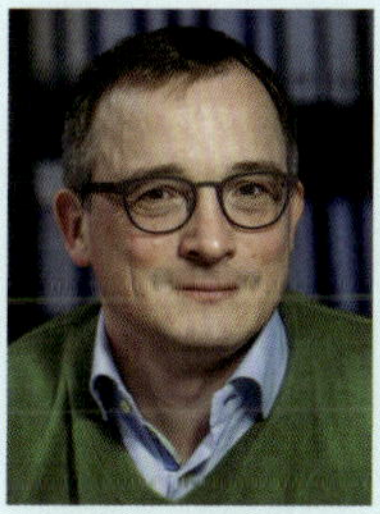

Prof. Dr. Andreas Rödder

Andreas Rödder ist seit 2005 Professor für Neueste Geschichte an der Johannes Gutenberg-Universität Mainz und gegenwärtig Helmut Schmidt Distinguished Visiting Professor an der Johns Hopkins University in Washington. Rödder hat sechs Monographien verfasst, darunter „21.0. Eine kurze Geschichte der Gegenwart“ (2015) und „Wer hat Angst vor Deutschland? Geschichte eines europäischen Problems“ (2018). Er ist u.a. Mitherausgeber der Historischen Zeitschrift sowie Mitglied der Wissenschaftlichen Beiräte der European Council Studies und des Hauses der Geschichte der Bundesrepublik Bonn/Leipzig.

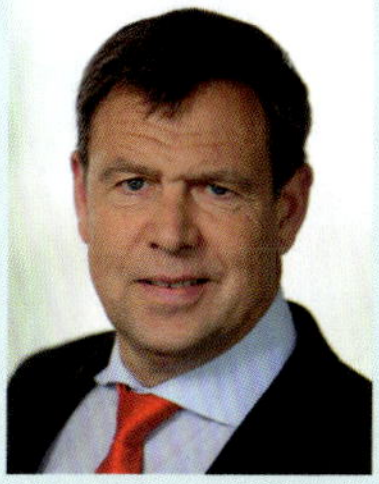

Dr. Andreas Meusch

Andreas Meusch ist Beauftragter des Vorstands der Techniker Krankenkasse (TK) für strategische Fragen des Gesundheitssystems und Lehrbeauftragter an der Fakultät Wirtschaft und Soziales der Hamburger Hochschule für Angewandte Wissenschaften (HAW). Vor seiner Tätigkeit für die TK war er Leiter der Landesvertretung Baden-Württemberg der Ersatzkassenverbände und Referatsleiter im Bundesministerium für Arbeit und Sozialordnung. Er hat Politik, Geschichte und Publizistik in Mainz, Dijon und Krakau studiert und war Wissenschaftlicher Mitarbeiter am Institut für internationale Politik der Johannes Gutenberg-Universität Mainz.

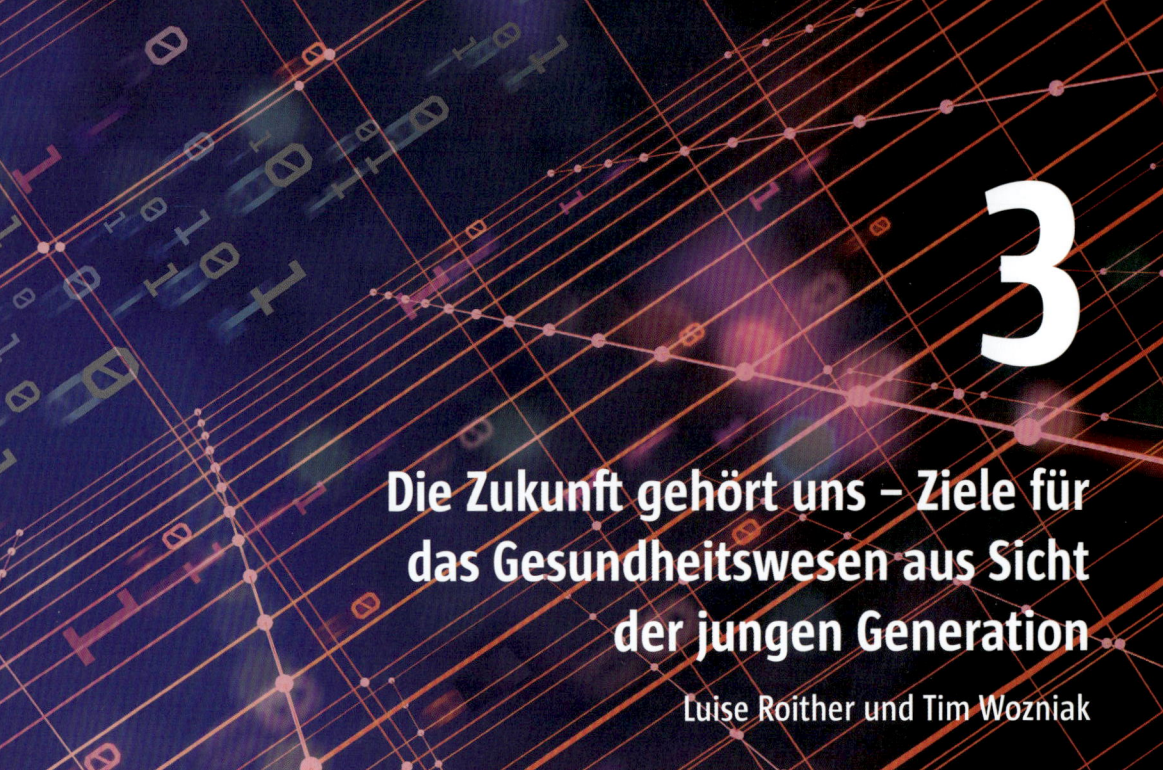

3 Die Zukunft gehört uns – Ziele für das Gesundheitswesen aus Sicht der jungen Generation

Luise Roither und Tim Wozniak

3.1 Einleitung

Die zwei für das System teuersten Gesundheitsminister aller Zeiten, Hermann Gröhe und Jens Spahn, haben die letzten zwei Legislaturperioden mit ihren Reformen auf Trapp gehalten und auch die Selbstverwaltung schwer beschäftigt. Was für die neuen Zwanzigerjahre benötigt wird, ist nun die generationengerechteste, effizienteste, zukunftsgewandteste Person in diesem Amt, die es je gegeben hat. Statt großflächig Gelder auszuschütten, braucht es Strukturreformen und alte Leistungen müssen vielleicht neuen weichen. So können wir das Ruder herumreißen, die Segel neu ausrichten, das Gesundheits- und Pflegesystem vor dem finanziellen Kollaps bewahren. Aber ist es nicht selbstverständlich, dass Politik die Zukunft gestaltet? Sind Politiker:innen nicht daran interessiert, zukunftsgewandt zu konzipieren? Sicherlich schon. Aber der Großteil der Wählerschaft ist alt und eine Legislaturperiode dauert vier Jahre. Das bedeutet, dass die Wiederwahl davon abhängig ist, ob die politische Agenda genügend Geschenke für die großen Wählergruppen beinhaltet und dass vier Jahre vermutlich nicht ausreichen, um beispielsweise eine partei- und branchenübergreifende Strategie gegen den Klimawandel abzustimmen. Das Problem der Generationengerechtigkeit begründet sich also teilweise auch in unserem Wahlsystem. Die Wiederwahl könnte mit einer limitierten Anzahl von Amtszeiten je Kandidat/in begrenzt werden, was auch mit einem Aufschwung für die Nachwuchsförderung in den Parteien einherginge und ein deutlicher Hemmschuh für den Lobbyismus wäre. Eine Verlängerung der Legislaturperioden könnte bewirken, dass selbst monatelange Koalitionsbildungen am Anfang und die Fokussierung auf den Wahlkampf am Ende die Amtszeiten nicht zu stark verkürzen und dass bei Reformvorhaben mehr Zeit für die Konzeption und Meinungsbildung, aber auch für die Umsetzung bliebe.

Politik muss generationengerechter werden und es liegt an den Politiker:innen selbst, dafür einzutreten. Denn alle Bestrebungen, die Rechte zukünftiger Generationen juristisch zu verankern, haben, zumindest für den Teilbereich der deutschen Gesundheitspolitik, keine ausreichende Wirkung entfalten können. Die Generationengerechtigkeit in das deutsche Grundgesetz zu integrieren, haben 36 junge Abgeordnete, darunter der 26-jährige Jens Spahn, 2006 mit folgender Formulierung für einen neuen Artikel 20b vorgeschlagen:

> *„Der Staat hat in seinem Handeln das Prinzip der Nachhaltigkeit zu beachten und die Interessen künftiger Generationen zu schützen." (Deutscher Bundestag 2006)*

Zudem sollte Artikel 109 Absatz 2 der Finanzverfassung des Grundgesetzes angepasst werden:

> *„Bund und Länder haben bei ihrer Haushaltswirtschaft den Erfordernissen des gesamtwirtschaftlichen Gleichgewichts, dem Prinzip der Nachhaltigkeit sowie den Interessen der künftigen Generationen Rechnung zu tragen." (Deutscher Bundestag 2006)*

Doch scheiterten diese scheinbar allseits unterstützten Bemühungen (Frankfurter Allgemeine Zeitung 2006) an den Mühlen der Politik und der Justiz und so endete die 16. Legislaturperiode 2009 ohne einen Beschluss in dieser Sache. Später nahm sich auch Hans-Jürgen Papier, ehemaliger Präsident des Bundesverfassungsgerichts, der Forderung 2018 erneut an (Anger 2018) und auch 2019 wurde sie auf Drängen des Parlamentarischen Beirats für nachhaltige Entwicklung (PBnE) abermals diskutiert (CDU/CSU Bundestagsfraktion 20.02.2019). Bislang ohne Erfolg. Beispiele aus anderen Ländern, in denen die Regierung einen Beauftragten für die generationengerechte Ausgestaltung von Gesetzesvorhaben eingesetzt hat, wurden für das deutsche System noch nicht in Erwägung gezogen.[1] Trotzdem zeigt sich, spätestens seit der jungen Bewegung um Greta Thunberg herum, dass es viele Politiker:innen gibt, die ein hohes Interesse an intergenerationeller Gerechtigkeit haben und sich dafür einsetzen möchten, über den Tellerrand einer oder zwei Legislaturperioden hinaus, die Zukunft zu gestalten.

Dieses Kapitel hat zum Ziel, das Bewusstsein für die Verantwortung für die jungen und zukünftigen Generationen zu schärfen und alle im Gesundheitswesen Tätigen, insbesondere aber die politischen Mandatsträger:innen auf Bundesebene, zu einem entsprechend umsichtigen Denken und Handeln zu inspirieren. Dabei sollen exemplarisch Handlungsfelder aufzeigt werden, in denen sich junge Generationen eine zukunftsgewandtere Politik und Gesetzgebung wünschen.

>> **Nachdem wir die beiden teuersten Gesundheitsminister aller Zeiten hinter uns haben, wird nun die effizienteste, generationengerechteste Person in diesem Amt benötigt.**

---

1 Israel (Commissioner for Future Generations, 2001), Ungarn (Parliamentary Commissioner for Future Generations, 2006), Kanada (Commissioner for Environment and Sustainable Development, 1995), Neuseeland (Parliamentary Commissioner for the Environment, 1986)

3.2   Kostenkurven ausbremsen

Die junge Generation sieht dem demografischen Wandel sorgenvoll entgegen, denn beispielsweise in den Bereichen Rente und Pflege, aber auch in der Krankenversicherung zeichnen sich große Probleme ab. Hier sind die Prognosen aufgrund der Mengeneffekte simpel: Die Alten werden die Jungen zahlenmäßig weit übertreffen, für die Sozialabgaben, die heute schon knapp 40 Prozent betragen, bedeutet das einen weiteren Anstieg. Die generationengerechte Ausgestaltung der Sozialsysteme wird bei den aktuellen Reformen, die zum Teil kurzfristig mit Bundeszuschüssen abgedeckt werden sollen, vernachlässigt. Dies gefährdet den sozialen Frieden in Deutschland und womöglich auch den Generationenvertrag der sozialen Sicherungssysteme. Denn obwohl die junge Generation weniger raucht (ein Rückgang von 28 Prozent [2001] auf 7 Prozent [2016]) (Statista Research Department 2015), viel Sport treibt und ein zunehmend gesünderer und nachhaltigerer Ernährungstrend zu verzeichnen ist (Pawlik 2020; Statista 2020), müssen sie sich auf einen massiven Anstieg der Sozialabgaben oder einen Systemkollaps aufgrund der prognostizierten Gesundheits- und Pflegeausgaben für die Babyboomer-Generation einstellen. Auch wenn das Solidarsystem ein hohes Gut ist und unbedingt in seiner jetzigen Form aufrechterhalten werden muss, ist es noch nicht gewappnet für die immense demografische Belastung in 15 Jahren.

Auch ein spontanes Feuerlöschen unserer Finanzprobleme mit höheren Steuermitteln oder Sozialabgaben geht vor allem zulasten der jungen und zukünftigen Generationen. Zudem sollten Steuermittel nur insoweit das System unterstützen, wie sie ganz konkret versicherungsfremde oder gesamtgesellschaftliche Ausgaben im Sinne der Sozialgesetzbücher kompensieren. Die finanzielle Eigenständigkeit und unsere Selbstverwaltung prägen das deutsche Gesundheitssystem und beides sollte aufrechterhalten werden.

Betrachtet man die Kostenentwicklungen der letzten Jahrzehnte, stellt sich ein Unbehagen aufgrund der steil ansteigenden Kurven ein. Diese Kostensteigerungen beinhalten aber noch nicht die ganz großen Mengeneffekte, die mit dem Altern der Babyboomer-Generation zu erwarten ist, sie sind lediglich auf die heutige Steigerung von Preis und Anzahl der Leistungserbringung zurückzuführen (Ochmann u. Albrecht 2019). Dieses Unbehagen wandelt sich in konkrete Sorgen, wenn man darüber hinaus die Prognosen für diese Kosten bis 2045 weiterzeichnet (s. Abb. 1).

Im Bereich der Krankenversicherung sind nicht nur aufgrund der vergangenen Entwicklung kontinuierliche Zuwächse in den Leistungsausgaben zu erwarten, es tauchen zudem auch immer wieder zentnerschwere Kostenfaktoren wie neuartige Arzneimittel-Blockbuster und andere Innovationen auf. Und digitale Innovationen sind aufgrund ihres Innovationscharakters derzeit häufig noch eine Ergänzung zur bestehenden Diagnostik und Therapie, schlagen also bei den Leistungsausgaben zusätzlich zu Buche. Gleichzeitig werden Effizienzpotenziale noch nicht ausgeschöpft. Erwiesenermaßen nutzbringende digitale Innovationen sollten einen schnellen Zugang zur Regelversorgung erhalten und die Versorgung nicht nur besser und bedarfsgerechter, sondern perspektivisch effizienter (und damit günstiger) machen. Außerdem bedeuten neue Arten und Wege der Versorgung auch, dass man sich eventuell von alten Leistungen trennen muss. Einer Überversorgung, dem Qualitätsproblem und dem Fachkräftemangel sollte mit der gezielten Restrukturierung, Zusammenlegung oder Schließung von Kliniken in Ballungsräumen begegnet werden. Im

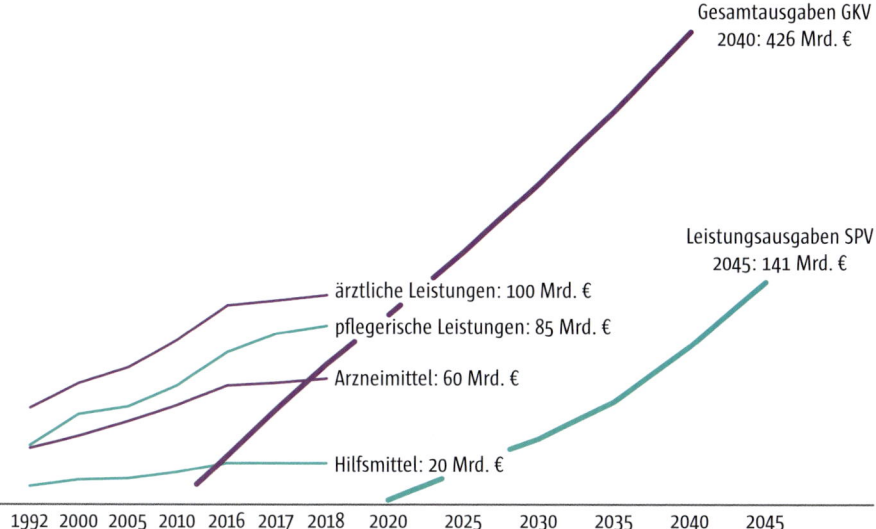

Abb. 1   Kostenkurven im Gesundheitssystem (Daten bis 2018 wurden am 12.10.2020 unter www.gbe-bund.de abgerufen; Prognosedaten für die Soziale Pflegeversicherung 2000 bis 2045: Etgeton 2019; Prognosedaten GKV-Gesamtausgaben: Ochmann u. Albrecht 2019)

Gegensatz zu solchen Strukturreformen und einer wünschenswerten Kostendämpfungspolitik wird in manchen Bundestagsfraktionen mit der Untermauerung wissenschaftlicher Expert:innen darüber gesprochen, das Pflegeversicherungssystem mit dem sogenannten Sockel-Spitze-Tausch massiv zu verteuern. In der aktuellen Pflegereform (Stand November 2020), wurde zur Entlastung der Leistungsempfänger:innen zwar lediglich der stationäre Eigenanteil gedeckelt, dennoch ist ein erster Schritt in Richtung „echter Teilkaskoversicherung" in der Pflege getan und weitere Schritte dorthin sind vor dem Hintergrund des drohenden finanziellen Kollapses abzulehnen. Der subsidiäre Charakter der sozialen Pflegeversicherung ermöglicht erst deren Existenz und während wir daran arbeiten, pflegebedürftige Personen und ihre Angehörigen finanziell zu entlasten, weil die Pflege für viele Menschen ein enormer Kostenfaktor ist, ist es denkbar, dass wir in 15 Jahren über noch unangenehmere Themen sprechen müssen, wie beispielsweise eine Bedürftigkeitsprüfung.

Kurzfristig sollen Steuerzuschüsse und ein Pflegevorsorgefonds das Pflegeversicherungssystem mit seinen Beitragsanstiegen stabilisieren. Beide Maßnahmen haben ihre Daseinsberechtigung (da es einerseits versicherungsfremde Leistungen gibt und andererseits ein kapitalgedecktes Element im Umlageverfahren sinnvoll ist), aber dürfen nicht die Gespräche über eine langfristige Lösung ersetzen. Es wurde mit dem Bundeszuschuss für die Pflege ein Finanztropf an den heute noch kleinsten Sozialversicherungszweig angehängt, der nicht wieder entfernt werden kann, sondern weiterwachsen wird. Doch die jungen Beitragszahler:innen entlastet dies nicht, da sie immer auch die Steuertöpfe füllen müssen. Es wird eine Ursachen- statt einer Symptombehandlung benötigt.

>>> Die generationengerechte Ausgestaltung der Sozialsysteme wird bei den ak-
tuellen Reformen vernachlässigt. Kranken- und Pflegeversicherung verteuern
sich massiv, obwohl junge Menschen weniger rauchen, gesünder essen und
sportlich aktiver sind. Dies gefährdet den sozialen Frieden in Deutschland.

3.3   Arzneimittel der Zukunft

Der Arzneimittelbereich und seine Lobby sehen sich oft mit der Anschuldigung konfrontiert, lediglich der Profit würde sie antreiben. Die medial-gesellschaftliche Auseinandersetzung mit Arzneimitteln wie Zolgensma (ein Wirkstoff für Kinder mit
spinaler Muskelatrophie), welches nicht nur als teuerstes Medikament aller Zeiten
eingeführt wurde, sondern weitere Fallstricke bereithält, ist Wasser auf die Mühlen
solcher Vorwürfe (Grill u. Kempmann 19.05.2020). Denn Zolgensma wurde nicht nur
in gemeinnützigen Forschungslaboren entwickelt und verliert damit die Rechtfertigung des hohen Preises durch hohe Forschungskosten beim Pharmakonzern. Es wurde zudem ein Losverfahren für Kinder in Deutschland etabliert, das aufgrund seines
Glücksspielcharakters zu großer Empörung geführt hat (Grill u. Kempmann
19.12.2019). Ein solch schlechtes Image ist schädlich für alle Seiten, denn Forschung
und Entwicklung der pharmazeutischen Industrie sind unabdingbarer Bestandteil
der Innovationslandschaft unseres Gesundheitswesens.

Ein großes Problem sind auch die geringen Forschungsinnovationen im Bereich der
Antibiotika. Denn Antibiotikaresistenzen, die durch den unsachgemäßen Einsatz
bei Mensch und Tier entstehen, sind insbesondere eines: generationenungerecht.
Die Unterstützung der deutschen Bundesministerien für Gesundheit und für Bildung
und Forschung für die Organisation Global Antibiotic Research & Development Part-
nership (GARDP) ist zu begrüßen und auszubauen. Zielführend könnte auch die
Delinkage-Strategie sein, welche Innovationen nicht durch Monopole bzw. Patente
attraktiv macht, sondern beispielsweise durch einen zuvor ausgeschriebenen und
bezifferten Award. So würden nicht nur bestimmte, vernachlässigte Forschungsfelder inzentiviert, die Forschungskosten müssten auch nicht mehr über Preis und
Menge amortisiert werden und wären global zugänglicher auch für Menschen der
dritten Welt. Eine Alternative zu den heutigen Patentmodellen zeigt der Medicines
Patent Pool auf, der bestehende Patente zusammenfassen möchte und sie somit weniger exklusiv macht. Diese Ansätze sind aber nicht auf die Antibiotikaentwicklung
beschränkt. Es gibt viele weitere vernachlässigte Forschungsfelder, die bedient werden müssen und in denen Innovationen eine große Kohorte von Patient:innen erreichen würden. Beispiele dafür gibt die Neglected Diseases Initiative (DNDi), die
ebenfalls interessante, alternative Forschungsstrukturen und Anreizsysteme entwickelt hat.

Während der COVID-19-Pandemie hat die Welt gezeigt: Sie kann, wenn sie will. Kon-
kurrierende Forschungsunternehmen arbeiteten plötzlich zusammen, tauschen sich
aus und innerhalb von weniger als einem Jahr ist ein globales Netzwerk entstanden
und es wurden Milliarden an Geldern für ein einziges Forschungsfeld bereitgestellt.

> Es ist nicht Aufgabe der Industrie, Innovation anders zu gestalten oder die Forschungsfelder zu inzentivieren. Hier ist die Politik gefragt, die sich entscheiden muss, wie Forschung und Entwicklung im Gesundheitssektor gestaltet werden soll.

Und es gibt Vorschläge Problemen zu begegnen, ohne die monetären Anreize für die Erforschung von medikamentösen Therapien zu vernachlässigen.

Deutschland und weitere Erste-Welt-Länder sollten zudem, im monetär geprägten Wettstreit um die Sicherung neuer Impfstoffe gegen COVID-19, aber auch bei der Förderung von anderen Innovationen ihrer moralischen Verpflichtung nachkommen, die restliche Welt nicht zu vergessen.

3.4 Ambulantisierung und Akademisierung im Krankenhaus

3.4.1 Ambulantisierung

Das derzeit in Deutschland angebotene, stationäre Leistungsangebot wird sich in den nächsten Jahren und Jahrzehnten grundsätzlich in allen Fachbereichen wandeln. Dabei werden Leistungen und Eingriffe die heute noch stationär und mit einem Krankenhausaufenthalt verbunden sind, ambulant erbracht werden. Der Patient/ die Patientin wird nach der Operation am Behandlungstag wieder in das private Umfeld entlassen, die Nach-/Wundkontrolle übernehmen die niedergelassenen Fachärzt:innen. Bei Komplikationen stehen Patient:innen natürlich auch weiterhin die kassenärztliche, als auch die Krankenhausnotfallversorgung zur Verfügung.

Aufgrund dieser Veränderungen sollten mehrere Teilbereiche des Gesundheitswesens in der Zukunft neu strukturiert werden. Um ein zukunftsfähiges Gesundheitssystem im Wandel des medizinischen Fortschritts abbilden und möglichst durchgängig gewährleisten zu können, ist es wichtig, dass die Vergütung der gewandelten, vormals stationären und künftig ambulanten Leistungen, angepasst wird. Die Schwierigkeit besteht hierbei in den unterschiedlichen Finanzierungslogiken beider Bereiche: Die stationär erbrachten Leistungen werden mittels DRG-Fallpauschalen vergütet, die ambulanten Operationen nach dem AOP-Katalog. Dabei sind die stationären Leistungen oftmals höher vergütet als ambulante. Gelder, die vormals für die Behandlung im Krankenhaus benötigt wurden, werden zukünftig im ambulanten Bereich benötigt.

Anzunehmen ist, dass damit einhergehend auch niedergelassene, ambulant operierende Ärzt:innen, Medizinische Versorgungszenten und weitere ambulante Versorgungsformen in Zukunft einen erhöhten Personal- und Materialbedarf haben, um der zunehmenden Anzahl an Patient:innen gerecht werden zu können. Im Krankenhaus hingegen wird der Rückgang der stationären Fallzahlen die Frage aufwerfen, ob alle bis dato benötigen und vorgehaltenen stationären Betten auch weiterhin erforderlich sind oder, ob vereinzelt Bereiche geschlossen und zentralisiert werden sollten und müssen. Auch wird es vermutlich in Summe zukünftig weniger Krankenhäuser gegeben als es heute der Fall ist. Neben der Verschiebung von medizinischen Leistungen in den ambulanten Sektor sollte auch die Mitarbeiterakquise und der

Fachkräftemangel benannt werden sowie gesetzlich definierte Rahmenbedingungen. Mindestmengen und Qualitätsstandards müssen weiter überarbeitet werden, die bereits heute Krankenhäuser zur Aufgabe von Fachbereichen zwingen oder zur Zentralisierung von medizinischen Leistungen im Krankenhaus-/Kooperationsverbund führen. Bei einer gesetzlichen Verschärfung und Ausweitung der bisherigen Mindestmengen und Qualitätsstandards, werden sicherlich einige Krankenhäuser in starke wirtschaftliche Probleme geraten und Schließung unvermeidbar sein. Neben den bisher aufgezeigten Zukunftsaussichten für den stationären Bereich, wird es bei der Ambulantisierung von medizinischen Leistungen auch eine Verschiebung von Personal und Medizintechnik vom stationären in den ambulanten Bereich geben. Dabei gilt grundsätzlich für die Transformation „stationäre zu ambulanten Leistungen": Eine doppelte Vorhaltung der Leistungskapazitäten im stationären und ambulanten Bereich ist nicht adäquat und langfristig nicht leistbar für unser Gesundheitssystem.

>>> Eine Arbeitsgruppe mit Kostenträgern und Leistungserbringern zur Definition und Bewertung stationärer Leistungen, die prospektiv ambulant werden könnten sowie zur Etablierung einer neu gestalteten, zukunftsfähigen Finanzierung beider Sektoren ist dringend notwendig.

3.4.2 Akademisierung der Pflege

In den letzten Jahren haben immer mehr Hochschulen und Universitäten inhaltlich unterschiedliche Studiengänge im Bereich „Pflege" angeboten – die Akademisierung im Berufsfeld der Pflege hat begonnen. Zudem wurde zum Jahresbeginn 2020 verfügt, dass die Hebammenausbildung als Bachelorstudium zu erfolgen hat. Dies sind wichtige Schritte, um die Berufsbilder langfristig attraktiver zu gestalten. Was jedoch bis heute nur in rudimentärer Form existiert, sind bedarfsgerechte Positionen für akademisierte Pflegefachkräfte. Für die Funktion einer Stationsleitung gibt es Weiterbildungen, bspw. zur Praxisanleitung. Auch die Weiterqualifizierung zur intensivmedizinischen Pflegefachkraft ist ohne Studium möglich. Lediglich die Positionen der Pflegedirektion/Pflegedienstleitung werden meist mit Personen mit abgeschlossenem Bachelor- oder Masterstudium besetzt. Studiengänge wie z.B. der „Physician Assistant" werden ebenfalls angeboten und sollen dem Pflegeberuf in einem noch zu definierenden Rahmen eine eigenständigere, größere Handlungsfreiheit einräumen. Vorbild dafür kann das englische NHS-System sein, in welchem eine „Advanced Practice Nurse" dazu berechtigt ist, Patient:innen gewisse Medikamente völlig eigenständig zu verabreichen. In Deutschland existieren solche Studiengänge jedoch ohne die definierten Befugnisse eines Physician Assistant in der späteren Berufspraxis. Auch müsste überhaupt erst eine Abgrenzung und Befugniserweiterung zu einer examinierten Pflegefachkraft bewertet werden, ohne dieses bestehende Berufsbild in irgendeiner Form schlechter zu stellen. Ganz gleich wie man bei der Schaffung neuer Berufsbilder vorgeht, es wäre eine inhaltliche Aufwertung und Anerkennung notwendig, um eine Attraktivitätssteigerung des Berufsbildes und der zugrundeliegenden Studiengänge zu erreichen. Denn aktuell besteht für eine Pflegefachkraft wohl oft nicht der konkrete Anreiz für ein Studium, zumal anfallende Studienkosten meist privat zu tragen sind und dies die Anreize weiter schmälert. Das Potenzial von neu definierten Handlungsfeldern und mehr Eigenständigkeit für Fachkräfte im Gesundheitswesen, insbesondere aber auch für Pflegefachkräfte, darf aber angesichts der Demografie, des parallel steigenden Fachkräftemangels und der Überlastung von Haus- oder Facharztpraxen sowie Krankenstationen nicht ungenutzt bleiben. Längst ist der Mehrwert von neuen Versorgungsformen wie beispielsweise das der „Community Nurse" in Modellprojekten erforscht und bestätigt. Es ist nun an der Politik, erfolgreiche Modelle in die bundesweite Regelversorgung implementieren zu lassen und die finanziellen Grundlagen dafür zu schaffen.

Aber auch insgesamt entscheiden sich, trotz einer großen gesellschaftlichen Anerkennung und aller Marketingkampagnen von Krankenhäusern und Verbänden, immer noch zu wenige Menschen für eine Ausbildung in diesem Bereich. Möglicherweise können in Zukunft die sich formierenden und mehrenden Pflegekammern das Berufsbild der Pflege auch in Politik und Selbstverwaltung übergeordnet und mit vereinten Kräften vertreten und dem Beruf eine öffentlich wirksame und wahrnehmbare Lobby geben. Auch wenn derzeit Diskussionen über die Aufgaben, Funktionen und die verpflichtenden Mitgliedsbeiträge, manchmal sogar allgemein über den Zweck der Kammern vorherrschen, sind diese Strukturen eine Chance für den Berufsstand, eine bessere Verhandlungsposition an den richtigen Tischen zu erlangen. Eine Pflegekammer, die als Lobbyverband in Politik und Selbstverwaltung fungiert, ist unerlässlich.

Es wird die zentrale Aufgabe aller Gesundheitseinrichtungen in den 2020er-Jahren sein, ausreichend Pflegepersonal für offene Stellen zu finden. Die teilweise Überversorgung im stationären Bereich und die Einführung von Personaluntergrenzen stellen die Gesundheitseinrichtungen schon jetzt vor enorme Herausforderungen und erschaffen eine künstliche Zuspitzung des Fachkräftemangels. Eine Strukturreform im Sinne einer Spezialisierung und Zentralisierung würde diesen Druck lindern und uns auf den tatsächlich zu erwartenden Fachkräftemangel, aufgrund des demografischen Wandels, ab 2035 vorbereiten.

> Pflegefachkräften muss ein Anreiz geboten werden, sich für ein Studium der Pflege zu entscheiden. Dazu sollten regulatorisch neue Stellen für akademisierte Pflegefachkräfte geschaffen werden. Pflegekammern sind aufgrund der Arbeitsweise von Selbstverwaltung und Politik unerlässlich.

3.5 Digitalisierung und schlaue Systeme

Bei Systemen, die die klinische Entscheidung mit Algorithmen oder Künstlicher Intelligenz unterstützen, herrschen Sorgen um Ethik und Haftung vor. Im Grunde müsste jedoch die zentrale Frage sein, ob es ethisch vertretbar ist, vorhandene Systeme nicht einzusetzen. Sie sind zwar nicht unbedingt klüger, aber schneller als ihre menschlichen Kolleg:innen und greifen mit zugrundeliegenden Datenmassen auf einen breiteren Erfahrungsschatz zurück. Sie sind ein Werkzeug, das genutzt werden sollte. Ein kleines, aber anschauliches Beispiel für den Mehrwert von Clinical-Decision-Support-Systemen sind die Differenzialdiagnosen von Demenz, die heilbare Erkrankungen wie den Alterswasserkopf (wird bei 80 Prozent der Patient:innen nicht erkannt; Kiefer u. Unterberg 2012) oder eine Autoimmunerkrankung (Cox 2020) beinhalten. Wenn in der digitalen Dokumentation für ältere Patient:innen, z.B. bei Hausärzt:innen, diese Differenzialdiagnosen automatisch als fraglich aufgezeigt werden, könnten einige Menschen vor der Pflegebedürftigkeit und dem frühzeitigen Tod gerettet werden.

Im Auf- und Ausbau der Krebsregister jedenfalls wurde die Unabdingbarkeit der dort aggregierten Informationen nicht in Abrede gestellt. Doch ist die Skepsis zu groß, weil scheinbar eigenständige Maschinen in die sensible ärztliche Tätigkeit integriert würden oder fehlt die Kenntnis über die Arbeitsweise der neuen Technologien? Wenn dem so ist, in welchem Kontext und durch welchen Akteur sollte die Gesellschaft gezielter darüber informiert werden, um an dieser Stelle „mündig" zu werden? Ein wichtiger erster Schritt wäre getan, wenn solches Wissen in die Medizin- und Pflegeausbildung integriert würde, denn das würde die Aufklärung innerhalb des Systems und auch gegenüber der Patient:innen maßgeblich erhöhen, mehr Transparenz und langfristig sogar eine Vertrauensbasis schaffen.

Die Digitalisierung im Krankenhaus ist im Vergleich zu anderen Bereichen und Branchen nahezu noch in ihren Anfängen. Meist dokumentieren die Mitarbeiter:innen, ungeachtet ihrer Dienstart und Berufsposition, auf Papier. Vereinzelt sind Teilbereich digitalisiert, der Arbeitsaufwand für die Mitarbeiter:innen ist dadurch meist erhöht, anstatt dass es einer Verbesserung entspricht. Denn Teile eines Arbeitsprozesses müssen digital abgebildet werden, andere Teile in Papierform – Medienbrüche sind vorprogrammiert. Leider gibt es bisher in Deutschland nur wenige Krankenhäuser, die beispielsweise eine volldigitale Patientenakte softwaretechnisch umgesetzt haben (Klauber 2019). Auch die Visite per Laptop oder Tablet am Krankenbett existiert noch nicht flächendeckend in der Krankenhauslandschaft.

Die Herausforderung der Digitalisierung der neuen 20er-Jahre wird es sein, dass die unterschiedlichen Softwaresysteme miteinander über einheitliche Schnittstellen kompatibel funktionieren und Daten gemäß Datenschutzverordnung sicher übermittelt werden. Sei es von einem Krankenhaus an die weiterbehandelnden, niedergelassenen, ärztlichen Kolleg:innen oder umgekehrt. Auch zwischen unterschiedlichen Krankenhäusern und zwischen solchen und dem Medizinischen Dienst müssen einheitliche oder miteinander kompatible Softwarelösungen gefunden werden. Ansonsten bestehen Schnittstellenprobleme weiter und verursachen zeitaufwändige, für die Fachkräfte anstrengende Medienbrüche, die unbedingt vermieden werden sollten.

Mit den Digitalen Gesundheitsanwendungen (DiGA) steht nun die Tür in die Regelversorgung offen, um Therapien sinnvoll zu ergänzen und Patient:innen mehr an der eigenen Genesung teilhaben zu lassen. DiGA könnten der Schlüssel zu größerem Therapieerfolg sein, Gesundheitskompetenz aufseiten der Patient:innen erhöhen und die sprechende Medizin verbessern und entlasten. Ein Anfang ist gemacht. Der neue Leistungsbereich muss sich nun bewähren und der Preis dem Nutzen folgen.

Die diesbezügliche Herausforderung dieses Jahrzehnts wird es sein, die bereits punktuellen digitalen Lösungen zu evaluieren und die besten unter ihnen flächendeckend auf das gesamte Gesundheitssystem in Deutschland auszuweiten. Hier sollten kurzfristig aber auch nachhaltig für die nächsten Jahre Mittel von Bund und Ländern festgeschrieben werden, um die bisherigen Digitalisierungsfortschritte aufzugreifen und sie endlich weiterzuentwickeln und zu etablieren. Damit die Digitalisierung im Krankenhaus und Gesundheitswesen für alle mitarbeitenden Akteure selbstverständlich wird, sollten sowohl die Ausbildungsberufe, aber auch das Humanmedizinstudium, stärker mit digitalen Inhalten, Lösungen und Kompetenzen bestückt werden. Sei es in der Famulatur, dem Praktischen Jahr oder den Ausbildungseinsätzen. Wichtig ist, dass die neu auszubildenden Fachkräfte unseres Gesundheitssystems mit digitalen Produkten von Beginn an vertraut sind. Junge Menschen wachsen heute selbstverständlich mit Smartphones/-watches, Computern und Tablets auf und finden sich als Arbeitnehmer:innen im Gesundheitswesen mit Kugelschreiber und Papier wider. Diese Diskrepanz ist nicht zeitgemäß. Parallel ist aber auch ein Wandel in der Akzeptanz solcher Digitalisierungsansätze anzustreben, denn an mancher Stelle sind auch Abwehrhaltungen aus den ärztlichen und pflegerischen Berufsgruppen gegenüber einigen Digitalisierungsaspekten merklich. Dabei nutzt ein Großteil auch in den Altersgruppen dieser besagten Mitarbeiter:innen in der privaten Freizeit Smartphones, Computer und weitere Softwares und Produkte (Kasper 2019). Möglicherweise muss die Qualität oder Nutzerfreundlichkeit mancher Produkte hinterfragt werden. Wichtig für die Digitalisierung sind aber zunächst verpflichtend zu digitalisierende Prozesse, festgelegt in Abstimmung mit der Selbstverwaltung. Denn die einheitliche Digitalisierung sollte möglichst konkret festgeschrieben werden, um der Verschwendung von Beitragsgeldern vorzubeugen, die häufig mit einem Gießkannenprinzip einhergeht. Es ist ersichtlich, dass bereits die Telematikinfrastruktur diesen Handlungsdruck relativ gut kanalisiert und auch endlich Standards setzt, daher empfiehlt es sich, dies in ähnlicher Manier fortzusetzen. Nur so können wir eine nachhaltige Entwicklung des Gesundheitssystems hin zu einem digitalisierten Gesundheitssystem gewährleisten und für ein zukunftsfähiges, generationengerechtes und attraktives Arbeitsumfeld sorgen.

Schlaue Systeme und Künstliche Intelligenz sind wichtige Werkzeuge, die die Versorgung verbessern können. Hier brauchen wir mehr Mut. Alle Einrichtungen des Gesundheitswesens sollten mit konkreten Zielen und technischen Standards dazu verpflichtet werden, nachhaltig in ihre Digitalisierung zu investieren.

Literatur

Anger H (2018) Nachhaltigkeit im Grundgesetz – Ein Vorschlag für weniger Populismus in der Gesetzgebung. Handelsblatt 2018, 21.10.2018. URL: https://www.handelsblatt.com/politik/deutschland/generationen-gerechtigkeit-nachhaltigkeit-im-grundgesetz-ein-vorschlag-fuer-weniger-populismus-in-der-gesetzge-bung-/23207414.html?ticket=ST-40326632-0tBChj5O7gadYc1eaqWj-ap3 (abgerufen am 14.02.2021)

CDU/CSU Bundestagsfraktion (20.02.2019) Im Sinne der Generationengerechtigkeit: Nachhaltigkeit ins Grundgesetz? Berlin. URL: https://www.cducsu.de/veranstaltungen/im-sinne-der-generationengerechtigkeit-nachhaltigkeit-ins-grundgesetz (abgerufen am 14.02.2021)

Cox D (2020) The dementia that can be cured. The Observer (Medical Research). The Guardian, 25.10.2020. URL: https://www.theguardian.com/science/2020/oct/25/the-dementia-that-can-be-cured, zuletzt geprüft am 01.12.2020 (abgerufen am 14.02.2021)

Deutscher Bundestag (2006) Entwurf eines Gesetzes zur Änderung des Grundgesetzes zur Verankerung der Generationengerechtigkeit. Generationengerechtigkeitsgesetz, vom 09.11.2006. URL: http://dip21.bundestag.de/dip21/btd/16/033/1603399.pdf (abgerufen am 14.02.2021)

Etgeton S (2019) Perspektive Pflege. Finanzentwicklung der Sozialen Pflegeversicherung im rechtlichen Status quo bis 2045. Programm Versorgung verbessern – Patienten informieren. Bertelsmann Stiftung Gütersloh

Frankfurter Allgemeine Zeitung (2006) „Generationengerechtigkeit in das Grundgesetz". In einer parteiüber-greifenden Initiative fordern junge Bundestagsabgeordnete von CDU/CSU, SPD, Grünen und FDP die Aufnahme des Staatsziels „Generationengerechtigkeit und Nachhaltigkeit" ins Grundgesetz. FAZ 2006, 14.07.2006. URL: https://www.faz.net/aktuell/politik/inland/bundestag-generationengerechtigkeit-in-das-grundgesetz-1358404.html (abgerufen am 14.02.2021)

Gril M, Kempmann A (2019) Novartis will Medikament verlosen. tagesschau.de, 19.12.2019 URL: https://www.tagesschau.de/investigativ/ndr-wdr/zolgensma-107.html (abgerufen am 14.02.2021)

Grill M, Kempmann A (2020) Wie das teuerste Medikament entstand. tagesschau.de,19.05.2020. URL: https://www.tagesschau.de/investigativ/ndr-wdr/novartis-zolgensma-101.html (abgerufen am 14.02.2021)

Kasper, N (2019) Matusiewicz D, Elmer A (Hrsg.) (2019) Die digitale Transformation der Pflege. 97–99. Medizi-nisch Wissenschaftliche Verlagsgesellschaft Berlin

Kiefer M, Unterberg A (2012) The Differential Diagnosis and Treatment of Normal-Pressure Hydrocephalus. Deut-sches Ärzteblatt International 109 (1–2), 15–26. DOI: 10.3238/arztebl.2012.0015

Klauber J et al. (Hrsg.) (2019) Krankenhaus-Report 2019: Das digitale Krankenhaus. Springer Open Berlin

Ochmann R, Albrecht M (2019) Zukünftige Entwicklung der GKV-Finanzierung. Bertelsmann Stiftung Gütersloh. URL: https://www.bertelsmann-stiftung.de/en/publications/publication/did/zukuenftige-entwicklung-der-gkv-finanzierung (abgerufen am 14.02.2021)

Pawlik V (2020) Umfrage unter Jugendlichen zur Häufigkeit des Sporttreibens in der Freizeit 2019. Statista. URL: https://de.statista.com/statistik/daten/studie/901030/umfrage/umfrage-unter-jugendlichen-zur-haeu-figkeit-des-sporttreibens-in-der-freizeit/ (abgerufen am 14.02.2021)

Statista (2020) Vegetarismus und Veganismus in Deutschland. Statista. URL: https://de.statista.com/statistik/studie/id/27956/dokument/vegetarismus-und-veganismus-statista-dossier/ (abgerufen am 14.02.2021)

Statista Research Department (2015) Anzahl Raucher in Deutschland bis 2025. Rauchprävalenz vor allem unter Jugendlichen rückläufig. Statista. URL: https://de.statista.com/statistik/daten/studie/596628/umfrage/anzahl-raucher-in-deutschland/ (abgerufen am 14.02.2021)

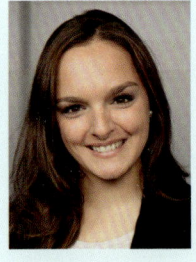

Luise Roither

Luise Roither (geb. Tavera) hat das Gesundheitswesen mit ihren beruflichen Positionen multiperspektivisch kennengelernt. Seit 2014 engagiert sich die Gesundheitsökonomin (MBA) zudem ehrenamtlich dafür, das System zu innovie-ren und es gleichzeitig wirtschaftlich und generationengerecht zu gestalten. Die „Denkschmiede Gesundheit" zu gründen hat es ihr und motivierten Gleich-gesinnten ermöglicht, einen kreativen, interdisziplinären Raum zu schaffen und mit einem großen Netzwerk politische Positionen der jungen und zukünfti-gen Generationen zu platzieren.

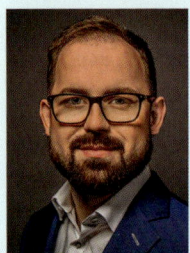

Tim Wozniak

Tim Wozniak ist studierter Medizinökonom und hat berufsbegleitend einen MBA an der Universität Münster abgeschlossen. In den letzten 10 Jahren war er in Kliniken unterschiedlicher Versorgungsstufen tätig. Seit 2016 im Kran-kenhausmanagement, zuletzt als Geschäftsführer eines Krankenhauses der Grund- und Regelversorgung in Thüringen. Aktuell ist er als Klinikgeschäftsfüh-rer bei der Hospital Management Group GmbH beschäftigt. Er engagiert sich ehrenamtlich in der „Denkschmiede Gesundheit", um das Interesse der jungen Generation für ein zukunftsfähiges und generationengerechtes Gesundheits-system zu vertreten.

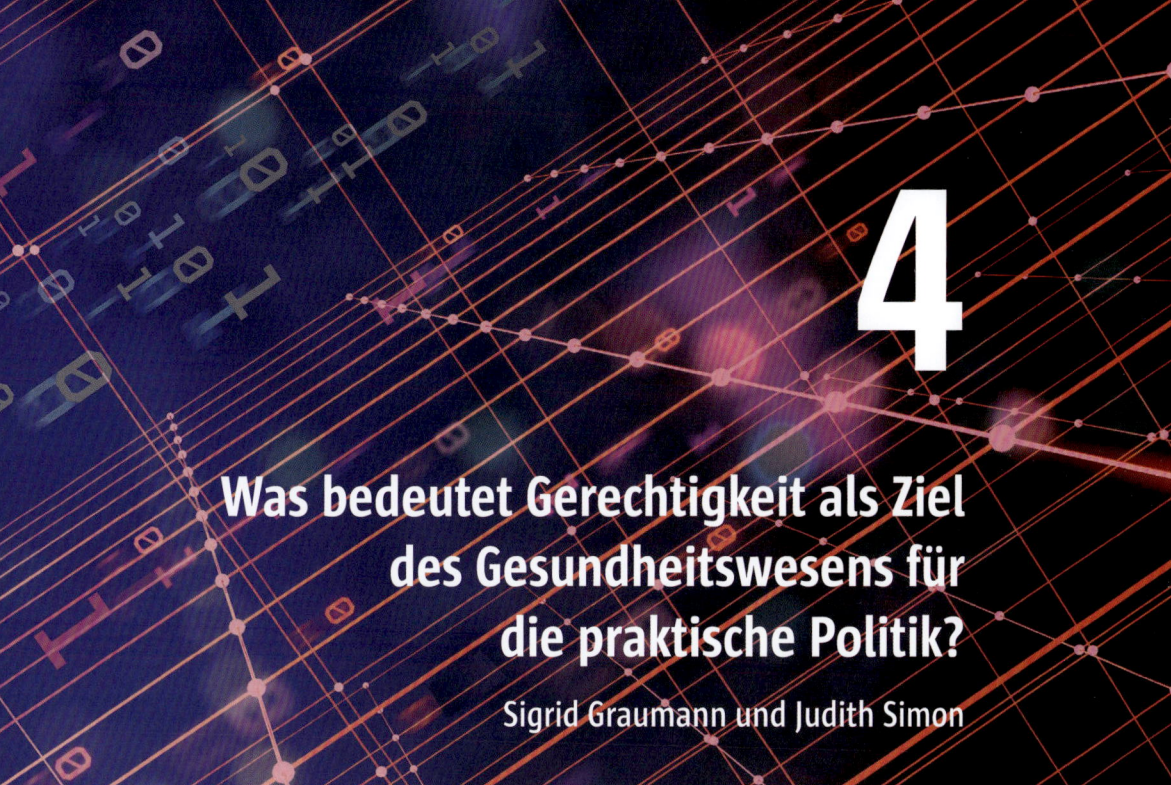

4

Was bedeutet Gerechtigkeit als Ziel des Gesundheitswesens für die praktische Politik?

Sigrid Graumann und Judith Simon

4.1 Einleitung

Für den einzelnen Menschen ist Gesundheit ein lebensnotwendiges Gut, das entscheidende Bedeutung für die persönliche Lebensgestaltung und soziale Teilhabe hat. Dem gegenüber steht Krankheit als allgemeines Lebensrisiko, das individuell schwer steuerbar ist und mit Beeinträchtigungen, Leid, Schmerz, Angst und Angewiesenheit verbunden ist. Wir müssen jederzeit damit rechnen, eine Krankheit zu erleiden und wissen nicht, welcher Behandlung wir dann bedürfen. Für die Gesellschaft hat Gesundheit eine zentrale wirtschaftliche, aber auch kulturelle und soziale Bedeutung. Die Gestaltung und Steuerung der Gesundheitsversorgung gilt daher als zentrale sozialstaatliche Aufgabe, welche mit dem Anspruch sozialer Gerechtigkeit verbunden ist (Bioethikkommission des Landes Rheinland-Pfalz 2010, S. 11). Gerechtigkeit ist *die* zentrale moralische Kategorie im Feld der Gesellschaftspolitik. Soziale Gerechtigkeit meint allgemein die Gesamtheit der Forderungen nach Gerechtigkeit, die sich „auf die institutionelle Ordnung und die grundlegenden sozialen Verhältnisse" beziehen, und speziell verbindliche Ansprüche auf Unterstützung in prekären Lebenslagen, die gegenüber der Gesellschaft geltend gemacht werden können (Gosepath 2004, S. 73-74).

Wir werden uns in diesem Beitrag exemplarisch auf drei Bereiche konzentrieren, in denen Aspekte der Gerechtigkeit im Gesundheitswesen besonders virulent sind:

1. Fragen des gerechten Zugangs zum Gesundheitswesen,
2. Fragen nach gerechten Beiträgen zur Finanzierung des Gesundheitswesens sowie
3. Fragen der gerechten Verteilung von Gesundheitsleistungen.

Im Folgenden werden wir in Abschnitt 4.2 zunächst einen kurzen Blick auf Debatten über Gerechtigkeit und Ungerechtigkeit im deutschen Gesundheitswesen werfen. In Abschnitt 4.3 skizzieren wir knapp einige ausgewählte Gerechtigkeitstheorien, die uns helfen können unsere Intuitionen über Gerechtigkeitsfragen im Gesundheitswesen zu reflektieren. Diese Auswahl kann nur problemorientiert erfolgen und muss angesichts der Vielfalt gerechtigkeitstheoretischer Konzeptionen zwangsläufig unvollständig bleiben. Basierend auf diesen Analysen endet unser Beitrag mit einem Plädoyer für eine stärkere Gemeinwohlorientierung im Gesundheitswesen, für eine Bürgerversicherung und eine bedürfnisgerechte Versorgung.

4.2   Was ist ungerecht im deutschen Gesundheitsweisen?

Die Gesundheitsversorgung wird in Deutschland überwiegend über die Krankenversicherungen finanziert. Der deutsche Krankenversicherungsmarkt ist zweigeteilt: 70,4 Millionen Bürger:innen sind in einer Gesetzlichen Krankenversicherung (GKV) und 8,8 Millionen Bürger:innen in einer Privaten Krankenversicherung (PKV) versichert (Ochsmann et al. 2020, S. 25). Unterschiede zwischen GKV und PKV bestehen u.a. darin, welche Kosten individuell für den Versicherungsschutz aufgebracht werden müssen, und welche Versorgungsqualität geboten wird. Zur PKV haben nur Beamte, Selbstständige und Besserverdienende Zugang. Der Beitrag ist abhängig vom Eintrittsalter und vom individuellen Gesundheitszustand, weshalb gesunde und besserverdienende Bürger:innen einen Vorteil vom Wechsel in die PKV haben. Für die GKV besteht Kontrahierungszwang, die Beitragshöhe ist abhängig vom Einkommen des Mitglieds, Kinder und Ehepartner ohne eigene Einkommen werden beitragsfrei mitversichert. Außerdem werden Rentner:innen und Transferleistungsempfänger mit Beiträgen in der GKV versichert, die unter ihren durchschnittlichen Behandlungskosten liegen. Die PKV-Finanzierung folgt der Logik der individuellen Versicherung der eigenen Krankheitsrisiken. Die GKV-Finanzierung dagegen folgt der Logik der Solidarität und Umverteilung ungleicher Einkommen und will gleichzeitig allen Versicherten einen gleichen Zugang zur Gesundheitsversorgung ermöglichen. Die unterschiedliche Finanzierung führt dazu, dass die GKV-Mitglieder zu Solidarität mit Familien, Rentner:innen und anderen Transferleistungsempfänger:innen verpflichtet werden, während dies für PKV-Versicherte nicht der Fall ist. Die höhere Vergütung von Leistungen durch die PKV führt zudem dazu, dass PKV-Versicherte bei der Terminvergabe und der angebotenen Behandlungsqualität bevorzugt werden. Diese „Rahmenbedingungen [befördern] eine Selektion einkommensstarker, gesünderer Versicherter in die PKV und einkommensschwacher, weniger gesunder in die Solidargemeinschaft der GKV" (Ochsmann et al. 2020, S. 10).

> Laut einer Studie der Bertelsmann Stiftung (Ochsmann et al. 2020, S. 28) könnten die Beitragssätze um 0,2–0,3 Prozent gesenkt werden, wenn die PKV-Versicherten in die GKV zu deren Bedingungen überführt werden könnten.

Die Gesundheitsversorgung wird hierzulande durch sehr viele unterschiedliche Akteure wie niedergelassene Ärzt:innen, kommunale, freigemeinnützige und private Krankenhäuser und andere Gesundheitsdienstleister erbracht. Dazu kommen die –

in den vergangenen Jahren sehr geschrumpften – Gesundheitsämter als öffentlicher Teil des Gesundheitswesens. In den letzten Jahrzehnten wurden politische Weichen in Richtung einer verstärkten Ökonomisierung und Kommerzialisierung des Gesundheitswesens gestellt; viele kommunale Krankenhäuser wurden privatisiert und es wurden ökonomische Anreizsysteme etabliert. Ärzt:innen, Krankenhäuser und andere Gesundheitsdienstleister handeln dadurch immer stärker unternehmerisch (Deppe 2005, S. 194), was nicht immer der Orientierung am Patientenwohl entspricht. Dies ist einer der Hauptgründe für das Phänomen einer Überversorgung im deutschen Gesundheitswesen, die nicht nur Patient:innen schädigen kann (etwa durch unnötige Operationen oder Medikamente), sondern auch durch Ressourcenverschwendung der Allgemeinheit schadet (Deppe 2011, S. 48–51; Grote et al. 2019). Beim Zugang zu und bei der Inanspruchnahme von Gesundheitsleistungen zeigen sich bei der Behandlung, vor allem aber bei der Prävention und Rehabilitation, erhebliche Ungleichheiten. Insbesondere Kinder, Bürger:innen mit Migrationshintergrund, Menschen mit Behinderung sowie sozioökonomisch schlechter gestellte Personen werden beim Zugang zu Leistungen der Gesundheitsversorgung aus verschiedenen Gründen benachteiligt (Bioethikkommission des Landes Rheinland-Pfalz 2010, S. 57f.).

Die COVID-19-Pandemie hat weitere Gerechtigkeitsdefizite in der Gesundheitsversorgung offengelegt. Die Bekämpfung der Pandemie macht es erforderlich, dass die Gesundheitsämter die Nachverfolgung von Infektionsketten leisten können und dass genügend Behandlungskapazitäten für COVID-19-Patient:innen vorgehalten werden (Augurzky et al. 2020). Die Gesundheitsämter sind mit der Infektionsnachverfolgung, aber auch mit der Information, Beratung und Betreuung positiv getesteter Personen und Kontaktpersonen offenbar überfordert, was nicht zuletzt auf den Personalabbau der vergangenen Jahre zurückgeführt wird. Das Bereithalten von Behandlungskapazitäten für die Bewältigung von Infektionswellen widerspricht dem unternehmerischen Handeln von Praxen und Krankenhäusern. Das hat sich insbesondere daran gezeigt, dass die Krankenhäuser mit finanziellen Anreizen zum Verschieben elektiver Operationen und zum Freihalten von Intensivbetten bewegt werden mussten. Aufgrund des Pflegekräftemangels kann zudem nur ein Teil der theoretisch vorhandenen Intensivbetten genutzt werden. Die Leopoldina forderte schon im Mai 2020 als Lehre aus den Problemen, die sich in der Pandemie zeigen, ein „patientenorientiertes, qualitätsgesichertes und nicht primär gewinnorientiertes [Gesundheits-]System" (Leopoldina 2020). Hinzu kommt als weiteres Gerechtigkeitsproblem, dass sowohl das Risiko sich mit COVID-19 zu infizieren als auch das Risiko, einen schweren Krankheitsverlauf zu erleiden, für Menschen mit einem geringeren sozioökonomischen Status offenbar signifikant größer ist (Wahrendorf et al. 2020).

4.3 Wie sind die Gerechtigkeitsfragen im Gesundheitswesen theoretisch einzuordnen?

Aus den vorherigen Ausführungen wird deutlich, dass sich im Gesundheitswesen Fragen der Gerechtigkeit an vielen Stellen ergeben. Diese können mit unterschiedlichen philosophischen Theorien analysiert und reflektiert werden. In Anbetracht der Kürze werden wir uns auf folgende Aspekte beschränken:

- Fragen des gerechten *Zugangs* zur Gesundheitsversorgung
- Fragen der gerechten *Beiträge* zum Gesundheitswesen
- Fragen der gerechten *Verteilung* von Ressourcen und Gütern (distributive Gerechtigkeit)

Ausgangspunkt für die Überlegungen zu einer gerechten Gesundheitsversorgung ist der normative Grundsatz der Menschenwürde, demzufolge jeder Mensch gleiche Würde und gleiche Rechte besitzt, was in dem Menschenrecht auf Gesundheit– oder genauer formuliert – dem Recht eines jeden „auf das für ihn erreichbare Höchstmaß an körperlicher und geistiger Gesundheit" zum Ausdruck kommt (Allgemeine Erklärung der Menschenrechte 1947 zitiert nach Bielefeldt 2016, S. 47). Dabei handelt es sich allerdings um ein sehr komplexes Menschenrecht, das zwar staatlicherseits strikt zu achten, zu schützen und zu verwirklichen ist, dabei aber einen großen Ermessensspielraum für die konkrete Gestaltung der Gesundheitsversorgung lässt.

Mit Immanuel Kant lässt sich die staatliche Verpflichtung auf ein gerechtes Gesundheitssystem ethisch aus dem Grundsatz der Menschenwürde heraus begründen: Staatliche Aufgabe ist es nach Kant, durch Gesetze gerechte Verhältnisse zu schaffen: „Was nach äußeren Gesetzen recht ist, heißt gerecht (iustum), was es nicht ist, ungerecht (iniustum)." (Kant 1977, S. 330). Dabei sollen die Gesetze dem Anspruch auf Achtung der gleichen Würde und der gleichen Rechte aller Menschen Ausdruck verschaffen. Eine kantische Vorstellung von Gerechtigkeit umfasst „gerechte Institutionen", die die Menschen vor direkten und indirekten Schädigungen schützen (O'Neill 1996, S. 214f.). Insofern als der mangelnde Zugang zu Gesundheitsversorgung im Fall von Krankheit mit der Gefahr physischer und psychischer Schädigung verbunden ist, kann ein Anspruch auf gleichen Zugang zur Gesundheitsversorgung begründet werden. Eine Schwierigkeit besteht aber darin, auf diese Weise näher zu bestimmen, wie ein gerechtes Gesundheitssystem gestaltet sein muss; soziale Rechte mit Kant zu begründen, ist bekanntlich nicht ganz trivial. Aber auch generell gehört die Bestimmung von Umfang und Grenzen der mit sozialen Rechten verbundenen Ansprüche des Einzelnen an die Gemeinschaft zu den größten Herausforderungen normativer Sozialstaatskonzeptionen (Nullmeier 2000, S. 361f.)

Diese Leerstelle des bürgerlich-liberalen Denkens beansprucht ein am Gemeinwohl orientiertes, utilitaristisches Verständnis von Gerechtigkeit zu füllen. Nach John Stuart Mill soll sich staatliches Handeln an dem Ziel des größtmöglichen Glücks der größtmöglichen Zahl orientieren (Mill 1999). Dieser Verpflichtung kommt staatliches Handeln insofern nach, als die Sicherstellung der Gesundheitsversorgung zur Minimierung von Schmerz und Leid durch Krankheit, und zur Maximierung von Gesundheit als Bedingung für das Streben nach Glück beiträgt. Allerdings birgt diese Argumentation die für den Utilitarismus typische Gefahr, individuelle Rechte (auf Gesundheitsleistungen) und Pflichten (zu Solidarbeiträgen) nicht ausweisen zu können.

John Rawls will mit seinem egalitär-liberalen Verständnis von Gerechtigkeit beide Intuitionen, den universellen Geltungsanspruch gewisser Grundrechte und die Verpflichtung auf das Gemeinwohl, verbinden. In seiner „Theorie der Gerechtigkeit" (1975), welche die zeitgenössischen Debatten um Gerechtigkeit entscheidend prägt, fordert Rawls über den gleichen Anspruch auf gewisse Grundrechte und -freiheiten hinaus, Institutionen so zu gestalten, dass sie den größten Beitrag zum Wohlergehen für die Schwächsten und am schlechtesten Gestellten in der Gesellschaft bringen (Rawls 1975, S. 140f.).

Grundlage von Rawls' wie auch anderer liberaler Gerechtigkeitskonzeptionen ist die vertragstheoretische Vorstellung, dass sich die Bürger:innen aus ihrem aufgeklärten Eigeninteresse heraus auf Grundprinzipien des gesellschaftlichen Zusammenlebens einigen, welche im Interesse aller Bürger:innen liegen, wie bspw. die Garantie von Freiheit und Sicherheit. Rawls erweitert diese Überlegungen mit einem Gedankenexperiment: in einem fiktiven Urzustand stünden die Bürger:innen hinter einem Schleier des Nichtwissens, wo sie nur basale Kenntnisse über die eigene Person besäßen und keine Kenntnis über ihre Herkunft, ihr Einkommen, ihren Besitz, ihre Begabungen und natürlichen Fähigkeiten oder ihren sozialen Status hätten (Rawls 1975, 140ff.). Unter diesen Bedingungen müssten sie die Grundprinzipien des gesellschaftlichen Zusammenlebens festlegen. Dabei müssten sie in Erwägung ziehen, selbst zu einer benachteiligten gesellschaftlichen Gruppe gehören zu können. Daher würden sie sich – so Rawls – auf eine Verteilung von Grundgütern einigen, die für eine angemessene Verfolgung der Lebenspläne – auch der am schlechtesten gestellten Bürger:innen – erforderlich sind. Bezogen auf das existenzielle Gut der Gesundheit lässt sich mit Rawls auf diese Weise ein konsequent solidarisch finanziertes Gesundheitssystem rechtfertigen, das auch benachteiligten Bürger:innen eine gleichberechtigte Gesundheitsversorgung bietet. Rawls' Ansatz liefert also Antworten auf Fragen des gerechten Zugangs und der gerechten Beiträge zum Gesundheitswesen und kann eine solidarische Finanzierung der Gesundheitsversorgung rechtfertigen. Allerdings liefert er keine präzisen Antworten auf die Frage, welche medizinischen Behandlungsansprüche im konkreten Einzelfall berechtigt sind.

Diese Leerstelle kann Martha Nussbaums „Capabilities Approach" (2010) füllen, welcher Kriterien für berechtige Behandlungsansprüche anbietet, die einzelne Bürger:innen gegenüber der solidarischen Versichertengemeinschaft geltend machen können. Nussbaums Grundgedanke ist, dass das menschliche Leben eine allen Menschen gemeinsame unhintergehbare Bedürfnisstruktur aufweise. Mit der Reflexion auf diese elementaren Veranlagungen und Bedürfnisse des Menschen ließe sich eine moralische Verständigung darüber, was ein gutes menschliches Leben ausmacht, über gesellschaftliche und kulturelle Grenzen hinaus ermöglichen. Davon ausgehend formuliert Nussbaum bestimmte Basisfähigkeiten (Capabilities), die jeder Mensch brauche, um ein gelingendes Leben führen zu können. Eine gerechte Gesellschaft müsse allen Bürger:innen die Entwicklung und den Erhalt dieser Basisfähigkeiten ermöglichen. Zu den Basisfähigkeiten, die sie nennt, gehören, „ein menschliches Leben normaler Dauer bis zum Ende zu leben", „bei guter Gesundheit zu sein", „die Sinne zu benutzen", sowie kognitive, emotionale und soziale Fähigkeiten. Für die distributive Perspektive auf die Gesundheitsversorgung bedeutet dies, dass die medizinischen Behandlungen garantiert werden müssen, die für die Entwicklung und den Erhalt der Basisfähigkeit im individuellen Fall notwendig sind. Der Capabilities Approach ist Nussbaum folgend einerseits „im vollen Sinn universell" indem besagt wird, dass die gleichen Grundfähigkeiten für jede Person wichtig sind, lässt andererseits jedoch genügend Raum für diversitätssensible Auslegungen, um individuelle und situative Besonderheiten zu berücksichtigen (Nussbaum 2010, S. 112–115).

Die Stärke von Nussbaums Ansatz besteht darin, solche für Grundfähigkeiten notwendige Gesundheitsleistungen, die entsprechend allen Bürger:innen zur Verfügung stehen müssen, konkret und präzise bestimmen zu können. Eine Schwäche aber liegt in Nussbaums Begründungsansatz: die starke Konzeption des „guten Lebens" ist mit durchaus diskriminierenden Implikationen verbunden. Der Capabilities Approach könnte auch so verstanden werden, dass denjenigen, die einzelne Grundfähigkeiten trotz bester Gesundheitsversorgung nicht oder nur unzureichend entwickeln können, ein menschenwürdiges Leben abgesprochen werden kann. Viele Menschen mit chronischen Krankheiten und Behinderungen würden sich aber vehement dagegen wehren, dass ihr Leben von Dritten als weniger gut oder sogar weniger wert beurteilt wird (Graumann 2018). Diese diskriminierenden Implikationen lassen sich vermeiden, wenn auf Nussbaums Begründungsanspruch verzichtet wird, und stattdessen – wie zuvor angeregt – als Ausgangspunkt das universelle Menschenrecht auf Gesundheit gewählt wird. Nussbaums Grundfähigkeiten könnten dann dazu dienen, eine bedürfnisorientierte Gesundheitsversorgung zu begründen, indem die Ansprüche auf Gesundheitsleistungen, die aus dem Menschenrecht auf Gesundheit folgen, konkretisiert und präzisiert werden.

4.4   Fazit

Was folgt nun aus diesen knapp skizzierten Überlegungen zum Thema Gerechtigkeit im Gesundheitswesen für die praktische Politik? Zunächst bleibt festzuhalten, dass in Abhängigkeit der gewählten Konzeption von Gerechtigkeit sich sehr unterschiedliche Schlussfolgerungen für eine praktische Gesundheitspolitik ergeben können. Ausgehend von dem Menschenrecht auf Gesundheit wurden in diesem Beitrag vier theoretische Ansätze ausgewählt, um Fragen des gerechten Zugangs, Fragen der gerechten Beiträge und Fragen der gerechten Verteilung von Ressourcen und Gütern im Gesundheitswesen zu adressieren.

Es zeigt, sich, dass man – ausgehend vom universellen Menschenrecht auf Gesundheit – mit einem zeitgenössischen kantischen Gerechtigkeitsverständnis überzeugend argumentieren kann, dass der Staat gegenüber seinen Bürger:innen verpflichtet ist, ein Gesundheitswesen mit Institutionen bereitzustellen, die den Ansprüchen sozialer Gerechtigkeit genügen. Daraus lässt sich der Anspruch auf einen allgemeinen und gleichen Zugang zur Gesundheitsversorgung mit guten Gründen verteidigen. Dass es hierzulande immer noch Menschen gibt, denen der Zugang zur GKV verwehrt ist und die sich die Beiträge zur PKV nicht leisten können, ist vor diesem Hintergrund inakzeptabel. Allerdings lässt sich daraus allein noch nicht ableiten, in welcher Form Fragen der Finanzierung des Gesundheitswesens, sowie der Verteilung von Gesundheitsleistungen zu entscheiden sind.

Bei Fragen der *Verteilungsgerechtigkeit* zeigt sich gerade in der Pandemie, dass auch utilitaristische Argumentationen, die die Gemeinwohlorientierung stark machen, eine gewisse Berechtigung haben; dies gilt insbesondere mit Blick auf das öffentliche Gesundheitswesen. Eine Stärkung der Rolle und der Ausstattung der Gesundheitsämter wäre dringend erforderlich, um für die Herausforderungen einer Pandemie gewappnet zu sein. Das Beispiel der Impfpriorisierung in der Corona-Pandemie zeigt jedoch exemplarisch gleichzeitig die Stärken und Schwächen eines rein utilitaristischen Nutzenkalküls: Während eine Priorisierung nach Risikogruppen zur Nutzenmaximierung mit Blick auf den Gesundheitsschutz der Bevölkerung sicherlich ethisch gut begründet ist, so zeigt sich, dass die individuellen Rechte von Minderheiten, wie bspw. chronisch kranker oder behinderter junger Menschen, nicht angemessen berücksichtigt wurden (vgl. Ballesteros et al. 2021). Hier bedarf ein solch utilitaristisches Kalkül also zumindest einer Korrektur durch die Verpflichtung auf die Achtung des Menschenrechts auf Gesundheit aller Bürger:innen im Sinne eines kantischen Gerechtigkeitsverständnisses.

Bezüglich eines gerechten Finanzierungssystems für die Gesundheitsversorgung erlaubt Rawls' (1975) Theorie der Gerechtigkeit eine weitere Spezifizierung.

> **Ausgehend von einem unparteilichen Standpunkt lässt sich die Forderung nach einem solidarischen Finanzierungssystem begründen, welches Elemente einer Umverteilung von Einkommen zugunsten sozial schlechter gestellter Gruppen nicht nur zulässt, sondern erfordert. Dies spricht für die Umwandlung der GKV in eine echte Bürgerversicherung, in der auch Beamte, Selbstständige und besserverdienende Angestellte zu Solidarität verpflichtet werden.**

Welche medizinischen Leistungen die einzelne Person von der Solidargemeinschaft beanspruchen kann, kann mit Martha Nussbaums Capabilities Ansatz auf überzeugende Weise konkretisiert und präzisiert werden. Diese Entscheidung über den Erhalt einer Leistung richtet sich in Abhängigkeit von der aktuellen Lebenslage und konkreten Gesundheitssituation einer Person nach der Notwendigkeit der jeweiligen Behandlung für die Entwicklung, den Erhalt oder die Wiederherstellungen ihrer Grundfähigkeiten. Damit lässt sich der gleichberechtigte und diskriminierungsfreie Zugang zu einer bedürfnisorientierten Basisgesundheitsversorgung rechtfertigen, gleichzeitig aber die Zurückweisung nicht notwendiger oder gar schädigender Überversorgung.

In Anbetracht der Kürze des Beitrags konnten die verschiedenen Positionen, ihre Stärken, Schwächen und Grenzen nur sehr grob skizziert werden, für weiterführende Informationen empfehlen wir die referenzierte Literatur. Weiterhin empfehlen wir zudem Miller (2017) für einen hilfreichen Überblick über Theorien der Gerechtigkeit, Lamont u. Favor (2017) zu Fragen der Verteilungsgerecht sowie Sreenivasan (2018) für eine internationale Perspektive auf Fragen der Gerechtigkeit im Gesundheitswesen. Zudem mussten viele andere ebenso wichtige Fragen der Gerechtigkeit im Gesundheitswesen, wie bspw. Fragen der gerechten Arbeitsbedingungen und Entlohnung von Berufsgruppen im Gesundheitswesen ausgeklammert werden. Auch hier hat die Corona-Pandemie deutliche Gerechtigkeitsdefizite aufgezeigt. Der Anerkennung der Systemrelevanz insbesondere der Pflege und den Worten der Wertschätzung sollten nun auch Taten folgen.

Literatur

Augurzky B, Busse R, Gerlach F, Meyer G (2020) Zwischenbilanz nach der ersten Welle der Corona-Krise 2020. Richtungspapier zu mittel- und langfristigen Lehren. zweiband.media GmbH Berlin

Ballesteros P, Hertle D, Repschläger U, Schulte C, Wende D (2021) Ein Modell zur Optimierung der Corona-Impfstrategie. Herausgegeben vom Barmer Institut für Gesundheitsforschung. DOI: 10.30433/ePGSF.2021.001

Bielefeldt H (2016) Der Menschenrechtsansatz im Gesundheitswesen. Einige Grundsatzfragen. In: Frewer A, Bielefeldt H (Hrsg.) Das Menschenrecht auf Gesundheit. Normative Grundlagen und aktuelle Diskurse. 19–56. Transcript Verlag Bielefeld

Bioethikkommission des Landes Rheinland-Pfalz (2010) Gesundheit und Gerechtigkeit. Ethische, soziale und rechtliche Herausforderungen. Ministerium der Justiz Mainz

Deppe H-U (2005) Zur sozialen Anatomie des Gesundheitswesens. Neoliberalismus und Gesundheitspolitik in Deutschland. VAS-Verlag Frankfurt

Deppe H-U (2011) Zur Kommerzialisierung der Krankenversorgung – solidarische Alternativen sind möglich. URL: https://core.ac.uk/download/pdf/14527458.pdf (abgerufen am 11.01.2021)

Gosepath S (2004) Gleiche Gerechtigkeit. Grundlagen eines liberalen Egalitarismus. Suhrkamp Frankfurt a.M.

Graumann S (2018) Assistierte Autonomie – das Rechte und das Gute für Menschen mit komplexen Beeinträchtigungen? In: Müller J, Lelgemann R (Hrsg.) Menschliche Fähigkeiten und komplexe Behinderungen. Philosophie und Sonderpädagogik im Gespräch mit Martha Nussbaum. 68–82. Wbg Academic Darmstadt

Grote Westrick M, Vollbracht E (2019) Überversorgung – eine Spurensuche. Bertelsmann Stiftung Gütersloh

Kant I (1977) Die Metaphysik der Sitten. Werkausgabe Band VIII herausgegeben von Wilhelm Weischedel. Suhrkamp Frankfurt a.M.

Lamont J, Favor C (2017) Distributive Justice. In: Zalta EN (Hrsg.): The Stanford Encyclopedia of Philosophy (Winter 2017 Edition), URL: https://plato.stanford.edu/archives/win2017/entries/justice-distributive/ (abgerufen am 11.01.2021)

Leopoldina (2020) Coronavirus-Pandemie: Medizinische Versorgung und patientennahe Forschung in einem adaptiven Gesundheitssystem. URL: https://www.leopoldina.org/uploads/tx_leopublication/2020_05_27_ Stellungnahme_Corona_Gesundheitssystem.pdf (abgerufen am 11.01.2021)

Mill JS (1999) Der Utilitarismus (1861). In: Welsen P (Hrsg.): Ethik. Texte. 137–151. Alber Freiburg i.Br.

Miller D (2017) Justice. In: Zalta EN (Hrsg.): The Stanford Encyclopedia of Philosophy (Fall 2017 Edition), URL: https://plato.stanford.edu/archives/fall2017/entries/justice/ (abgerufen am 11.01.2021)

Nullmeier F (2000) Politische Theorie des Sozialstaats. Campus Frankfurt a.M.

Nussbaum M (2010) Die Grenzen der Gerechtigkeit. Behinderung, Nationalität und Speziszugehörigkeit. Suhrkamp Frankfurt a.M.

O'Neill O (1996) Tugend und Gerechtigkeit. Akademie Verlag Berlin

Ochsmann R, Albrecht M, Schiffhorst G (2020) Geteilter Krankenversicherungsmarkt. Risikoselektion und regionale Verteilung. Bertelsmann Stiftung Gütersloh

Rawls J (1975) Eine Theorie der Gerechtigkeit. Suhrkamp Frankfurt a.M.

Sreenivasan G (2018) Justice, Inequality, and Health. In: Zalta EN (Hrsg.): The Stanford Encyclopedia of Philosophy (Fall 2018 Edition). URL: https://plato.stanford.edu/archives/fall2018/entries/justice-inequality-health/ (aufgerufen am 11.01.2021)

Wahrendorf M et al. (2020) Verschärfen COVID-19 Pandemie und Infektionsschutzmaßnahmen die gesundheitlichen Ungleichheiten? Kompetenznetz Public Health Covid-19. URL: https://www.public-health-covid19. de/images/2020/Ergebnisse/Hintergrundpapier_SozUngl_COVID19_final.pdf (aufgerufen am 11.01.2021)

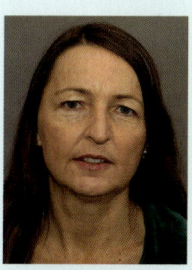

Prof. Dr. Dr. Sigrid Graumann

Sigrid Graumann ist seit 2017 Rektorin der Evangelischen Hochschule Rhein-land-Westfalen-Lippe in Bochum, wo sie seit 2011 eine Professur für Ethik Sozialer Berufe innehat. Sie hat Philosophie und Biologie studiert und in beiden Fächern promoviert. Ihre Schwerpunkte sind Sozialethik, Bioethik und die Berufsethiken sozialer Berufe. Sie ist Mitglied im Deutschen Ethikrat.

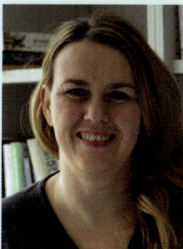

Prof. Dr. Judith Simon

Judith Simon ist Professorin für Ethik in der Informationstechnologie an der Universität Hamburg und hat zuvor im In- und Ausland zu Themen aus Philosophie, Wissenschaftstheorie und Technikfolgenabschätzung geforscht. Sie beschäftigt sich mit ethischen, erkenntnistheoretischen und politischen Fragen im Kontext von Big Data, Künstlicher Intelligenz und Digitalisierung im Allgemeinen. Sie ist Mitglied des Deutschen Ethikrates sowie zahlreicher weiterer Beratungsgremien und Kommissionen.

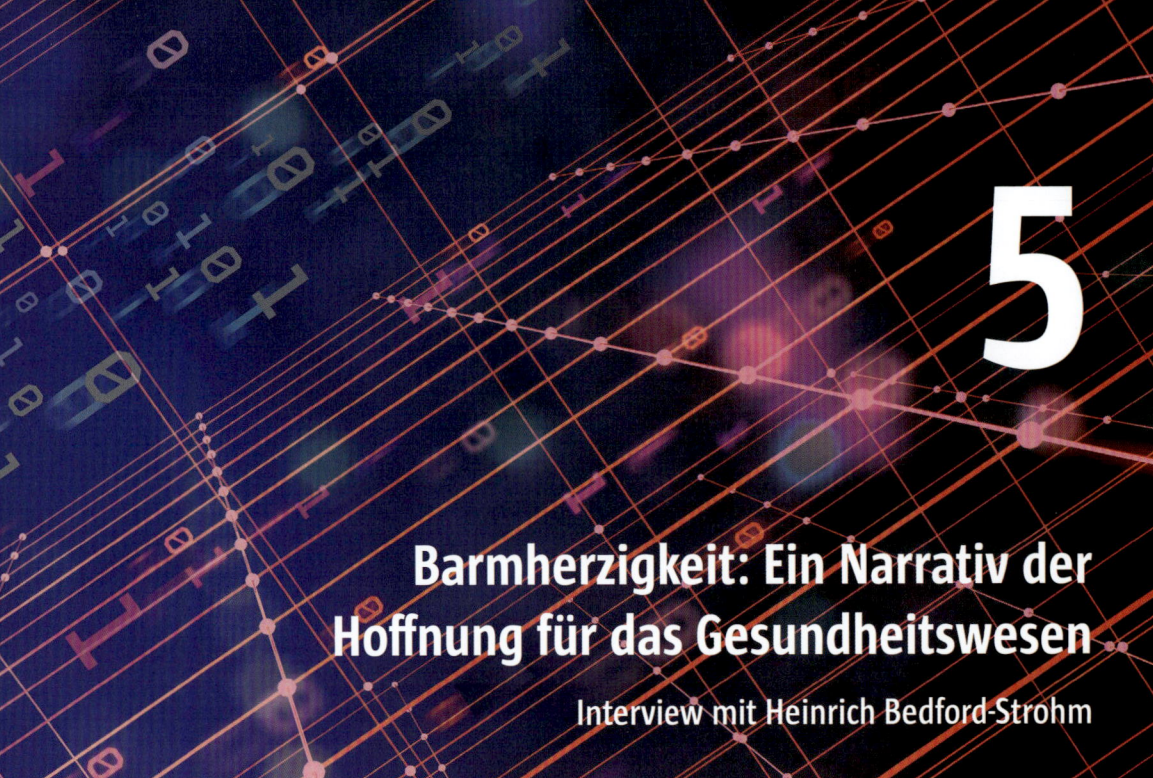

Barmherzigkeit: Ein Narrativ der Hoffnung für das Gesundheitswesen

Interview mit Heinrich Bedford-Strohm

Prof. Dr. Heinrich Bedford-Strohm ist seit 2011 Landesbischof der Evangelisch-Lutherischen Kirche in Bayern und Honorarprofessor für Systematische Theologie und Theologische Gegenwartsfragen an der Universität Bamberg. 2014 wurde er zum Vorsitzenden des Rates der Evangelischen Kirche in Deutschland (EKD) gewählt. Schwerpunkte seiner wissenschaftlichen Arbeit sind unter anderem Fragen der Wirtschaftsethik, des Sozialstaates und Gerechtigkeitstheorien. 2019 erhielt er den Oswald-von-Nell-Breuning-Preis der Stadt Trier, der nach dem Jesuitenpater und Sozialwissenschaftler benannt ist, der als „Nestor der katholischen Soziallehre"[1] gilt.

Ein Gespräch mit ihm über die Themen gesellschaftlicher Zusammenhalt, die Werte Freiheit, Soziale Gerechtigkeit, Barmherzigkeit und die Digitalisierung. Das Interview führte **Dr. Andreas Meusch**.

Sehr geehrter Herr Ratsvorsitzender, herzlichen Dank für Ihre Bereitschaft zu diesem Gespräch und Ihre Zeit. Ich freue mich auf Ihre Botschaft für die Menschen und Ihre Einordnungen. Wir hatten uns im Vorfeld auf drei Schwerpunkte verständigt: Gesellschaftlicher Zusammenhalt, Werte: Freiheit, Soziale Gerechtigkeit, Barmherzigkeit und Digitalisierung. Das Thema Corona bewegt die Menschen wie aktuell kein zweites. Deshalb wollen wir auch dieses Thema beleuchten.

Gern, in Zeiten von Corona ist Kommunikation noch wichtiger geworden. Wenn das Virus erfordert, persönliche Treffen zu reduzieren, ist ein solches Interview eine wichtige Form, Kontakt mit den Menschen zu halten.

---

1 Unter anderem hat ihn Reinhard Kardinal Marx, Erzbischof von München und Freising Oswald von Nell-Breuning, so bezeichnet: https://www.spiegel.de/spiegel/print/d-61629798.html (abgerufen am 16.02.2021)

Gesellschaftlicher Zusammenhalt

In Ihrer Pfingstpredigt 2020 nach dem Ausbruch der Corona-Pandemie haben Sie festgestellt: „Das gesellschaftliche Klima wird zunehmend gereizter, die Meinungen gehen weiter auseinander und wir wissen nicht, ob wir es weiterhin schaffen werden, beieinander zu bleiben." Die Bertelsmann Stiftung hingegen schreibt in ihrem „Radar gesellschaftlicher Zusammenhalt", der gesellschaftliche Zusammenhalt in Deutschland habe sich in der Corona-Krise als robust erwiesen und sei in den ersten Monaten nach Ausbruch der Pandemie sogar noch gewachsen. Wie passt das zusammen?

Beides ist richtig. Wir erleben Tendenzen der Spaltung. Und gleichzeitig wird ein großes Potenzial sozialen Zusammenhalts sichtbar. Natürlich gibt es in einer angespannten und nervösen Situation sehr emotionale Diskussionen um den richtigen Umgang mit dem Virus. Insbesondere verstärkt durch die Mechanismen der sozialen Medien gibt es zudem die Gefahr, dass irreführende und fragwürdige Informationen aus unseriösen Quellen verbreitet werden. Die Algorithmen sind so programmiert, dass Inhalte, die viele Klicks bekommen, und sei es auch der größte Unsinn, auf die Bildschirme hochgespült werden. Wer einmal etwa Corona-Verschwörungstheorien angeklickt hat, bekommt in zunehmendem Maße immer mehr solche Inhalte auf den Bildschirm.

Dagegen muss die Logik des demokratischen Diskurses gesetzt werden, in dem Argumente und wissenschaftlich fundierte Informationen zählen. Deswegen ist es wichtig, in die emotionalen Diskussionen um den Umgang mit Corona so viel Sachlichkeit wie möglich zu bringen und gleichzeitig einfühlsam mit den Gefühlen der Menschen umzugehen. Gerade wir als Kirchen haben hier eine besondere Chance und Aufgabe.

Insgesamt dürfen wir dankbar sein, wie die übergroße Mehrheit der Bevölkerung auf die Herausforderungen des Virus reagiert. Dass es eine breite Unterstützung für die Corona-Maßnahmen in der ersten Phase gegeben hat, hat sicher auch dazu beigetragen, dass Deutschland im internationalen Vergleich hervorragend dasteht. Jetzt spüren wir eine zunehmende Nervosität. Unsere Gesellschaft ist verwundet. Nun muss es darum gehen, die Geduld und innere Kraft aufzubringen, die notwendigen Maßnahmen mitzutragen, die eine potenzielle Steigerung der Infektionszahlen verhindern können. Gerade jetzt ist die Botschaft von Glaube, Liebe und Hoffnung, die mit dem christlichen Glauben verbunden ist, eine besonders starke Basis dafür. Ich hoffe, dass es uns als Kirchen gelingt, diese Botschaft so weiter zu geben, dass sie die Menschen stärkt.

Bischof Bätzing, der Vorsitzende der Katholischen Bischofkonferenz, hat gesagt, die Krise könne ein „Glücksfall der Geschichte sein". Wie sehen Sie das?

Ob aus der Krise am Ende etwas Gutes kommen kann, wird man erst am Ende sehen. Krisenerfahrungen haben auf jeden Fall das Potenzial, unseren Blick zu verändern. Die Frage ist: Nehmen wir diese Herausforderung an? Hilft uns die harte Erfahrung der Verletzlichkeit, bewusster mit unserem Leben umzugehen? Hilft uns die Erfahrung von Endlichkeit und Vergänglichkeit, dankbar für das zu werden, was wir haben? Werden die Erfahrungen des Einander-Beistehens und der Solidarität, die wir in der Krise gemacht haben, auch unser Zusammenleben danach prägen?

Für mich ist Dietrich Bonhoeffers Glaubensbekenntnis hochaktuell:

> *„Ich glaube, dass Gott uns in jeder Notlage so viel Widerstandskraft geben will, wie wir brauchen. Aber er gibt sie uns nicht im Voraus, damit wir uns nicht auf uns selbst, sondern allein auf ihn verlassen. In solchem Glauben müsste alle Angst vor der Zukunft überwunden sein."*

Gemeinschaft ist der Schutzraum gegen eine wachsende Vereinzelung in der modernen Gesellschaft. In der Corona-Krise ist dieser Schutzraum zum Gefahrenraum geworden. Was heißt das für unser Miteinander?

Das vielleicht Schwerste in der Corona-Krise ist die Erfahrung, dass genau die Ausdrucksformen menschlicher Begegnung, die am stärksten Nähe signalisieren, also Berührungen und Umarmungen, jetzt zum Feind der Liebe geworden sind. Da muss die Seele erst mal nachkommen. Und dann müssen Wunden wieder heilen. Deswegen brauchen wir Quellen der Zuversicht. In der Bibel gibt es viele wunderbare Texte, die von der Klage und der Angst hin zum Trost und zur Zuversicht führen. Vielleicht entdecken wir diese Texte in den gegenwärtigen Erfahrungen noch mal ganz neu. Gemeinschaft – das zeigt sich schon jetzt – erfährt gerade eine unerwartete Transformation. Bei aller Sehnsucht nach leiblicher Nähe und Begegnung suchen und finden wir doch gerade viele neue Formen von Gemeinschaft. Und damit meine ich nicht nur digitale Formate.

Die Lage psychisch kranker Menschen ist in der Krise noch schwieriger. Das professionelle Gesundheitswesen allein kann diese Defizite nicht auffangen. Wie sehen Sie hier die Rolle der Gesellschaft und der Kirche?

Viele Menschen, die schon vor der Krise besonders verletzlich waren, haben im Moment umso mehr zu kämpfen. Das gilt etwa für psychisch kranke Menschen. Gerade jetzt ist die Kirche mit ihrer Diakonie gefragt. In meiner eigenen bayerischen Landeskirche haben wir deswegen sehr schnell Sondermittel zur Verfügung gestellt, damit das Hilfsnetz der Diakonie gerade in der Corona-Zeit trägt. Andere Landeskirchen haben das Gleiche getan.

Die Gesellschaft braucht Stabilitätsanker und gerade in der Krise verbindende Erfolgserlebnisse. Was ist der Kitt, der unser Gemeinwesen in dieser Krise zusammenhält, vielleicht sogar stärkt?

Die Regel, die vielleicht am besten das zum Ausdruck bringt, was gerade in dieser Krise für den sozialen Zusammenhalt wichtig ist, kommt aus der Bergpredigt Jesu, reicht aber weit über den Horizont des christlichen Glaubens hinaus: Alles, was ihr wollt, dass euch die Leute tun sollen, das tut ihnen auch. Das ist die sogenannte „Goldene Regel" Jesu, die aber auch außerhalb des Christentums bekannt ist. Sie sagt schlicht: Fühl dich einfach einen Moment lang in den anderen ein und überlege, was du dir selbst und den anderen wünschen würdest, wenn du in seiner Situation wärst. Und dann handle entsprechend.

Das Gesundheitswesen hat in den kritischen Wochen der Corona-Krise funktioniert. Ist das ein Teil des gesellschaftlichen Kitts und was heißt das für die (Gesundheits-)politik der nächsten Jahre?

Wir müssen ein Gesundheitssystem stärken, welches sicherstellt, dass alle, die Hilfe brauchen, auch wirklich Hilfe bekommen – und das auch keine Frage des Geldbeutels ist. Das ist eine der Lehren, die wir aus der Corona-Krise ziehen können. Aus meiner Sicht heißt das auch, dass wir Pflegekräfte so gut bezahlen, dass sie Arbeitsbedingungen haben, die diesen Beruf wieder attraktiver machen. Auch eine noch so gut ausgestattete Intensivstation nützt nichts, wenn es nicht genug Menschen gibt, die bereit sind, dort zu arbeiten.

Werte: Freiheit, Soziale Gerechtigkeit, Barmherzigkeit

„Dieses verunsicherte Land braucht ein neues Herz und einen neuen Geist. Dieses Land braucht einen Geist der Kraft, der Liebe und der Besonnenheit." Diese Sätze stammen von Ihnen. Gibt es Richtschnüre, die sich daraus für konkrete Politik, für die Gesundheitspolitik in den nächsten Jahren ableiten lassen?

Ein Geist der Kraft, der Liebe und der Besonnenheit hat auch Konsequenzen für den politischen Horizont. Liebe und Besonnenheit bedeutet, dass wir kluge Abwägungen in den Dilemma-Situationen vornehmen. Aus meiner Sicht darf niemand, der stirbt, allein bleiben. Begleitung in den schwersten Zeiten darf nicht dem Versuch geopfert werden, absolute Sicherheit gegen das Virus zu gewinnen. Man kann auch einen sozialen Tod sterben. Das darf nicht passieren.

Sie haben einmal von der „Barmherzigkeit als einem Narrativ der Hoffnung" gesprochen. Narrative müssen Anker im Erleben der Menschen haben, um Wirkung zu entfalten. Wie sieht ein Gesundheitswesen aus, das Barmherzigkeit als ein Narrativ der Hoffnung erfahrbar macht?

Barmherzigkeit als Narrativ der Hoffnung beinhaltet Zeit für Zuwendung. Menschen, die krank sind, die Pflege brauchen, müssen menschliche Zuwendung spüren können. Das geht aber nur, wenn die Pflegekräfte und die Ärztinnen und Ärzte auch Zeit dafür haben. Deswegen dürfen die Refinanzierungskriterien nicht nur die medizinischen Leistungen einschließen, es müssen auch menschliche Zuwendung und menschlicher Beistand in den Zeitkontingenten Berücksichtigung finden. Dazu gehört, dass der Mensch als Ganzes im Blick ist, mit seinen physischen, psychischen und spirituellen Bedürfnissen. Die Idee der Palliative Care, zu der auch der Bereich Spiritual Care gehört, ist ein gutes Beispiel dafür.

Seit dem Beginn der Corona-Pandemie haben die Menschen große Einschränkungen ihrer Freiheit hinnehmen müssen. Welche Botschaft haben Sie für Verantwortliche in der (Gesundheits-)politik, die den Spagat Freiheit auf der einen Seite und Verantwortung für bzw. Dienst am Nächsten auf der anderen Seite in Rechtsnormen gießen müssen?

Freiheit und Verantwortung gehört untrennbar zusammen. Deswegen muss es das oberste Ziel sein, die Maßnahmen so zu erklären, dass die Menschen sie nicht nur aus Angst vor Sanktionen befolgen, sondern aus freier Einsicht. Ich finde, dass das bisher insgesamt ganz gut gelungen ist. Es ist jedenfalls erstaunlich, dass so viele Menschen bereit sind, die Maßnahmen mitzutragen, und zwar auch da, wo sie nicht kontrolliert werden können. Man muss, wo immer möglich, vermeiden, dass verschiedene Maßnahmen schlicht widersprüchlich sind und deswegen auch schwer vermittelt werden können. Die Maßnahmen müssen außerdem immer dem Stand der wissenschaftlichen Erkenntnisse angepasst werden. Es ist einsichtig zu machen, dass ein Virus erst allmählich in seinen Wirkungen und Verhaltensweisen verstanden werden kann und deswegen auch die Maßnahmen sich jeweils so verändern müssen, dass sie nur so viel Freiheitseinschränkung wie unbedingt nötig und so viel Schutz wie irgend möglich gewährleisten können.

Sie sind Träger des Oswald-von-Nell-Breuning-Preises. Der Jesuitenpater gilt als einer der wichtigsten Väter des Subsidiaritätsprinzips, das den Vorrang der kleinen Einheiten – der Familie, der Gemeinde – vor staatlicher Steuerung betont. Welche Bedeutung hat das Subsidiaritätsprinzip aus Sicht des Nell-Breuning-Preisträgers im 21. Jahrhundert und insbesondere in der Gesundheits- und Sozialpolitik?

Das Subsidiaritätsprinzip kann in der katholischen Soziallehre, für die Oswald von Nell-Breuning steht, nie isoliert vom Solidaritätsprinzip verstanden werden. Es taugt jedenfalls nicht dazu, den Sozialstaat zu verdächtigen. Denn die kleineren Einheiten müssen auch wirklich in der Lage sein, verlässlich für alle soziale Sicherheit zu gewährleisten. Wo das nicht für alle gewährleistet ist, ist der Sozialstaat in der Pflicht, dafür einzustehen. Gerade in der Gesundheits- und Sozialpolitik muss immer darauf geachtet werden, dass die schwächsten Glieder verlässlich Teilhabe bekommen an den Früchten der gesellschaftlichen Zusammenarbeit und nicht durch das soziale Netz hindurch fallen.

Digitalisierung

Die digitale Transformation prägt unsere Gesellschaft. Sie haben eine Charta der digitalen Grundrechte für die Europäische Union mitunterzeichnet, die bestehende Grundrechte bestärken und konkretisieren will. Was bedeutet dies konkret für die digitale Transformation im Gesundheitswesen?

Bei der digitalen Transformation im Gesundheitswesen liegt die größte Herausforderung im Datenschutz. Es gibt viele Vorteile digitaler Technologien im Gesundheitswesen. Sie können Leben retten und helfen, die Verschwendung von Geld zu vermeiden. Sie dürfen aber nicht dazu eingesetzt werden, die Starken gegen die Schwachen auszuspielen, die Kränkeren gegen die Gesünderen. Mehr Digitalisierung kann zum

„gläsernen Patienten" führen, dessen gebündelte Daten – inklusive Risikobewertung – auch gegenüber den Kostenträgern in viel stärkerem Maße offenbar werden als bisher. Wenn die persönlichen digitalen Gesundheitsdaten in die falschen Hände geraten oder mit fraglicher Intention ausgewertet werden, kann das die Grundlage für eine große Entsolidarisierung sein. Deswegen muss gerade im Gesundheitsbereich eine besondere Sorgfalt im Umgang mit den Patientendaten selbstverständlich sein.

Im Artikel 5 der Charta der digitalen Grundrechte für die Europäische Union geht es um automatisierte Systeme und Entscheidungen. Darin heißt es unter anderem, dass Kriterien automatisierter Entscheidungen offenzulegen sind. Sehen Sie eine Chance, die internationalen Tech-Giganten aus den USA oder China dazu zu bewegen? Und was heißt das dann für den Einsatz Künstlicher Intelligenz im Gesundheitswesen?

Die Europäische Datenschutzgrundverordnung hat gezeigt, dass wir nicht einfach den Standards im Umgang mit Digitalisierung ausgesetzt sind, die in den USA oder China herrschen. Die europäischen Institutionen haben bewiesen, dass sie in der Lage sind, in vergleichsweise kurzer Zeit auf diese Herausforderung eine Antwort zu geben. In den USA schaut man inzwischen mit großer Anerkennung auf diese Datenschutzgrundverordnung.

So müssen wir auch mit den revolutionären Möglichkeiten Künstlicher Intelligenz umgehen. Wir sollten einen zivilgesellschaftlichen Diskurs über die ethischen Dimensionen Künstlicher Intelligenz führen und dann bewusst mit diesen Möglichkeiten umgehen. Nicht alles, was möglich ist, muss auch angewandt werden.

Müssen wir das Solidaritätsverständnis der Tatsache anpassen, dass der medizinische Fortschritt vor allem über die intelligente Nutzung von großen Datenmengen befördert wird, z.B. indem wir die anonymisierte Nutzung von Gesundheitsdaten für die Forschung ermöglichen?

Etwa beim Klonen hat die internationale gesellschaftliche Diskussion dazu geführt, dass diese Technologie noch immer geächtet ist. Das zeigt, dass, wo Menschen handeln, dieses Handeln auch Ergebnis bewussten Nachdenkens sein und entsprechend gestaltet werden kann. Das wird gerade beim Umgang mit den Möglichkeiten Künstlicher Intelligenz jetzt noch einmal eine ganz besondere Rolle spielen müssen. Es geht weder darum, die Möglichkeiten Künstlicher Intelligenz zu verdammen, noch darum, sie euphorisch zu feiern. Sondern es geht darum, gerade in diesem Bereich die Digitalisierung verantwortlich zu gestalten.

Eine abschließende Frage

Mit Blick auf die Organisation der evangelischen Kirche in Deutschland haben Sie einmal gesagt: „Wir neigen dazu, Dinge fortzuführen, die ihre Zeit eigentlich schon gehabt hatten, und fügen dann neue Dinge hinzu. Das geht nicht mehr, auch deshalb nicht, weil wir das Geld dazu nicht mehr haben. Wir müssen jetzt das Neue machen."
Die Aussage trifft auch auf das deutsche Gesundheitswesen zu. Gibt es im Lichte dieser

Aussage etwas, das Sie den deutschen Gesundheitspolitikern mit auf den Weg geben möchten?

Die Entwicklung im Gesundheitswesen hat eine Eigendynamik entwickelt, die nicht in all ihren Aspekten wirklich dem Menschen dient. Die ökonomische Struktur und die Refinanzierungsnotwendigkeiten im Gesundheitssystem führen immer wieder dazu, dass medizinische Leistungen nicht zuletzt deswegen erbracht werden, weil damit teure Geräte amortisiert werden können. Hier muss viel mehr als bisher danach gefragt werden, was wirklich dem Menschen und seiner Gesundheit dient. In den Reformprozessen unserer Kirche drehen wir jetzt die Frage um: Die Frage kann nicht mehr sein, wie wir die Angebote der gewachsenen Institution Kirche am besten an den Mann und die Frau bringen können. Sondern die Frage muss genau umgekehrt lauten: Was brauchen die Menschen eigentlich? Und wie müssen wir als Kirche aufgestellt sein, um den Menschen das zu geben, was sie brauchen?

Gleiches gilt für das Gesundheitssystem. Die leitende Frage darf nicht sein: Wie können die Institutionen des Gesundheitswesens den Menschen ihre Leistungen am besten zukommen lassen? Sondern die Frage muss lauten: Was brauchen die Menschen wirklich für ihre Gesundheit? Und wie muss das Gesundheitssystem neugestaltet werden, damit die wirklichen Bedürfnisse der Menschen erfüllt werden können?

Herr Ratsvorsitzender, ich danke Ihnen sehr für dieses Gespräch!

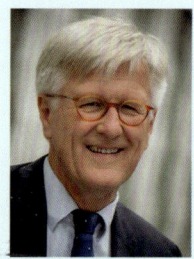

Prof. Dr. Heinrich Bedford-Strohm

Heinrich Bedford-Strohm ist evangelisch-lutherischer systematischer Theologe mit dem Schwerpunkt Sozialethik. Promotion und Habilitation an der Universität Heidelberg. Nach einer Gastprofessur am Union Theological Seminary in New York und einer Lehrstuhlvertretung an der Universität Gießen war er bis 2004 Gemeindepfarrer in Coburg, danach Inhaber des Lehrstuhls für Systematische Theologie und Theologische Gegenwartsfragen sowie Leiter der Dietrich-Bonhoeffer-Forschungsstelle für Öffentliche Theologie an der Otto-Friedrich-Universität Bamberg. Seit 2009 hat er auch eine außerplanmäßige Professur für Systematische Theologie und Ekklesiologie an der Universität Stellenbosch/Südafrika inne. Seit 1. November 2011 ist er bayerischer Landesbischof und seit 2014 Ratsvorsitzender der EKD.

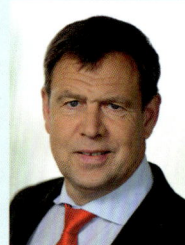

Dr. Andreas Meusch

Andreas Meusch ist Beauftragter des Vorstands der Techniker Krankenkasse (TK) für strategische Fragen des Gesundheitssystems und Lehrbeauftragter an der Fakultät Wirtschaft und Soziales der Hamburger Hochschule für Angewandte Wissenschaften (HAW). Vor seiner Tätigkeit für die TK war er Leiter der Landesvertretung Baden-Württemberg der Ersatzkassenverbände und Referatsleiter im Bundesministerium für Arbeit und Sozialordnung. Er hat Politik, Geschichte und Publizistik in Mainz, Dijon und Krakau studiert und war Wissenschaftlicher Mitarbeiter am Institut für internationale Politik der Johannes Gutenberg-Universität Mainz.

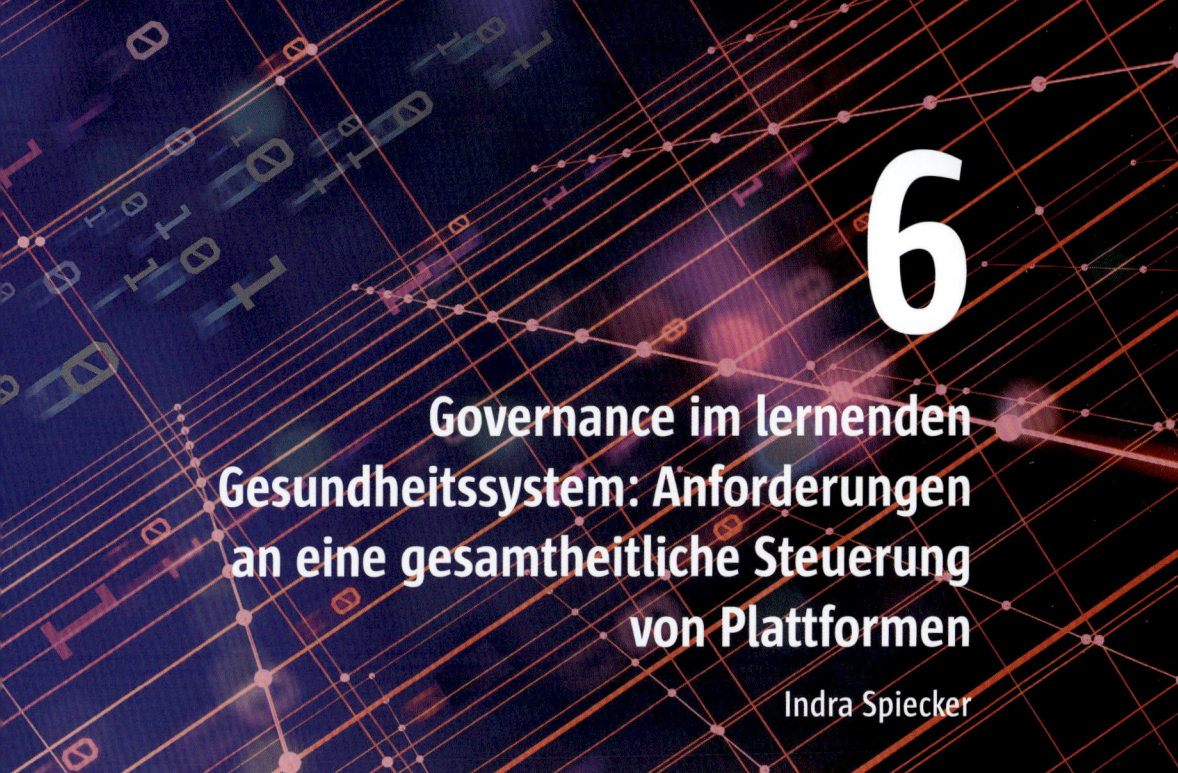

6 Governance im lernenden Gesundheitssystem: Anforderungen an eine gesamtheitliche Steuerung von Plattformen

Indra Spiecker

6.1 Einleitung

Das deutsche Gesundheitssystem steht vor Veränderungen – nicht erst mit und seit COVID-19. Die anstehende Überalterung der Bevölkerung, die veränderte Beitragsstruktur durch neuartige Beschäftigungsformen wie Clickwork und zunehmende (Schein-)Selbständigkeit, die Konsequenzen der Ökonomisierung des Gesundheitssystems mit neuartigen Wertvorstellungen bei Knappheitsentscheidungen, die Konzentration der Akteure, die Internationalisierung von Leistungen und Leistungserbringern und nicht zuletzt die größer werdende regulatorische Bedeutung der Europäischen Union auch in diesem Bereich verlangen Anpassung, Neuordnung und Konzentration auf das Wesentliche.

Die drängendsten Veränderungen gegenwärtig werden – neben COVID-19 – durch die Digitalisierung hervorgerufen. Diese birgt durch ihr Datenverarbeitungspotenzial einerseits Chancen für neue Diagnose-, Therapie- und Steuerungsmöglichkeiten in der Gesundheitsversorgung. Gleichzeitig bringt sie aber auch Gefährdungen eines komplexen Systems mit sich, denen einzelne Glieder dieses Systems womöglich wenig entgegenzusetzen und mit wenig eigenem Gestaltungsspielraum begegnen können. Angesichts der Gemeinwohlbindung der gesetzlichen Krankenversicherung und dem Sozialstaatsprinzip des Art. 20 Abs. 1 GG gilt es hier besonderes Augenmerk darauf zu richten, wie vulnerable Gruppen und die Rechte der Bürger nachhaltig und langfristig geschützt werden können, wenn eine Modernisierung des Gesundheitssystems durch Digitalisierung betrieben wird.

Der folgende Beitrag führt kurz in die Konzeption des „lernenden Gesundheitssystems" als einer veränderten Gestaltung der Datenströme (s. Abschnitt 6.2) ein. Digitalisierung hat neue Akteure hervorgebracht, insbesondere in der Plattform-Struktur. Der Beitrag befasst sich dann damit, dass die bekannten Herausforderungen dieser Akteure für das Gesundheitssystem weitergedacht und weiterentwickelt werden müssen (s. Abschnitt 6.3). Fazit und Ausblick schließen den Beitrag ab (s. Abschnitt 6.4).

6.2 Das lernende Gesundheitssystem

Eine mögliche Umorganisation und Weiterentwicklung der Gesundheitsversorgung unter Betonung der Wissensdimension wird unter dem Schlagwort des „lernenden Gesundheitssystems" (z.B. Institute of Medicine 2007; Budrionis u. Bellika 2016) diskutiert. Dieses kennzeichnet ein System, in dem Wissenschaft, Digitalisierungstechnik, Anreizstrukturen und das gesamte Umfeld darauf ausgerichtet sind, eine beständige Verbesserung und Innovation des Gesundheitssystems zu erreichen, indem „Best Practices" nahtlos in den Versorgungsprozess eingebettet sind, Patienten und Familien als aktive Teilhaber in allen Elementen des Versorgungssystems eingebunden werden und neues Wissen als integrales Produkt der Gesundheitsversorgung angesehen und im System verteilt wird (vgl. Institute of Medicine 2013). Ein zentrales Element des lernenden Gesundheitssystems ist dabei der beständige Austausch von Daten zwischen allen beteiligten Institutionen und Personen zur Verbesserung der Versorgung.

In einem lernenden Gesundheitssystem verlaufen Datenströme nicht mehr linear zwischen den eigentlich Beteiligten, also im Wesentlichen Patienten, Leistungserbringern und Krankenkassen. Vielmehr werden die individuellen Datenvorgänge eingebunden in weitere Prozesse, die Zwecken jenseits des konkreten Gesundheitsverhältnisses dienen. Die aufkommenden Daten sollen umfassend für weitere Zwecke verwendet werden, insbesondere für die Forschung und die Verteilungs- und Ressourcentscheidungen im Gesundheitssystem. Dadurch entstehen Datenkreisläufe (Spiecker genannt Döhmann 2010) mit beständiger Rekombination, Wiederverwertung und -weiterverarbeitung unter Beteiligung verschiedenster Akteure. Damit entwickelt sich, so die Vorstellung, aus ohnehin vorhandenen Daten insgesamt ein Mehrwert für Diagnose, Therapie und Ressourcen und damit über den einzelnen Patienten hinaus für das gesamte Gesundheitssystem.

6.3 Plattformen und die Entwicklung privater Macht

6.3.1 Die Akteure

Die Beurteilung der Datenströme im lernenden Gesundheitssystem hängt von den Beteiligten ab. Dazu gehören die bekannten Akteure wie die Patienten, die Leistungserbringer einschließlich der Medikamentenversorger und ihrer Intermediäre wie den Apotheken sowie die gesetzlichen Krankenversicherer, deren Spitzenverbände und deren jeweilige Institutionen. Angesichts der Betonung, wie wichtig ein lernendes Gesundheitssystem insbesondere für die Weiterentwicklung der medizinischen Forschung und des medizinischen Wissensbestands sein könnte (Institute of Medicine 2007), sind zudem die weiteren Akteure im ausgedehnten Bereich der Gesundheitsversorgung und hier insbesondere der Gesundheitsforschung einzubeziehen. Damit erweitert sich das Feld noch einmal erheblich. Denn diese weiteren Akteure können aus dem staatlichen Bereich ebenso kommen wie aus dem privaten Bereich, und sie können verschiedenste Motivationen und Anreize verfolgen. Sie agieren zudem häufig in Verbünden. Diese sind zumeist international zusammengesetzt und erstrecken sich über die Grenzen der Europäischen Union (EU) hinweg.

Zudem nimmt eine Vielzahl weiterer Akteure auf unterschiedlichste Weise Einfluss darauf, wie Datenströme genutzt werden (können), z.B. Versicherungsmakler für Zusatzleistungen, Anbieter zur Optimierung der individuellen Gesundheitsversorgung, private Krankenversicherer, Leistungserbringer im Präventionsbereich, Hersteller von Soft- und Hardware für Pflegerobotik und Prothetik, Anbieter von Dienstleistungen unterhalb der Schwelle medizinischer Produkte, z.B. Entwickler und Anbieter von Gesundheits-, Präventions-, Bewegungs-, Ernährungs-Apps aller Art.

Da viele dieser Akteure über das Internet agieren, hat auch hier eine erhebliche Internationalisierung stattgefunden, die gleichfalls über die Grenzen der EU hinausreicht.

Schon diese kursorische Aufzählung lässt erkennen, wie unterschiedlich die Strukturen dieser Akteure ausgestaltet sind und wie komplex ihr Zusammenspiel ausfallen würde, würde man sie miteinander vernetzen.

6.3.2 Der Einsatz von Plattformen und ihre Probleme für das Gesundheitssystem

Ein lernendes Gesundheitssystem, das das Wissen dieser Vielzahl von Akteuren einbezieht und breit, schnell und effektiv verfügbar macht, benötigt dazu eine besondere Struktur. Dazu kommen vor allem Plattformen als Organisationselement in Betracht.

Der Begriff der Plattformen ist schillernd und gesetzlich bisher nicht klar definiert. Ohne auf Einzelheiten einzugehen, lässt sich aber doch folgendes feststellen: Plattformen agieren als „Spinnen im Netz". Typisch für sie ist der Verzicht auf eine Ende-zu-Ende-Verbindung und das Angebot einer Vernetzung einer Vielzahl an Nutzern und Anbietenden in einem mehrfach verschränkten, netzwerkartigen Modell. Plattformen stellen dabei typischerweise die Technik und die Formate zur Verfügung, mittels derer die Nutzer dann miteinander kommunizieren und Leistungen selbstbestimmt austauschen können (vgl. Spiecker genannt Döhmann 2020).

Die Inhalte werden also von den Nutzern bereitgestellt; die Plattformen beschränken sich meist auf das Angebot der Infrastruktur, um diese Inhalte zu teilen; nur in geringem Umfang werden Inhalte selbst produziert. Bekannte Beispiele sind Verkaufsplattformen wie Amazon und Ebay oder auch die Sozialen Netzwerke wie Facebook, TikTok oder YouTube. Plattformen reichen aber weit darüber hinaus: Sie erfassen inzwischen vielfältig vernetzte Online-Dienstleistungen aller Art. Auch die jüngsten Bestrebungen zur Errichtung einer Forschungsinfrastruktur oder zur elektronischen Patientenakte lassen sich unter diesen Begriff fassen, denn auch diese sind nur dann effizient nutzbar, wenn sie in Netzwerkstrukturen eingebettet sind. So folgen auch jetzt schon Bewertungs- oder Terminvermittlungsportale der Krankenkassen dem Prinzip der Plattformen.

Plattformen bestehen zum einen aus der unmittelbaren, für Nutzer erkennbaren Plattformstruktur mit den diversen Vorgaben des Plattformbetreibers, durch den diese an den Leistungen der Plattform teilhaben und sich inhaltlich einbringen können. Auf einer anderen Ebene, für die Nutzer meist nicht erkennbar, befindet sich die technische Ausgestaltung der Funktionsweise der Plattformen. Diese erfasst die konkreten Rahmenbedingungen, auch nicht-technischer Art, der Registrierung, der Beiträge, des Formats und der Ausgestaltung, aber auch der Datengewinnung und -auswertung. Auf einer weiteren Ebene ist außerdem mitzudenken der gesamte Bereich der aufgesetzten Dienstleistungen und Mehrwertdienste („Add-on-Services"), die zusätzlich zu den Inhalten der Nutzer möglich gemacht werden. Diese können von der Plattform selbst stammen, sie können aber auch durch Dritte angeboten werden. Welche Zusatzleistungen dies sind und zu welchen Bedingungen solche – externen – Anbieter auf einer Plattform aktiv werden können, bestimmt die Plattform. Ein solches Netzwerk gewinnt seine ökonomische und sonstige Machtstellung also einerseits über die Vielzahl der Nutzer, aber darüber hinaus auch über die Vielzahl der sonstigen Angebote. Größe, Reichweite und Ausrichtung einer Plattform beeinflussen damit ihre Attraktivität: Ein großes Netzwerk zieht weitere Nutzer an; sogenannte „Winner-takes-it-all-Märkte" entstehen.

Absehbar wird ein lernendes Gesundheitssystem die Vernetzung der verschiedensten Akteure nur leisten können, wenn auch hier Plattformstrukturen etabliert werden. Denn eine Ende-zu-Ende-Kommunikation ist nicht nur von den Ressourcen her kaum leistbar, sondern sie würde vielfältige Möglichkeiten, die aus der Verknüpfung verschiedenster Akteure für ein lernendes Gesundheitssystem und seine Ziele entstehen, nicht ausschöpfen. Zudem ist eine Plattformstruktur möglicherweise sogar geboten, um bestimmte Grundbedingungen der Nutzung der Datenströme über diese Plattformen zu regulieren, weil andere Formen der Zugriffsgewährung und des Abrufs der dortigen Datenbestände ineffektiv sein können.

Die Bedeutung von Plattformen hat im Gesundheitssystem bisher wenig Aufmerksamkeit erfahren, obwohl diese neuartigen Akteursstrukturen der Digitalisierung längst wissenschaftlicher Untersuchung, intensiver Beobachtung und zunehmender Regulierung auf nationaler wie auf europäischer und internationaler Ebene unterliegen. Auf allen drei der genannten Ebenen ergeben sich technische, gesellschaftliche, wirtschaftliche, soziale und sonstige Problembereiche. Wollte man Plattformen in ein lernendes Gesundheitssystem integrieren, sollte man diese Erkenntnisse unbedingt integrieren. Für das Gesundheitssystem stellen sich zudem weitere Herausforderungen. Einige von diesen werden im Folgenden skizziert.

Nutzungsrechte und normative Ausgestaltung von Plattformen

Im Rahmen dieses Beitrags lassen sich nur einige Schwierigkeiten benennen. Das beginnt mit der Zuweisung von Eigentum und Nutzungsrechten des Betreibers. Diese ist eng verbunden mit den Rahmenbedingungen der Ausgestaltung von Plattformen und deren Konsequenzen für die Nutzung von Inhalten. Bisher werden überwiegend Systeme genutzt, die in privater Hand sind oder deren technische Funktionalität jedenfalls von privaten Betreibern bereitgestellt und weiterentwickelt wird. Dies ist schon im privaten Bereich hoch problematisch, nicht zuletzt deshalb, weil die Ausgestaltung von Plattformen – wie auch von Software – häufig normative Wertungen enthält. Zudem gilt, dass derjenige, der Betriebssystem und Funktionalität bereitstellt, in nicht unerheblichem Ausmaß Zugriff auf die Inhalte erhält, die auf der Plattform eingestellt und ausgetauscht werden.

Angesichts der Reichweite der Plattformen stellt sich die Frage, inwieweit hier die Plattformen selbst die normativen Maßstäbe der Gesellschaft vorgeben: Angesichts fehlender demokratischer Legitimität ist dies eine gehörige Herausforderung (Schweizer 2019). Diskutiert wird daher, Plattformen mit einer gewissen Leistungsfähigkeit und Reichweite einer grundrechtsähnlichen Bindung zu unterziehen. Dies würde allerdings die vielfältigen normativen Aspekte der Ausgestaltung der Nutzungsmodalitäten durch Plattformen nur unzureichend erfassen, und gerade im kritischen Bereich der Gesundheitsversorgung zu kurz greifen.

Ein lernendes Gesundheitssystem muss also mit erheblicher Sachkenntnis Plattformen so ausgestalten, dass ihre unterschwelligen normativen Entscheidungen im Einklang mit den Wertungen des öffentlichen Gesundheitswesens bestehen und dabei Grundrechte und auch sonstige Interessen nicht unberücksichtigt lassen. Die Zielkonflikte stellen den Gestalter daher vor besondere Herausforderungen. Dies kann nicht privaten Unternehmen überlassen werden; aber auch die staatlichen Infrastrukturentscheidungen bedürfen einer engmaschigen Kontrolle.

Abhängigkeiten und unterschiedliche Zielsetzungen bei privaten Plattformbetreibern

Die Abhängigkeit von Infrastruktur, Inhalten und Mehrwertdiensten auf Plattformen macht es hochproblematisch, diese zentrale Schnittstelle der Versorgung mit und der Organisation von Datenströmen einem privaten Anbieter zu überantworten. Denn wir befinden uns in einem öffentlichen Gesundheitssystem, und die Ausgestaltungsmodalitäten und Zugriffsrechte betreffen im gesetzlichen Krankenversicherungssystem einerseits die hochsensiblen gesundheitsrelevanten Daten von ca. 90% der Bundesbürger und andererseits die Daten und damit die integrale Steuerungskenntnis einer sensitiven, für die Volksgesundheit unverzichtbaren und kritischen Infrastruktur. Das Abhängigkeitsverhältnis von dem privaten Betreiber, das entsteht, ist kaum zu rechtfertigen. Plattformentwicklung und -betrieb ist daher als Daseinsvorsorge anzusehen, die von den öffentlichen Stellen des Gesundheitssystems selbständig und in Selbstverantwortung erfüllt werden muss.

Eine Abhängigkeit von privaten Anbietern ist auch deshalb problematisch, weil die Zielrichtung und Nutzenfunktionen des öffentlichen Gesundheitswesens und privater Anbieter verschieden sind und sogar diametral entgegengesetzt verlaufen können: Während das öffentliche Gesundheitswesen den Prinzipien des Sozial- und Rechtsstaats und damit des Allgemeinwohls verpflichtet ist, an die Grundrechte gebunden ist und auch demokratisch legitimierte Interessen verfolgt, geht es privaten Betreibern vorrangig um Gewinnerzielung und individuelle Nutzenmaximierung. Konfliktlagen zwischen verschiedenen Rechten und verschiedenen Interessen werden daher von privaten Betreibern anders beurteilt als von öffentlichen Anbietern. Diesen Konflikt können Private nicht lösen, weil ihre eigene Rationalität keine neutrale, objektive Abwägung zum Interesse des Gemeinwohls vorsieht.

Eine Überantwortung des Betriebs an Private bei gleichzeitiger Kontrolle durch den Staat im Sinne einer Gewährleistungsverantwortung (Reimer 2009) ist daher auch abzulehnen: Das Wissensproblem der Kontrolle wird in eine Prinzipal-Agenten-Situation verlagert; der Staat verfügt aber nicht über die Kenntnisse, die erforderlich sind, um der Eigenmotivation des Privaten angemessene Kontrollleistungen entgegensetzen und um Veränderungen in der Allgemeinwohlausrichtung flexibel einbringen zu können.

Geschäftsmodelle mit Daten durch Plattformbetreiber

Damit eng verbunden ist das Problem, dass der Betrieb einer gesundheitsrelevanten Plattform durch Private diesen Zugriff auf zum Teil hochsensible Datenbestände sowohl der Versicherten als auch der institutionellen Versorger ermöglicht. Diese können – technisch zumeist unproblematisch und für die Betroffenen nicht kontrollierbar – für Zwecke des Betreibers weiterverwendet werden. Eine Trennung von Inhalt und Infrastruktur ist so gut wie unmöglich. So können Kenntnisse über Kostenmodelle der Krankenversicherungen beispielsweise für Leistungserbringer in deren Verhandlungen zu den Rahmenbedingungen von Verträgen von größtem Interesse sein; und Versicherungsunternehmen auch jenseits des Krankenversicherungssektors sind sehr interessiert an Informationen über ihre Versicherten. Die Potenziale zur Verwertung dieser Daten sind unerschöpflich. Daher gebietet es nicht nur das Datenschutzrecht, hier eine größtmögliche Schutzkonzeption aufzubauen, die eine unkontrollierbare und damit faktisch unbegrenzte Nutzung dieser Datenbestände konsequent unterbindet.

Dezentralität und Selbstverwaltung

Weiterhin führt die Netzwerkstruktur und die besonderen Bedingungen des Internets zu sog. „The-winner-takes-it-all"-Märkten und damit – selbst wenn dies nicht von Anfang an bezweckt sein mag – zu (natürlichen) Monopolstrukturen in der Bereitstellung und anschließend der Nutzung der Plattform-Leistungen und Angebote. Das deutsche Krankenversicherungssystem mit seiner Konzeption einer Selbstverwaltung ist aber aus gutem Grund und mit erheblicher Leistungsfähigkeit auf Dezentralität ausgerichtet. Dies vermeidet u.a. Pfadabhängigkeiten und Einseitigkeiten, die gerade in dynamischen Wissensentwicklungen wie denjenigen der Gesundheitsversorgung zwingend erforderlich sind. Nicht zuletzt ist Dezentralität bzw. die Vermeidung von individuellen Machtkonzentrationen unter IT-Sicherheitsrechtlichen und datenschutzrechtlichen Aspekten ein wichtiges Schutzinstrument. Nur so kann sichergestellt werden, dass der Zugriff auf eine Plattform nicht sogleich auch bedeutet, sämtliche Datenbestände und sämtliche Erkenntnisse nutzen – und womöglich auch manipulieren – zu können.

Zugriff und Teilhabe

Zudem stellen sich Herausforderungen an die Ausgestaltung, wenn es um Zugriff und Teilhabe geht: Wer die Daten und Dienstleistungen solcher Plattformen anbieten und nutzen darf, zu welchen Bedingungen dies möglich ist, ob und unter welchen Bedingungen Geschäftsmodelle und Add-On-Dienste Eingang finden dürfen oder eine allein dem öffentlichen Interesse dienende Tätigkeit Zugangsvoraussetzung ist, ist eine Kernfrage der Ausgestaltung von Plattformen, ihrer Funktionalität und damit auch ihrer Konsequenzen in ökonomischer, versorgungstechnischer und gesellschaftlicher Hinsicht. Diese Fragestellungen sind zunächst einmal weit entfernt vom lernenden Gesundheitssystem in seiner Ausrichtung auf Wissensmehrung und -verteilung, aber sie stellen sich unmittelbar, wenn dessen Infrastruktur auf Plattformen beruht. Denn eine Plattform, die Datenströme um 90% der Bürger leitet und begleitet, deren Auswertung ermöglicht und weitere Dienstleistungen anbietet, muss den Prinzipien der Gleichheit und der Fairness unterliegen. Zu wichtig ist die Teilhabe an diesen Leistungen. Nicht zuletzt wird davon, wie gut diese Elemente umgesetzt werden, die Akzeptanz eines lernenden Gesundheitssystems auf Plattformbasierung mitbestimmt.

6.3.3 Die Datenverwendung über Plattformen

Nur kurz sei eine der zentralen Herausforderungen des lernenden Gesundheitssystems erwähnt, die Legalität der Verwendung der im Gesundheitssystem entstehenden Daten. Denn in Europa herrscht schon seit dem Inkrafttreten der Europäischen Datenschutzrichtlinie 1995 (EU-DSRL) ein Rechtsregime, das die wesentliche Verfügungshoheit dem sogenannten Datensubjekt zuweist, also demjenigen, den die Daten inhaltlich betreffen. Die Europäische Datenschutzgrundverordnung von 2018 (EU-DSGVO) hat an diesem Grundkonzept festgehalten. Daten sind damit also nicht etwa frei verfügbar oder könnten von demjenigen, der sie gewinnt, beliebig genutzt werden. Vielmehr bedarf es einer rechtlichen Grundlage zur Datennutzung, um in die Rechte des Datensubjekts eingreifen zu können.

Der europäische Gesetzgeber hat für die Möglichkeit der rechtmäßigen Verwendung von Daten eine Reihe von Tatbeständen zur Legitimierung vorgesehen (Art. 6 Abs. 1 DSGVO). Selbst wenn diese nicht gegeben sind, besteht zudem fast immer die Möglichkeit, die Einwilligung des Betroffenen – in der Regel des Patienten – nach Art. 7 DSGVO einzuholen. Zudem sehen eine Reihe von Vorschriften Privilegierungen für Forschungszwecke vor. Daher ist es insgesamt grundsätzlich vorstellbar, ein lernendes Gesundheitssystem zu konstruieren, das datenschutzkonform ausgestaltet ist, auch wenn dazu eine Reihe von konkreten gesetzgeberischen Vorgaben umzusetzen wäre.

Eine Betrachtung der Details zeigt allerdings einige Anforderungen auf, auf die ein besonderes Augenmerk gerichtet werden muss. Dazu gehört zum einen die Zweckbindung der Daten an ihren ursprünglichen Zweck, Art. 5 Abs. 1 lit. b DSGVO. Auch wenn hier eine Privilegierung für Forschungszwecke vorliegt, so ist diese Privilegierung gleichwohl nicht ohne Beschränkungen (Caspar 2019; Spiecker genannt Döhmann 2020). Denn zum Ausdruck kommt darin die gesetzgeberische Abwägung zwischen dem verfassungsrechtlich abgesicherten Datenschutz und der ebenso, aber nicht höherrangigen, Forschungsfreiheit. Eine Abwägung kann also nicht dazu führen, dass der Datenschutz gänzlich zurücktreten müsste, weil sein Kernprinzip – das Zweckbindungsgebot – aufgegeben würde. Beschränkungen ergeben sich zum einen aus dem Forschungsbegriff selbst, sodass nicht jeder davon erfasst ist, und zum anderen auch dadurch, dass eine gänzliche Zweckfreiheit und Freistellung von den Bindungen der einstigen Nutzung nicht geboten ist. Vielmehr kann etwa eine Plattformverwaltung vorsehen, dass konkrete Forschungsanliegen geltend gemacht werden müssen. Schließlich sieht Art. 89 DSGVO vor, dass Privilegierungen zum Zwecke der Forschung begleitet werden müssen durch adäquate technische und organisatorische Sicherungen. Diese können etwa darin bestehen, dass strikte Pseudonymisierung durchgeführt wird, dass aufwendige Zertifizierungen notwendig sind und dass ein Datentransport außerhalb der EU unmöglich gemacht wird.

6.4   Ausblick und Fazit

Die Effekte eines lernenden Gesundheitssystems lassen sich aus vielerlei Perspektive beurteilen. Vorrangig sind bisher Einschätzungen aus medizinischer Sicht, die neue Erkenntnisse im Bereich der eigentlichen medizinischen Versorgung in den Vordergrund stellen. Dies geschieht im Rahmen der Vorstellungen einer zunehmend evidenzbasierten Medizin (vgl. Institute of Medicine 2007). Die Vorteile werden zudem immer wieder auch von der Ökonomie betrachtet: Mehrfachnutzung von Daten soll dazu führen, dass die Herausforderungen an die Wirtschaftlichkeit der Gesundheitsversorgung besser geschultert werden können (vgl. Institute of Medicine 2013).

Daneben und nicht weniger bedeutsam sind aber insbesondere, aber nicht nur, rechtliche, arbeitswissenschaftliche, ethische, technische, psychologische und politikwissenschaftliche Perspektiven einzubeziehen, um eine umfassende Beurteilung vornehmen zu können. Der vorliegende Beitrag hat nur einige wenige, aus der ökonomischen Theorie ableitbare Problembereiche aufgezeigt. Weiterzudenken ist aber dringend geboten. Denn eine Umgestaltung des bestehenden Systems hin zu einem lernenden Gesundheitssystem mit umfänglicher Datenerfassung und -nutzung verlangt von allen Beteiligten erhebliche Anpassungsleistungen, die nur bei einer ganzheitlichen positiven Evaluierung geschultert werden sollten. Es bedarf also in der Konsequenz der Herausbildung einer umfassenden Governance nicht nur des lernenden Gesundheitssystems, sondern darin integriert auch einer umfassenden Governance der Plattformen in diesem System. Nur dann, wenn die öffentliche Gesundheitsversorgung eigene Wege beschreitet, ihre Unabhängigkeit bewahrt und die Datenströme fern von Nutzungen und Begehrlichkeiten für andere Zwecke hält, kann das lernende Gesundheitssystem tatsächlich einen langfristigen, nachhaltigen und umfassenden Qualitäts- und Wissenszugewinn bewirken. Ansonsten werden schlechte und unsichere Daten, unkooperative Akteure, fehlgeleitete Anreize und Fehlgebrauch von Ressourcen des Gesundheitssystems für andere Zwecke ein beständiges Störgefühl bewirken und somit die Qualität des Gesundheitssystems schwächen, statt es resilient für die Herausforderungen des verbleibenden 21. Jahrhunderts zu machen.

Literatur

Budrionis A, Bellika JG (2016) The Learning Healthcare System: Where are we now? A systematic review. J Biomed Inform 64, 87ff.

Caspar J (2019) DSGVO Art. 89 Garantien und Ausnahmen in Bezug auf die Verarbeitung zu im öffentlichen Interesse liegenden Archivzwecken, zu wissenschaftlichen oder historischen Forschungszwecken und zu statistischen Zwecken. In: Simitis S, Hornung G, Spiecker genannt Döhmann I (Hrsg.) Datenschutzrecht. Kommentar. Nomos Baden-Baden

Institute of Medicine (2007) The Learning Healthcare System, Institute of Medicine Roundtable on Evidence-based Medicine. The National Academies Press Washington

Institute of Medicine (2013) Best Care at Lower Cost: The Path to Continously Learning Health Care in America. The National Academies Press Washington

Reimer F (2009) Qualitätssicherung. Grundlagen eines Dienstleistungsverwaltungsrechts. Nomos Baden-Baden

Schweitzer H (2019) Digitale Plattformen als private Gesetzgeber: Ein Perspektivwechsel für die europäische „Plattform-Regulierung". ZEuP 1/2019, 1–12

Spiecker genannt Döhmann I (2010) Wissensverarbeitung im Öffentlichen Recht. Rechtswissenschaft 1(3), 247–282

Spiecker genannt Döhmann I (2019) Digitale Mobilität: Plattform Governance. IT-Sicherheits- und datenschutz-
    rechtliche Implikationen. GRUR 4, 341–352
Spiecker genannt Döhmann I (2020) The Impact of EU Regulation 2016/679 on the German Health System. In:
    Fares G (Hrsg.) The Protection of Personal Data Concerning Health at the European Level. A Comparative
    Analysis. 81ff. Turin

Der Beitrag greift auf und erweitert u.a. einen Beitrag der Autorin zur Platt-
formregulierung (Spiecker genannt Döhmann 2019), sowie Forschungsergebnis-
se aus einem vom BMG geförderten Projekt „Digitalisierung für ein Lernendes
Gesundheitssystem – Entwicklung eines Mehrebenenmodells von Ethical
Governance (LEG'ES)" der Universität zu Köln (Prof. Dr. Christiane Woopen)
und der Goethe-Universität Frankfurt a.M. (Prof. Dr. Indra Spiecker genannt
Döhmann, Ll.M.).

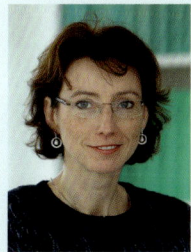

Prof. Dr. Indra Spiecker genannt Döhmann, LL.M.

Indra Spiecker genannt Döhmann ist Inhaberin des Lehrstuhls für Öffentliches
Recht, Informationsrecht, Umweltrecht und Verwaltungswissenschaften an
der Goethe-Universität Frankfurt a.M. Als Geschäftsführende Direktorin leitet
sie das Institut für Europäisches Sozialrecht und Gesundheitspolitik, Ineges,
sowie die Forschungsstelle Datenschutz ebenda. Sie ist u.a. Mit-Herausgebe-
rin des Simitis/Hornung/Spiecker genannt Döhmann Großkommentars zum
Datenschutzrecht sowie u.a. der European Data Protection Law Review (EDPL)
sowie Schriftleiterin der Computer und Recht. Die Acatech hat sie 2016 als erste
Juristin in die Akademie der Technikwissenschaften aufgenommen. Sie wirkt an
verschiedenen Arbeitsgruppen der Leopoldina und der Bundesregierung im Bereich Gesundheit, Robotik und Digitalisierung mit.

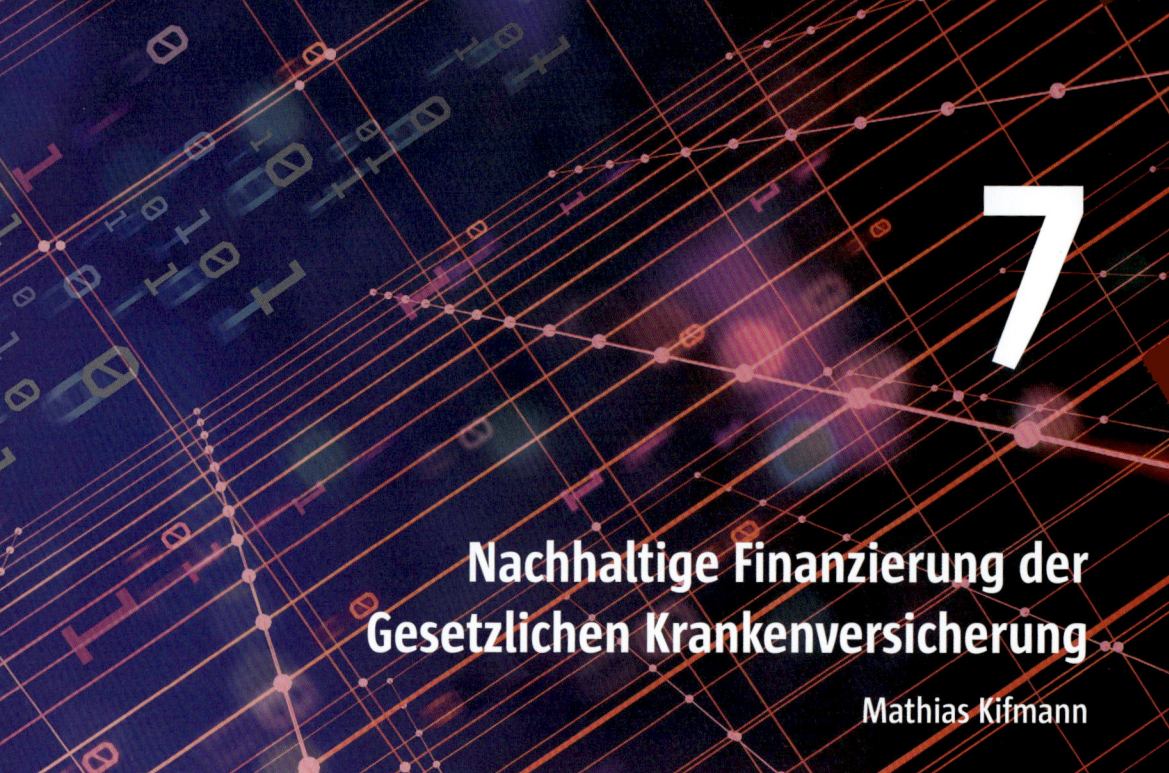

7

Nachhaltige Finanzierung der Gesetzlichen Krankenversicherung

Mathias Kifmann

Im Jahr 1713 erschien das Buch *Silvicultura oeconomica*, in dem der sächsische Oberberghauptmann Hans Carl von Carlowitz beschrieb, wie ein Forst zu bewirtschaften ist, sodass er dauerhaft besteht und genutzt werden kann. Aus diesen Überlegungen entstand das Prinzip der Nachhaltigkeit, nach dem nicht mehr Holz gefällt werden darf, als jeweils nachwachsen kann (Grober 2013). Heute ist dieses Prinzip in aller Munde und wird allgemein auf die Nutzung und den Erhalt von Ressourcen angewendet. Der Leitgedanke ist, dass auch zukünftige Generationen eine lebenswerte Welt vorfinden sollen. Nachhaltigkeit kann sich in einem dynamischen Umfeld allerdings nicht auf die Bewahrung des Gegenwärtigen beschränken. So reicht es in Zeiten des Klimawandels nicht mehr, in einem Forst die gleichen Baumarten nachzupflanzen. Für eine nachhaltige Forstwirtschaft muss heute überlegt werden, welche Bäume in Zukunft gut gedeihen.

Das Prinzip der Nachhaltigkeit lässt sich auch auf die Gesetzliche Krankenversicherung anwenden. Die Ressource, die es hier zu erhalten gilt, ist die Institution der GKV als *solidarische Krankenversicherung*. Ihre zentrale Eigenschaft besteht darin, ihren Versicherten unabhängig vom Einkommen und Gesundheitszustand einen Zugang zu einer hochwertigen Gesundheitsversorgung über das ganze Leben zu ermöglichen. Zum Selbstverständnis der GKV gehört dabei, dass die Versicherten nach dem aktuellen Stand des medizinischen Wissens versorgt werden sollen. Die zentrale Frage der folgenden Überlegungen ist, wie sich die GKV angesichts der zukünftigen demografischen und technologischen Herausforderungen bewahren lässt. Der Schwerpunkt liegt auf der nachhaltigen Finanzierung.

Die GKV wird bisher hauptsächlich durch lohnabhängige Beiträge finanziert. Im Jahr 2004 sind Bundeszuschüsse hinzugekommen, die bislang weniger als zehn Prozent der Einnahmen umfassen. Die GKV ist zudem umlagefinanziert, d.h. bis auf kleinere Schwankungen werden die aktuellen Einnahmen dazu verwendet, die gegenwärtigen Ausgaben zu finanzieren. In den Anfangsjahren der GKV führte das Umlageverfahren nur zu einer geringen intergenerativen Umverteilung, weil das Krankengeld zu den wichtigsten Leistungen gehörte und die Ausgaben für medizinische Leistungen vergleichsweise gering waren. Mit zunehmender Lebenserwartung und durch den medizinisch-technischen Fortschritt hat die intergenerative Umverteilung erheblich zugenommen. Die Beiträge der jüngeren Erwerbstätigen decken heute zu einem großen Teil die Ausgaben der GKV-Versicherten im höheren Alter, die nur relative geringe Beiträge bezahlen.

7.1 Herausforderungen an die Gesetzliche Krankenversicherung

Die GKV steht zweifelsohne vor großen Herausforderungen. Die Bevölkerung wird älter. Nach der 14. koordinierten Bevölkerungsvorausberechnung des Statistischen Bundesamtes (Variante 2) steigt der Altenquotient von heute 31 Prozent auf über 47 Prozent im Jahr 2040 (Statistisches Bundesamt 2019).

Unklar ist allerdings, ob diese ältere Gesellschaft gesünder oder kränker sein und – bei aktuellem Stand medizinischen Wissens – höhere oder niedrigere Pro-Kopf-Ausgaben für Gesundheit haben wird. Simulationen, die von der Konstanz der altersspezifischen Gesundheitsausgaben ausgehen, deuten darauf hin, dass der rein demografisch bedingte Effekt relativ gering bleibt. So finden Breyer et al. (2015), dass die Pro-Kopf-Ausgaben im Zeitraum 2009–2060 deshalb nur mit einer jährlichen Wachstumsrate von 0,5 bis 1 Prozent steigen. Der demografische Wandel beeinflusst auch die Finanzierungsseite. Weniger junge Menschen müssen mehr alte Menschen finanzieren. Zwar leisten in der GKV sowohl Erwerbstätige als auch Rentner Beiträge, doch übersteigen die Ausgaben für die Rentner ihre Beiträge bei weitem. Hinzu kommt, dass die soziale Pflegeversicherung und die gesetzliche Rentenversicherung tendenziell stärker als die GKV vom demografischen Wandel betroffen sind. Dies wird den finanziellen Spielraum für Sozialversicherungsausgaben allgemein verringern.

Einigkeit besteht in der Literatur darüber, dass die größte Herausforderung der medizinisch-technische Fortschritt ist. In den letzten Jahrzehnten war er ein zentraler Faktor für die Ausgabenentwicklung. In der bereits zitierten Studie von Breyer et al. (2015) wurde er indirekt durch den Zeittrend erfasst. Die Simulation für 2009 bis 2060 zeigt einen Anstieg der Pro-Kopf-Ausgaben durch diesen Faktor um jährlich 1 bis 1,5 Prozent für Frauen und 2 Prozent für Männer. Der medizinisch-technische Fortschritt wirkt damit erheblich stärker als der demografische Effekt.

Eine Rolle für die Ausgabendynamik spielt auch die unterschiedliche Produktivitätsentwicklung in den Wirtschaftssektoren. Viele medizinische Leistungen sind personenbezogene Dienstleistungen und daher arbeitsintensiv. Sie lassen sich – zumindest bisher – weniger rationalisieren als industriell hergestellte Güter. Die Löhne im Gesundheitswesen müssen jedoch mit der allgemeinen Lohnentwicklung mithalten. Dieser sogenannte *Baumol-Effekt* (Baumol 1967) ist ein weiterer Treiber der Ausgaben für das Gesundheitswesen (Hartwig 2008). Wenn das bisherige Versorgungsniveau mit persönlichen Dienstleistungen aufrechterhalten werden soll, muss ein höherer Anteil des Einkommens für das Gesundheitswesen aufgewendet werden.

Im Gesamtbild ist zu rechnen, dass die GKV-Ausgaben erheblich steigen müssen, wenn der Anspruch bleibt, die GKV-Versicherten am medizinisch-technischen Fortschritt wie bisher partizipieren zu lassen. Wird am gegenwärtigen Finanzierungsmodell festgehalten, so sagen Simulationsstudien wie etwa von Breyer u. Lorenz (2020) einen Anstieg des GKV-Beitragssatzes auf 23,6 Prozent im Jahr 2040 voraus. Für die Gesetzliche Rentenversicherung wird ein Beitragssatz von 22,5 Prozent, für die Soziale Pflegeversicherung von 5,2 Prozent und für die Arbeitslosenversicherung von 2,4 Prozent vorhergesagt. In der Summe würden die Beitragssätze zu den Sozialversicherungen auf 53,7 Prozent steigen.

7.2   Steigende Beitragssätze: Ein Grund zur Sorge?

Die Stabilität der GKV-Beitragssätze war in der Vergangenheit ein dominantes Politikziel. Vor diesem Hintergrund erscheinen die Prognosen alarmierend. Die Beitragsentwicklung muss allerdings differenziert betrachtet werden. Durch den medizinisch-technischen Fortschritt werden die GKV-Leistungen morgen voraussichtlich von höherer Qualität sein. Auch der Baumol-Effekt muss relativiert werden. Er entsteht deshalb, weil die Produktivitätsentwicklung in anderen Sektoren positiv ist. Damit einher gehen gesamtwirtschaftlich höhere Einkommen, die für steigende Gesundheitsausgaben verwendet werden können. Auch nach der Kompensation für den Baumol-Effekt verbleiben noch Einkommenszuwächse.

Sorge muss allerdings bereiten, dass die Beiträge zur Sozialversicherung zu einem erheblichen Teil Steuercharakter haben, weil durch höhere Beitragszahlungen keine oder nur geringe zusätzliche individuelle Ansprüche erworben werden. Dies gilt insbesondere für die Beiträge zur Krankenkasse und zur Pflegeversicherung. In der Rentenversicherung werden durch höhere Beiträge zwar höhere Ansprüche erworben, durch den demografischen Wandel dürften die Zuwächse allerdings eher gering ausfallen. Damit wirken Sozialversicherungsbeiträge zu einem großen Teil ähnlich wie eine Besteuerung des Lohneinkommens. Ein Anstieg der Beitragssätze dürfte zu einer stärkeren Verzerrung der Arbeitsangebotsentscheidung und möglicherweise zu einer höheren Arbeitslosigkeit führen. Das Ausweichen in die (Schein-)Selbständigkeit und in die Schattenwirtschaft wird attraktiver.

Eine weitere Herausforderung besteht im Kontext des dualen Versicherungssystems. Ein höherer Beitragssatz zur GKV verstärkt die Anreize, in die private Krankenversicherung zu wechseln. Zwar ist die PKV ebenso vom medizinisch-technischen Fortschritt und Baumol-Effekt betroffen. Sie ist aber auch deshalb attraktiv, weil die GKV-Solidaritätsbeiträge für Geringverdiener und Personen mit hohen Ausgaben vermieden werden (Kifmann u. Nell 2014). Ein höheres Ausgabenvolumen bedeutet eine Zunahme der Umverteilung und höhere Solidarbeiträge von Besserverdienenden und Gesunden innerhalb der GKV. Dies macht den Wechsel in die PKV attraktiver, was zu einer Verschärfung der Finanzierungslage der GKV führen würde.

Schließlich bewirkt ein Anstieg der Beitragssätze, dass die Umlagefinanzierung der GKV ausgeweitet wird. Dies wäre insbesondere dann problematisch, wenn die Ausgabensteigerung vor allem bei den Älteren anfällt, worauf einige empirische Studien deuten. So finden Goldman et al. (2005) und Wong et al. (2012) auf Grundlagen von Daten aus den USA bzw. den Niederlanden, dass medizinische Innovationen vor allem den Älteren zu Gute kommen. Wenn sich die Entwicklung der vergangenen Jahrzehnte fortsetzt, nach der das Umlageverfahren einen Renditenachteil gegenüber dem Kapitalmarkt hat, dann baut sich eine höhere Belastung für die nachfolgenden Generationen auf. Diese Entwicklung wäre unter dem Gesichtspunkt der Nachhaltigkeit und Generationengerechtigkeit problematisch. Man muss jedoch nicht Gerechtigkeitsmotive bemühen, um einen Handlungsdruck auszumachen.

> **Es besteht auch ein Eigeninteresse der heute lebenden Generationen, den Belastungen für nachfolgende Generationen zu begegnen.**

Die Ansprüche für gesetzlich Versicherte sind nicht in Stein gemeißelt. Bei hoher Beitragsbelastung können zukünftige Generationen den hohen Beiträgen durch Einschränkung des Arbeitsangebots ausweichen (Breyer u. Stolte 2001). Ein stärkeres Wechseln in die PKV kann die Finanzierungsbasis ebenso schwächen. Leistungseinschränkungen wären dann zu erwarten, insbesondere in Form einer stärkeren impliziten Rationierung oder längerer Wartezeiten.

7.3   Wie die GKV nachhaltiger finanziert werden kann

Angesichts der skizzierten Entwicklung stellt sich die Frage, wie die Finanzierung der GKV nachhaltiger gestaltet werden kann. Eine Doppelstrategie wird hierfür nötig sein. Zum einen sollte jede Generation in Zukunft stärker an der Finanzierung ihrer Ausgaben im Alter beteiligt werden. Zum anderen sollte die Finanzierung auf eine breitere Basis gestellt werden. Insbesondere sollten weitere Einkommensarten herangezogen werden.

Eine Möglichkeit zur stärkeren Beteiligung an den Ausgaben im Alter wurde schon vor geraumer Zeit von Cassel und Oberdieck (2002) vorgeschlagen. Sie fordern den Aufbau einer zusätzlichen Kapitaldeckung. Jede Generation würde einen Beitrag ansparen, der auf dem Kapitalmarkt angelegt und der zur Finanzierung der Ausgaben im Alter verwendet würde. Dies würde zwar ebenfalls zu einer zusätzlichen Beitragsbelastung führen, aber zukünftige Generationen würden entlastet. Ein weiterer Vorteil könnte sein, dass die Ansprüche im Alter sicherer werden, weil dafür explizit angespart wurde. Dieser Vorschlag ist in Deutschland mit Ausnahme des Pflegevorsorgefonds in der Sozialversicherung bisher jedoch auf wenig Resonanz gestoßen.

Auch im Umlageverfahren kann die Belastung zukünftiger Generationen gesenkt werden, wenn die Älteren einen höheren Beitrag leisten. Ein offensichtlicher Weg dazu wäre eine längere Lebensarbeitszeit. Diese würde nicht nur die Renten-, sondern auch die Krankenversicherung entlasten, da die Beitragszahlungen im Erwerbsalter wesentlich höher sind als im Ruhestand. Von Cassel (2003) wurde vorgeschlagen, bei nicht mehr erwerbstätigen GKV-Mitgliedern höhere Beitragssätzen zu erheben als bei erwerbstätigen. Dies würde mit dem bisherigen Prinzip des einheitlichen Beitragssatzes brechen. Die Kernsolidarität zwischen Gesunden und Kranken und Gering- und Hochverdienern würde jedoch erhalten bleiben. Ein Vorteil dieser Regelung wäre auch, dass der Anreiz, aufgrund geringerer Krankenversicherungsbeiträge früher in Rente zu gehen, gemindert wird.

Einfacher durchsetzen lässt sich vermutlich eine Erhöhung des Bundeszuschusses zur GKV. Wenn diese Ausgaben stärker durch die Steuerzahlungen der Rentner finanziert würden als durch ihre Beitragszahlungen, dann käme es ebenfalls zu einer Entlastung jüngerer Generationen. Nach einer Studie von Gutmann et al. (2019) wird der Beitrag älterer Menschen zum Gesamtsteueraufkommen deutlich ansteigen. Im Jahr 2040 werden 43 Prozent aller Steuerzahler 60 Jahre und älter sein und knapp ein Viertel des gesamten Einkommensteueraufkommens leisten. Im Jahr 2013 waren es lediglich 23 Prozent, die nur ein gutes Zehntel der Steuereinnahmen beigetragen haben.

Eine stärkere Steuerfinanzierung hat weitere Vorteile. Damit würden auch andere Einkommensarten in die Finanzierung einbezogen. Zudem würden auch Privatversicherte indirekt an der Umverteilung in der GKV beteiligt. Ein Wechsel in die PKV, um die Solidaritätsbeiträge in der GKV zu vermeiden, wäre weniger attraktiv.

Die bisher diskutierten Maßnahmen würden die GKV-Finanzierung im Kern bewahren. Es stellt sich aber die Frage, ob nicht ein größerer Wurf nötig ist, um die Nachhaltigkeit zu sichern. In unseren Nachbarländern Niederlande und Schweiz gibt es umfassende soziale Versicherungen, bei denen der Einkommensausgleich über das Steuer- und Transfersystem organisiert wird. In der Schweiz wird die Krankenversicherung über Kopfpauschalen finanziert (De Pietro et al. 2015). Haushalte mit geringem Einkommen werden mit Prämiensubventionen unterstützt, die aus allgemeinen Steuermitteln bestritten werden. In den Niederlanden besteht ein Mischsystem aus Steuerfinanzierung, Staatszuschüssen und Kopfpauschalen. Haushalte mit geringem Einkommen erhalten staatliche Zuschüsse (Kroneman et al. 2016).

Ein großer Vorteil der Finanzierung in diesen Ländern ist, dass das Arbeitseinkommen nicht einseitig belastet wird. Auch Rentner mit hohen Einkommen leisten entsprechend einen Beitrag. In der GKV hingegen sind Mieteinnahmen, Zinsen, Dividenden und private Renten bei Rentnern bisher nicht beitragspflichtig.

Der offensichtlichste Unterschied zum deutschen System sind Beitragszahlungen in Form einer Kopfpauschale. In den Niederlanden finanziert sie ca. 40 Prozent der Ausgaben der Grundversicherung und beträgt aktuell monatlich durchschnittlich 120 €. In der Schweiz beläuft sich die mittlere monatliche Kopfpauschale im Jahr 2021 auf 375,40 Franken (ca. 347 €; Eidgenössisches Departement des Innern EDI 2020). Damit werden 30 Prozent der Gesundheitsausgaben finanziert, ein ähnlich hoher Anteil entfällt auf die Steuerfinanzierung (De Pietro et al. 2015, S. 96). Diese Prämien müssen alle Erwachsenen bezahlen. Ein grundlegender Unterschied zur Finanzierung in Deutschland besteht daher darin, dass die älteren Generationen einen höheren Anteil an den Gesundheitsausgaben leisten (siehe Felder u. Kifmann 2004 für eine formale Analyse). Während in Deutschland die individuellen Beiträge mit Eintritt in den Ruhestand sinken, bleiben sie in diesen Ländern konstant. Eine Unterstützung von Personen mit geringem Einkommen über Steuermittel findet statt, allerdings nach einer Bedürftigkeitsprüfung unter Berücksichtigung der gesamten Einkommenssituation. In der GKV ist es hingegen möglich, trotz hohen Haushaltseinkommens relativ geringe Beiträge zu bezahlen, wenn z.B. das Haushaltseinkommen vor allem von einer Person verdient wird oder wenn hohe Mieteinnahmen bestehen.

In den Niederlanden und der Schweiz besteht wie in Deutschland eine Umlagefinanzierung, denn die Kopfpauschalen sind nicht altersabhängig. Die Umlagefinanzierung führt jedoch zu einer geringeren Umverteilung zwischen den Generationen, weil die älteren Generationen einen höheren Finanzierungsanteil leisten. Auch an der Zunahme der Gesundheitsausgaben werden sie entsprechend stärker beteiligt. Die Probleme einer zu hohen Belastung der jüngeren Generationen dürften entsprechend geringer sein als in Deutschland.

Eine stärkere Finanzierung der Gesundheitsausgaben über ein Mischsystem aus Kopfpauschalen und Transfers auf Grundlage des Haushaltseinkommens könnte auch in Deutschland zu einer nachhaltigeren Finanzierung führen. Vorbild könnten eher die Niederlande als die Schweiz sein, denn eine kleinere Kopfpauschale ist leicht einführbar und führt zu weniger Bedürftigkeitsprüfungen. Der einkommensunabhängige kassenindividuelle Zusatzbeitrag mit Sozialausgleich, der von 2011 bis 2014 galt, entsprach diesem Modell. Im Jahr 2015 wurde er allerdings durch den einkommensabhängigen Zusatzbeitrag ersetzt. Eine Finanzierung mithilfe einer Kopfpauschale hätte auch den Vorteil, dass Solidarbeiträge für Geringverdiener vermehrt aus Steuern geleistet werden. Entsprechend würde der Anreiz sinken, in die PKV zu wechseln, um diese Solidarbeiträge zu vermeiden.

7.4   Fazit

Die Finanzierung der Gesetzlichen Krankenversicherung steht vor großen Herausforderungen. Zwar wirkt der demografische Wandel nur relativ gering auf die GKV selbst, jedoch werden die Gesetzliche Rentenversicherung und die Sozialen Pflegeversicherungen hiervon stärker betroffen. Dies wird den Spielraum für GKV-Beitragssatzerhöhungen senken. Die größte Herausforderung besteht voraussichtlich im medizinisch-technischen Fortschritt, dem bisher größten Treiber auf der Ausgabenseite.

Die heutige Finanzierung aus lohnabhängigen Beiträgen, die mit dem Renteneintritt stark zurückgehen, droht an ihre Grenzen zu geraten. Im Rahmen einer Ausweitung des Umlageverfahrens ist mit einer höheren Belastung zukünftiger Generationen zu rechnen. Ein Anstieg der Beitragssätze macht zudem den Wechsel in die private Krankenversicherung attraktiver und schwächt damit die Finanzierungsbasis der GKV. Diese Art der Finanzierung ist wenig nachhaltig. Es sind Leistungseinschränkungen absehbar in Form einer stärkeren impliziten Rationierung oder längerer Wartezeiten.

> Für eine nachhaltige Finanzierung sollte jede Generation zukünftig stärker an der Finanzierung ihrer Ausgaben im Alter beteiligt werden. Zudem sollte die Finanzierung auf eine breitere Basis gestellt werden.

Eine Reihe von Maßnahmen kommt hierfür infrage. Vorschläge, wie der Aufbau einer zusätzlichen Kapitaldeckung oder die Einführung unterschiedlicher Beitragssätze für erwerbstätige und nicht mehr erwerbstätige GKV-Mitglieder, würden den Finanzierungsbeitrag an den eigenen Ausgaben im Alter zwar erhöhen, dürften jedoch politisch schwer umsetzbar sein. Ein pragmatischer Ansatz ist die Erhöhung des Bundeszuschusses zur GKV. Hier könnten indirekt auch ältere Generationen stärker an der GKV-Finanzierung beteiligt werden, da deren Anteil am Einkommensteueraufkommen in den nächsten Jahren steigen wird. Gleichzeitig würde der Anreiz, in die PKV zu wechseln, geschwächt. Stützend wirkt auch eine längere Lebensarbeitszeit, da im Erwerbsalter höhere Beiträge geleistet werden als im Ruhestand.

Ein Blick in die Nachbarländer Niederlande und Schweiz zeigt, dass eine (teilweise) Finanzierung durch Kopfpauschalen nachhaltiger sein dürfte. Rentner leisten dort tendenziell höhere Beiträge und erhalten Unterstützung nur bei Bedürftigkeit. Dies vermindert die intergenerative Umverteilung in der Krankenversicherung. Bei einer Einführung von Kopfpauschalen in Deutschland würde zudem der Anreiz geschmälert, in die PKV zu wechseln. Allerdings dürfte die Einführung von Kopfpauschalen politisch besonders schwierig sein. Keine Partei vertritt dieses Modell zurzeit.

Der Klimawandel erfordert, dass die Aufforstung der Wälder mit Baumarten erfolgt, die auch in dem voraussichtlich wärmeren Klima gedeihen können. Die Beibehaltung der GKV als solidarischer Krankenversicherung verlangt ebenfalls ein Umdenken. Eine lohnabhängige Finanzierung wird als Finanzierungsgrundlage nicht ausreichen, um eine solidarische Krankenversicherung mit hohem Leistungsniveau nachhaltig zu finanzieren. Ebenso sollte die Balance im Umlageverfahren neu adjustiert werden. Ziel sollte eine stärkere Beteiligung aller Generationen an ihren Ausgaben im Alter sein.

Literatur

Baumol WJ (1967) Macroeconomics of Unbalanced Growth: The Anatomy of Urban Crisis. Am Econ Rev 57(3), 415–426. URL: http://www.jstor.org/stable/1812111 (abgerufen am 17.02.2021)

Breyer F, Lorenz N (2020) Wie nachhaltig sind die gesetzliche Kranken- und Pflegeversicherung finanziert? Wirtschaftsdienst 100(8), 591–596. DOI: https://doi.org/10.1007/s10273-020-2716-1

Breyer F, Lorenz N, Niebel T (2015) Health Care Expenditures and Longevity: is there a Eubie Blake Effect? Eur J Health Econ 16(1), 95–112. DOI: https://doi.org/10.1007/s10198-014-0564-x

Breyer F, Stolte K (2001) Demographic Change, Endogenous Labor Supply and the Feasibility of Pension Reform. J Popul Econ 14, 409–424. DOI: https://doi.org/10.1007/s001480000060

Cassel D (2003) Die Notwendigkeit ergänzender Alterungsreserven und höherer Rentner-Beiträge in der GKV. Wirtschaftsdienst 83, 75–80. URL: https://ideas.repec.org/a/zbw/wirtdi/42097.html (abgerufen am 17.02.2021)

Cassel D, Oberdieck V (2002) Kapitaldeckung in der Gesetzlichen Krankenversicherung. Wirtschaftsdienst 82, 15–22

De Pietro C et al. (2015) Switzerland: Health System Review. Health Syst Transit 17(4), 1–288

Eidgenössisches Departement des Innern ED (2020) Medienmitteilung: Krankenpflegeversicherung: Die mittlere Prämie steigt 2021 um 0,5 Prozent. URL: https://www.priminfo.admin.ch/downloads/medienmitteilungen/MM_Praemien_2021_DE.pdf (abgerufen am 17.02.2021)

Felder S, Kifmann M (2004) Kurz- und langfristige Folgen einer Bürgerversicherung. In: Cassel D (Hrsg.) Wettbewerb und Regulierung im Gesundheitswesen. Gesundheitsökonomische Beiträge. 9–32. Nomos Baden-Baden

Goldman DP et al. (2005) Consequences of Health Trends and Medical Innovation for the Future Elderly. Health Affairs 24(Suppl2), W5-R5–W5-R17. DOI: https://doi.org/10.1377/hlthaff.w5.r5

Grober U (2013) Urtexte – Carlowitz und die Quellen unseres Nachhaltigkeitsbegriffs. Natur und Landschaft 88(2), 46–51. DOI: https://doi.org/10.17433/2.2013.50153203.46-51

Gutmann D, Peters F, Raffelhüschen B (2019) Einkommensteuer im Spiegel der nachgelagerten Besteuerung von Alterseinkünften. Wirtschaftsdienst 99(11), 777–783. DOI: https://doi.org/10.1007/s10273-019-2528-3

Hartwig J (2008) What Drives Health Care Expenditure? – Baumol's Model of 'Unbalanced Growth' revisited. J Health Econ 27(3), 603–623. DOI: https://doi.org/10.1016/j.jhealeco.2007.05.006

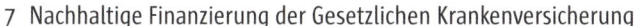

Kifmann M, Nell M (2014) Fairer Systemwettbewerb zwischen gesetzlicher und privater Krankenversicherung. Perspektiven der Wirtschaftspolitik 15(1), 75–87. DOI: https://doi.org/10.1515/pwp-2014-0004

Kroneman M et al. (2016) The Netherlands: Health System Review. Health Syst Transit 18(2), 1–239

Statistisches Bundesamt (2019) Bevölkerung im Wandel: Annahmen und Ergebnisse der 14. koordinierten Bevölkerungsvorausberechnung. Statistisches Bundesamt Wiesbaden. URL: https://www.destatis.de/DE/Presse/Pressekonferenzen/2019/Bevoelkerung/pressebroschuere-bevoelkerung.pdf?__blob=publication-File (abgerufen am 17.02.2021)

Wong A et al. (2012) Medical Innovation and Age-Specific Trends in Health Care Utilization: Findings and Implications. Soc Sci Med 74(2), 263–272. DOI: https://doi.org/10.1016/j.socscimed.2011.10.026

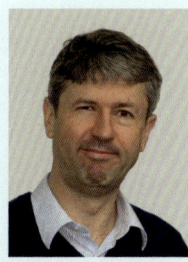

Prof. Dr. Mathias Kifmann

Mathias Kifmann ist Professor für Volkswirtschaftslehre am Fachbereich Sozialökonomie der Universität Hamburg und Mitglied des Hamburg Center for Health Economics. Zu seinen Forschungsthemen gehören die Finanzierung von sozialen Sicherungssystemen und die Vergütung von Leistungserbringern im Gesundheitswesen. Mathias Kifmann gehört zu den Herausgebern des Journal of Health Economics. Er ist Mitglied im Ausschuss für Gesundheitsökonomik des Vereins für Socialpolitik und gehört zu den Gründungsmitgliedern der Deutschen Gesellschaft für Gesundheitsökonomie.

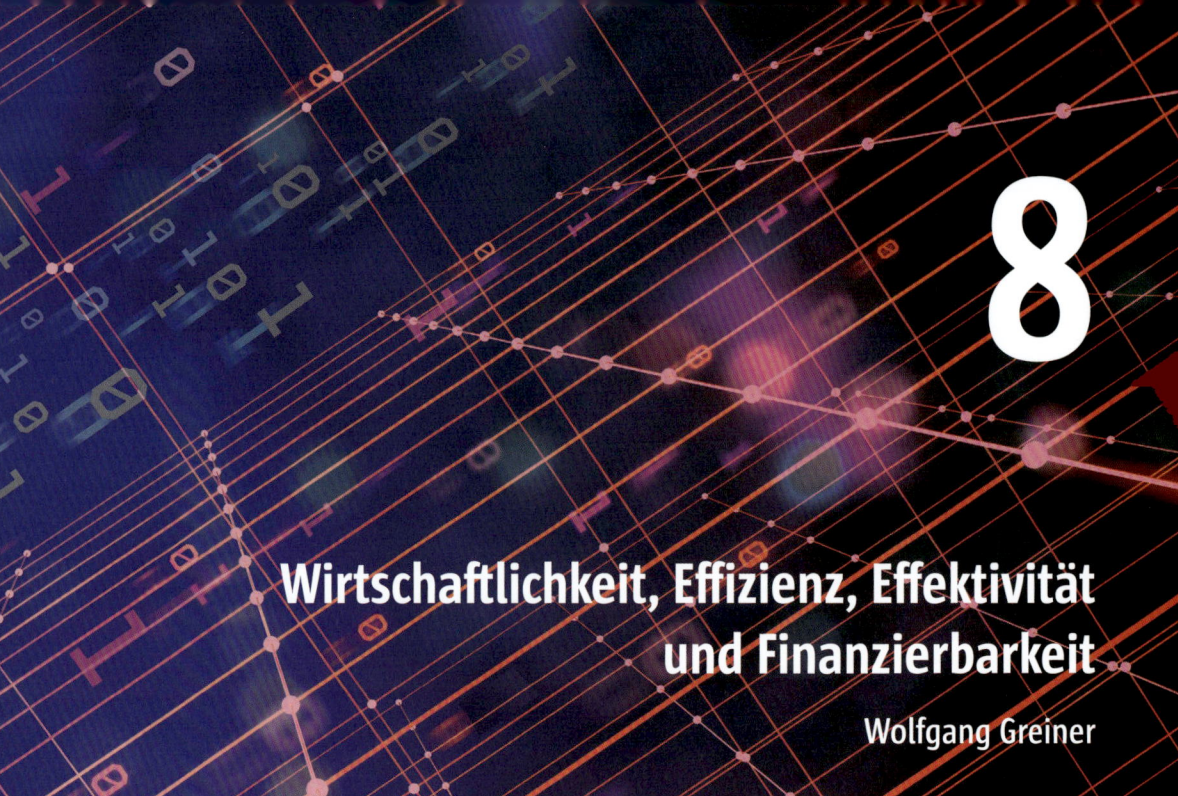

8

Wirtschaftlichkeit, Effizienz, Effektivität und Finanzierbarkeit

Wolfgang Greiner

8.1 Wirtschaftlichkeit des deutschen Gesundheitswesens im internationalen Vergleich

Das deutsche Gesundheitssystem gilt als eines der umfassendsten und leistungsfähigsten der Welt. Es zeichnet sich aus durch ein flächendeckendes und in der Regel gut erreichbares Angebot an Gesundheitsleistungen mit vergleichsweise kurzen Wartezeiten, einer fast hundertprozentigen Versicherungsabdeckung mit niedrigen Selbstbehalten und umfassenden Versicherungsleistungen. Gleichzeitig gilt es aber, gemessen an den messbaren Ergebnissen wie Säuglingssterblichkeit und Mortalität, international eher als teuer. Vergleicht man die deutsche Gesundheitsquote, also die Gesundheitsausgaben eines Landes bezogen auf dessen Bruttoinlandsprodukt (in 2019 11,7 %), mit anderen Industrieländern, wird deutlich, dass derzeit nur in den USA (17 %) und der Schweiz (12,1 %) ein noch höherer Anteil des Bruttoinlandsproduktes für Gesundheitsleistungen ausgegeben wird (OECD 2020). Andererseits hängt die Gesundheitsquote auch vom Niveau des Bruttoinlandsproduktes ab, weshalb die Pro-Kopf-Ausgaben einen zutreffenderen Indikator für einen internationalen Vergleich darstellen könnten. Betrachtet man diese Kenngröße, findet sich Deutschland zumindest nach Angaben der Weltbank (World Bank 2020) nicht mehr auf einem Spitzenplatz wieder, sondern mit 5.033 USD in Kaufkraftparitäten (2017) weit hinter den USA (10.246 USD) und skandinavischen Ländern (z. B. Schweden mit 5.904 USD). Ein Grund für die hohe deutsche Gesundheitsquote ist somit das vergleichsweise niedrige deutsche Bruttoinlandsprodukt pro Kopf, welches international mit 46.259 USD (2019) eher einen Platz im Mittelfeld einnimmt (zum Vergleich: BIP pro Kopf z. B. in der Schweiz: 81.994 USD) (World Bank 2020). Zudem muss bei der Beurteilung entsprechender nationaler Kostenwerte beachtet werden, wie sich die jeweilige demografische Situation in den jeweiligen Ländern darstellt: Ein hoher Anteil älterer Bevölkerung wie in Deutschland führt zu entsprechend höheren Durchschnittskosten der Versorgung (Niehaus u. Finkenstädt 2009). Schließlich umfassen solche volkswirtschaftlichen Größen der offiziellen Gesamtrechnung auch keine Schattenwirtschaft, obwohl entsprechende inoffizielle Zahlungen das reale Einkommen ebenfalls erhöhen und die offiziellen Gesundheitsquoten daher entsprechend verzerrt sind.

Zudem hat zwar die Höhe der Gesundheitsausgaben einen Einfluss auf den Gesundheitszustand einer Bevölkerung, dieser ist aber letztlich begrenzt. Andere Einflussgrößen wie das Bildungsniveau, die Arbeitsverhältnisse, die soziale Ungleichheit, die ökologischen Umweltbedingungen und auch der Lebensstil der Bevölkerung sind nach Schätzungen zusammengenommen bedeutsamer für den Gesundheitsstatus der Menschen als das jeweilige Gesundheitssystem im engeren Sinne (Wendt 2016). Trotzdem werden von Zeit zu Zeit Rankings der Performance von Gesundheitssystemen veröffentlicht, deren Ergebnis allerdings maßgeblich auch davon abhängt, wie die Gewichtung der Einzelfaktoren vorgenommen wird (Ahluwalia et al. 2017). Sie sind daher sehr manipulationsanfällig und letztlich wenig aussagekräftig. Insofern ist es kaum sinnvoll, ein bestimmtes Gesundheitssystem als Best-Practice-Beispiel und als eine Art Blaupause für das eigene Gesundheitssystem zu nutzen. Die Beziehungen zwischen Input-Faktoren wie Krankenhausversorgung und Präventionsausgaben auf der einen Seite und Output-Indikatoren wie Säuglingssterblichkeit und Mortalität auf der anderen sind zu vielschichtig, als dass sie einfache kausale Zuschreibungen zuließen.

Allerdings ermöglichen internationale Vergleiche, eigene Versorgungs- und Organisationsstrukturen immer wieder zu überprüfen, um mögliche Effizienzvorteile innovativer Konzepte im Sinne einer optimierten Patientenversorgung abzuschätzen und ggf. in Modellvorhaben zu testen. Dabei geht es in der Regel nicht um die Erprobung ganzer Systeme, sondern einzelner Elemente, deren Übertragbarkeit auf den deutschen Kontext geprüft werden kann. So traf beispielsweise die umfassende Reform des dänischen Krankenhaussystems mit einer starken Fokussierung und Zentralisierung der Angebote hierzulande auf großes Interesse der Fachkreise (Ex u. Amelung 2020), eine vollständige Übernahme des Konzeptes für Deutschland war aber allein schon wegen der in Deutschland traditionell dezentralen Entscheidungsstrukturen und einer kaum denkbaren Bereitstellung erforderlicher Investitionsmittel in vergleichbaren Umfang wie in unserem Nachbarland nie realistisch.

Eines der immer wieder genannten Hauptprobleme des deutschen Gesundheitssystems stellt die mangelnde Integration einzelner Leistungssektoren dar, insbesondere der Übergang zwischen ambulanter und stationärer Versorgung (SVR Gesundheit 2018). Diese Schwäche bedeutet für Patientinnen und Patienten einen Verlust an Leistungsqualität, z.B., wenn wichtige Informationen zur optimalen Behandlung beim Leistungsanbieter des jeweils anderen Sektors nicht oder nicht rechtzeitig ankommen. Gleichzeitig hat dies aber auch ökonomische Wirkungen, weil auf diese Weise Ressourcen verschwendet werden, denn mit dem gegebenen Budget wäre offenkundig eine bessere Qualität der Leistung möglich gewesen. Aus ökonomischer Sicht können zum Abbau dieser Ineffizienzen sinnvolle Anreize bei den Honorierungssystemen, aber auch wettbewerbliche Elemente (im Preis- und Qualitätswettbewerb) und vor allem eine höhere Qualitätstransparenz beitragen. So ist eine lange Reihe von Über-, Unter- und Fehlversorgungen im Gesundheitswesen darauf zurückzuführen, dass die Beteiligten die Qualität der Leistungen nicht oder nur sehr eingeschränkt beurteilen können. Ohne diese Information ist aber ein sinnvoller Vergleich von Alternativen für optimale Entscheidungen auf allen Ebenen (bei Patientinnen und Patienten, Leistungserbringern und bei politisch Verantwortlichen auf Systemebene) nur sehr eingeschränkt möglich; die Ergebnisse bleiben sowohl was die Effektivität als auch was die Effizienz der Versorgung angeht, teilweise weit hinter dem Möglichen zurück.

8.2   Grundprobleme wirtschaftlichen Handelns

Das Grundproblem wirtschaftlichen Handelns, nämlich Knappheit der Mittel in jeder Hinsicht (also nicht nur Geld, sondern insbesondere auch benötigte Personen, Ideen, Zeit, nicht selten auch Sachmittel wie z.B. einfache Gesichtsmasken in einer Pandemie), gilt auch im Gesundheitswesen (Fleßa u. Greiner 2020). Man kann die Grenzen dieser Knappheit durch politische Entscheidungen oder bei Änderung individueller Präferenzen verschieben, dies geht aber letztlich immer zulasten anderer Ziele, die ebenfalls hohen Rang haben wie z.B. Sicherheit, Wohnraum oder Freizeitaktivitäten. Dies zu akzeptieren, fällt offenbar im Gesundheitswesen besonders schwer, denn die Gesunderhaltung von Menschen hat naturgemäß gesellschaftlich wie auch individuell einen hohen Rang.

> Auch das Gesundheitswesen konkurriert letztlich um die Gesamtheit der Ressourcen, die einer Gesellschaft oder einzelnen Individuen zur Verfügung stehen.

Im staatlichen Bereich ist die Erkenntnis der limitierten finanziellen Ressourcen durch die Möglichkeit der Verschuldung häufig besonders eingeschränkt, weil dann gerade auf dieser Ebene relativ einfach hohe Summen mobilisiert werden können, die nachfolgende Generationen zurückzahlen müssen. Man schränkt damit also temporär die eigenen Möglichkeiten weniger ein, beschränkt aber gleichzeitig zukünftige. Das Problem der Knappheit ist auf diese Weise nur verschoben, nicht behoben.

Für die nachhaltige Entwicklung eines Gesundheitswesens ist es daher notwendig, so wie in anderen Bereichen des Lebens auch, in Opportunitäten zu denken, also Budgetrestriktionen zu akzeptieren und somit prinzipiell unbegrenzte Bedürfnisse nicht vollständig befriedigen zu können. Jede Entscheidung für eine bestimmte Alternative (z.B. die Erstattung eines innovativen Arzneimittels oder der Neubau eines Krankenhauses) bedeutet, auf eine andere Alternative zu verzichten. Bei rationaler Betrachtung sollte eine Entscheidung daher immer im Vergleich der Nettonutzen der bestehenden Entscheidungsalternativen getroffen werden. Die verwirklichte Alternative kostet demnach mindestens den Nutzen derjenigen Alternative, die aus Budgetgründen nicht verwirklicht wurde und sich daher für die Patientinnen und Patienten nicht realisiert.

Für Nicht-Ökonomen ist diese Sichtweise häufig schwer erträglich. Es wird eingewandt, man solle nicht das eine Ziel (oder die eine Patientengruppe) gegen ein anderes ausspielen. Beide Ziele seien wichtig und müssten unbedingt gleichzeitig verwirklicht werden. Diese Argumentation negiert aber die Existenz von Knappheit und damit auch die Notwendigkeit, sich an einem gewissen Punkt entscheiden zu müssen. Die Vermittlung dieser Realität ist ebenso eine Aufgabe von Gesundheitspolitik, wobei dies nicht selten mit anderen politischen Opportunitäten in Widerspruch gerät.

Ein Beispiel ist die seit Langem andauernde Diskussion um eine leistungsfähigere Krankenhausstruktur in Deutschland, die auch mit schmerzhaften Entscheidungen zum Verzicht auf einzelne Standorte verbunden wäre. Obwohl die Einsicht hierfür (zumindest vor der Corona-Pandemie) in Deutschland auch bei politischen Entscheidungsträgern grundsätzlich gewachsen ist, sind Standortschließungen wegen des zu erwartenden massiven Widerstands der betroffenen Bürgerinnen und Bürger vor Ort (deren persönliches Budget von der Aufrechterhaltung überzähliger Krankenhausstandorte nur sehr indirekt betroffen ist) immer noch die Ausnahme.

8.3   Effizienz und Effektivität im Gesundheitswesen

Wie bereits ausgeführt, besteht in einem Gesundheitssystem immer dann Potenzial für eine Erhöhung der Effizienz, wenn die eingesetzten Mittel für einen anderen Zweck einen höheren Nutzen ergeben würden. Man unterscheidet dabei die *technische* von der *allokativen Effizienz* (Fleßa u. Greiner 2020).

Bei der technischen Effizienz geht es darum, dass die eingesetzten Produktionsfaktoren nicht suboptimal eingesetzt werden, also z.B. nicht-adäquate Verfahren eingesetzt werden, es an Koordination fehlt oder aus anderen Gründen mehr Mittel als nötig eingesetzt werden, um ein gegebenes Qualitätsniveau zu erreichen. Wenn beispielsweise ein Bluthochdruckpatient mit sehr teuren Arzneimitteln behandelt wird, ihm ein günstigeres Produkt aber den gleichen Gewinn an Lebensqualität und Lebensdauer gebracht hätte, sind Ressourcen verschwendet worden, von denen ggf. ein anderer Patient bzw. eine andere Patientin mehr Nutzen gehabt hätte.

Die allokative Effizienz beschreibt dagegen, ob der Einsatz (technisch völlig einwandfrei erbrachter) Leistungen wirklich den Präferenzen der Beteiligten entspricht. So gab es in Zeiten der Corona-Pandemie viele Diskussionen dazu, wie die knappe Testkapazität am besten eingesetzt werden sollte: Eher sehr gezielt, wiederholt und auch ohne das Vorliegen von Krankheitssymptomen bei vulnerablen Gruppen und deren Pflegenden und Angehörigen – oder auch bei Kontaktpersonen von Infizierten (z.B. in Schulen), obwohl noch keine Krankheitsanzeichen vorlagen. Für beide Strategien gab es durchaus gute Argumente und es war letztlich eine politische Entscheidung (unter Unsicherheit über die pandemischen Wirkungen), welche Ziele als höherwertig angesehen wurden. Naturgemäß fällt es der Gesundheitspolitik leichter, auf Rationalisierungsreserven, also eine nicht ausreichende technische Effizienz, zu verweisen, wenn es um knappe Mittel im Gesundheitswesen geht. Dies sollte den Blick aber nicht davor verstellen, dass trotzdem immer wieder Auswahlentscheidungen im Sinne allokativer Effizienz nötig sein werden, sodass auf Dauer nicht nur ausschließlich Maßnahmen und Leistungen von der Erstattung durch die Krankenkassen ausgeschlossen werden können, die nicht effektiv (also nicht wirksam) sind.

Zur Frage der Effizienz gehört auch, wie hoch die Preise der eingesetzten Produktionsfaktoren sind. Von Bedeutung ist hierbei, welches Aushandlungsverfahren für die Preisfestsetzung gewählt wird. Dafür kommen Marktmechanismen infrage, wie z.B. bei patentfreien Medikamenten, bei denen Krankenkassen im Ausschreibungsverfahren Aufträge zur Belieferung in vorgegebener Qualität an die günstigsten Hersteller vergeben. Üblicher im Gesundheitswesen sind Verhandlungspreise, z.B. im Bereich der Honorierung von pflegerischem und ärztlichem Personal in Krankenhäusern durch Tarifverträge oder bei innovativen Arzneimitteln, die einen Zusatznutzen gegenüber der bisherigen Vergleichstherapie aufweisen. Häufig werden auch kalkulierte Durchschnittskosten für einzelne Einheiten zugrunde gelegt (z.B. bei Fallpauschalen im stationären Bereich) oder administrativ festgelegt (in der Regel auch aufgrund zumindest rudimentärer Kostenkalkulationen wie z.B. bei der Gebührenordnung für Ärztinnen und Ärzte im Bereich privat vergüteter ambulanter Behandlungen). Die Effizienz einzelner Maßnahmen hängt maßgeblich davon ab, wie hoch das Niveau der so ermittelten Bewertungssätze bzw. Preise ist. So kann der Einsatz eines innovativen Arzneimittels zwar effektiv sein, aber angesichts der damit verbundenen Kosten nicht der technischen Effizienz entsprechen, weil es zum Beispiel nahezu gleich wirksame Alternativen gibt, die mit erheblich geringeren Kosten verbunden sind.

Bei der Festlegung des Erstattungspreises innovativer Arzneimittel wird daher direkt nach Marktzugang im Rahmen einer frühen Nutzenbewertung zunächst geprüft, wie viel höher die Effektivität des neuen Produktes gegenüber der bisherigen Therapie (der sogenannten „zweckmäßigen Vergleichstherapie" [zVT]) ist (Greiner et al. 2020). Bis zum Jahr 2011 erfolgte eine solche Prüfung zur Vorbereitung von Preisverhandlungen nicht, sondern die Hersteller konnten den Preis für ihr neues Produkt frei festlegen. Dies führte zu einem international vergleichsweise hohen Preisniveau für innovative Arzneimittel in Deutschland. Die Reaktion darauf war im Jahr 2010 das Arzneimittelneuordnungsgesetz (AMNOG), dessen Name sich mittlerweile für den gesamten Prozess der Arzneimittelfrühbewertung etabliert hat und auch in internationalen Fachkreisen bekannt ist. Vor dem AMNOG erfolgte die Preisfestlegung mangels Wettbewerb (zumindest bei singulär neuen Produkten) und hoher Versicherungsdichte mit fast keiner Selbstbeteiligung der Patientinnen und Patienten ineffizient, weil der Zusammenhang zwischen medizinischem Nutzen und Preishöhe nicht immer zweifelsfrei gegeben war. Diskussionen um hohe Ausgaben für sogenannte Scheininnovationen waren die Folge.

Das AMNOG-Verfahren

Im AMNOG-Verfahren stellt der Hersteller dagegen in strukturierter und transparenter Form ein Dossier mit allen relevanten Studienergebnissen zusammen und reicht dies beim Gemeinsamen Bundesausschuss (G-BA) ein. Dieser vergibt in der Regel einen Auftrag zur wissenschaftlichen Prüfung dieser Unterlagen an das Institut für Qualität und Wirtschaftlichkeit im Gesundheitswesen (IQWiG), das eine Einschätzung zur Höhe des Zusatznutzens gibt. Diese bildet die Grundlage für den G-BA zur Feststellung des Zusatznutzens. Wenn kein Zusatznutzen belegt ist, soll der Preis höchstens in Höhe der zweckmäßigen Vergleichstherapie festgesetzt werden, was zu einer effizienten Verwendung der Beitragsmittel der Krankenkassen beiträgt. Bei Vorlage eines Zusatznutzens verhandelt das betreffende pharmazeutische Unternehmen einen Preis mit dem GKV-Spitzenverband. Dieser Preis wird als Preisaufschlag auf die Kosten der bisherigen Standardtherapie vereinbart. In die Preisverhandlungen sollen neben dem Zusatznutzenniveau

> auch die Preise für das Produkt in ausgewählten europäischen Ländern, die Kos-
> ten der zVT sowie die weiterer vergleichbarer Arzneimittel einbezogen werden.
> Wenn keine Einigung bei den Preisverhandlungen erzielt wird, wird ein Schieds-
> amt angerufen, das den Preis dann auf gleicher inhaltlicher Grundlage festlegt.

Das beschriebene Verfahren ist mittlerweile beispielhaft für andere Länder und wird
auch für andere Produktgruppen in Deutschland wie Medizinprodukte und Digitale
Gesundheitsanwendungen (DiGA) diskutiert (Gensorowsky et al. 2020). Allerdings
wird bei der Bewertung der zuletzt genannten Güter bei weitem nicht das Ausmaß
an wissenschaftlicher Konsequenz und Transparenz erreicht. Hier sind also weitere
Potenziale für die Hebung von Effizienzreserven wahrscheinlich. Was in Deutschland dagegen noch fast vollständig fehlt, ist die Nutzung von Kosten-Nutzen-Analysen für die Preisfindung in Bereichen, wo keine marktliche Preisbestimmung möglich oder gewollt ist. In den meisten Nachbarstaaten wie z.B. Frankreich oder den
Niederlanden sind solche ergänzenden Untersuchungen vor Festlegung des Preises
für ein neues patentiertes Arzneimittel schon seit längerer Zeit fester Bestandteil des
Verfahrens. Auf diese Weise ist es möglich, anders als beim deutschen AMNOG-Verfahren (im Zuge dessen noch nie eine Kosten-Nutzen-Analyse durchgeführt worden
ist), Informationen für die Preisverhandlungen zur Verfügung zu stellen, die darüber
hinausgehen, ob und wie viel besser ein neues Produkt im Vergleich zum Status-Quo
der Versorgung ist. Es wird deutlich, welcher finanzielle Mehraufwand mit der Einführung des Produktes verbunden ist (sogenannter „Budget Impact") und wie sich
dieser Mehraufwand in Bezug auf die zusätzliche Verbesserung des Gesundheitszustands der Patientinnen und Patienten darstellt (sogenannte „Kosten-Effektivität").

So geben Kosten-Nutzen-Analysen Anhaltspunkte dazu, wie hoch in etwa der Preis
für ein neues Produkt liegen darf, um nicht als ineffizient zu gelten. Selbst wenn die
Zahlungsbereitschaft eines Gesundheitssystems nicht ganz genau exakt bestimmbar
ist (und die Preisbestimmung damit auch weiterhin nicht nur eine einfache Rechen-
aufgabe ist, sondern von der jeweiligen Verhandlungssituation abhängt), geben sehr
günstige und auch sehr ungünstige Quotienten von Zusatzkosten zum Zusatznutzen
ein wichtiges Signal an beide Marktseiten (das pharmazeutische Unternehmen auf
der einen und die Krankenkassen auf der anderen Seite) zur Wirtschaftlichkeit der
jeweiligen Preisvorstellungen. Für Impfungen, die aus Mitteln der Krankenkassen
erstattet werden sollen, werden schon seit vielen Jahren routinemäßig auch Kosten-
Nutzen-Analysen (neben den Studien zur Wirksamkeit und Sicherheiten der Vakzine)
vom Robert Koch-Institut herangezogen, beauftragt und mittlerweile auch selbst
durchgeführt. Es ist schwer verständlich, warum auf diese wichtige Information in
anderen Bereichen des deutschen Gesundheitssystems noch immer weitgehend verzichtet wird.

8.4   Nachhaltige Finanzierbarkeit des Gesundheitswesens

Das deutsche Gesundheitssystem steht, was die Finanzierbarkeit angeht, vor großen
Herausforderungen (Breyer u. Lorenz 2020). Die letzte Dekade war geprägt von einem
stetigen konjunkturellen Aufschwung mit steigenden Erwerbstätigenzahlen (und
damit immer mehr Beitragszahlern und Beitragszahlerinnen), steigenden Einkom-

men und nur moderaten demografischen Auswirkungen auf der Ausgabenseite. So konnte trotz vielfacher Leistungsverbesserungen, Preissteigerungen und dem Abbau von Selbstbeteiligungen wie der Praxisgebühr ein Anstieg der Beitragssätze weitgehend vermieden werden. Allerdings kann die konjunkturelle Entwicklung nicht immer nur weiter nach oben gehen und wird zudem durch den massiven wirtschaftlichen Einbruch im Zuge der Corona-Pandemie 2020/21 noch weiter ausgebremst. Da gleichzeitig die Herausforderungen auf der Ausgabenseite im Hinblick auf die neuen Möglichkeiten innovativer medizinischer Verfahren und des weiteren Anstiegs des Durchschnittsalters der Bevölkerung eher größer werden, stellen sich Fragen einer stärker an Wirtschaftlichkeit orientierten Gesundheitspolitik mit wieder größerer Dringlichkeit.

Die von der Politik selbst gezogene Grenze von höchstens 40% Beitragspunkten in der Sozialversicherung ist faktisch längst erreicht, ohne dass die eben nur überblicksartig angesprochenen Entwicklungen überhaupt bereits gänzlich zum Tragen gekommen wären. Derzeit wird die Lösung aus diesem Dilemma vor allem darin gesucht, dass der steuerliche Zuschuss zur gesetzlichen Krankenversicherung ausgeweitet wird (Ulrich 2020). Mitten in der Corona-Pandemie war dies sicher adäquat, um die (neben den menschlichen und medizinischen) auch finanziellen Lasten der Krise langfristig zu strecken und stärker nach wirtschaftlicher Leistungsfähigkeit zu verteilen als dies allein durch das System der proportionalen Beitragszahlung an die Krankenkassen möglich wäre. Zudem hat die Beitragsfinanzierung den Nachteil, nahezu ausschließlich von einer einzigen Einkommensart abhängig zu sein, und somit bei jeder Erhöhung wie eine Steuer auf den Faktor Arbeit zu wirken, was speziell in wirtschaftliche Krisenlagen kontraproduktiv ist.

>>> Eine stärker an wirtschaftlichen Gesichtspunkten ausgerichtete Neukonzeption des Gesundheitswesens ist vor diesem Hintergrund unabdingbar, wenn man nicht zusehends mehr und mehr in eine Steuerfinanzierung abdriften möchte, die noch mehr als die Beitragsfinanzierung konjunktur- und politikanfällig ist.

Dabei wird, wie das Beispiel der Frühbewertung von Arzneimitteln zeigt, eine stärkere Orientierung an wissenschaftlicher Bewertung beitragen. Dies ist auch zum Nutzen der Patientinnen und Patienten, für deren Versorgung und Information mehr Evidenz verfügbar gemacht wird. Aber auch der Ausbau wettbewerblicher Elemente (z.B. bei einer sektorübergreifenden Versorgungsplanung mit regelmäßiger Ausschreibung bestimmter Versorgungsleistungspakete) kann dazu beitragen, Strukturen regelmäßig auf ihre Angemessenheit und damit Effizienz zu überprüfen und ggf. auch infrage zu stellen. Eine stärker anreizkompatible Honorierung (z.B. bei der Neuausrichtung der Fallpauschalen in den Krankenhäusern) und eine bessere Verzahnung der unterschiedlichen Versorgungsbereiche, wozu insbesondere zukünftig die Digitalisierung mehr beitragen wird, sind weitere Elemente, die potenziell zu einer nachhaltigen Finanzierbarkeit des Gesundheitssystems beitragen könnten.

Literatur

Ahluwalia SC, Damberg CL, Silverman M, Motala A, Shekelle, PG (2017) What Defines a High-Performing Health Care Delivery System: A Systematic Review, The Joint Commission Journal on Quality and Patient Safety 43, 450–459

Breyer F, Lorenz N (2020) Wie nachhaltig sind die gesetzliche Kranken- und Pflegeversicherung finanziert? Wirtschaftsdienst 100, 591–596

Ex P, Amelung VE (2020) Krankenhausreform in Dänemark: Purer Hype oder was bringen Ländervergleiche im Gesundheitswesen? GuS 74, 6–10

Fleßa S, Greiner W (2020) Grundlagen der Gesundheitsökonomie – Eine Einführung in das wirtschaftliche Denken im Gesundheitswesen. 4. Aufl. Springer Gabler Wiesbaden

Gensorowsky D, Düvel J, Hasemann L, Greiner W (2020) Zugang mobiler Gesundheitstechnologien zur GKV. Gesundheitsökonomie & Qualitätsmanagement 25, 105–114

Greiner W, Witte J, Gensorowsky D, Pauge S (2020) AMNOG-Report 2020: 10 Jahre AMNOG – Rückblick und Ausblick. medhochzwei Verlag Heidelberg

Niehaus F, Finkenstädt V (2009) Deutschland – ein im internationalen Vergleich teures Gesundheitswesen? Diskussionspapier 12/09 des Wissenschaftlichen Instituts der PKV (WIP). URL: http://www.wip-pkv.de (abgerufen am 04.01.2021)

OECD (2020) Health expenditure and financing. URL: https://stats.oecd.org (abgerufen am 04.01.2021)

Sachverständigenrat zur Begutachtung der Entwicklung im Gesundheitswesen (SVR Gesundheit) (2018) Bedarfsgerechte Steuerung der Gesundheitsversorgung. MWV Medizinisch Wissenschaftliche Verlagsgesellschaft Berlin

Ulrich V (2020) Corona Pandemie und finanzielle Stabilität der gesetzlichen Krankenversicherung. Gesundh ökon Qual manag 25, 239–245

Wendt C (2016) Einflussfaktoren von Gesundheitssystemen auf Gesundheit und gesundheitliche Ungleichheit. In: Richter M, Hurrelmann K (Hrsg.) Soziologie von Gesundheit und Krankheit, 211–226. Springer Wiesbaden

World Bank (2020) Current health expenditure per capita (current USD). URL: https://data.worldbank.org (abgerufen am 04.01.2021)

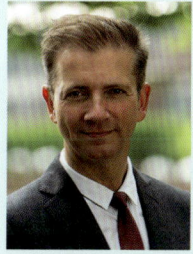

Prof. Dr. Wolfgang Greiner

Wolfgang Greiner ist Inhaber des Lehrstuhls für „Gesundheitsökonomie und Gesundheitsmanagement" an der Universität Bielefeld und seit 2010 Mitglied im Sachverständigenrat zur Begutachtung der Entwicklung im Gesundheitswesen beim Bundesgesundheitsministerium, seit 2019 dessen stellvertretender Vorsitzender. Er gehört zudem u.a. den wissenschaftlichen Beiräten der Techniker Krankenkasse und des Instituts für Qualität und Wirtschaftlichkeit im Gesundheitswesen (IQWiG) an. Seit 2019 ist Wolfgang Greiner zudem Mitglied im wissenschaftlichen Beirat für die Neugestaltung des Risikostrukturausgleiches in der gesetzlichen Krankenversicherung beim Bundesamt für Soziale Sicherung.

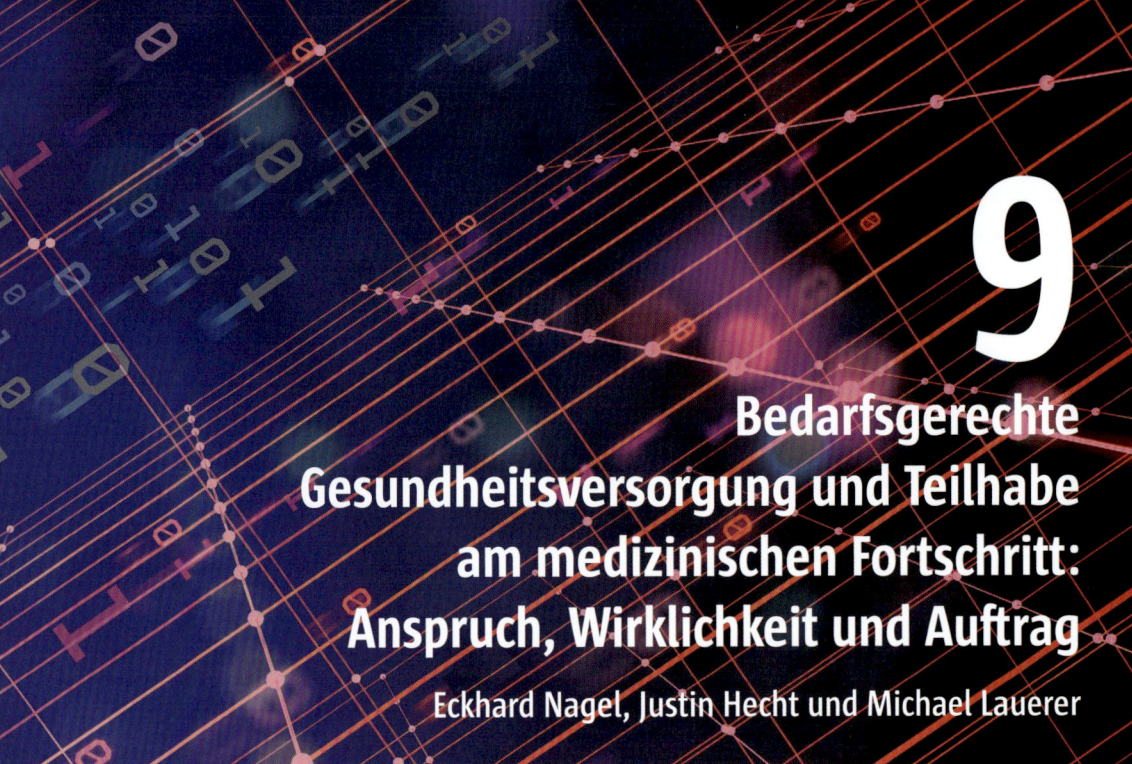

9

Bedarfsgerechte Gesundheitsversorgung und Teilhabe am medizinischen Fortschritt: Anspruch, Wirklichkeit und Auftrag

Eckhard Nagel, Justin Hecht und Michael Lauerer

9.1 Anspruch

Gesundheit gehört zu den sogenannten konditionalen Gütern – wie etwa auch die Freiheit oder der Frieden. Sie ist damit elementarer Bestandteil für ein selbstbestimmtes Leben sowie die gesellschaftliche, intellektuelle und ökonomische Teilhabe. Das Gut Gesundheit ist durch einen „ermöglichenden Charakter" gekennzeichnet und unterscheidet sich damit deutlich von anderen Gütern: Ein Mindestmaß an Gesundheit ist die Voraussetzung dafür, dass Menschen ihre individuellen Lebenspläne und -projekte mit einer hinreichenden Erfolgsaussicht entwickeln und realisieren können (vgl. Kersting 2000).

Dabei entzieht sich die eigene Gesundheit – insbesondere in den ersten Lebensjahren – der vollständigen persönlichen Kontrolle: Gesundheit ist etwa allein schon aufgrund genetischer Prädispositionen und damit verbundener Erkrankungswahrscheinlichkeiten in der Bevölkerung *a priori* nicht gleichverteilt. Vor diesem Hintergrund herrscht in Deutschland ein breiter gesellschaftlicher Konsens, dieser Ungleichheit durch eine bedarfsgerechte Gesundheitsversorgung und gleiche Teilhabe am medizinischen Fortschritt zu begegnen. Sozioökonomische Faktoren – wie etwa das Einkommen, die Bildung oder der berufliche Status – sollen auf den Zugang zur Gesundheitsversorgung keinen Einfluss haben. Dieser Anspruch wird auch in den gesetzlichen Grundlagen, z.B. im Grundgesetz und in dem sich daraus ableitenden solidarisch ausgerichteten Gesundheitssystem deutlich. Damit findet die Gesundheit eine besondere Berücksichtigung in der Ordnung unseres Zusammenlebens. Das wird schon daran deutlich, dass es hierzulande eine Pflicht zur Versicherung gegen die Folgen von Erkrankungen gibt. Diese ist primär nicht als Einschränkung des Selbstbestimmungsrechts zu werten, sondern – zusammen mit der solidarischen Finanzierung und der Beitragsübernahme für Bedürftige – als Garant für eine Absicherung und Befähigung für die Realisierung von Lebenschancen. Doch zum Beginn der 2020er-Jahre stellt sich die Frage, ob das deutsche Gesundheitssystem diesen Ansprüchen adäquat gerecht wird oder ob es seitens der Gesundheitspolitik Impulse und korrektive Eingriffe benötigt.

9.2   Wirklichkeit

Blickt man auf den Umgang und das Ringen um die Bewältigung der im Frühjahr 2020 auch in Europa ausgebrochenen COVID-19-Pandemie, zeichnet sich auf den ersten Blick ein positives Bild ab: Krankenhäuser stellen Beatmungsgeräte und Intensivbetten prioritär für Patient:innen mit schweren Verläufen zur Verfügung. Weniger eilige und wichtige Eingriffe werden zurückgestellt, um Kapazitäten frei zu halten. Diese Beispiele zeigen, dass knappe Ressourcen dort eingesetzt werden können, wo sie am dringendsten gebraucht werden. Auch die Entscheidungen zur zeitlichen Priorisierung von Bevölkerungsgruppen bei der Inanspruchnahme der neuen Corona-Impfstoffe folgt hierzulande der ethischen Orientierung an der Bedürftigkeit. Zahlungsfähigkeit oder sozioökonomische Faktoren spielen hingegen explizit keine Rolle. Auch für die Bereitstellung der notwendigen Infrastruktur und andere Kosten kommt (weitestgehend) der Staat bzw. die Solidargemeinschaft auf. Einschränkend ist darauf hinzuweisen, dass diese positive Einschätzung noch einer detaillierten Überprüfung in nächster Zukunft standhalten muss. So drängt sich für Deutschland – etwa im Vergleich mit den USA – nicht der Verdacht auf, bestimmte Bevölkerungsgruppen würden etwa so stark benachteiligt sein, dass ihr Sterberisiko signifikant höher ist. Dennoch kann zum jetzigen Zeitpunkt nicht ausgeschlossen werden, dass es auch systematische Benachteiligungen in Deutschland gibt – etwa im Hinblick auf den sozioökonomischen Status.

Insgesamt wäre es eine unzulässige Vereinfachung, die Frage nach einer bedarfsgerechten Gesundheitsversorgung und der Teilhabe nur auf Grundlage einer Ausnahmesituation wie der COVID-19-Krise, einem Jahrhundertereignis, und dem Umgang damit zu beantworten. Zudem besteht die Hoffnung, dass die gesundheitsbezogene Lebenswirklichkeit der Bevölkerung in Deutschland in absehbarer Zeit zum Zustand *ante Corona* konvergiert sein wird. Bevor die Bedarfsgerechtigkeit der Gesundheitsversorgung und die Teilhabe am medizinischen Fortschritt evaluiert werden, gilt es also zunächst festzustellen, ob sich der Gesundheitsstatus zwischen sozioökonomischen Gruppen überhaupt unterscheidet. Die Existenz sozialer Determinanten von Gesundheit und Krankheit sowie die resultierende soziale Ungleichheit in der Morbidität und Mortalität werden in der Sozialepidemiologie seit Jahrzehnten erforscht. In Deutschland weisen Menschen mit niedrigem sozioökonomischem Status (SES) eine höhere Prävalenz chronischer Krankheiten wie z.B. koronare Herzkrankheiten, Diabetes Mellitus oder Arthrose auf. Darüber hinaus sind sie häufiger von psychosomatischen Beschwerden, Unfallverletzungen und Behinderungen betroffen (vgl. Lampert et al. 2017). Die Ergebnisse zeigen zudem, dass Menschen mit niedrigem SES nicht nur eine höhere Lebenszeitprävalenz beeinträchtigender Krankheiten haben, sondern dass sie im Vergleich zu Personen mit hohem SES auch eine geringere Lebenserwartung bzw. höhere Sterblichkeit aufweisen (vgl. Lampert et al. 2019).

Diese Erkenntnisse gelten nicht nur für Deutschland, sondern für wohlhabende Industrienationen im Allgemeinen (vgl. Mackenbach 2012). Daher wird die positive Beziehung zwischen sozioökonomischem Status und Gesundheit in der Literatur als sogenannter „sozialer Gradient" bezeichnet. Die soziale Ungleichheit hinsichtlich Einkommen, Bildung, Arbeits- und Wohnsituation zu verringern, ist primär Aufgabe der Politik und nicht des Gesundheitssystems. Gleichwohl muss ein sozial gerechtes und auch effizientes Gesundheitssystem diese Disparitäten erkennen und ihnen proaktiv entgegensteuern. In Anbetracht dieses sozialen Gradienten sollte geprüft werden, ob das deutsche Gesundheitssystem eine bedarfsgerechte Gesundheitsversorgung und Teilhabe am medizinischen Fortschritt tatsächlich gewährleistet oder soziökonomische Faktoren zunehmend über Gesundheit und Krankheit entscheiden.

Vor allem Versorgungssituationen, die offensichtlich von einer Knappheit medizinischer Ressourcen gekennzeichnet sind, eignen sich zur Evaluation von Verteilung und Gleichheit. Dies liegt nahe, weil ein unübersehbar unzureichendes Angebot medizinischer Güter und Leistungen verdeutlicht, welche Kriterien zum Umgang mit konkurrierenden Bedarfen genutzt werden. Kein Sachverhalt spiegelt die Notwendigkeit eines solchen Gutes oder Leistung bei gleichzeitiger Knappheit eindrücklicher wider als die Organtransplantation: Die Anzahl der Personen, welche aus medizinischen Gründen eine Organtransplantation benötigen, übersteigt seit Jahren die Zahl der Spenderorgane deutlich. Im Jahr 2019 befanden sich in Deutschland etwa 9.000 Menschen auf der Warteliste für ein Spenderorgan, dem standen 932 postmortale Organspender gegenüber (vgl. Deutsche Stiftung Organtransplantation 2020). Für die Vermittlung von Spenderorganen sind zwei grundlegende Kriterien maßgeblich: die Erfolgsaussicht einer Transplantation und deren Dringlichkeit (§ 12 Abs. 3 Satz 1 Transplantationsgesetz). Diese von Experten für die einzelnen Organe – etwa die Niere oder das Herz – in operationalisierbare und messbare Größen überführten Kriterien haben sich etabliert und werden im Allgemeinen als adäquat und gerecht angesehen.

> Beide bisher aufgeführten Beispiele, die Gesundheitsversorgung von Corona-Patient:innen sowie die Organtransplantation, haben jedoch eines gemeinsam: Aufgrund der unmittelbaren medizinischen Notwendigkeit und der damit zusammenhängenden Lebensgefährdung bei knappen Ressourcen besteht ein Höchstmaß an öffentlicher Aufmerksamkeit und ein unmittelbares Verlangen nach Transparenz.

Dies macht es quasi unausweichlich, „explizit zu rationieren", also Richtlinien oder Kriterien zu etablieren, welche die Zuteilung der jeweils knappen Ressource verbindlich und für jeden ersichtlich regeln. Dabei fällt ein Unterschied auf: Während bei der Verteilung von Organen mit der Dringlichkeit und der Erfolgsaussicht der Transplantation in einem eher ausgeglichenen Maße sowohl ein egalitaristisch motiviertes als auch ein utilitaristisches Leitkriterium Anwendung findet, ist dies im Kontext der COVID-19-Pandemie nicht der Fall: Hier dominiert die egalitaristische, auf einen gleichen und sich am individuellen Bedarf orientierenden Zugang bezogene Perspektive. Utilitaristische, also auf die Maximierung des Gesamtnutzens abstellende Überlegungen sind nicht bzw. nur im Ansatz relevant.

In Deutschland ist die Zahl von medizinischen Bereichen, in denen eine absolute Knappheit herrscht, begrenzt. Dies ist nicht zuletzt unserem Wohlstand, der den medizinischen Fortschritt in der Breite nutzbar macht, zu verdanken. Im medizinischen Regelbetrieb sind Ressourcen (wie z.B. die Zeit der Ärzt:innen) keineswegs unbegrenzt vorhanden, allerdings hat die Verteilungsentscheidung nicht im selben Maße Auswirkungen auf das Leben der Patient:innen wie in den angeführten Bereichen. Es kommt also im Alltag immer wieder zur Entscheidung über die Vorenthaltung von notwendigen oder wünschenswerten Ressourcen zur Behandlung und Begleitung von Patient:innen. Dies nennt man „implizite Rationierung": Verteilungsentscheidungen werden durch die Leistungserbringer getroffen – ohne einen vorangegangenen gesellschaftlichen Diskurs und klaren Rahmen. Eine Überforderung von Ärzt:innen und Pflegenden ist nicht selten die Folge.

Dies fließt in die Debatte um soziale Ungleichheit beim allgemeinen Zugang zur Gesundheitsversorgung mit ein, welche vor allem im Hinblick auf die kommende Legislaturperiode für die Politik von besonderem Interesse sein dürfte. Der Anspruch eines gleichen Zugangs zur medizinischen Versorgung besteht im Detail nicht, dafür sorgt allein schon die Unterscheidung in Gesetzliche Krankenversicherung (GKV) und Private Krankenversicherung (PKV). Während in der GKV keine Ausschlusskriterien existieren, differenziert die PKV sowohl bei Aufnahme als auch bei Beiträgen nach Einkommen, Gesundheitszustand, Eintrittsalter und individuellem Risiko. Diese Kriterien ermöglichen ca. 10% der Bevölkerung – beim Eintritt als überwiegend gesunde und einkommensstarke Individuen – die Inanspruchnahme einer privilegierten Gesundheitsversorgung. Die große Mehrheit findet Schutz in der GKV, unabhängig von (Vor-)Erkrankungen, Einkommen, etc.

Die Selektion der „guten Risiken" führt dazu, dass die PKV nicht nur für ihre Mitglieder attraktiv, sondern auch für den Versichernden sehr lukrativ ist. Die beiden Systeme sind zwar hinsichtlich ihrer Finanzierung und Versicherten voneinander entkoppelt, greifen jedoch auf die gleiche öffentliche Gesundheitsversorgung und -infrastruktur zurück. So stehen niedergelassene Ärzt:innen vor einer komplexen Abwägung, denn Leistungen für privat versicherte Patient:innen werden deutlich besser vergütet und so ist es individuell rational ihre Nachfrage zu priorisieren und vollumfänglich zu bedienen. Studien zeigen, dass gesetzlich versicherte Patient:innen signifikant längere Wartezeiten für ambulante Haus- und Facharztkonsultationen sowie stationäre Behandlungen haben (vgl. Huber u. Mielck 2010; Roll et al. 2012). Auch Wartezeiten innerhalb der Praxen, Zeitmangel der Ärzt:innen und finanzielle Hürden wie Zuzahlungen bilden weitere Barrieren (vgl. Hapke et al. 2016; Klein u. Knesebeck 2016). Sicher ist die Versorgung in der PKV nicht in allen Bereichen der GKV überlegen, dennoch fördern die parallelen Systeme die medizinische Überversorgung einer Gruppe und die nicht bedarfsgerechte Versorgung einer anderen Gruppe. Man stelle sich vor, dass in anderen Bereichen der staatlichen Daseinsvorsorge und Infrastruktur, wie z.B. Bildung oder Polizei, unterschiedliche Systeme mit ungleichem Zugang und Qualität selbstverständlich wären.

Zudem tragen die bestehenden ökonomischen Fehlanreize in großem Maße zu regionalen Unterschieden in der gesundheitsbezogenen Lebenssituation der Bürger bei. Zwar ist die „Gleichwertigkeit der Lebensverhältnisse" fest im Grundgesetz der Bundesrepublik Deutschland verankert (Art. 72 Abs. 2 GG), doch im Hinblick auf die Gesundheitsversorgung konnte dieser Anspruch – trotz aller Bemühungen – noch nicht erreicht werden: Die Unterschiede in der ambulanten haus- und fachärztlichen Versorgung zwischen Ballungsgebieten und dem ländlichen Raum sind bekannt (vgl. Kaduszkiewicz et al. 2018). Die zugrundeliegende Ursache für den Mangel an Ärzt:innen und Fachkräften im Öffentlichen Gesundheitsdienst (ÖGD) auf dem Land ist auch hier auf sozioökonomische Faktoren zurückzuführen. So lassen sich Ärzt:innen überwiegend dort nieder, wo überproportional viele wohlhabende Menschen (und privat versicherte Patient:innen) leben (vgl. Sundmacher u. Ozegowski 2016). Aus kollektiver Perspektive und im Sinne einer bedarfsgerechten Gesundheitsversorgung, handelt es sich hier um eine Fehlallokation: Auf diese Weise bekommen regionale Wirtschaftsfaktoren unweigerlich einen Einfluss auf die bedarfsgerechte Versorgung und Teilhabe am medizinischen Fortschritt. Studien belegen, dass sozioökonomische Rahmenbedingungen und räumliche Deprivation (auch innerhalb von Ballungsräumen) einen deutlichen Einfluss auf die Lebenserwartung der Menschen ausüben (vgl. Latzitis et al. 2011; Kroll et al. 2017). Fehlende Behandlungsmöglichkeiten in strukturschwachen Gebieten können dabei eine wichtige Rolle spielen.

Auch unabhängig von Versichertenstatus und regionalen Unterschieden in der Versorgung beeinflussen sozioökonomische Faktoren die soziale Ungleichheit in der Gesundheit: Wirkungskanäle sind häufig die unterschiedliche Gesundheitskompetenz und damit einhergehend das Gesundheitsverhalten der Menschen aus verschiedenen sozialen Schichten. Im Bereich Prävention besteht ein signifikanter Zusammenhang zwischen einem erhöhten Sozialstatus und der Inanspruchnahme von Vorsorgeuntersuchungen zur allgemeinen Gesundheit, Zahngesundheit, oder Krebsfrüherkennung (vgl. Klein et al. 2014). Bei Kindern offenbaren sich im Rahmen der Inanspruchnahme von Früherkennungsuntersuchungen (U1-U9) noch deutlichere Unterschiede zwischen den einzelnen Statusgruppen. So kann in allen Einzeluntersuchungen eine geringere Teilnahme von Kindern aus Familien mit geringem SES im Vergleich zu höheren Statusgruppen festgestellt werden (vgl. Schmidtke et al. 2018). Zudem sind über alle Lebensphasen hinweg Bewegungsmangel, Tabak- und Alkoholkonsum sowie unausgewogene Ernährung bei Menschen mit niedrigem SES häufiger festzustellen (vgl. Lampert et al. 2017). Ein Gesundheitssystem, das neben Effektivität auch soziale Gerechtigkeit in den Mittelpunkt stellt, muss auch in der Lage sein für diese Problemstellungen Antworten zu finden.

9.3 Auftrag

>>> Die Corona-Krise hat verdeutlicht, welche Bedeutung der Gesundheitsversorgung im Leben der Menschen auch im gesellschaftlichen Kontext zukommt.

Die politischen Rahmenbedingungen haben gewährleistet, umgehend Maßnahmen zu ergreifen und Verteilungsfragen adäquat zu begegnen. Der Stellenwert der Gesundheit als konditionales Gut im Mittelpunkt der unterschiedlichen Interessenslagen ist dabei besonders deutlich geworden: In der Güterabwägung wurden auch selbstverständliche Freiheitsrechte mit dem Ziel, Leben und Gesundheit Einzelner zu schützen, zeitweise gravierend eingeschränkt.

Eine solche Ausnahmesituation zeigt auf, wo besonderer Handlungsbedarf besteht, z.B. im Öffentlichen Gesundheitsdienst (ÖGD) oder in einer flächendeckenden, adäquaten Gesundheitsversorgung. Die Bereitstellung eines bedarfsgerechten Angebots und die damit verbundene Teilhabe am medizinischen Fortschritt bleibt oberstes Primat der Gesundheitspolitik. Hierzu müssen die Entscheidungsträger:innen die richtigen Weichen stellen, denn ein Fortbestehen des sozialen Gradienten wird in Anbetracht der demografischen Entwicklung und der Zunahme chronischer Erkrankungen unseren Staat weiter vor große Herausforderungen stellen: Zum einen ist es im großen Interesse einer älter werdenden Bevölkerung, mit welcher Qualität die hinzugewonnenen Lebensjahre verbracht werden können. Zum anderen wird die umlagefinanzierte GKV die erhöhte Morbidität großer Bevölkerungsteile und die damit einhergehenden Kosten ökonomisch nicht allein tragen können.

Daher ist es ein Auftrag an die Politik, das Gesundheitswesen in Form der Krankenkassen, dem ÖGD, der Kassenärztlichen Vereinigungen, der Deutschen Krankenhausgesellschaft und vielen mehr zu stärken, indem die technischen und personellen Voraussetzungen für eine gerechtere und effizientere Versorgung geschaffen werden. Die Gesundheitspolitik der 2020er-Jahre sollte dabei mit dem Ziel einer die Sektorengrenzen überwindenden, interprofessionellen Angebotsstruktur insbesondere fünf Schwerpunkte verfolgen:

1. **Gesundheitskompetenz steigern**: Projekte zur Steigerung und Vermittlung der Gesundheitskompetenz müssen stärker gefördert werden. Dabei sollte der Fokus nicht auf theoretischen Grundsatzprogrammen, sondern auf praxisorientierten Pilotprojekten liegen, welche die Lebensrealität der Menschen aus unteren sozialen Schichten speziell berücksichtigen.

2. **Technologischen Fortschritt nutzen**: Zahlreiche und diverse Werkzeuge, wie z.B. (medizinische) Apps, Smartwatches, Telemedizin oder Soziale Medien stehen zur Verfügung, um das Gesundheitsverhalten und die Versorgung zu verbessern. Für die 2020er-Jahre muss nun der Beitrag solcher Anwendungen im Hinblick auf die Verringerung des sozialen Gradienten untersucht und als elementares Kriterium für die Förderung und Umsetzung etabliert werden. Eine zunehmende Digitalisierung von Gesundheitsangeboten ohne Berücksichtigung der von sozioökonomischen und -demografischen Faktoren abhängigen Zugangsmöglichkeiten verschlechtert die Versorgungssituation und vergrößert die soziale Divergenz.

3. **Prävention im Alter fördern**: Eine semi-verpflichtende Inanspruchnahme präventiv-medizinischer Leistungen muss auch im Alter, analog zu den U-Untersuchungen bei Kindern, implementiert werden. Viele mit dem Alter zunehmende Krankheiten, wie z.B. Diabetes Mellitus, Herzrhythmusstörungen etc., lassen sich durch einfache und kostengünstige Diagnostik frühzeitig erkennen und behandeln.

4. **Öffentlichen Gesundheitsdienst ausbauen**: Nicht erst seit der sogenannten Flüchtlingskrise und aktuell der Corona-Pandemie wird deutlich, dass der Öffentliche Gesundheitsdienst – insbesondere auf der unteren Ebene, also in den Städten und Landkreisen – vernachlässigt worden ist. Auch auf Länder- und Bundesebene wurde deutlich, dass der ÖGD nicht mit den adäquaten finanziellen, technischen und personellen Mitteln ausgestattet war. Die bereits beschlossenen Fördermaßnahmen müssen so umgesetzt werden, dass es zu einer nachhaltigen Stärkung des ÖGD im Hinblick auf eine bedarfsgerechte Gesundheits-

versorgung kommt, die sich gerade auch des Themas der Benachteiligung spezieller sozioökonomischer Gruppen annehmen kann.

5. **Sozioökonomische Faktoren stärker berücksichtigen:** Um dem systemimmanenten Fehlanreiz zur finanziellen Bevorzugung von privat Versicherten entgegen zu wirken, braucht es eine Anpassung in ambulanten und stationären Vergütungssystemen. Hierzu liegen verschiedene Verfahrensvorschläge vor – wie etwa die Reform der Gebührenordnung für Ärzte (GOÄ) oder der Einheitlichen Bewertungsmaßstab (EBM). Zur Reduktion regionaler Disparitäten in der Gesundheitsversorgung müssen Niederlassungsentscheidungen in sozialen Brennpunkten sowie strukturschwachen ländlichen Gebieten finanziell gefördert werden. Nur auf diese Weise kann man bestehenden ökonomischen Fehlanreizen begegnen.

Diese Maßnahmen können entscheidend dazu beitragen, dass Therapien und rehabilitative Maßnahmen einzig nach objektivem Bedarf angeboten und die Inanspruchnahme von Vorsorgeuntersuchungen nicht vom sozialen Hintergrund abhängt. Am Ende der 2020er-Jahre dürfen persönliche Faktoren wie Bildung, Einkommen oder Versichertenstatus nicht über die Lebenserwartung entscheiden.

Literatur

Deutsche Stiftung Organtransplantation (2020) Jahresbericht 2019. Organspende und Transplantation in Deutschland. Deutsche Stiftung Organtransplantation Frankfurt am Main

Hapke A, Lauerer M, Ramtohul I, Nagels K (2016) Unerfüllte Behandlungswünsche in Deutschland: Ergebnisse einer Querschnittsstudie 2015. In: 8. Jahrestagung der Deutschen Gesellschaft für Gesundheitsökonomie e.V. (dggö), Berlin

Huber J, Mielck A (2010) Morbidität und Gesundheitsversorgung bei GKV-und PKV-Versicherten. In: Bundesgesundheitsblatt-Gesundheitsforschung-Gesundheitsschutz 53(9), 925–938

Kaduszkiewicz H, Teichert U, van den Bussche H (2018) Ärztemangel in der hausärztlichen Versorgung auf dem Lande und im Öffentlichen Gesundheitsdienst: Eine kritische Analyse der Evidenz bezüglich der Rolle von Aus- und Weiterbildung. In: Bundesgesundheitsbl 61(2), 187–194. DOI: 10.1007/s00103-017-2671-1

Kersting W (2000) Gerechtigkeitsprobleme sozialstaatlicher Gesundheitsversorgung. In: Kersting W (Hrsg.) Politische Philosophie des Sozialstaats. 467–507. Velbrück Wissenschaft Weilerwist

Klein J, Hofreuter-Gätgens K, Knesebeck O von dem (2014) Socioeconomic Status and the Utilization of Health Services in Germany: a Systematic Review. In: Janssen C, Swart E, Lengerke T von (Hrsg.): Health Care Utilization in Germany. 117–143. Springer New York

Klein J, Knesebeck O von dem (2016) Soziale Unterschiede in der ambulanten und stationären Versorgung: Ein Überblick über aktuelle Befunde aus Deutschland. In: Bundesgesundheitsblatt, Gesundheitsforschung, Gesundheitsschutz 59(2), 238–244. DOI: 10.1007/s00103-015-2283-6

Kroll LE, Schumann M, Hoebel J, Lampert T (2017) Regionale Unterschiede in der Gesundheit – Entwicklung eines sozioökonomischen Deprivationsindex für Deutschland. In: Journal of Health Monitoring 2(2), 103–120. DOI: 10.17886/RKI-GBE-2017-035.2

Lampert T, Hoebel J, Kroll L (2019) Soziale Unterschiede in der Mortalität und Lebenserwartung in Deutschland – Aktuelle Situation und Trends. In: Journal of Health Monitoring 4(1), 3–15. DOI: 10.25646/5868

Lampert T, Hoebel J, Kuntz B, Müters S, Kroll L (2017) Gesundheitliche Ungleichheit in verschiedenen Lebensphasen. Gesundheitsberichterstattung des Bundes. Robert Koch-Institut Berlin

Latzitis N, Sundmacher L, Busse R (2011) Regionale Unterschiede der Lebenserwartung in Deutschland auf Ebene der Kreise und kreisfreien Städte und deren möglichen Determinanten. In: Das Gesundheitswesen 73(04), 217–228

Mackenbach JP (2012) The Persistence of Health Inequalities in Modern Welfare States: The Explanation of a Paradox. In: Soc Sci Med 75(4), 761–769. DOI: 10.1016/j.socscimed.2012.02.031

Roll K, Stargardt T, Schreyögg J (2012) Effect of Type of Insurance and Income on Waiting Time for Outpatient Care. In: Geneva Pap Risk Insur Issues Pract 37(4), 609–632. DOI: 10.1057/gpp.2012.6

Schmidtke C, Kuntz B, Starker A, Lampert T (2018) Inanspruchnahme der Früherkennungsuntersuchungen für Kinder in Deutschland – Querschnittergebnisse aus KiGGS Welle 2. In: Journal of Health Monitoring 3(4), 68–77

Sundmacher L, Ozegowski S (2016) Regional Distribution of Physicians: the Role of Comprehensive Private Health Insurance in Germany. In: Eur J Health Econ 17(4), 443–451. DOI: 10.1007/s10198-015-0691-z

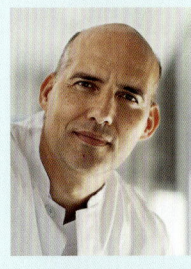

Prof. Dr. Dr. Dr. h.c. Eckhard Nagel

Eckhard Nagel ist Geschäftsführender Direktor des Instituts für Medizinmanagement und Gesundheitswissenschaften der Universität Bayreuth und Ärztlicher Direktor der Sonderkrankenanstalt für Kinder und Jugendliche vor und nach Organtransplantation „Ederhof". Er ist Gastprofessor an der Tongji Medizinischen Fakultät der Huazhong Universität für Wissenschaft & Technologie und deutscher Präsident des Tongji Klinikums, Wuhan, China. Von 2001 bis 2008 war der habilitierte Transplantationschirug Mitglied des Nationalen Ethikrats und von 2008 bis 2016 Mitglied des Deutschen Ethikrats.

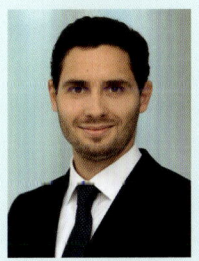

Justin Hecht, M.Sc. Economics

Justin Hecht ist Doktorand am Institut für Medizinmanagement und Gesundheitswissenschaften und Promotionsstipendiat der Friedrich-Naumann-Stiftung für die Freiheit. In seiner Dissertation erforscht er soziale Determinanten der Gesundheit. Zuvor studierte er Volkswirtschaftslehre an der Ludwig-Maximilians-Universität München und der UC San Diego und arbeitete mehrere Jahre in der Pharma & Healthcare Practice einer internationalen Unternehmensberatung.

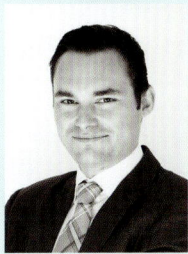

Dr. Michael Lauerer, Dipl.-Soz.-wirt.

Michael Lauerer ist Akademischer Rat und Habilitand am Institut für Medizinmanagement und Gesundheitswissenschaften der Universität Bayreuth. Begleitend engagiert er sich in Ausschüssen und ist etwa gewähltes Mitglied im Management Committee und Secretary der International Society on Priorities in Health Care (ISPH). Zuvor studierte er an der Friedrich-Alexander-Universität Erlangen-Nürnberg Sozialwissenschaften und promovierte im Anschluss an der Universität Bayreuth zu Verteilungsentscheidungen bei der Organtransplantation.

10

Qualität im Gesundheitswesen

Regina Klakow-Franck

Die Leistungen für die Versicherten im GKV-System müssen nicht nur dem Wirtschaftlichkeitsgebot, sondern auch einem Qualitätsgebot entsprechen: Qualität und Wirksamkeit der GKV-Leistungen haben dem allgemein anerkannten Stand der medizinischen Erkenntnisse zu entsprechen und den medizinischen Fortschritt zu berücksichtigen. Untergesetzlicher Normgeber für die Umsetzung dieses Qualitätsgebots im GKV-System ist der Gemeinsame Bundesausschuss (G-BA). Angesichts der Corona-Pandemie steht die gesetzlich verpflichtende Qualitätssicherung wie alle anderen Bereiche des Gesundheitswesens vor neuen großen Herausforderungen. Zur Entlastung der Krankenhäuser hat der G-BA hierauf zunächst einmal mit einer Aussetzung der einrichtungsübergreifenden Qualitätssicherung mit Qualitätsindikatoren reagiert (G-BA 2020). Dies kann jedoch keine Dauerlösung sein. Gerade angesichts der neuen Herausforderungen muss es ein Ziel der Gesundheitspolitik sein, das Qualitätsgebot nicht zu vernachlässigen, sondern zu stärken. Es bedarf jedoch dringend einer Weiterentwicklung der Maßnahmen zur Qualitätssicherung (QS), damit diese einen Beitrag zur Krisenbewältigung leisten können. Und es bedarf eines Qualitätsmanagers im Gesundheitswesen, der diesen Prozess zielgerichtet und wirkungsvoll vorantreibt.

Einrichtungsübergreifende „externe" Qualitätssicherung

Seit nunmehr zwanzig Jahren sind alle Leistungserbringer im GKV-System – nach § 108 SGB V zugelassene Krankenhäuser sowie an der vertrags-/vertragszahnärztlichen Versorgung teilnehmende Leistungserbringer – dazu verpflichtet, an Maßnahmen der einrichtungsübergreifenden Qualitätssicherung teilzunehmen sowie ein einrichtungsinternes Qualitätsmanagement zu betreiben. Die Konkretisierung der einzelnen verpflichtenden QS-Maßnahmen obliegt seit dem Jahr 2004 dem G-BA, der seither auch Mindestanforderungen an die Struktur- und Prozessqualität definierter Leistungen sowie Mindestmengenregelungen festlegt.

Einrichtungsüberreifende „externe" QS meint im engeren Sinne die Messung der Qualität anhand von Qualitätsindikatoren. Beginnend in der 1960er-Jahren mit der Münchner Perinatalerhebung wird seither zu einzelnen Tracer-Diagnosen bzw. -Prozeduren, zum Beispiel Gallenblasenentfernung, eine indikatorgestützte Qualitätsmessung durchgeführt. Der Zweck dieses Tracer-basierten Ursprungsverfahrens besteht darin, im Falle rechnerisch auffälliger Ergebnisse durch Einleitung eines sogenannten strukturierten Dialogs im Sinne einer Qualitätsförderung das einrichtungsinterne Qualitätsmanagement im Krankenhaus zu unterstützen.

Das Portfolio der stationären Leistungsbereiche, die in der externen stationären QS seit Gründung der Bundesgeschäftsstelle für Qualitätssicherung (BQS) im Jahr 2001 betrachtet werden, hat sich allerdings in den letzten zwanzig Jahren kaum geändert, auch wenn zwischenzeitlich das AQUA-Institut die BQS und dann das Institut für Qualitätssicherung und Transparenz im Gesundheitswesen (IQTIG) das AQUA-Institut als Qualitätsinstitut im Auftrag der gemeinsamen Selbstverwaltung abgelöst hat.

Entwicklungsrückstau in der externen QS

Folge dieses Beharrungsvermögens ist, dass viele QS-Verfahren inzwischen sogenannte „Deckeneffekte" aufweisen (s. Abb. 1, Geraedts 2020). Dies bedeutet, dass die Qualitätsverbesserungspotenziale der Qualitätsindikatoren ausgeschöpft sind – alle Leistungserbringer sind konstant gleich gut. Bezogen auf den Zweck der Qualitätsförderung – Lernen vom Besseren, damit alle ein gleiches Qualitätsmindestniveau erreichen – könnten diese Qualitätsindikatoren somit als erfolgreich umgesetzt bzw. abgeschlossen betrachtet werden und Valenzen für die Weiterentwicklung freimachen.

>>> Es ist insofern kritisch zu hinterfragen, warum QS-Verfahren bzw. Qualitätsindikatoren (QI), die ihren Zweck längst erfüllt haben, trotzdem vom G-BA immer weiter fortgeschrieben werden.

Prozeduren- versus Systemqualität

Ein weiterer Schwachpunkt der tradierten klassischen externen QS im Hinblick auf heutige Zwecke der Versorgungssteuerung ist, dass im Sinne der Tracer-Philosophie mit „Tunnelblick" die Qualität einzelner Prozeduren gemessen wird, und zwar bevorzugt Operationen und minimal-invasive Interventionen. Die Spannweite und Komplexität des aktuellen Leistungsgeschehens in den Krankenhäusern wird so jedoch nur bruchstückhaft abgebildet.

Leistungsbereiche, die angesichts der demografischen Entwicklung immer wichtiger werden, wie zum Beispiel die Versorgung geriatrischer oder onkologischer Patienten, werden in der externen QS nur rudimentär betrachtet, genauso wenig wie die TOP 10 der DRG-Statistik. Insofern liefert die externe QS gemessen an heutigen Maßstäben für eine qualitätsorientierte Versorgungssteuerung zu wenig Transparenz über

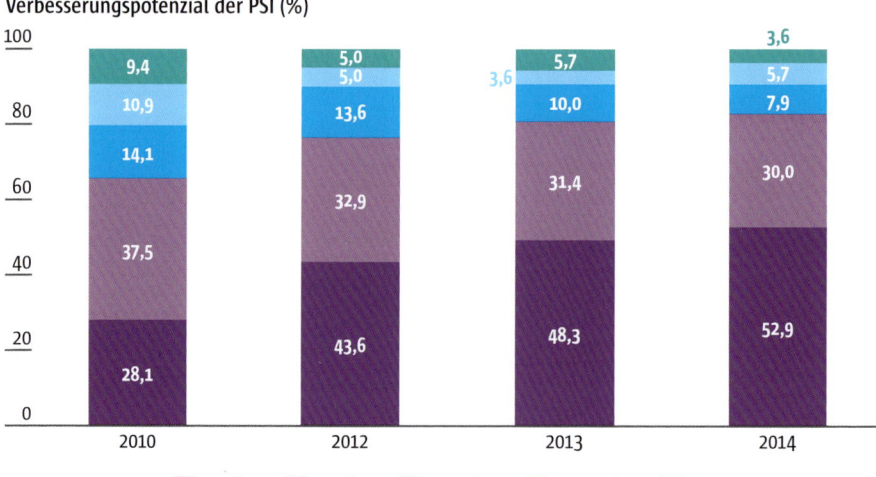

Abb. 1   Ausschöpfung des Verbesserungspotenzials von Qualitätsindikatoren (Geraedts, basierend auf Döbler 2020). Erfassungsjahr 2014: 416 QI aus 31 Leistungsbereichen, davon
270 QI als PSI identifiziert, insgesamt 279 QI berichtspflichtig, davon 175 PSI; Methode:
längsschnittliche Analyse; PSI = Patientensicherheits-Indikatoren, QI = Qualitätsindikatoren, eQS = externe QS

das von der demografischen Entwicklung bestimmte Krankheitsspektrum und das
der Innovationsdynamik geschuldete aktuelle Leistungsspektrum.

Reaktionsträgheit der externen QS auf neue Herausforderungen

Die externe QS der Zukunft sollte im Sinne eines Qualitätsmonitorings flächendeckend mehr morbiditätsorientierte Transparenz über die Qualität des Leistungsgeschehens verschaffen. Darüber hinaus muss die externe QS reaktionsschneller werden. So zum Beispiel bei COVID-19-Patienten: So verfügt der G-BA zwar über ein QS-
Verfahren zur ambulant erworbenen Pneumonie. Dieses wird jedoch aufgrund der
Umständlichkeit von Änderungen der Richtlinie und sodann zeitlich verzögert erfol-
genden Anpassungen der Software-Hersteller an die Datenerhebung sowie der mangelnden bzw. verspäteten Verfügbarkeit von validen COVID-19-Daten keinen Beitrag
zu Analyse des Pandemie-Geschehens leisten können.

Stagnation der qualitätsorientierten Weiterentwicklung der Krankenhausplanung

>>> Solange der G-BA am Tunnelblick auf einzelne Prozeduren festhält, wird die ex-
terne QS auch kaum etwas zu der im Krankenhaus-Strukturgesetz (KHSG) von
2016 erhofften qualitätsorientierten Weiterentwicklung der Krankenhausplanung beitragen können.

Von den im Jahr 2016 rund 250 vorhandenen Qualitätsindikatoren wurden 11 vom G-BA von Relevanz für die Krankhausplanung ausgewählt. Keiner dieser Indikatoren ist dazu geeignet, im Falle eines schlechten Ergebnisses das Schließen einer gesamten Fachabteilung begründen zu können. Angesichts der neuen Pandemie-bedingten Herausforderungen an die stationäre Daseinsvorsorge durch die Länder, sollte die grundsätzlich richtige Idee einer qualitätsorientierten Weiterentwicklung der KH-Planung neu ausgerichtet werden.

5 Punkte für eine zukunftsweisende Weiterentwicklung der externen QS

Die Zwischenbilanz zeigt: Aufgrund eines erheblichen Weiterentwicklungsrückstaus wird die klassische externe QS ihren ursprünglichen Zielen – Lernen vom Besseren zur Unterstützung des einrichtungsinternen QMs – immer weniger gerecht. Auch zu den neuen – dauerhaften – Herausforderungen durch globale Pandemien wird die gesetzlich verpflichtende externe QS keinen nennenswerten Beitrag leisten können, wenn sie nicht weiterentwickelt wird:

- Der Gesetzgeber, bzw. sein untergesetzlicher Normgeber G-BA, muss bereit sein, im Rahmen der externen QS nicht nur die Qualität einzelner Prozeduren, sondern auch die Systemqualität im Sinne von Versorgungsforschung in den Blick zu nehmen. Ohne eine solche Systemperspektive ist unter anderem auch die vom KHSG grundsätzlich richtig angedachte qualitätsorientierte Weiterentwicklung der KH-Planung nicht möglich.
- Anstelle der bisher auf wenige Tracer-Diagnosen- bzw. -Prozeduren fokussierten QI-Messung sollte auf ein flächendeckend morbiditätsorientiertes Qualitätsmonitoring auf Basis von Kennzahlen umgestellt werden. Das zu entwickelnde Kennzahl-basierte Qualitätsmonitoring bezweckt die Schaffung von mehr Transparenz. Es erlaubt als solches noch keine abschließende Qualitätsbewertung, aber schafft eine datengestützte Voraussetzung für die Ableitung besonderer Handlungsanschlüsse, wie zum Beispiel für die Krankenhausplanung.
- Das bisherige aufwändige QI-Verfahren zur Qualitätsförderung sollte gezielt für Leistungsbereiche, die im Rahmen des Qualitätsmonitorings mit besonderem Qualitätsverbesserungspotenzial identifiziert wurden, wie z.B. bisher in der Transplantationsmedizin, eingesetzt werden.
- Die externe QS muss reaktionsschneller werden. Im Falle von besonderen Herausforderungen wie der Corona-Pandemie muss dem IQTIG als im Auftrag des G-BA handelndes Qualitätsinstitut ein unbürokratischer Direktzugang zu den erforderlichen Routinedaten ermöglicht werden.
- Die gesetzlich verpflichtende QS nach SGB V bedarf eines Qualitätsmanagers. Der G-BA verfügt zwar eigentlich über alle notwendigen Einzelinstrumente für eine kontinuierliche Qualitätsentwicklung. Der G-BA fügt diese Einzelbausteine bis dato jedoch nicht zu einem zukunftsweisenden Plan-Do-Check-Act-Zyklus zusammen.

Literatur

G-BA (2020) Beschluss des Gemeinsamen Bundesausschusses über eine Erklärung zur Aussetzung von QS-Anforderungen zur Bewältigung der COVID-19-Pandemie. URL: https://www.g-ba.de/downloads/39-261-4229/2020-03-27_QS-RL_COVID-19_Erklaerung-QS-Anforderungen.pdf (abgerufen am 05.03.2021)

Geraedts M (2020) Verbesserungspotential bei PSI in der eQS. Marburg

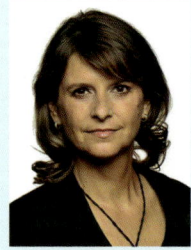

Dr. Regina Klakow-Franck, M.A.

Regina Klakow-Franck war Stellvertretende Hauptgeschäftsführerin der Bundesärztekammer sowie in der Amtsperiode 2012 bis 2018 Unparteiisches Mitglied des G-BA. Seit 2019 ist sie Stellvertretende Institutsleiterin des IQTIG.

II

Herausforderungen für das Gesundheitssystem

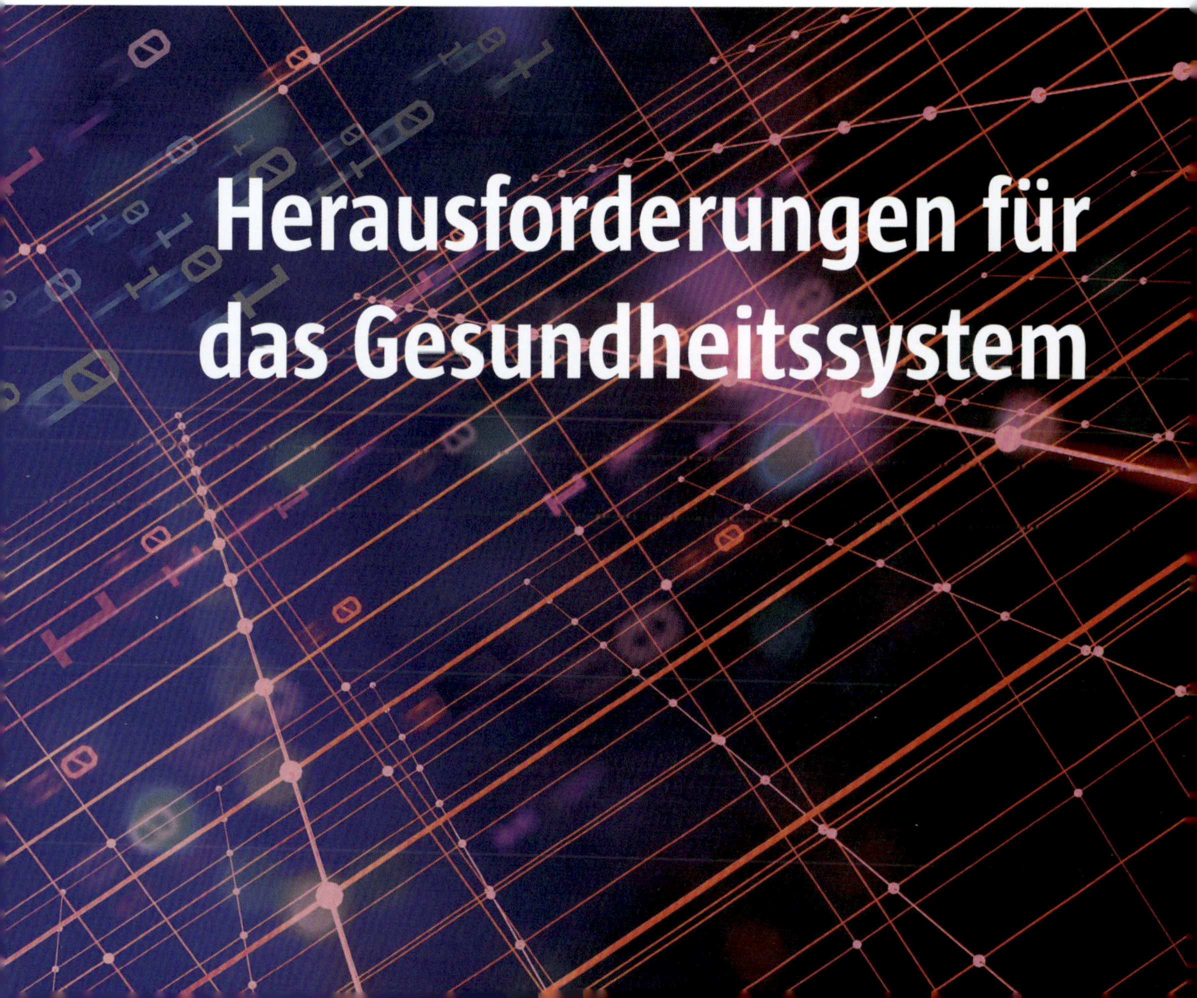

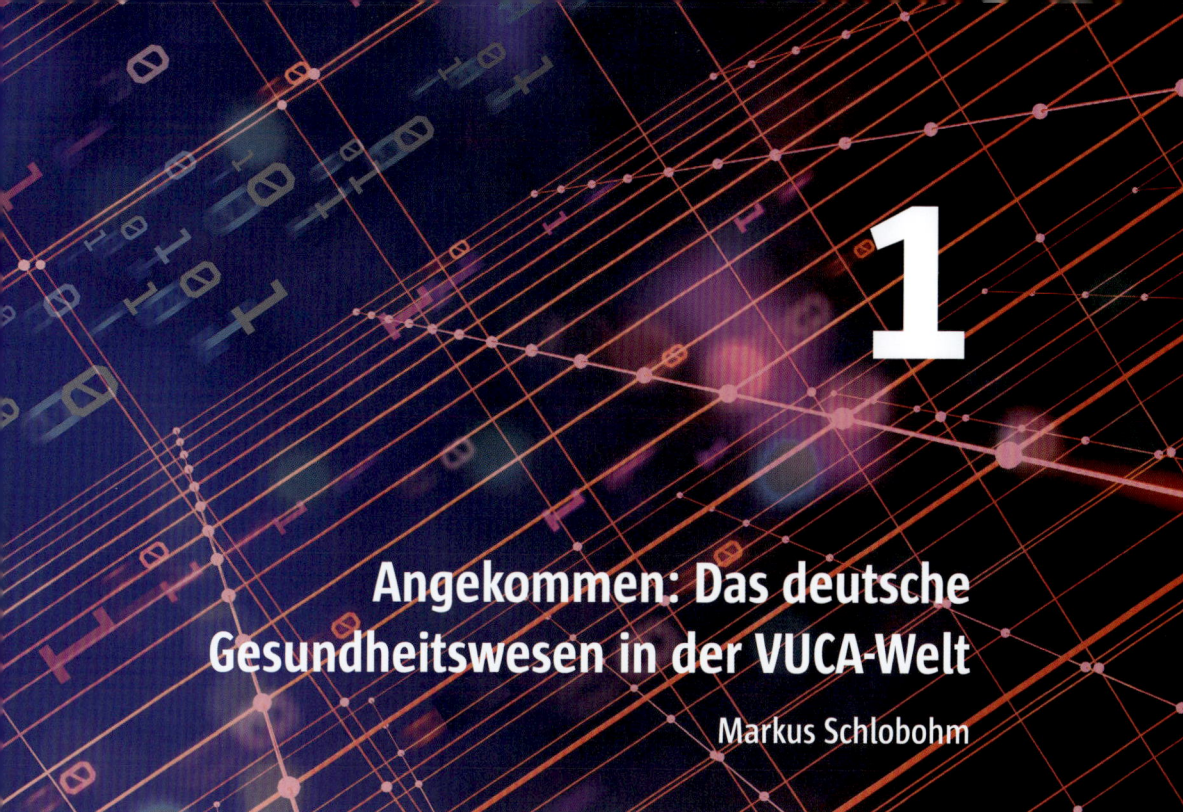

1

Angekommen: Das deutsche Gesundheitswesen in der VUCA-Welt

Markus Schlobohm

Das Zeitalter der Digitalisierung wird häufig als VUCA-Welt beschrieben, weil es von Volatilität, Unsicherheit, Komplexität und Ambiguität geprägt ist. Hier müssen Organisationen, Entscheider und Führungskräfte anders als vorher agieren. Denn auch für Unternehmen hat sich das Umfeld radikal gewandelt und herkömmliche Entscheidungsmethoden stoßen an ihre Grenzen. Das VUCA-Konzept liefert eine Beschreibung der veränderten Umwelt- und Rahmenbedingungen, unter denen Strategien entwickelt und Entscheidungen getroffen werden müssen. In diesem Beitrag wird eine kurze Einführung in das Konzept gegeben und reflektiert, inwieweit das deutsche Gesundheitswesen in dieser VUCA Welt angekommen ist und welche Handlungsmöglichkeiten es im Umgang mit diesen Rahmenbedingungen gibt.

1.1 Was ist VUCA?

Das Akronym VUCA (Volatilität, Ungewissheit, Komplexität und Ambiguität) wurde in den 1980er-Jahren vom US War College entwickelt, um Umstände und Gegebenheiten zu beschreiben, denen militärische Führer auf dem Schlachtfeld begegnen. Nach Ende des Kalten Krieges gab es auf einmal nicht mehr den einen Feind. VUCA beschreibt in diesem Zusammenhang die Bedingungen des modernen Krieges, in dem sich die Situation nicht mehr mit klaren Frontlinien aus der Vergangenheit beschreiben lässt. In jüngster Zeit wird häufig mit dem VUCA-Konzept das Wettbewerbsumfeld im Zeitalter der Digitalisierung beschrieben, das mit Disruption und rasanten technologischen Entwicklungen nahezu alle Lebensbereiche tangiert, und in dem Unternehmen ihre bisherigen Strukturen an diese Umweltveränderungen anpassen müssen, um wettbewerbsfähig zu bleiben.

1.1.1 Volatilität

Volatilität (Volatility) beschreibt starke, häufige Änderungen ohne erkennbares Muster (Bennett u. Lemoine 2014). Leicht verständlich wird es am Beispiel von Aktienkursen: Innerhalb eines kurzen Zeitraums stark schwankende Aktienkurse zeigen sich als „scharfe Zacken" im Verlaufschart. Je höher die Volatilität, desto stärker und „zackiger" die Ausschläge. In eher stabilen, nicht-volatilen Umgebungen haben sich Unternehmen auf ihre Erfahrungen, Routineprozesse, evolutionäre Verbesserungen durch Lernen und Methoden der kontinuierlichen Verbesserung gut verlassen können.

Praxisbeispiel: Telekommunikation und der ehemalige Weltmarktführer Nokia

Volatilität hat die Umbrüche in der Telekommunikationsbranche der letzten Jahre geprägt. Mobiltelefone und Smartphones sind oft nach wenigen Monaten bereits veraltet, ständige Technologiewechsel und Innovationen sorgen für schnelle und ständige Veränderungen. Das finnische Unternehmen Nokia war von 1998 bis 2011 ununterbrochen weltgrößter Mobiltelefonhersteller. Als im Jahr 2007 Apple das iPhone auf den Markt brachte und für eine Welle von ständiger Veränderung sorgte (nicht zuletzt durch die Innovationen, die rund um das iPhone entstanden sind, z.B. App-Store), konnte Nokia nicht mehr adäquat auf die schnellen Produkteinführungen reagieren und führte intern selbst für aussichtsreiche eigene Innovationen monatelange Debatten, statt sie zügig am (volatilen) Markt zu testen. Im September 2013 zog sich Nokia aus der Mobiltelefonsparte zurück.

1.1.2 Unsicherheit

Unsicherheit (Uncertainty) beschreibt in diesem Modell die Unvorhersagbarkeit von Frequenz und Signifikanz der Umweltveränderungen. Ursache und Wirkung sind oft bekannt, aber Zeitpunkt und Wucht der Veränderung nicht, wenn sie denn überhaupt auftritt. Das sorgt dafür, dass es für Unternehmen und Organisationen immer schwieriger wird, Prognosen für die Zukunft von Märkten und Produkten zu erstellen. Zusätzlich verlieren bisher gesammelte Erfahrungen aus der Vergangenheit an Wert und Relevanz, weil unklar ist, wie diese überhaupt für die unsichere Zukunft genutzt werden können. Die klassische Planung von Wachstum, Marktstrategien, Produktentwicklungen und zugehörigen Investitionen wird nahezu unmöglich.

Praxisbeispiel: Brexit

Im Juni 2016 haben sich die Briten in einem Referendum für den EU-Austritt entschieden. In der langen Zeit über mehr als drei Jahre bis zur finalen Entscheidung zum Austrittsdatum und -form mussten Unternehmen und Institutionen unter größter Unsicherheit planen, entscheiden und handeln und verschiedenste Szenarien entwerfen und ständig hinterfragen: Findet der Brexit statt oder nicht? Wenn ja, mit welchen Leitplanken? Wird der Austritt geregelt sein oder gibt es keinen Vertrag? Zwischenzeitlich vermeintlich erzeugte Sicherheit wurde durch das ständige Verschieben der Fristen schlagartig wieder infrage gestellt.

1.1.3 Komplexität

Komplexität (Complexity) wird durch die Anzahl von Einflussfaktoren und deren gegenseitiger Abhängigkeit bzw. Interaktion beeinflusst. Je mehr Interdependenzen ein System enthält, desto komplexer ist es. Drucker beschreibt die komplexe Umwelt als „Grenzbereich zum Chaos" („threshold of chaos", Drucker 2012).

Häufig wird der Begriff „komplex" in Abgrenzung zum Begriff „kompliziert" beschrieben: Ein kompliziertes System kann man vereinfachen, ohne die interne Struktur des Systems zu zerstören (z.B. kann ein unübersichtlicher mathematischer Term durch Kürzen o.ä. vereinfacht werden, oder ein verknotetes Kabel entwirrt werden). Ein komplexes System hingegen wird zerstört, wenn man versucht, dieses z.B. durch Zerlegen zu vereinfachen. Ein kompliziertes System ist mit genügend Wissen beherrschbar, ein komplexes System nicht (für einen Laien ist ein mechanisches Uhrwerk nicht erklär- und beherrschbar, für einen Uhrmacher mit genügend Wissen schon: Ein mechanisches Uhrwerk ist also ein kompliziertes System).

> **Praxisbeispiel: IT-Systeme und der AT&T-Zusammenbruch von 1990**
>
> IT-Infrastrukturen entwickeln sich in großen Organisationen häufig überwiegend anforderungsgetrieben, die Wartbarkeit wird oft vernachlässigt und so werden diese dabei zu veralteten und schlecht wartbaren Systemen mit hoher Komplexität. Das Einspielen neuer Funktionalitäten kann dann unvorhergesehene Folgen für das Gesamtsystem haben.
>
> Am 15. Januar 1990 ist die Hälfte des amerikanischen Telefonnetzes von AT&T zusammengebrochen, mehr als 75 Millionen Ferngespräche liefen über 9 Stunden ins Leere. Ein Fehler in einer einzigen Zeile des Software-Codes sorgte dafür, dass Rechner des Telefonnetzes abstürzten und beim Neustart eine Botschaft aussendeten, die benachbarte Rechner im Netz zum Absturz brachten, die wiederum beim Neustart eine Botschaft aussendeten usw. Diese Kettenreaktion sorgte für den Zusammenbruch des Netzes.

1.1.4 Ambiguität

Ambiguität (Ambiguity) beschreibt die Mehrdeutigkeit einer Situation oder Information. Selbst wenn viele Informationen vorhanden sind (im Sinne von sicher und vorhersagbar), kann die Bewertung derselben immer noch mehrdeutig sein. Es mangelt u.a. auch an Wissen über Ursache und Wirkung. Ambiguität entsteht häufig durch neue Strategien, Märkte, Produkte und Technologien. „Und was heißt das jetzt?" ist eine typische Frage in Ambiguitätssituationen.

Möglichst viele Informationen über die Situation zu besorgen ist die richtige Strategie, aber die Herausforderung liegt darin, wie die gesammelten Informationen zu bewerten sind, weil deren Wert und Relevanz nicht bekannt sind und schwer herauszufinden. Dieser Zustand birgt das Risiko, auf dieser Basis die falschen Entscheidungen zu treffen.

Praxisbeispiel: Kodak und die Digitalkameras

Der US-amerikanische Ingenieur Steven J. Sasson konstruierte im Jahr 1975 bei Kodak die erste Digitalkamera. Sie wog 3,6 kg und hatte 10.000 Pixel. Bilder wurden in schwarz-weiß aufgenommen, auf einer Kassette gespeichert und auf einem Fernseher angezeigt. Eine vom Kodak-Management beauftragte Studie kam zu dem Schluss, dass es noch zehn Jahre bis zur Verdrängung der klassischen Filmkameras dauern würde. Gleichzeitig machte das Unternehmen in diesem Zeitraum vielversprechende Umsätze mit analogen Fotoapparaten und Filmmaterial. Diese mehrdeutige Information (Gefahr der Verdrängung und gleichzeitig hohe Umsätze) war die Basis für die falsche Entscheidung: Um das eigene Kerngeschäft nicht zu gefährden, wurde die Entwicklung nicht weiterverfolgt. Kodak verlor dann mit dem Aufkommen der ersten Digitalkameras den Anschluss und meldete 2012 Insolvenz an.

1.2 Das deutsche Gesundheitswesen und die VUCA-Welt

Die in vielen Branchen schon weit fortgeschrittene Digitalisierung, die zu Innovationen, neuen Geschäftsmodellen und disruptiven Entwicklungen geführt hat, wird seit Langem als große Chance gesehen, die Versorgung von Patienten zu verbessern.

Das Thema Digitalisierung im Gesundheitswesen hat in Deutschland Fahrt aufgenommen. Wurde im Jahr 2018 von der Bertelsmann-Stiftung noch attestiert „Deutschland hinkt hinterher" (Bertelsmann-Stiftung 2018), wurden seitdem viele Initiativen gestartet, Projekte erfolgreich umgesetzt und Verbindlichkeit durch den Gesetzgeber hergestellt. Beispielhaft seien hier die Einführung der elektronischen Patientenakte, Zugang für digitale Gesundheitsanwendungen und die Einführung des elektronischen Rezeptes genannt.

Enorme Dynamik bei der Digitalisierung des Gesundheitswesens hat die Corona-Pandemie erzeugt: Volle Wartezimmer erzeugten dringenden Bedarf an Online-Sprechstunden, Kontaktverfolgung benötigt digitale Unterstützung, und eine schnelle und effiziente Maskenbeschaffung ist nur durch eine Supply Chain mit hohem Digitalisierungsgrad möglich. In relativ kurzer Zeit wurde die Corona-Warn-App entwickelt und in den App-Stores zur Verfügung gestellt, der Gemeinsame Bundesausschuss (G-BA) hat untergesetzlich viele wichtige Regelungen kurzfristig auf den Weg bringen können, und die Krankenkassen haben schnell zahlreiche Sondervereinbarungen geschlossen und Schutzschirme aufgespannt.

>>> Die Corona-Krise hat uns die VUCA-Welt unmittelbar spüren lassen.

Diese Dynamik hat aber auch schonungslos aufgezeigt, wo das System noch „hinterherhinkt". Exemplarisch sei hier die immer noch schlechte Vernetzung der beteiligten Stakeholder (Leistungserbringer, Kassen, Labore etc.) genannt. Das Papier überwiegt immer noch, so kommunizieren z. B. 93 % der niedergelassenen Ärzte mit Krankenhäusern bislang vollständig oder überwiegend in Papierform (McKinsey 2020). Auch für den Laien anschaulich wird diese Problematik, wenn allabendlich in der

Tagesschau die RKI-Zahlen zu den Neuinfektionen fast immer mit einem Hinweis versehen sind, weshalb sie nicht mit dem Vortag vergleichbar seien, weil die Ämter unterschiedlich melden (u.a. per Fax, Robert Koch-Institut 2020).

Zusammengefasst: Die elektronische Patientenakte, Patienten, die digitale Lösungen verlangen, die Erfassung von Gesundheitsdaten per App, Online-Sprechstunden, Verbesserungsbedarf in der Kommunikation zwischen Leistungserbringern in digitalen Netzen – dies sind nur wenige Beispiele dafür, dass das deutsche Gesundheitswesen in der Dynamik des digitalen Umbruchs angekommen ist, und damit in der VUCA-Welt.

1.3   Strategien für die VUCA-Welt

Verschiedene Studien haben in den letzten Jahren Handlungsempfehlungen zur strategischen Gestaltung der Digitalisierung im Gesundheitswesen gegeben (z.B. Bertelsmann-Stiftung 2018, Bundesministerium für Gesundheit 2020), wie z.B. die Forderung nach aktiver Gestaltung durch die Politik oder den Aufbau eines nationalen Kompetenzzentrums. Aus dem VUCA-Konzept heraus gibt es Handlungsempfehlungen für Organisationen und Entscheider, wie den VUCA-Umständen begegnet werden kann (z.B. Mack et al. 2015). Zwei Ausgewählte sollen hier in Bezug auf Übertragung auf Organisationen und Entscheider im Gesundheitswesen vorgestellt und dann beispielhaft in Bezug auf das deutsche Gesundheitswesen reflektiert werden. In Bennett u. Lemoine 2014 werden folgende Maßnahmen zum effektiven Umgang in VUCA-Umgebungen vorgeschlagen:

Agilität sei das Schlüsselwerkzeug, um mit Volatilität umzugehen. Organisationen sollten ihren Ressourceneinsatz flexibilisieren, ihre Planungs- und Steuerungszyklen drastisch reduzieren. Langfristplanungen sind in einer VUCA-Welt schnell obsolet. Stattdessen sollten sich Organisationen die Fähigkeit aneignen, flexibel und agil auf sich ändernde Umstände reagieren zu können, ohne die Vision aus dem Auge zu verlieren. Für die Planung von Ressourcen sollten konsequent Schlupf und genügend Vorrat berücksichtigt werden: Lieber zu viel, um Volatilität begegnen zu können, als Bedarfsspitzen nicht bedienen zu können. Letzteres führt offensichtlich zu höheren Kosten, zahlt sich aber langfristig durch bessere Reaktionsgeschwindigkeit aus.

Das richtige Management von Informationen ist wesentlicher Faktor im Umgang mit Ungewissheit. Organisationen sollten das Sammeln, Interpretieren und Teilen von Informationen vorantreiben, dabei Unvoreingenommenheit vor Erfahrung stellen und neue Quellen erschließen und darauf achten, Fragestellungen von neuen Perspektiven aus zu betrachten. Es sollte dabei unbedingt vermieden werden, nur bestehende Quellen zu nutzen, um einen Selbstbestätigungseffekt zu vermeiden. Entscheider sollten viel Zeit investieren, um Informationen von den Märkten, Lieferanten, Start-ups, Forschungszentren und über direkte Kommunikation mit Mitarbeitern, Lieferanten und weiteren Stakeholdern zu bekommen.

Als Reaktion auf die Dimension Komplexität empfehlen Bennett u. Lemoine, die marktnahen Bereiche in Unternehmen passend zur externen Komplexität umzuorganisieren, u.a. durch Spezialisierung in Projekten und durch eine stärkere Dezentralisierung hin in Richtung Markt und Kunde. Agile Teams mit hoher Eigenverantwortung und einer guten Mischung aus Know-how und Erfahrung sollen hier auf den jeweiligen Marktbedarf reagieren.

Der Ambiguität sollte mit Experimentierfreude begegnet werden. Nur durch intelligentes und zügiges Experimentieren können Organisationen in Ambiguitätsszenarien herausfinden, welche Strategien wirksam sind und welche Produkte der Kunde will. Dabei sollten klare Ziele definiert werden, die dann durch exploratives, iteratives Vorgehen verfolgt werden.

VUCA 2.0 ist neben den eben geschilderten Empfehlungen ein weiteres relativ eingängiges Strategie-Konzept für Organisationen und Entscheider (George 2017). In diesem Konzept wird auf VUCA mit Empfehlungen zu Vision, Understanding, Courage und Adaptability reagiert. Auf das Gesundheitswesen adaptiert könnte das so aussehen:

VUCA 2.0 im Gesundheitswesen

- **Vision:** Was ist unsere Vision, unsere Mission, welche Probleme und Herausforderungen wollen wir lösen? Was hat der Patient davon? Welcher echte Nutzen wird dabei erzielt? Können wir das einfach erklären? Oder visualisieren? Z.B. konnte in der Corona-Pandemie „Flatten-the-Curve" die Zielsetzung relativ einfach erklären.
- **Understanding:** Was benötigen die Patienten/Versicherten/Kunden wirklich? Welches sind unsere Stärken und Fähigkeiten? Haben wir genau verstanden, was unsere Handlungsspielräume tatsächlich sind? Was sind konkrete Schritte dafür? Verstecken wir uns hinter Regulatorik? Was ist die Digitalkamera des Gesundheitswesens? Verhalten wir uns gerade wie Nokia im Jahr 2007? Haben wir an nötige Partner zur Erreichung der Vision gedacht (Leistungserbringer, Kassen, etc.)? Brauchen wir Kooperationen oder andere Formen der Zusammenarbeit?
- **Courage:** Mit welchen mutigen Entscheidungen oder Zielen können wir einen großen Schritt Richtung Vision machen? (z.B. in x Jahren wird kein Fax mehr verschickt, ein Patient braucht kein Papier mehr, usw.)
- **Adaptability:** In welchen Feldern können wir zügig neue Produkte ausprobieren und überprüfen, ob der Nutzen beim Patienten/Versicherten/Arzt etc. wirklich eintritt? Wo können wir mit einem „Durchstich" nachweisen, dass eine Idee funktioniert? Bringen wir Innovationen schnell genug an den Markt?

1.4   Ausblick und Fazit

Die Digitalisierung hat das deutsche Gesundheitswesen erfasst. Patienten nutzen Apps und informieren sich im Internet. Kassen bieten seit Januar 2021 elektronische Patientenakten an. Digitale Services und Produkte rund um das Thema Gesundheit werden Einzug auch ins tägliche Leben der Patienten und Versicherten halten, wie dies auch aus anderen Branchen und Lebensbereichen schon üblich ist. Die globalen Player z.B. aus den USA werden mit großer Geschwindigkeit digitale Lösungen anbieten, schnell ausrollen und dabei genau darauf achten, was Kunden/Versicherte/Patienten benötigen und das mit einem hohen Maß an Nutzerfreundlichkeit (Usability). Das deutsche Gesundheitswesen befindet sich damit in der typischen VUCA-Welt mit all ihrer Dynamik in den oben geschilderten Dimensionen.

In Studien z.B. der Bertelsmann-Stiftung und auch im Programm „Digitale Gesundheit 2025" des Bundesgesundheitsministeriums wurde aufgezeigt, welche Handlungsfelder bearbeitet werden müssen, um bei der Digitalisierung des Gesundheitswesens deutlich aufzuholen bzw. die gesteckten Ziele zu erreichen. Die Konzepte der VUCA-Welt und vor allem die gemachten Erfahrungen, Erfolge, aber auch Fehlschläge aus anderen Branchen sind nicht nur geeignet, weitere Impulse und Handlungsideen sowohl für die Politik, als auch einzelne Organisationen, Entscheider und Führungskräfte zu geben, sondern sollten dort dringend Einzug finden. Digitalisierung im Gesundheitswesen erfordert schnelles Lernen, Nutzerzentriertheit, mehr Agilität und schnelles Ausprobieren neuer Produkte.

Literatur

Bennett N, Lemoine JG (2014) What a Difference a Word Makes: Understanding Threats to Performance in a VUCA World. Business Horizons 57(3), 311–317

Bertelsmann-Stiftung (2018) Digitale Gesundheit: Deutschland hinkt hinterher. URL: https://www.bertelsmann-stiftung.de/de/themen/aktuelle-meldungen/2018/november/digitale-gesundheit-deutschland-hinkt-hinterher (abgerufen am 18.02.2021)

Bundesministerium für Gesundheit (2020) Digitale Gesundheit 2025. Druck- und Verlagshaus Zarbock Frankfurt a.M.

Drucker P (2012) Managing in the Next Society. Routledge New York

George B (2017) VUCA 2.0: A Strategy for Steady Leadership in an Unsteady World. URL: https://www.forbes.com/sites/hbsworkingknowledge/2017/02/17/vuca-2-0-a-strategy-for-steady-leadership-in-an-unsteady-world (abgerufen am 18.02.2021)

Mack O, Khare A, Krämer A, Burgartz T (2015) Managing in a VUCA World. Springer Berlin/Heidelberg

McKinsey (2020) eHealth Monitor 2020, Deutschlands Weg in die digitale Gesundheitsversorgung – Status quo und Perspektiven. McKinsey & Company. URL: https://www.mckinsey.de/~/media/mckinsey/locations/europe%20and%20middle%20east/deutschland/news/presse/2020/2020-11-12%20ehealth%20monitor/ehealth%20monitor%202020.pdf (abgerufen am 18.02.2021)

Robert Koch-Institut (2020) Übermittlungen gemäß § 12 IfSG. URL: https://www.rki.de/DE/Content/Infekt/IfSG/Meldeboegen/Meldung_12/meldung_12_node.html (abgerufen am 18.02.2021)

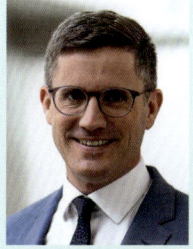

Dr. Markus Schlobohm

Markus Schlobohm ist seit Oktober 2019 Geschäftsbereichsleiter Informationstechnologie bei der Techniker Krankenkasse. Zuvor leitete er dort den Geschäftsbereich Unternehmensentwicklung. Vor seinem Eintritt in die Techniker Krankenkasse hatte Markus Schlobohm verschiedene Management-Positionen im Lufthansa-Konzern inne, zuletzt als Geschäftsführer einer Lufthansa-Tochter im Finanzbereich. Er hat an der Universität Kiel Mathematik und Wirtschaftswissenschaften studiert und ist Diplommathematiker.

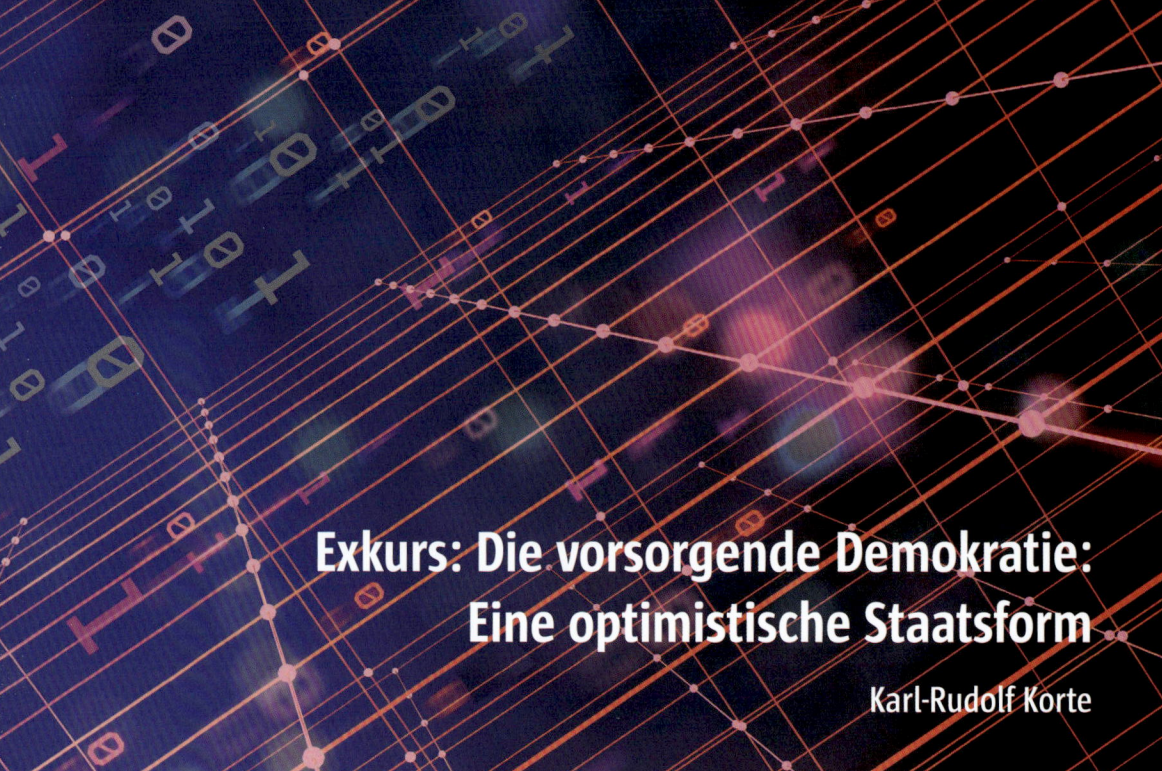

Exkurs: Die vorsorgende Demokratie: Eine optimistische Staatsform

Karl-Rudolf Korte

Das politische Denken kreist in einem demokratischen Verfassungsstaat um die Ordnung der Freiheit. Das Corona-Virus setzte dieses Denken einem Stresstest aus. Der demokratische Modus des Regierens ist extrem herausgefordert, geht es doch nicht nur um effiziente Mechanismen zur Problemlösung, sondern viel existentieller, um das Überleben der Bürger. Ein Hauch von jüngstem Gericht lag in der Luft. Die Risikoentscheidungen ab März 2020 standen nicht nur unter besonderen Unsicherheitsbedingungen, sondern waren auch strukturell dilemmatisch angelegt: Freiheit oder Gesundheit? Diese Zielkonflikte alarmierten. Es bedarf keiner besonderen Weitsicht, dass Krisen als Serie unser politisches System weiter erschüttern. Wie ist das Politikmanagement darauf vorbereitet?

> Um antizipierende Widerstandsfähigkeit aufzubauen, könnte die Politik Mechanismen der Resilienz intensiv ausbilden und fördern.

Resilienz macht den demokratischen Verfassungsstaat zu einer optimistischen Staatsform. Vorliegende Konzepte der Resilienzforschung beschreiben Prozesse und Bestandteile der Widerstandsfähigkeit einer Gesellschaft zur Bewältigung und Steuerung von Komplexität. Idealerweise sind diese antizipativ. Dazu gehört die Fähigkeit, bevor der Veränderungsfall mit aller Dringlichkeit zutage tritt, gerüstet zu sein. Den Deutschen wird politisch-kulturell nachgesagt, dass sie eine hohe Bereitschaft hätten, mit Veränderungen umzugehen. Diese Bereitschaft ist jedoch nicht gleichzusetzen mit dem Willen, Veränderungen zügig und idealerweise vorausplanend anzunehmen.

Regieren als eine Form des Politikmanagements nutzt idealerweise Resilienz zur Krisenbewältigung. Dabei können sich die Spitzenakteure auf Ressourcen als resilienzermöglichende und resilienzbeeinflussende Größen, wie beispielsweise das tagesorientierte Selbstlernen in der Krise oder die Kraft des Dezentralen (Föderalismus) beziehen. Welche Bausteine gehören weiterhin dazu, gerade im Kontext der Corona-Politik? Wie kann man politische Vorsorge gewährleisten, ohne nur naheliegend an notwendige Lagerhaltungen für Schutzkleidungen zu denken?

Die Corona-Krise informiert uns über realisierte Risiken. Ein zukünftig risikoloser Umgang mit neuen Herausforderungen resultiert daraus sicher nicht. Aber die Bewältigung von Krisen, welche die Strukturen der Resilienz klug nutzen, ist aussichtsreich unter den Bedingungen einer freiheitlichen Verfassung. Die Resilienzerfahrungen bilden eine Art Antikörper als Risikowissen aus und stärken das politische Immunsystem.

Für das Superwahljahr 2021 stellen sich naheliegende Mobilisierungsherausforderungen. Rückblickend werden sich Wähler fragen, warum die Politik nicht ausreichend für den Pandemie-Fall vorbereitet war. Können Schuldige ausfindig gemacht werden? Zukunftsmobilisierend spielen hingegen eher die Themen eine Rolle, die strategisch Vorsorge ins Zentrum rücken und damit das Primat des Politischen. Kluge Strategen stärken alles, was zum Vorsorgestaat gehören sollte. Was soll über eine agile und kritische Infrastruktur hinaus an Daseinsvorsorge im existentiellen Bereich erhalten bzw. aufgebaut werden?

Wer sich dabei besonders um politische Verlassenheit im ländlichen Raum kümmert, wird auf Resonanz stoßen und gleichzeitig Vorsorge gegen politischen Extremismus betreiben. Wenn sich der Staat zurückzieht – keine Krankenhäuser, geschlossene Schwimmbäder, fehlende Bibliotheken, unzureichende Bus- oder Bahnverbindungen etc. – steigt der Nichtwähleranteil in der Region. In Kommunem mit schlechter Daseinsvorsorge greift die Entfremdung zu den etablierten Parteien. Resilienz ermöglichende Implikationen sollten sich insofern den öffentlichen Raum in ländlichen Bereichen offensiv stärken. So kann verhindert werden, dass sich aus politischer Verlassenheit eine explosive Mischung aus Verdruss und dysfunktionaler Steuerung entwickelt. Solidarische Appelle, die letztlich für die Corona-Maßnahmen erfolgreich wirkten, greifen dann nicht mehr, wenn sich zum Gemeinwohl niemand mehr bekennt. Aber auch andere Faktoren der Vorsorge zählen auf ein Resilienzkonto wirksam ein.

Krisengewinner können nämlich auch politische Möglichkeitsmacher sein mit konkreter Zuversicht. Entschlossene Krisenlotsen sind immer auch Hermeneuten der Wut, gerade in Zeiten, in denen Wutvorräte auf den Straßen und in den sozialen Medien offensiv abgebaut werden. Politiker, die übersetzen, moderieren und Zukunft erzählen, profitieren. Idealweise geben sie der Rettung eine Richtung für demokratisch legitimierte Politik.

Erwartungen werden wichtiger als Ereignisse. Erwartungen sind oft sprachlich verpackt. Sie kommen auch im Gewande der Krisenentscheider daher. Krisengewinner arbeiten mit Erwartungen. Das gilt vor allem in Corona-Zeiten. Die Stimmungsverfinsterung war durch Corona bedingt. Die kurzfristigen Aussichten auf Besserung schienen eingetrübt. Die Wucht der Rezession belastet viele existentiell. Auch die Klimakrise senkte als Ereignisgewitter schon vor Corona die Stimmungen in der Bevölkerung. Ereignisse haben ganz offensichtlich die Erwartungen eingetrübt. Aufbesserungen können nur in der Zukunft liegen. Umso wichtiger wird das politische Erwartungsmanagement. Die mobilisierende Kraft von Zukunftserzählungen stemmt sich gegen den wachsenden Markt von Dystopien. Zukunftsängstliche Empörungsbewegungen, wie die der Partei „Alternative für Deutschland" (AfD), arbeiten gezielt mit der Angst vor Veränderung und der nostalgischen Verklärung einer Vorzeit, in der weniger Vielfalt und weniger Modernität den nationalen Zusammenhalt angeblich ausmachen. Die AfD ist damit auch eine Zeitreisen-Partei, die mit Angst und Ressentiments, kommende Zumutungen der Zukunft ihren Wählern vom Hals halten möchte. Die Corona-Krise verändert aber grundsätzlich unser Verhältnis zur Zukunft. Corona prägt Kohorten-Erfahrungen für zukünftige Generationen. Und das Virus macht zeitgleich gefühlt viele älter. Risikogruppen werden häufig mit Altersgruppen gleichgesetzt. Insofern gilt auch hier: Nur Erwartungen gegenüber einer aktiven Corona-Politik (von der gerechten Verteilung eines Impfstoffs bis zur Stabilisierung von Vorsorge) wurden immer wichtiger.

Wir wissen aus der Wahlkampfforschung, dass nicht nur begrenzte Aggressivität und Unterscheidbarkeit Wahlkämpfe ausmachen, sondern vor allem Sicherheitsbotschaften und Zukunftskompetenz. Wähler entscheiden strategisch vorausschauend und weniger evaluationsgetrieben zurückschauend. Wähler belohnen Optimismus. Wahlen sind keine Erntedankfeste, sondern transportieren konkrete Zukunftserwartungen. Sie verhelfen der Handlungszuversicht zur demokratischen Mehrheit. Ein Gefühlsmanagement des Muts kommt insofern in Corona-Zeiten sicher an.

> Kuratiertes Regieren heißt dann: Die Positivität des Könnens (Aussicht auf ein Ende des Lockdowns, auf keine Wiederholung, auf Corona-Alltag) ist effizienter als die Negativität des Sollens (das Anordnungsregime).

Das galt vor allem für die Phase II, der Lockerung von Einschränkungen. Hier schien ein Kipppunkt erreicht zu sein, als die Ungeduld bröckelte. Der freiwillige Verzicht auf Freiheiten – anders als in Nachbarländern mit Ausgangssperren – bedurfte im Momentum des Exit-Horizonts noch intensiverer Begründungen als die Einschränkungen der Freiheit zu Beginn der Pandemie. Denn in einer Demokratie hängt die Legitimität der Maßnahmen von der Rechtfertigung von Entscheidungen ab. Eine Erwartungsstabilität der Bürger hängt insofern nicht nur von den Politikern und ihrem jeweiligen Führungsstil ab, sondern auch entscheidend von einer handlungsleitenden Sprache.

Demokratien mit lebendigem Parlamentarismus („Government by Discussion") und einem funktionierenden Parteienwettbewerb haben hier enormes Potenzial. Sie legitimieren sich durch Kommunikation. Sprache als Medium legitimiert Macht. Sollten die Parteien nicht vielstimmig mit erkennbarer Parteiendifferenz der vitale Debattentreiber sein? Da in Corona-Zeiten ein evidenzbasierter, informierter Einstieg in die Alltagsnormalität als Masterplan nicht vorliegen konnte, bedurfte es einer intensiven Debatte mit vielen Begründungen und Erklärungen, wie eine Rücknahme der Einschränkungen vorstellbar sein sollte.

Repolitisiert und parteipolitisch pluralisiert verlaufen seitdem die Debatten. Resilienz ermöglichende Strukturen bilden dabei Parlaments-Debatten. Sie sind „das Immunsystem der Republik" (Wefing 2020). Umso wichtiger bleibt dabei die Forderung, das Primat des Parlaments auch in der Krise zu nutzen – durch Präsenz, mit Debatten und durch die Bindung von Notverordnungen an die Zustimmung der Landtage bzw. des Bundestags. Narrative („Wir schaffen das"; „Neue Normalität") und Rechtfertigungen gehören zum positiven Risikowissen, was Resilienz ausmacht. Konkret kann beispielsweise nachgewiesen werden, wie die öffentliche Fernsehansprache von Merkel, Angst- und Depressionswerte von Bürgern deutlich zurückdrängte (Teufel et al. 2020). Der historische Auftritt war ein Musterbeispiel für politische Führung, die Ängste und Sorgen der Bürger in Krisenzeiten durch nachvollziehbare und transparente Informationen minimieren können. Solche Risikodiskurse machen Gesellschaften in Ausnahmezuständen widerstandsfähiger, weil sie kommunikativ Auswege bilden.

Die Politik muss mit dem Virus weiter rechnen. Es lässt sich nicht erpressen, es hat keine eigene Agenda. Die politische Corona-Gesellschaft verfügt aber jetzt bereits idealerweise über kollektive Erfahrungen, die Pandemie als externen Schock eingehegt zu haben. Das sind nicht zu unterschätzende positive Identitätsangebote, die Zuversicht enthalten. Trotz radikaler Einschränkungen half Solidarität konstruktiv. Soziale Verhaltensformen der Selbstwirksamkeit – nicht technik-, sondern sozial getrieben – zeigten ganz offensichtlich Wirkungen im Kampf gegen die Pandemie. Im „Rausch des Positiven" (Horx 2020) leben die Bundesbürger mehrheitlich mit dem Gefühl der geglückten Angstüberwindung. Konstant hoch bewerten sie ihre eigene Lebenszufriedenheit und Wirtschaftslage viel positiver, als die allgemeine Lage. Die Bewältigung stärkt nicht nur das Gemeinwohl und das republikanische Wir, sondern die Corona-Erfahrungen machen auch kollektiv stark: Der Staat und seine Bürger sind nicht ihren Ängsten erlegen. Das unterfüttert die politische Mitte. Das stärkt politische Widerstandskräfte gegen Extremismus. Daraus kann nicht nur eine generationsspezifische Corona-Kohorte werden, sondern auch eine Corona-Solidargemeinschaft. Die Bürger haben erfahren, dass sich unser politisches System handlungsfähig und widerstandsfähig zeigt.

Das schließt den Protest an den Maßnahmen – aus rationalen oder irrationalen Gründen – nicht aus. Aber daran lässt sich aus dem Blickwinkel von Politikmanagement perspektivisch anknüpfen. Denn aus wieder neu gewachsener Responsivität und erkennbarem Vertrauen kann auch ein Steuerungsoptimismus für die Politik erwachsen. Die Corona-Politik hat das Reservoir an Vertrauen als Handlungskredit der politischen Elite wieder aufgefüllt. Vom Personenvertrauen kann auch ein Transfer auf Systemvertrauen erfolgen. Denn Vertrauen führt. Krisengewinner war bislang der Staat. Krisenprofiteure sind in den Krisenmomenten des Entscheidens die Gesichter der Macht: Die Kanzlerin und die Ministerpräsidenten stehen als Frontfiguren im Test des Krisenmodus.

> Vieles deutet darauf hin, dass die politische Mitte in Deutschland insgesamt profitiert, trotz der verteilungspolitischen Verwerfungen, die noch kommen. Die Demokratie als optimistische Staatsform hat den Stress-Test bestanden.

Die Dramaturgie von positivem Risikowissen und von bedingungsloser Krisenprävention schafft neue Routinen der Zuversicht.

Literatur

Florack M, Korte K-R, Schwanholz J (Hrsg.) (2021) Coronakratie. Demokratisches Regieren in Ausnahmezeiten. Campus Frankfurt

Florack M, Korte, K-R (Hrsg.) (2021) Handbuch Regierungsforschung, 2. Aufl. Springer VS Wiesbaden

Horx M (2020) Die Zukunft nach Corona. Econ Berlin

Iskan S (Hrsg.) (2020) Corona in Deutschland, Kohlhammer Stuttgart

Jage-Bowler F (2020) Das gesellschaftliche Immunsystem stärken Elemente eines positiven Risikowissens. In: WZB Mitteilungen, H. 168, Juni, S. 79–81

Lemke M (2020) Katastrophenmanagement im Föderalismus, Notstandspolitik auf Länderebene im Rahmen der Corona-Pandemie. URL: www.Regierungsforschung.de (aufgerufen am 03.12.2020)

Teufel M et al. (2020) Not all world leaders use Twitter in Response to the Covid-19 pandemic impact of the way of Angela Merkel on psychological distress, behaviour and risk perception. Journal of Public Health 42(3), 644–646

Wefing H (2020) Geben wir den Rechtsstaat zu schnell auf, in: Die Zeit v. 26.03.2020, S. 3

Yildiz T (2020) Die Politik von Erzählräumen. Ein sprachanalytisch-narratives Modell für die Regierungsforschung. In: Zeitschrift für Politikwissenschaft 30(1), 27–51

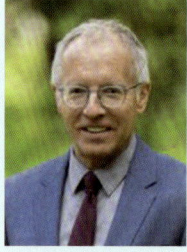

Prof. Dr. Karl-Rudolf Korte

Karl-Rudolf Korte ist Direktor der NRW School of Governance und seit 2003 Lehrstuhlinhaber für das Politische System der Bundesrepublik Deutschland an der Universität Duisburg-Essen. Er ist gf. Herausgeber der „Zeitschrift für Politikwissenschaft". Einer breiten Öffentlichkeit ist Korte seit vielen Jahren durch regelmäßige Auftritte im öffentlichen-rechtlichen Fernsehen – vor allem bei Wahlsendungen – bekannt.

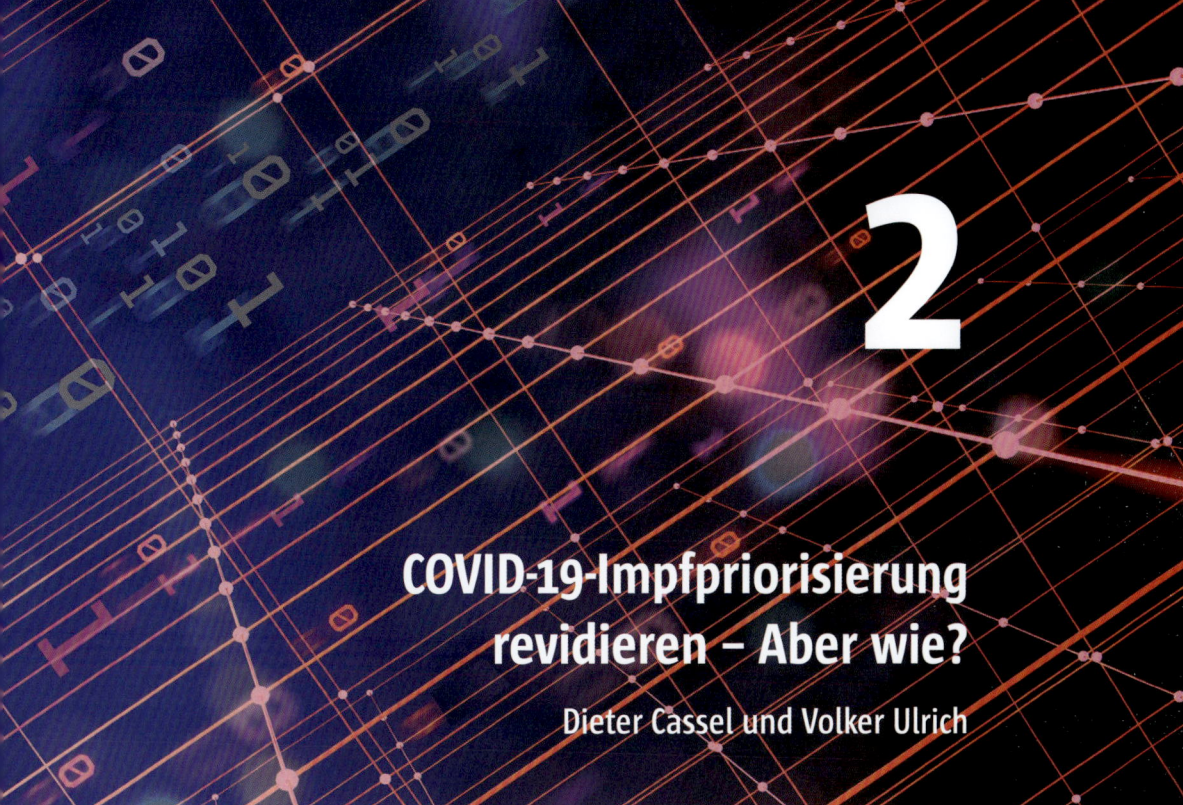

2

COVID-19-Impfpriorisierung revidieren – Aber wie?

Dieter Cassel und Volker Ulrich

Nach der Pandemie ist vor der Pandemie. Damit Deutschland beim nächsten Mal nicht wieder kalt erwischt wird, ist es notwendig, aus den Erfahrungen der Corona-Pandemie schon jetzt Lehren zu ziehen, die nicht nur aktuell, sondern auch für künftige Pandemien nützlich sind. Das ist das Ziel dieses Beitrags.

Die am 15.12.2020 in Kraft getretene CoronaImpfV ist die Rechtsgrundlage für die am 27.12.2020 angelaufene Impfkampagne zur Immunisierung der Bevölkerung gegen COVID-19. Ihr ökonomischer Kern besteht in der Regelung für eine zeitliche Impfpriorisierung, mit der die Zahl der für die Impfwilligen benötigten Impfdosen (Nachfrage) nach epidemiologischen, medizinischen und ethischen Kriterien zeitlich gestaffelt auf die jeweils verfügbaren Impfstoffmengen und Impfkapazitäten (Angebot) begrenzt wird. Damit soll eine möglichst rasche, geordnete und pandemiegerechte Durchimpfung der Bevölkerung bis zum Erreichen der Herdenimmunität gewährleistet werden. Inwieweit kann das mit dem Priorisierungskonzept der CoronaImpfV gelingen? Worin liegen seine Stärken und Schwächen und wie könnten letztere behoben werden?

2.1 Impfkaskade als Priorisierungsbasis

Zur Impfpriorisierung haben wir schon im Juli letzten Jahres eine dreistufige „Impf-kaskade" vorgeschlagen (Cassel et al. 2020, S. 65ff.). Sie ist so angelegt, dass die anfangs zahlenmäßig scharfe Priorisierung in Abhängigkeit von der zunehmenden Verfügbarkeit von Impfstoffmengen und Impfkapazitäten von Stufe zu Stufe immer mehr Personengruppen zur Impfung zulässt. Unter epidemisch verantwortbarer Berücksichtigung des besonderen Schutzes von Risikogruppen bzw. Indikationen ver-

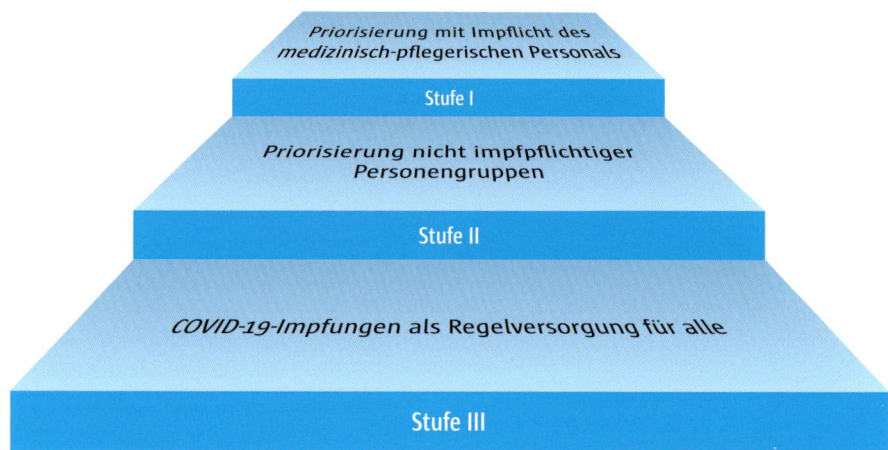

Abb. 1   Priorisierungsstufen der COVID-19-Impfkaskade (basierend auf Cassel u. Ulrich 2021)

breitert sich dadurch der Strom der Geimpften durch ständige Erweiterung des Kreises der Impfberechtigten, bis schließlich die Immunisierung der Bevölkerung erreicht
ist (s. Abb. 1).

Wie jede Priorisierung, so erfordert auch diese eine Reihe von politischen Wertent-
scheidungen mit weitreichenden Implikationen für die praktische Durchführung
der Impfkampagne und ist nicht ohne Eingriffe in die persönlichen Freiheitsrechte
der Betroffenen zu haben. So halten wir es für erforderlich, die zu priorisierenden
Impfberechtigten in drei zahlenmäßig zunehmende Personengruppen einzuteilen
und sie zeitlich nacheinander, gegebenenfalls auch überlappend zur Impfung zuzu-
lassen, sodass ihnen je nach Stufe eine möglicherweise mehrjährige Wartezeit zu-
gemutet wird.

1. **Gruppe A**: Sie umfasst das gesamte stationär und ambulant tätige medizinische
   und pflegerische Personal, hat oberste Priorität und sollte aus pandemischen
   Gründen impfpflichtig sein (Stufe I).
2. **Gruppe B**: Darin befinden sich Personen, die einem hohen Corona-bedingten
   Gesundheitsrisiko ausgesetzt sind, d.h. bei einer Infektion mit schweren, relativ häufig auch letalen Verläufen rechnen müssen (Stufe II, 1).
3. **Gruppe C**: Sie besteht aus Personen, die ein beruflich oder sozial unvermeidbar
   hohes Infektionsrisiko für sich selbst haben und ein entsprechend hohes Trans-
   missions- und Ausfallrisiko für Dritte oder die öffentliche Versorgung, Sicherheit und Ordnung darstellen (Stufe II, 2).
4. **Gruppe D**: Sie umfasst die nicht priorisierten Personen, die im späteren Verlauf
   der Impfkampagne regulären Zugang zur COVID-19-Impfung erhalten (Stufe III).

Für die Gruppen B bis D ist keine Impfpflicht vorgesehen.

Die Details unseres Priorisierungskonzepts sind in Tabelle 1 zusammengefasst. Sie
enthält die zeitlich nacheinander zu impfenden Personengruppen, die institutionell
nach pandemischer Relevanz sowie persönlichen Infektions- und Gesundheitsrisiken
gebildet werden. Zusammen mit den Impfzielen lässt dies den geplanten stufenwei-

Tab. 1   Priorisierte Personengruppen im Ablaufschema der Impfkaskade (basierend auf Cassel et al. 2020, S. 65ff.)

Für den Ablauf der COVID-19-Impfkampagne schlagen wir eine dreistufige Impfkaskade mit verschiedenen Regulierungsszenarien und nacheinander überlappend zu impfenden Personengruppen vor: In Abhängigkeit von den Kriterien Impfstoffverfügbarkeit und Impfbedarf werden die Regulierungen von Stufe zu Stufe gelockert. Dadurch erhöht sich die die Zahl der Geimpften immer schneller, bis schließlich – zusammen mit den Immunisierten nach überstandener Krankheit – Herdenimmunität erreicht ist.

Stufe I: Priorisierung mit Impfpflicht des medizinisch-pflegerischen Personals

- **Gruppe A:** Selbständige oder abhängige Erwerbspersonen, die zur Aufrechterhaltung der medizinischen und pflegerischen Versorgung unabdingbar bzw. „systemrelevant" sind.
- **Institutionen:** Dienstleistungserbringung in stationären Einrichtungen (Krankenhäuser bzw. Kliniken, Rehabilitations-, Vorsorge- und (teil-)stationäre Pflegeeinrichtungen) sowie nicht-stationäre Einrichtungen (Arztpraxen, Zahnarztpraxen, sonstige Praxen und ambulante Pflege). Maßgebend ist die aktuell tatsächlich ausgeübte Funktion.
- **Impfziel:** lückenlose Impfung in kürzester Zeit, um die Gesundheitsversorgung insgesamt uneingeschränkt aufrechterhalten zu können. Gegebenenfalls interne Bildung von zeitlich gestaffelt zu impfenden Untergruppen gemäß den funktionsbedingten Infektionsrisiken.
- **Impfpflicht:** Ohne „Impfzwang" bis zum Ende der Pandemie wie sie auch bei Masern besteht; verweigern Impfpflichtige die Schutzimpfung, dürfen sie temporär nicht mehr in ihrer bisherigen Funktion tätig sein, sondern könnten währenddessen nicht priorisierte Aufgaben im Gesundheitswesen wahrnehmen.
- **Zahl und Dauer der Impfungen:** Schätzungsweise 4,3 Mio. Personen mit insgesamt 8,6 Mio. Impfungen bei zwei benötigten Impfdosen im Abstand von etwa einem Monat. Bei arbeitstäglich 60 Tsd. Impfungen würde die Durchimpfung mehr als ein halbes Jahr (6,8 Monate) dauern, bei täglich 100 Tsd. Impfungen wäre es nur ein knappes Vierteljahr (2,8 Monate).

Stufe II: Priorisierung nicht impfpflichtiger Personengruppen

Mit fortschreitender Durchimpfung der Gruppe A sinkt zum einen die Infektionsgefahr in den medizinisch-pflegerischen Brennpunkten und reduziert sich zum anderen die Impfstoffnachfrage auf nachrückendes Personal. Auch dürften inzwischen höhere Impfstoffkontingente zur Verfügung stehen. Dies erlaubt es, den Kreis der Impfberechtigten um die Gruppen B und C zu erweitern.

- **Gruppe B:** Vulnerable Personen mit besonders hohen Infektions- oder Gesundheitsrisiken. Institutionell sind dies beispielsweise pflegebedürftige Betagte und Behinderte in Umgebungen mit erhöhter Kontaktdichte wie in Reha- und Pflegeheimen, Dialysezentren etc., Chroniker mit pneumatischen und koronaren Erkrankungen und generell Patienten mit relevanten Vorerkrankungen, die ein signifikant erhöhtes Risiko für schwere oder letal verlaufende Krankheitsverläufe haben.
- **Gruppe C:** Mit ihrer Priorisierung soll das Infektionsrisiko für Dritte verringern werden, um wirtschaftliche und soziale Kollateralschäden zu vermeiden. Institutionell gesehen zählen dazu etwa Kinder erziehende Eltern, Kranke pflegende Familienangehörige, Helfer von Alleinstehenden, Beschäftigte in Betreuungs- und Bildungseinrichtungen oder im Dienst der öffentlichen Daseinsvorsorge, Sicherheit und Ordnung stehende Beschäftigte und Amtsträger mit erhöhtem Infektionsrisiko.
- **Keine Impfpflicht:** Für die Angehörigen beider Gruppen ist ein so weitgehender Eingriff in die Grundrechte wie die Impfpflicht nicht zu rechtfertigen und wäre auch kaum durchsetzbar. Sollte die Impfbereitschaft das epidemiologisch erforderliche Maß deutlich unterschreiten, könnten allenfalls bestimmte Untergruppen von C impfpflichtig gemacht werden.

- **Zahl und Dauer der Impfungen:** Trotz fehlender Impfpflicht dürften sie ein Vielfaches der für Gruppe A möglichen Schätzungen erreichen. Allein die Zahl der „Pflegepersonen" nach SGB XI, darunter insbesondere die pflegenden Angehörigen, Freunde und Nachbarn, beträgt etwa 4,7 Mio. Werden dazu noch die Gepflegten selbst gerechnet, dürfte allein diese Subgruppe die Marke von 7 Mio. übersteigen. Unter den oben gemachten Annahmen wären dies 14 Mio. Impfungen, für die zwischen gut viereinhalb (4,6) Monate und einem knappen Jahr (11,1 Monate) benötigt werden würden.

Stufe III: COVID-19-Impfung als Regelversorgung für alle

In Abhängigkeit vom Impfverhalten sowie von der Impfstoffverfügbarkeit und der Impfkapazität lässt die Durchimpfung der Gruppen B und C mit Sicherheit deutlich länger auf sich warten als in Gruppe A. Deshalb ist es geboten, den Kreis der Impfberechtigten zu erweitern, sobald Angebotsüberhänge bei Vakzinen und ihrer Applikation ersichtlich werden. Es geht also bei dieser Stufe der Impfkaskade um ein Übergangsszenario, nach dem das COVID-19-Krisenmanagement schrittweise zur Regelversorgung wird – und das nach Möglichkeit, bevor die Herdenimmunität erreicht ist.

sen Ablauf der Impfkampagne erkennen. Ergänzend dazu werden Angaben zu Zahl und Dauer der Impfstaffeln gemacht, um deren Machbarkeit zu belegen. Schließlich werden einige Nebenbedingungen – wie selektive Impfpflicht und Anreize zu erhöhter Impfbereitschaft – gemacht, mit denen die Immunisierung schneller und vor allem institutionell lückenlos gelingen könnte.

2.2 Institutionalisierte versus personalisierte Priorisierung

Soll diese Priorisierung ethisch akzeptabel und pandemisch effektiv sein, darf sie nicht überwiegend bei einzelnen Personen und ihrem individuellen Impfbedarf ansetzen. Vielmehr sind sie in erster Linie nach ihrem jeweiligen institutionellen Umfeld und dessen pandemischer bzw. systemischer Relevanz zu Personengruppen zusammenzufassen. Diese Vorgehensweise bezeichnen wir als „institutionalisierte Priorisierung": Sie bevorzugt Personen nicht allein wegen ihres Alters und Krankheitsrisikos oder ihrer subjektiven Befindlichkeit, sondern wegen ihrer Zugehörigkeit zu pandemisch bzw. systemisch besonders relevanten Institutionen – wie es beispielsweise beim Personal in Kliniken, Arztpraxen und Apotheken oder in der professionellen ambulanten und stationären Pflege, aber auch bei erziehenden Eltern und häuslich pflegenden Angehörigen und Helfern sowie beim Personal in Kindergärten, Schulen und sonstigen Erziehungseinrichtungen der Fall ist (Cassel u. Ulrich 2021).

Dieser institutionalisierte Ansatz unterscheidet sich deutlich von der „personalisierten Priorisierung", die vom Bundesgesundheitsministerium (BMG) auf Empfehlung der Ständigen Impfkommission (STIKO) beim Robert Koch-Institut (RKI) zur Grundlage der Priorisierungsvorschriften nach §§ 2–4 CoronaImpfV in Tabelle 2 gemacht wurde (zu Genese und Problemen der Priorisierung in der CoronaImpfV siehe ausführlich Cassel u. Ulrich 2021 sowie chronologisch: BMG 2020a; STIKO 2020; BMG 2020b). Wer personalisiert vorgeht, bestimmt die Impfpriorität weitgehend danach, welchem persönlichen Krankheitsrisiko die Impfberechtigten unterliegen, nachdem sie sich infiziert haben. Damit bilden Alter, Behinderungen und Vorerkrankungen die zentralen Priorisierungskriterien. Dagegen spielt etwa die Frage danach, wer sich durch sein Verhalten im häuslichen Umfeld oder sonst wo hinreichend schützen und damit

Tab. 2 Impfpriorisierung nach §§ 2–4 CoronaImpfV (basierend auf BMG 2020b, S. 2f.)

§ 2: Schutzimpfungen mit höchster Priorität

Folgende Personen haben mit höchster Priorität Anspruch auf Schutzimpfung:

1. Personen, die das 80. Lebensjahr vollendet haben,
2. Personen, die in stationären Einrichtungen zur Behandlung, Betreuung oder Pflege älterer oder pflegebedürftiger Menschen behandelt, betreut oder gepflegt werden oder tätig sind,
3. Personen, die im Rahmen ambulanter Pflegedienste regelmäßig ältere oder pflegebedürftige Menschen behandeln, betreuen oder pflegen,
4. Personen, die in Bereichen medizinischer Einrichtungen mit einem sehr hohen Expositionsrisiko in Bezug auf das Corona-Virus SARS-CoV-2 tätig sind, insbesondere auf Intensivstationen, in Notaufnahmen, in Rettungsdiensten, als Leistungserbringer der spezialisierten ambulanten Palliativversorgung, in den Impfzentren im Sinne von § 6 Absatz 1 Satz 1 sowie in Bereichen, in denen für eine Infektion mit Corona-Virus SARS-CoV-2 relevante Aerosol-generierende Tätigkeiten durchgeführt werden,
5. Personen, die in medizinischen Einrichtungen regelmäßig Personen behandeln, betreuen oder pflegen, bei denen ein sehr hohes Risiko für einen schweren oder tödlichen Krankheitsverlauf nach einer Infektion mit dem Corona-Virus SARS-CoV-2 besteht, insbesondere in der Onkologie oder Transplantationsmedizin.

§ 3: Schutzimpfungen mit hoher Priorität

Folgende Personen haben mit hoher Priorität Anspruch auf Schutzimpfung:

1. Personen, die das 70. Lebensjahr vollendet haben,
2. Personen, bei denen ein sehr hohes oder hohes Risiko für einen schweren oder tödlichen Krankheitsverlauf nach einer Infektion mit dem Corona-Virus SARS-CoV-2 besteht:
   a) Personen mit Trisomie 21,
   b) Personen mit einer Demenz oder mit einer geistigen Behinderung,
   c) Personen nach Organtransplantation.
3. eine enge Kontaktperson
   a) von pflegebedürftigen Personen nach § 2 Nummer 1 und nach den Nummern 1 und 2, die von dieser Person oder von ihrem gesetzlichen Vertreter bestimmt wird,
   b) von schwangeren Personen, die von dieser Person oder von ihrem gesetzlichen Vertreter bestimmt wird.
4. Personen, die in stationären Einrichtungen zur Behandlung, Betreuung oder Pflege geistig behinderter Menschen tätig sind oder im Rahmen ambulanter Pflegedienste regelmäßig geistig behinderte Menschen behandeln, betreuen oder pflegen,
5. Personen, die in Bereichen medizinischer Einrichtungen mit einem hohen oder erhöhten Expositionsrisiko in Bezug auf das Corona-Virus SARS-CoV-2 tätig sind, insbesondere Ärzte und sonstiges Personal mit regelmäßigem unmittelbaren Patientenkontakt, Personal der Blut- und Plasmaspendendienste und in SARS-CoV-2-Testzentren,
6. Polizei- und Ordnungskräfte, die in Ausübung ihrer Tätigkeit zur Sicherstellung öffentlicher Ordnung, insbesondere bei Demonstrationen, einem hohen Infektionsrisiko ausgesetzt sind,
7. Personen, die im öffentlichen Gesundheitsdienst oder in besonders relevanter Position zur Aufrechterhaltung der Krankenhausinfrastruktur tätig sind,
8. Personen, die in Einrichtungen nach § 36 Absatz 1 Nummer 3 oder 4 des Infektionsschutzgesetzes untergebracht oder tätig sind.

§ 4: Schutzimpfungen mit erhöhter Priorität

Folgende Personen haben mit erhöhter Priorität Anspruch auf Schutzimpfung:

1. Personen, die das 60. Lebensjahr vollendet haben,
2. Personen, bei denen ein erhöhtes Risiko für einen schweren oder tödlichen Krankheitsverlauf nach einer Infektion mit dem Corona-Virus SARS-CoV-2 besteht:
   a) Personen mit Adipositas (Personen mit Body-Mass-Index über 30),
   b) Personen mit chronischer Nierenerkrankung,
   c) Personen mit chronischer Lebererkrankung,
   d) Personen mit Immundefizienz oder HIV-Infektion,
   e) Personen mit Diabetes mellitus,
   f) Personen mit einer Herzinsuffizienz, Arrhythmie, einem Vorhofflimmern, einer koronaren Herzkrankheit oder arterieller Hypertension,
   g) Personen mit zerebrovaskulären Erkrankungen oder Apoplex,
   h) Personen mit Krebserkrankungen,
   i) Personen mit COPD oder Asthma bronchiale,
   j) Personen mit Autoimmunerkrankungen oder rheumatischen Erkrankungen.
3. Personen, die in besonders relevanter Position in staatlichen Einrichtungen tätig sind, insbesondere in den Verfassungsorganen, in den Regierungen und Verwaltungen, bei den Streitkräften, bei der Polizei, beim Zoll, bei der Feuerwehr, beim Katastrophenschutz einschließlich Technisches Hilfswerk und in der Justiz,
4. Personen, die in besonders relevanter Position in weiteren Einrichtungen und Unternehmen der Kritischen Infrastruktur tätig sind, insbesondere im Apothekenwesen, in der Pharmawirtschaft, in der Ernährungswirtschaft, in der Wasser- und Energieversorgung, in der Abwasserentsorgung und Abfallwirtschaft, im Transport- und Verkehrswesen sowie in der Informationstechnik und im Telekommunikationswesen,
5. Personen, die in Bereichen medizinischer Einrichtungen mit niedrigem Expositionsrisiko in Bezug auf das Corona-Virus SARS-CoV-2 tätig sind, insbesondere in Laboren und Personal, welches keine Patientinnen oder Patienten mit Verdacht auf Infektionskrankheiten betreut,
6. Personen, die im Lebensmitteleinzelhandel tätig sind,
7. Personen, die als Erzieher oder Lehrer tätig sind,
8. Personen, mit prekären Arbeits- oder Lebensbedingungen.

COVID-19-Krankheitsverläufe effektiv vermeiden könnte, keine Rolle. Damit werden auch gesellschaftlich relevante Aspekte – wie die Aufrechterhaltung der Krankenversorgung, die Offenhaltung von Schulen oder die Gewährleistung der öffentlichen Sicherheit – weitgehend ausgeblendet. Die nachrangige Priorisierung der diesbezüglichen Personengruppen in § 4 CoronaImpfV legt dafür ein beredtes Zeugnis ab.

Die nach diesem Priorisierungsmuster nun ablaufende Impfkampagne ist bislang nur „ruckelnd" angelaufen. Nicht ganz zu Unrecht hält Bundesgesundheitsminister Jens Spahn hierfür die unverhofften Engpässe bei den Impfstoffen, zusammen mit dem vorsorglichen Zurückhalten von Dosen für die zweite Impfung, für ursächlich. Nach wie vor gibt es aber auch konzeptionell bedingte organisatorische und technische Anlaufschwierigkeiten. Dafür spricht die anekdotische Evidenz, die täglich vielfältig in den Medien kolportiert wird. Dass in den ersten vier Wochen von den tagesdurchschnittlich erhofften 100 Tsd. und zur rechtzeitigen Immunisierung erforderlichen 300 Tsd. Impfungen nur gut die Hälfte bzw. ein Fünftel erfolgte, ist jedenfalls kein gutes Omen, wenn erst einmal nach § 2 CoronaImpfV die 5,4 Mio. über 80-Jährigen mit höchster Priorität zur ersten und zweiten Impfung aufgerufen sind.

Die Impfkampagne wird aber selbst dann nur „ruckelnd" vorankommen, wenn genügend Impfstoff da ist. Denn es muss sich erst noch zeigen, wie leistungsfähig das Impfmanagement tatsächlich ist und ob es mit den insgesamt 33 priorisierten Personengruppen der §§ 2–4 CoronaImpfV – das sind immerhin etwa 40 Mio. Impfberechtigte und 80 Mio. Impfungen – überhaupt zurechtkommt. Bis dahin bleibt noch Zeit für Nachbesserungen, um sich diesbezügliche Überraschungen zu ersparen.

2.3   Empfehlungen zur Revision der CoronaImpfV

Sicherlich wäre es unrealistisch, die CoronaImpfV jetzt noch grundlegend im Sinne der institutionalisierten Priorisierung revidieren zu wollen. Doch es gibt einige Stellschrauben, um Unwuchten beheben und ein besseres Ergebnis als erwartet erzielen zu können. Sie lassen sich thesenartig wie folgt zusammenfassen (Cassel et al. 2020; Cassel u. Ulrich 2021):

1. **Institutionalisierte Priorisierung**: Wo nach §§ 2–4 CoronaImpfV schon ansatzweise eine institutionalisierte Priorisierung greift – so beispielsweise in bestimmten Bereichen medizinischer Einrichtungen wie Intensivstationen oder Notaufnahmen mit hohem Expositionsrisiko –, sollte sie konsequent auf die betreffende Einrichtung insgesamt und ihr gesamtes Personal ausgedehnt werden. Das wäre nicht nur in Krankenhäusern, Pflegeeinrichtungen, Praxen, Impfzentren oder Apotheken möglich, sondern auch in Kindergärten, Schulen, Haushalten mit Kindern oder Pflegebedürftigen sowie Einrichtungen von Polizei, Feuerwehr, Rettungsdienst, Katastrophenschutz usw. Dabei ist pragmatisch und zeitlich überlappend vorzugehen. Dafür wäre eine tragfähige Rechtsgrundlage zu schaffen, um Einsprüchen und Priorisierungsklagen, wie sie zunehmend erhoben werden, vorzubeugen.

2. **Selektive Alterspriorisierung**: Nach §§ 2–4 CoronaImpfV sind alle 23,4 Mio. über 60-Jährige je nach Alterskohorte mit höchster, hoher oder erhöhter Priorität impfberechtigt. Dazu gehören schätzungsweise 15 bis 20 Mio. Personen, die sich aufgrund ihrer Lebensumstände durch striktes Einhalten der AHA+L-Regel (Abstand, Hygiene, Alltagsmasken + Lüften) und eine weitgehende häusliche Selbstisolierung effektiv vor COVID-19 schützen könnten – wie etwa nicht pflegebedürftige, allein oder partnerschaftlich im häuslichen Umfeld lebende Rentner und Pensionäre. Geschähe dies, ginge ihr Risiko eines schweren oder gar tödlichen Krankheitsverlaufs gegen null. Auch ginge von ihnen keine Infektionsgefahr mehr für Dritte aus. Von daher wäre es in der herrschenden Ausnahmesituation vertretbar, diesen Personenkreis nicht vorrangig zu impfen und damit anderen priorisierten Gruppen im gesellschaftlichen Interesse der Pandemiebekämpfung den Vortritt zu lassen und ihnen bis zu einem Jahr Warten auf Impfschutz zu ersparen.

3. **Höhere Priorität für Lehrer und Erzieher**: Sie stehen nach § 4 (7) CoronaImpfV mit mehr als 1,4 Mio. Personen an vorletzter Stelle der 33 Einzelgruppen umfassenden Prioritätsliste – nach den Beschäftigten im Lebensmitteleinzelhandel und vor den Personen mit prekären Arbeits- oder Lebensbedingungen. Angesichts der in Öffentlichkeit und Politik vehement geforderten Offenhaltung der Bildungs- und Erziehungseinrichtungen ist eine so nachrangige Priorisierung unverständlich. Deshalb sollten Lehrer, Erzieher, Dienstpersonal und Schüler

über 16 Jahre mit deutlich höherer Priorität geimpft werden. Sobald die Vakzine auch für Kinder und Jugendliche unter 16 Jahre zugelassen sind, wären auch sie einzubeziehen, um die als systemrelevant angesehenen Schulen, Kindergärten, Krippen usw. offenhalten zu können. Inzwischen hat das BMG zumindest die Beschäftigten in der Kinderbetreuung sowie in Grund-, Förder- und Sonderschulen eine Gruppe höher (Schutzimpfung mit hoher Priorität) eingestuft, was pandemisch gesehen bei Weitem nicht ausreicht.

4. **Selektive Impfpflicht:** Aus pandemisch zwingenden Gründen sollte für das gesamte ambulant und stationär tätige medizinisch-pflegerische Personal eine selektive bzw. gruppenspezifische Impfpflicht bestehen. Sie würde quasi zu den „Berufspflichten" dieses Personenkreises gehören – wie etwa Hygienemaßnahmen in der medizinischen Versorgung oder als Einstellungsbedingung in manchen anderen Berufen auch. Dadurch soll gewährleistet werden, dass Eigeninfektion und Transmission in den Einrichtungen und bei den Betätigungen praktisch ausgeschlossen sind bzw. durch Senkung der Virenlast weniger virulent bleiben, sodass insbesondere die Gesundheitsversorgung nicht durch COVID-19-bedingte Arbeitsausfälle gefährdet wird. Die selektive Impfpflicht erscheint in Ausnahmesituationen wie der Corona-Pandemie als verhältnismäßig, sofern die Impfbereitschaft gerade unter dem medizinisch pflegerischen Personal so niedrig bleibt wie bisher. Impfverweigerer der Gruppe A müssten täglich vor Arbeitsbeginn einen negativen Corona-Test auf eigene Kosten vorweisen oder wären für die Dauer der Pandemie von ihrer bisherigen Tätigkeit zu entbinden und könnten dann Aufgaben in nicht priorisierten Bereichen des Gesundheitswesens übernehmen. Ist das nicht möglich, wären sie den Beschäftigten in Kurzarbeit gleichzustellen oder könnte ihnen im äußersten Fall gekündigt werden (Budras u. Jung 2021).

5. **Impfpass (Impfausweis, Impf-App):** Als besonders wirksamer Anreiz zur Erhöhung der Impfbereitschaft sollte allen Geimpften ein mehrsprachiger, fälschungssicherer und maschinenlesbarer amtlicher „Impfpass" ausgestellt werden. Im Gegensatz zum „Immunitätsausweis" würde er lediglich die erfolgte Impfung dokumentieren, aber kein Beleg für eine irgendwie geartete Immunität sein. Dennoch sollte er nur für Vakzine mit einem hohen Wirkungsgrad ausgestellt werden, die auch eine Transmission weitgehend ausschließen. Die Anreizwirkung wäre am stärksten, wenn der Träger des Impfpasses weitgehend von den gesundheitspolitischen Maßnahmen verschont bliebe und ihm dadurch wieder ein freizügigeres Leben möglich wäre – die grenzüberschreitende Mobilität in der EU eingeschlossen. Als zweitbeste Lösung könnten Corona-Schutzimpfungen wie sonst üblich im gängigen Impfausweis dokumentiert werden, sofern Fälschung und Missbrauch weitgehend ausgeschlossen sind. Auch käme eine digitale Impfpass-App in Betracht, wie sie derzeit im Luftverkehr gefordert wird. Die beste Lösung wäre allerdings ein dokumentensicherer „EU-Impfpass", den die EU-Kommission erst kürzlich vorgeschlagen hat. Bis dahin dürfte hierzulande der Eintrag in den Impfausweis reichen, um bestimmte Tätigkeiten ausüben oder Reisen im Inland machen zu können. Haben erst einmal alle Impfberechtigten die Möglichkeit zur Impfung (Stufe III der Impfkaskade), wäre das von Impfpass-Gegnern ins Feld geführte Argument, Geimpfte könnten mit dem Impfpass ungerechtfertigterweise Privilegien durch Entbindung von der AHA+L-Regel, Mobilitäts- und Zugangsbeschränkungen usw. erhalten, hinfällig.

6. **Rechtmäßigkeit der Priorisierung:** Die geltende CoronaImpfV wird mitsamt der Priorisierung als Kern der Impfstrategie der Bundesregierung von Staatsrechtlern und Ethikern zunehmend infrage gestellt. Ihre Vorschriften seien rechtswidrig und damit nichtig. Mehr noch: Sie dürften von den Behörden nicht angewendet und müssten von den Bürgern nicht beachtet werden (so etwa Leisner-Egensperger 2021; zuvor ähnlich Deutscher Bundestag 2020). Der Bundestag sollte die Inhalte der CoronaImpfV nicht nur als Gesetz verabschieden, sondern sie auch einer gründlichen Revision hinsichtlich der Priorisierung unterziehen. Die Möglichkeit, bei staatlich organisierter Beschaffung, Verteilung und Applikation den Impfschutz gegen COVID-19 erlangen zu können, ist für die gesamte Bevölkerung von enormer Bedeutung, sind doch alle gleichermaßen von der Ansteckung und den daraus folgenden Einschränkungen im Alltag betroffen. Die Entscheidung, welche Bevölkerungsgruppen bei der Impfung zu bevorzugen sind und welche unter Umständen noch jahrelang warten müssen ist daher von hoher Grundrechtsrelevanz. Ihr trägt die Verordnungsermächtigung des IfSG im Falle der CoronaImpfV vor allem auch deshalb nicht genügend Rechnung, weil sie mit der personalisierten Priorisierung ein höchst fragwürdiges Konzept verfolgt und es mit pandemisch nicht akzeptablen Ergebnissen umsetzt. Von daher bedarf es auch einer grundlegenden inhaltlichen Revision auf gesetzlicher Grundlage. Immerhin hat der Ausschuss für Gesundheit des Deutschen Bundestages im Februar eine verfassungskonforme Rechtsgrundlage beschlossen, die noch Gesetz werden soll.

Einige dieser Vorschläge – wie Impfpass und Impfpflicht – werden hierzulande zwar immer häufiger, aber noch höchst kontrovers diskutiert; und bei anderen – wie der selektiven Alterspriorisierung – wird noch nicht einmal Handlungsbedarf gesehen. Deshalb scheint ihre Realisierung in der jetzigen Infektionswelle noch außer Reichweite zu sein. Freilich könnte man auch darauf verzichten, falls es gelänge, die Bevölkerung sehr viel schneller als jetzt absehbar zu immunisieren. Hierzu müssten aber bald die dafür nötigen Impfstoffdosen und schließlich auch eine weit größere Impfkapazität und Impfbereitschaft vorhanden sein, als es derzeit der Fall ist.

Literatur

Budras C, Jung M (2021) Justizministerin: Mehr Freiheit für Geimpfte. Plädoyer für Lockerungen, falls Ansteckungen ausgeschlossen sind/Pflegebetriebe kündigen Impfverweigerern. Frankfurter Allgemeine Zeitung. 23.01.2021 (Nr. 19)

Bundesministerium für Gesundheit (BMG) (2020a) Nationale Impfstrategie COVID-19. Strategie zur Einführung und Evaluierung einer Impfung gegen Sars-CoV-2 in Deutschland. 6. November 2020. https://www.bundesgesundheitsministerium.de/fileadmin/Dateien/3_Downloads/C/Coronavirus/Impfstoff/Nationale_Impfstrategie.pdf (abgerufen am 01.03.2021)

Bundesministerium für Gesundheit (BMG) (2020b) Verordnung zum Anspruch auf Schutzimpfung gegen das Coronavirus SARS-CoV-2 (Coronavirus-Impfverordnung – CoronaImpfV). Bundesanzeiger V2 vom 18.12.2020.

Cassel D, Heigl A, Jäcker A, Ulrich V (2020) Impfstoff für alle – doch wie soll das gehen? Probleme der Verfügbarkeit und Verteilung von Covid-19-Impfstoffen. In: RPG – Recht und Politik im Gesundheitswesen, 26(3), 75–71

Cassel D, Ulrich V (2021) Corona-Impfpriorisierung: personalisiert oder institutionalisiert? Genese und Probleme der Regelung des Impfstoffzugangs nach §§ 2–4 Coronavirus-Impfverordnung. RPG – Recht und Politik im Gesundheitswesen, 26

Deutscher Bundestag (2020) Notwendigkeit einer gesetzlichen Regelung für die Priorisierung bestimmter Bevölkerungsgruppen bei der Verteilung eines Impfstoffs gegen COVID-19. Ausarbeitung der Wissenschaftlicher Dienste WD 3–3000 – 271/20 vom 4. Dezember 2020

Leisner-Egensperger A (2021) Schriftliche Stellungnahme zur Öffentliche Anhörung des Ausschusses für Gesundheit des Deutschen Bundestages am zum Gesetzentwurf der FDP, BT-Drucksache 19/25260, und zum Antrag der Fraktion DIE LINKE, BT-Drucksache 19/24362, am 13.01.2021; Ausschussdrucksache 19(14)263(1) vom 06.01.2021. URL: https://www.bundestag.de/resource/blob/815956/34df43897a9cee75891804df c747b039/19_14_0263-1-_ESV-Prof-Dr-Anna-Leisner-Egensperger_Impfstrategie-data.pdf (abgerufen am 01.03.2021)

STIKO – Ständige Impfkommission (2020) STIKO-Empfehlung zur COVID-19-Impfung. Beschluss der STIKO für die Empfehlung der COVID-19-Impfung und die dazugehörige wissenschaftliche Begründung. Epidemiologisches Bulletin 2/2021 des RKI vom 14.01.2021. 3–63. Online seit 17.12.2020. 1. Aktualisierung am 08.01.2021. DOI 10.25646/Von 50

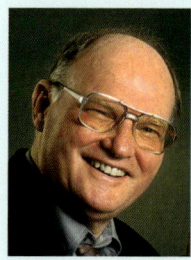

Prof. em. Dr. Dieter Cassel

Emeritus für Wirtschaftspolitik, Gesundheitsökonom und Beauftragter für Internationale Beziehungen an der MSM der Universität Duisburg-Essen, Campus Duisburg. Ehemaliger Vorsitzender des Ausschusses für Gesundheitsökonomie des Vereins für Socialpolitik, des Wissenschaftlichen Beirats des WIdO, Berlin, und seit 2006 des Kuratoriums der APOLLON Hochschule der Gesundheitswirtschaft, Bremen. Veröffentlichungen und Gutachten zum Kassenwettbewerb und Risikostrukturausgleich, sowie zur Finanzierung und Arzneimittelversorgung in der GKV.

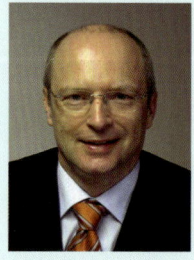

Prof. Dr. Volker Ulrich

Ordinarius für Volkswirtschaftslehre, insb. Finanzwissenschaft an der Universität Bayreuth, Rechts- und Wirtschaftswissenschaftliche Fakultät. Stellvertretender Vorsitzender im Wissenschaftlichen Beirat des Bundesamts für Soziale Sicherung (BAS) zur Weiterentwicklung des Risikostrukturausgleichs, Mitglied des gesundheitsökonomischen Ausschusses des Vereins für Socialpolitik (VfS), Vorsitzender des wissenschaftlichen Beirats des Bundesverbands Managed Care (BMC). Seit 2015 Präsident der Gesellschaft für Recht und Politik im Gesundheitswesen (GRPG). Im akademischen Turnus 2010/11 Vorsitzender der Deutschen Gesellschaft für Gesundheitsökonomie (DGGÖ). Veröffentlichungen und Gutachten zu Fragen der Finanzierung von Gesundheitssystemen, der Reform des Risikostrukturausgleichs und des Arzneimittelmarkts und der nachhaltigen Finanzierung der Systeme der sozialen Sicherung.

3

Braucht das Gesundheitswesen einen Relaunch? Anmerkungen aus einer rechtspolitischen Perspektive

Franz Knieps

Die Reformbedürftigkeit des deutschen Gesundheitswesens wird in aller Regel aus politischen, ökonomischen, medizinischen oder sozialen Perspektiven konstatiert. Die Analyse des rechtlichen Regulierungsrahmens erschöpft sich zumeist in der Betrachtung und gelegentlicher Kritik des Status quo und zielt – häufig aus interessenpolitischer Sicht – auf einzelne strittige Fragen. Der folgende Beitrag fragt aus rechtspolitischer Perspektive, ob das geltende Recht generell noch zeitgemäß ist, um die Herausforderungen an das Gesundheitssystem zu bewältigen und die umfassend diskutierten Strukturprobleme zu lösen. Er stützt sich dabei nicht allein auf (spärliche) rechtswissenschaftliche Erkenntnisse, sondern bezieht Nachbardisziplinen, wie insbesondere die Gesundheitsökonomie, die Gesundheitswissenschaften (Public Health) und die Sozialwissenschaften, ein. Der Verfasser hängt nicht der Illusion an, eine große Reform werde alle Probleme des Gesundheitswesens lösen. Er folgt allerdings der auf konfuzianische Wurzeln beruhenden Erkenntnis seines allzu früh verstorbenen Mentors in der Sozialpolitik Peter Kirch: „Wer das Ziel nicht kennt, für den ist jeder Weg der richtige".

3.1 Gesundheits- oder Krankheitssystem – Mehr als ein semantischer Unterschied

Das Thema Gesundheit ist ein schwieriges Thema. Es geht schon bei der Definition los. Wann ist ein Mensch gesund? Ist Gesundheit mehr als die Abwesenheit von Krankheit? Ja, sagen die Verfechter eines modernen Gesundheitsbegriffs und grenzen sich mit dem Konzept der Salutogenese (grundlegend Antonovsky 1997; Wyolla et al. 2010) entschieden von der krankheitsbezogenen Betrachtungsweise ab. Ja, sagt im Grundsatz auch der deutsche Gesetzgeber, denn er eröffnet das Sozialgesetzbuch V

(SGB V), quasi das Grundgesetz der Gesetzlichen Krankenversicherung (GKV), mit dem Satz:

> *„Die Krankenversicherung als Solidargemeinschaft hat die Aufgabe, die **Gesundheit** der Versicherten zu erhalten, wiederherzustellen oder ihren Gesundheitszustand zu bessern." (§ 1 Satz 1 SGB V)*

Was genau unter Gesundheit zu verstehen ist, sagt das Sozialgesetzbuch wohlweislich nicht. Er übernimmt insbesondere nicht die Definition der Weltgesundheitsorganisation (WHO), wonach Gesundheit ein „Zustand des vollständigen körperlichen, psychischen und sozialen Wohlergehens und nicht nur die Abwesenheit von Krankheit oder Gebrechen ist". Auch an anderer Stelle verzichtet das deutsche Sozial- und Gesundheitsrecht auf eine Legaldefinition von Gesundheit.

Allerdings verknüpft der Gesetzgeber den Anspruch auf fast alle Leistungen der GKV mit dem Vorliegen von Krankheit sowie gegebenenfalls weiterer Tatbestandsvoraussetzungen wie Behandlungsbedürftigkeit, Behandlungsfähigkeit und/oder Arbeitsunfähigkeit. (§§ 11 Abs. 1, 27 Abs. 1 Satz 1 SGB V). Auch Krankheit definiert er nicht näher, sondern überlässt die Ausgestaltung dieses unbestimmten Rechtsbegriffs Praxis und Rechtsprechung. Im Sinne des Krankenversicherungsrechts definieren die höchstrichterliche Rechtsprechung und die herrschende Lehre im rechtswissenschaftlichen Schrifttum Krankheit als

> *„einen regelwidrigen Körper- oder Geisteszustand, dessen Eintritt entweder allein die Notwendigkeit einer Heilbehandlung oder zugleich oder ausschließlich Arbeitsunfähigkeit zur Folge hat" (Nachweise bei Becker u. Kingreen 2020, § 27 Rz. 14. Eine Liste von Beispielen bei Hänlein u. Schuler 2019, § 27 Rz. 25ff.).*

Von der näheren Ausgestaltung der Begriffe Gesundheit und Krankheit hängen wesentliche Aspekte der Systemarchitektur ab. Ein Krankenversicherungs- und Krankenversorgungssystem steht in Gefahr, die Notwendigkeiten und Möglichkeiten von Vorsorge, Prävention und Gesundheitsförderung zu vernachlässigen. Darauf hat schon die Enquete-Kommission „Strukturreform der GKV" ausführlich in ihrem Zwischenbericht 1988 (BT-Drs. 11/310) und gerafft in ihrem Endbericht 1990 (BT-Drs. 11/6380) aufmerksam gemacht. Und trotz eines nach mehreren gescheiterten Anläufen endlich im Jahr 2015 in Kraft getretenen Präventionsgesetzes vom 17. Juli 2015 (BGBL I, S. 1368) ist es nach wie vor auffällig, dass es dem deutschen Gesundheitswesen an einer konsequenten präventiven Orientierung fehlt. Inwieweit dies auch auf die Kompetenzverteilung zwischen Bund und Ländern, die an anderer Stelle thematisiert wird (Knieps 2020), zurückzuführen ist, mag hier dahinstehen.

》》》 **In jedem Fall ist es unbestreitbar, dass gesamtgesellschaftliche Aufgaben nur schwer in einem Versicherungssystem zu erfüllen sind.**

Dies gilt erst recht in einem dualen System mit gesetzlicher und privater Versicherung. Da helfen auch gut gemeinte Vorschriften über Kommunikation, Koordination und Kooperation kaum weiter. Gleiches gilt für die Schaffung schwerfälliger Institutionen ohne klare Zuweisung von Aufgaben und Funktionen sowie ohne Durchsetzungskraft, wie es exemplarisch bei der Nationalen Präventionskonferenz zu beobachten ist. Auch wer nicht – wie manche Utopisten im Silicon-Valley – den Traum vom ewigen Leben für in naher Zeit erfüllbar hält (ausführlich Schulz 2019), darf nicht übersehen, dass die Grenzen zwischen Krankheit und Gesundheit verschwimmen. Klassisch sind der sog. Krankheitsverdacht oder das Frühstadium einer Erkrankung (Hänlein u. Schuler 2019, § 27 Rz. 24). Vergleichsweise neu ist die Diskussion um die sog. Disease Interception, also die frühe Diagnose von Indikatoren von wahrscheinlichen Erkrankungen und die daran anknüpfende Unterbrechung durch eine Behandlung ohne Vorliegen von Krankheitssymptomen. Hier werden sich völlig neue ethische, medizinische, ökonomische und soziale Fragen stellen, auf die regulatorische Antworten schwer zu finden sind (Jessen u. Bug 2019).

3.2 Moderne Regulierung mit differenzierter ordnungspolitischer Grundierung

Ehe diese Fragen näher beleuchtet werden, soll noch – in der gebotenen Kürze – ein allgemeiner Blick auf die Regulierung im Gesundheitswesen geworfen werden (Ebsen 2017). In der Gesundheitspolitik geht es immer darum, unterschiedliche Interessen auszubalancieren und konfliktäre Ziele miteinander auszugleichen. Die Wege dazu sind keineswegs eindeutig vorgezeichnet, sondern je nach ordnungspolitischer Grundausrichtung (grundlegend Reiners 1987) ausgestaltet. Ob die herkömmliche Unterscheidung zwischen staatlich-administrativer Lenkung, wettbewerblich-marktlicher Entwicklung und Steuerung durch intermediäre Institutionen – vor allem in Form der Selbstverwaltung – weiterhilft, darf angesichts von Komplexität und Kompliziertheit moderner Gesundheits- und Sozialsysteme bezweifelt werden. Denn kein Gesundheitssystem, zumindest in den westlichen Industriestaaten, setzt allein auf eine dieser Alternativen. Vielmehr finden wir überall ein Mix dieser Formen. Das berücksichtigt auch die Kritik an der mangelhaften ordnungspolitischen Orientierung der Gesundheitspolitik im letzten Jahrzehnt (näher Piwernetz u. Neugebauer 2020). Sie richtet sich vor allem gegen

- die fehlende Zielorientierung des Gesamtsystems,
- die unzulängliche Klarheit bei der Zuweisung von Aufgaben, Rollen und Funktionen an die verschiedenen Akteure,
- widersprüchliche Vorgaben,
- unzureichende Konfliktlösungsmechanismen und
- untaugliche Instrumente zur Zielverfolgung.

Mittel- bis langfristig sollte die Ordnungspolitik wieder auf ihre ursprüngliche Bedeutung fokussiert werden und einen zuverlässigen Kompass für Gesetzgebung und Regulierung bieten (Ludewig 2014). Dabei geht es weniger um die ideologisch aufgeladenen Debatten der Vergangenheit als um Visionen und Ideen, die den Herausforderungen gerecht werden und darauf ausgerichtet sind, gesundheitspolitische und gesundheitsökonomische Ziele mit möglichst wenig unerwünschten (Neben-) Wirkungen zu erreichen.

>>> Gerade die COVID-19-Pandemie hat gezeigt, dass allein Markt und Wettbewerb diese Aufgabe nicht zu leisten vermögen, sondern dass es eines klaren rechtlichen Rahmens bedarf, der insbesondere die Koordinierung der unterschiedlichen Akteure fördert und der administrative Vorgaben zur Sicherstellung einer flächendeckenden gesundheitlichen Daseinsvorsorge enthält (erste Ansätze zur Beschreibung des aus der Pandemie folgenden Handlungsbedarfs bei Klemm u. Kniep 2020 sowie Piwernetz u. Neugebauer 2020).

Vor allem bedarf es einer klaren Zuweisung von Aufgaben, Funktionen und kongruenter Verantwortung an staatliche wie private Akteure. Mittelfristig muss ein stabiler Mechanismus geschaffen werden, wie das Gesundheitswesen unter Krisenbedingungen zu steuern ist und welche Vorsorge- und Vorbeugungsmaßnahmen zur Verhinderung oder Eindämmung einer Krise zur ergreifen sind.

3.3 Das Gesundheitswesen unter Veränderungsdruck

Besondere Herausforderungen für Steuerung und Regulierung im Gesundheitswesen resultieren aus dem medizinischen, pharmakologischen und technischen Fortschritt. Die sog. personalisierte Medizin lässt sich nur noch ungenau mit den klassischen Steuerungsmitteln erfassen (Böttinger u. zu Putlitz 2019). Dies gilt erst recht, wenn dabei Big Data und Künstliche Intelligenz zum Einsatz kommen (exemplarisch Langkafel 2014). Wenn Daten zur Währung des digitalen Zeitalters werden, ist zu prüfen, wie diese Währung in die Steuerungsansätze eines sozialen Gesundheitswesens zu integrieren ist und wie insbesondere das Solidarprinzip unter neuen Bedingungen auszugestalten ist (bemerkenswerte Anregungen bei Prainsack u. Buyx 2016). Neue Fragen werfen auch die Bewertung, die Preissetzung und die Verordnung innovativer Arzneimittel auf, die auf kleine Patientengruppen ausgerichtet sind. Die bewährten Instrumente Nutzenbewertung und Preisverhandlungen reichen allein nicht aus, eine faire Balance zwischen der angemessenen Finanzierung der Forschungs- und Entwicklungskosten und der Sicherung der finanziellen Stabilität des Solidarsystems herzustellen. Ähnliche Überlegungen gelten für Medizinprodukte, Heil- und Hilfsmittel, nicht nur im Rahmen der digitalen Versorgung. Neue technische Verfahren, wie zum Beispiel der Einsatz von 3D-Druckern, revolutionieren Produktion und Behandlungsabläufe, sind aber häufig deutlich teurer als bisher am Markt vorhandene Produkte.

Größte Treiber von Veränderungen nicht nur im Gesundheitswesen sind die digitale Transformation und die disruptive Entwicklung der Plattformökonomie (McAfee u. Bryniolfsson 2018). Ihre Potenziale und Risiken sind weniger ein Produkt der industriellen Revolution 4.0 (Schwab 2019) als eine kulturelle Veränderung, die alle Lebensbereiche umfasst, eine umfassende Neubestimmung von Aufgaben, Funktionen und Rollen etablierter Akteure verlangt und neue Akteure ins Spiel bringt (Baas 2019). Vor allem müssen sich die „Mindsets" aller Betroffenen verändern (Belliger u. Krieger 2014). Das verlangt gleichermaßen die Beantwortung grundlegender ethischer Fragen (Spiekermann 2019; Heinemann u. Matusiewicz 2020) wie die Schaffung einer neuen rechtlichen Rahmenordnung, die über nationale Grenzen hinausweist. Deutschland

3 Braucht das Gesundheitswesen einen Relaunch? Anmerkungen aus einer
rechtspolitischen Perspektive

II

und Europa können sich weder dem marktradikalen Überwachungskapitalismus ausliefern (Zuboff 2018), der von wenigen Konzernzentralen an der US-amerikanischen Westküste gesteuert wird, noch die chinesische Überwachungsdiktatur (Strittmatter 2018) akzeptieren, sondern müssen gewaltige Anstrengungen unternehmen, um einen eigenen Weg unter Einhaltung europäischer (Sozial-)Standards zur gehen. Die Verabschiedung einer Europäischen Datenschutz-Grundverordnung ist ein wichtiger Schritt auf diesem Weg, weitere müssen auf nationaler und supranationaler Ebene folgen. Hierbei ist zu diskutieren, ob nicht alle wertvollen Daten allen zugänglich gemacht werden sollten, damit der wissenschaftliche, wirtschaftliche und soziale Fortschritt sich frei entfalten kann (Ramge u. Mayer-Schönberger 2020).

Die hier nur skizzierten Veränderungen haben erhebliche Auswirkungen auf das Krankenversicherungsrecht und das Gesundheitsrecht. Ob es dauerhaft ausreicht, mit einer Vielzahl von Gesetzen und Ausführungsbestimmungen kleinteilig die Wege für digitale Alternativen zu öffnen oder aber sinnvoller ist, eine generelle Ordnung für das Digitale zu schaffen, ist alsbald zu klären. Dabei ist auch zu hinterfragen, ob der nationale Rechtsrahmen für die Gesundheitspolitik nicht zu eng wird oder ob nicht europäische Regulierungen anzustreben sind. denn längst haben andere EU-Länder hier Maßstäbe gesetzt und Best-Practice-Beispiele geliefert (Baas 2020). Kurzfristig wird man Klarheit über Verfahren, Beurteilungsmaßstäbe und Entgelte für digitale Anwendungen schaffen müssen. Weder darf es zu Benachteiligung oder Diskriminierung neuer Anbieter und Produkte noch zu einer Bevorteilung gegenüber etablierten (analogen) Anbietern und Produkten kommen. Am Grundsatz, dass allein der belegte Patientennutzen und die nachgewiesene Qualität zentrale Bewertungsparameter für die Erstattung und Honorierung in einem Solidarsystem sind, sollte nicht gerüttelt werden. Gleichwohl ist unverkennbar, dass die Lebenszyklen digitaler Anwendungen und Produkte kürzer und schneller als bei herkömmlichen Anwendungen sind. Hierauf müssen neue Verfahren und gegebenenfalls auch neue Institutionen Antworten finden.

Dabei hilft weniger die speziell in der jetzt zu Ende gehenden Legislaturperiode immer stärker werdende kleinteilige Intervention des Staats, selbst wenn es an einzelnen Punkten Handlungsblockaden und Fehlentwicklungen gegeben hat. Tempo und Richtung des Aufbaus einer modernen Telematikinfrastruktur stehen vordergründig für ein Versagen der Gemeinsamen Selbstverwaltung. Wer jedoch genauer hinschaut, wird die schon beschriebenen Mängel finden. Weder gab es eine klare Aufgabenbeschreibung für die gematik und die einzelnen Akteure noch funktionsfähige Mechanismen zur Lösung von Interessenkonflikten zwischen Krankenkassen und Leistungserbringern. Viele vollmundige Versprechungen der Industrie erwiesen sich als heiße Luft. Selbst innerhalb der staatlichen Administration werden Widersprüche – so etwa zwischen Bundesgesundheitsministerium und Datenschützern – auf dem Rücken Dritter ausgetragen.

>>> **Also Vorsicht bei der Zuweisung von Schuldvorwürfen an einzelne Beteiligte. Vielmehr ist die Statik des Gesamtsystems zu hinterfragen.**

3.4   Strukturelle Defizite und vernachlässigte Potenziale

Das deutsche Gesundheitswesen mit der sozialen Krankenversicherung ist nicht das Ergebnis einer genialen Schöpfung. Der vielfach als Schöpfer der Sozialversicherung verehrte Reichskanzler Otto von Bismarck wollte speziell von der Krankenversicherung nichts wissen und bezeichnete sie vielmehr als „untergeschobenen Bastard" (ausführlich dazu Knieps 2017). Wie in allen anderen Ländern hat das Gesundheitswesen tiefe kulturhistorische Wurzeln und ist fest im kollektiven Bewusstsein verankert. Dies ist eine Erklärung für Beharrungsvermögen und Reformresistenz. Gerade in Kriegen, Umbrüchen und Krisen hat sich die Resilienz des Systems bewährt. Diese Erklärung reicht aber nicht aus, um das Fortbestehen überholter Strukturen und Entscheidungswege, antiquierter Kommunikationsformen und das Festhalten an organisierter Verantwortungslosigkeit zu legitimieren. Sicher spielt auch eine Rolle, dass sich das Gesundheitswesen zur größten Wirtschaftsbranche im Land und seine Einrichtungen zu großen Arbeitgebern vor Ort entwickeln haben. Als wichtiger Teil der Daseinsvorsorge lässt es sich – wie schon am Beispiel der Pandemie beschrieben – nicht wie andere Branchen primär über Markt und Recht steuern, sondern unterliegt dem Primat von Recht und Politik (ausführlich Knieps u. Reiners 2015). Außerdem spielen (professionelle) Ethik und politische Zielvorgaben (oder deren Fehlen) eine bedeutende Rolle. Umso wichtiger sind ein moderner Rechtsrahmen und konsistente Anreizmechanismen.

Eine Defizitanalyse des deutschen Gesundheitssystems – da besteht weitend Einigkeit (exemplarisch Brandhorst et al. 2017) – kommt in der Regel zum Ergebnis, dass die wesentlichen Probleme auf strukturelle Brüche in den Versicherungs- und Versorgungssystemen beruhen. Zum einen gilt das für die Zweiteilung des Versicherungsmarktes in gesetzliche und private Träger, die an dieser Stelle nicht vertieft werden soll. Zum anderen ist die strikte Trennung von Versorgungsformen in Sektoren und Subspezialitäten wesentliche Ursache für Brüche in den Behandlungsabläufen und Ressourcenverschwendung an den Schnittstellen. Sie erzeugen Verteilungskonflikte und tragen zur Durchsetzung der betriebswirtschaftlichen Binnenlogik zulasten der volkswirtschaftlichen Optimierung und der gesundheitspolitischen Zielsetzung bei. Sie sind wesentliche Ursache für ein im internationalen Vergleich schlechtes Verhältnis von Ressourcenaufwand und gesundheitlichem Ertrag sowie für eine unzulängliche Patientenorientierung (Porter u. Guth 2017).

Selbst in den einzelnen Versorgungsbereichen und -sektoren kommt es zu vielfältigen Verteilungskonflikten, Statuskämpfen und Organisationsdebatten. Exemplarisch dafür stehen in der ambulanten Versorgung die ungesunde Konkurrenz von Haus- und Fachärzten oder eine ideologisch motivierte Debatte um neue Organisationsformen wie Ärztenetze oder Medizinische Versorgungszentren. Noch gravierender sind die Probleme in der stationären Versorgung. Diese reichen von der flächendeckenden Sicherstellung einer bedarfsgerechten Versorgung über die adäquate Vergütung stationärer Leistungen bis hin zu gravierenden Mängel in der Versorgungsqualität, beispielsweise bei der Versorgung von Herzinfarkt und Schlaganfall oder in der Krebs- oder der Immuntherapie in viel zu vielen kleinen Krankenhäusern. Neben den bereits skizzierten Problemen bei der Arzneimittelversorgung mit teuren Produkten fallen die ständischen Verhärtungen im Arzneimittelvertrieb ins Gewicht. Insgesamt fehlt es an einem umfassenden Bewusstsein von Qualität im Sinn von Value-based Health Care (Gigerenzer u. Muir-Gray 2013) und einer entsprechend ausgerichteten Qualitätsstrategie (Schrappe 2015).

3   Braucht das Gesundheitswesen einen Relaunch? Anmerkungen aus einer
    rechtspolitischen Perspektive

II

Abschließend ist auf die im internationalen Vergleich ziemlich einmaligen Rolle der Ärzte im Verhältnis zu anderen Gesundheitsberufen hinzuweisen. Zwar mag Dünkel, auch wegen des Fachkräftemangels, weitgehend aus der täglichen Arbeit in Arztpraxen und Krankenhäusern verschwunden sein, die rechtlichen und ökonomischen Rahmenbedingungen privilegieren die ärztliche Tätigkeit aber selbst da, wo die fachliche Kompetenz bei anderen Gesundheitsberufen liegt.

>>> **Die kulturellen Dissonanzen zwischen den Berufsgruppen sind – trotz unbestreitbaren Verbesserungen in der Aus- und Fortbildung, bei der Arbeitsorganisation und bei der Vergütung – noch lange nicht beigelegt.**

3.5   Erneuerung des Rechtsrahmens – Visionen für ein modernes Regulierungssystem

Nicht nur auf den skizzierten Systembaustellen, sondern an vielen anderen Stellen wird deutlich, dass es keine Prolongierung der hektischen, kleinteiligen, unabgestimmten Gesetzgebungsarbeit geben darf. Man sollte sich nicht der Illusion hingeben, dass die „Große Reform aus einem Guss", quasi der Big Bang, mit einem Schlag alle Probleme des Gesundheitswesens lösen könnte. Aber das Bedürfnis nach einer abgestimmten Erneuerung des Rechtsrahmens ist groß. Die einleitenden Worte von Ulrich Becker und Thorsten Kingreen in ihrem Standardwerk zum SGB V sind es wert, wörtlich zitiert zu werden:

> *„Die Reformen hinterlassen Vorschriften, die kaum noch les- geschweige denn kommentierbar sind. Das ganze SGB V benötigt dringend einen auch strukturellen Neustart, ist den die Hektik der Änderungsgesetzgebung allerdings derzeit nicht zulässt."* (Becker u. Kingreen, S.V)

Dem kann man sich nur anschließen (Knieps 2020). Ob allerdings eine Neukodifizierung des SGB V allein ausreicht, die hier beschriebenen Probleme zu lösen, muss bezweifelt werden. Wie angedeutet, bedürfen viele Lösungsansätze, wie etwa die Patientenmobilität, die Regulierung der Plattformökonomie oder die Nutzenbewertung neuer Produkte und Verfahren, einer europäischen Regulierung. Die Schaffung einer Gesundheits- und Sozialunion, zu der sich die Europäische Kommission und die Bundesregierung erst jüngst bekannt haben, muss von der politischen Vision in die regulatorische Praxis überführt werden. Die verfassungsrechtlich vorgegebene Kompetenzverteilung in Deutschland muss überdacht werden. Das gilt nicht nur für die Skepsis gegenüber der supranationalen Regulierung, sondern auch für die föderale Aufteilung von Kompetenzen. Der Bund im Gesundheitsrecht nur sehr begrenzte Kompetenzen. Die Ausweitung dieser Kompetenzen über das Sozialversicherungsrecht stößt, wie das Beispiel Präventionsgesetz zeigt, an seine Grenzen. Neue Regulierungsbereiche wie das Vergabe-, Wettbewerbs- und Kartellrecht oder das Verbraucherschutzrecht dringen in das Gesundheitsrecht ein (Wallrabenstein 2012). Die Bundesländer reklamieren tradierte Kompetenzen, wie in der Krankenhausplanung, dem Öffentlichen Gesundheitsdienst oder bei der Ausgestaltung des Rettungsdienstes, ohne der damit einhergehenden Organisations- und Finanzverantwortung nachzukommen. Die Bewältigung der pandemischen Lage bietet ebenfalls illustren Anschauungsunterricht zum Stand des gesundheitspolitischen Föderalismus (Klemm u. Knieps 2020). Obwohl der Zugang und die Qualität der Versorgung entscheidend von der Koordination und der Kooperation vor Ort stattfindet, spielt die Region als Entscheidungsebene nahezu keine Rolle (Burgi 2013). Ob allerdings die weitgehende Regionalisierung oder gar Kommunalisierung der Versorgungsverantwortung, die im heranziehendem Bundestagswahlkampf offenbar Konjunktur haben wird, zur besseren Versorgung führt, kann nicht nur mit ökonomischen Argumenten hinterfragt werden.

Speziell in der Gesetzgebung der Sozialgesetzbücher, vor allem des Fünften, Neunten und Elften Buches, lassen sich übergreifende Punkte finden, die einen Relaunch des Ordnungsrahmens für das Gesundheitswesen befördern könnten. Diskussionswürdig wären unter anderem die Frage einer Verschmelzung von Kranken- und Pflegeversicherung, die Ausweitung der wesentlichen Elemente des berufsgenossenschaftlichen Heilverfahrens auf die Krankenversicherung oder die Durchsetzung der Teilhaberechte in allen Sozialgesetzbüchern.

Insbesondere sollte das Recht der Gesetzlichen Krankenversicherung im SGB V grundlegend überarbeitet und insgesamt neu kodifiziert werden. Der begrenzte Rahmen dieses Buchbeitrages lässt wenig mehr zu, als einige Stichworte für eine solche Neuordnung zu geben (ausführlicher Knieps 2020):

- Wandel vom Krankheits- zum Gesundheitsbezug und Orientierung an einem (normativen) Zielbild
- Ausrichtung des Gesundheitssystems an den Bedarfen, Bedürfnissen und Perspektiven der Nutzer sowie Ausweitung der individuellen und kollektiven Mitentscheidungsrechte
- Anpassung und Ergänzung der zentralen Werte und Strukturprinzipien
- Stärkung von Transparenz, Qualität und Patientensicherheit
- Förderung von Gesundheitskompetenz, Selbstbestimmung und Autonomie
- Schließung von Lücken im Leistungskatalog
- Vorrang der vernetzten und integrierten Versorgung vor sektoraler Versorgung
- Schaffung eines integrierten Bedarfsplanungs-, Vergütungs- und Qualitätssicherungssystems
- Neuordnung der Honorierung (nicht nur für ärztliche Leistungen)
- Neuordnung der Governance-Strukturen und Ausrichtung der wettbewerblichen Steuerungsansätze an gesundheitspolitischen Zielen
- Förderung der Innovationsfähigkeit und Nutzung der Potenziale der digitalen Transformation

Eine Neukodifizierung sollte zur alten Tradition der Regulierung mit weitgehender Autonomie der Selbstverwaltung zurückfinden (Hofmann et al. 2020).

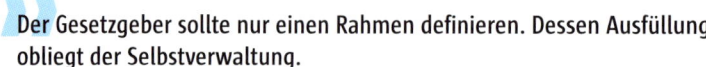

Der Gesetzgeber sollte nur einen Rahmen definieren. Dessen Ausfüllung obliegt der Selbstverwaltung.

Wo es zur Zielerreichung sinnvoll ist, sollten ausreichende Spielräume für wettbewerbliche Aktivitäten und damit zwangsweise verbundenen wettbewerblichen Differenzierungen bestehen – ein Ergebnis, mit dem viele Politiker Schwierigkeiten

3 Braucht das Gesundheitswesen einen Relaunch? Anmerkungen aus einer rechtspolitischen Perspektive

haben. Eine strikte und einheitliche Aufsichtspraxis muss die Beachtung der Gesetze und der untergesetzlichen Regularien sicherstellen, ohne sich als die kompetenteren Problemlöser zu gerieren. In der Gesetzgebung müssen wieder handwerkliche Qualität und ordnungspolitische Ausrichtung sichtbar werden. Das Zeitalter der „Gesetzgebung auf dem Flur" sollte ein Ende finden. Regulierung sollte einer Vision für ein modernes Gesundheitssystem folgen – nicht umgekehrt. Dann dürfte es bald zu einem erfolgreichen Relaunch des Gesundheitswesens kommen.

Literatur

Antonovsky A (1997) Salutogenese: Zur Entmystifizierung der Gesundheit. Verlag für Psychotherapie Tübingen

Baas J (Hrsg.) (2020) Digitale Gesundheit in Europa: menschlich, vernetzt, nachhaltig. Medizinisch Wissenschaftliche Verlagsgesellschaft Berlin

Baas, J (Hrsg.) (2019) Zukunft der Gesundheit: vernetzt, digital, menschlich. Medizinisch Wissenschaftliche Verlagsgesellschaft Berlin

Becker U, Kingreen T (Hrsg.) (2020) SGB V – Gesetzliche Krankenversicherung, Kommentar. 7. Aufl. CH Beck Verlag München

Belliger A, Krieger D (Hrsg.) (2014) Gesundheit 2.0 – Das ePatienten-Handbuch. Transcript Verlag Bielefeld

Böttinger E, zu Putlitz J (Hrsg.) (2019) Die Zukunft der Medizin: Disruptive Innovationen revolutionieren Medizin und Gesundheit. Medizinisch Wissenschaftliche Verlagsgesellschaft Berlin

Brandhorst A, Hildebrandt H, Luthe E-W (Hrsg.) (2017) Kooperation und Integration – das unvollendete Projekt des Gesundheitssystems. Springer Verlag Wiesbaden

Burgi M (2013) Kommunale Verantwortung und Regionalisierung von Strukturelementen in der Gesundheitsversorgung. Nomos Verlag Baden-Baden

Ebsen I (2017) Gesundheitsrecht. Verlag Hans Huber Bern

Gigerenzer G, Muir Gray JA (Hrsg.) (2013) Bessere Ärzte, bessere Patienten, bessere Medizin – Aufbruch in ein transparentes Gesundheitswesen. Medizinisch Wissenschaftliche Verlagsgesellschaft Berlin

Hänlein A, Schuler R (Hrsg.) (2019) Sozialgesetzbuch V – Gesetzliche Krankenversicherung, Lehr- und Praxiskommentar. 5. Aufl. Nomos Verlag Baden-Baden

Heinemann S, Matusiewicz D (Hrsg.) (2020) Digitalisierung und Ethik in Medizin und Gesundheitswesen. Medizinisch Wissenschaftliche Verlagsgesellschaft Berlin

Hofmann C, Spieker I, Wallrabenstein A (Hrsg.) (2020) Mehrwert der Selbstverwaltung. Peter Lang Frankfurt a.M.

Jessen F, Bug C (Hrsg.) (2019) Disease Interception – Implikationen einer frühen Diagnose und Krankheitsunterbrechung für Medizin und Gesellschaft. eRelation AG Bonn

Klemm A, Knieps F (2020) Unter dem Corona-Brennglas – Erste Lehren aus der Pandemie. G+S 4–5, 67ff.

Knieps F (2017) 300 Jahre Betriebskrankenkassen – Was können wir aus unserer Geschichte lernen? Sonderausgabe BKK-Magazin (mit kommentierter Bibliographie), 6ff.

Knieps F (2020) Brauchen wir eine Generalüberholung des SGB V – Perspektiven für eine Neukodifizierung. G+S 1, 75ff.

Knieps F, Reiners H (2015) Gesundheitsreformen in Deutschland – Geschichte, Intentionen, Kontroversen. Verlag Hans Huber Bern

Langkafel P (Hrsg.) (2014) Big Data in Medizin und Gesundheitswirtschaft – Diagnose, Therapie, Nebenwirkungen. medhochzwei Verlag Heidelberg

Ludewig G (2014) Auf dem Weg zu neuen Rahmenbedingungen für den Krankenversicherungsmarkt. Nomos Verlag Baden-Baden

McAfee A, Brynjolfsson E (2018) Machine, Platform, Crowdsourcing – Wie wir das Beste aus unserer digitalen Zukunft machen. Plassen Verlag Kulmbach

Piwernetz K, Neugebauer E (2021) Strategiewechsel jetzt! Corona-Pandemie als Chance für die Neuausrichtung unseres Gesundheitswesens. De Gruyter Verlag Berlin

Porter M, Guth C (2017) Chancen für das deutsche Gesundheitssystem – Von Partikularinteressen zu mehr Patientennutzen. Springer Gabler Wiesbaden

Prainsack B, Buyx A (2016) Das Solidaritätsprinzip – Ein Plädoyer für eine Renaissance in Medizin und Bioethik. Campus Verlag Frankfurt a.M.

Ramge T, Mayer-Schönberger V (2020) Machtmaschinen – Warum Datenmonopole unsere Zukunft gefährden und wie wir sie brechen. Murmann Verlag Hamburg

Reiners H (1987) Ordnungspolitik im Gesundheitswesen. Wido Eigenverlag Bonn

Schrappe M (2015) Qualität 2030 – Die umfassende Strategie für das Gesundheitswesen. Medizinisch Wissenschaftliche Verlagsgesellschaft Berlin

Schulz T (2019) Zukunftsmedizin – Wie das Silicon Valley Krankheiten besiegen und unser Leben verlängern will. Deutsche Verlagsanstalt München

Schwab K (2019) Die Zukunft der Vierten Industriellen Revolution – Wie wir den digitalen Wandel gemeinsam gestalten. Pantheon Verlag München

Spiekermann S (2019) Digitale Ethik – Ein Wertsystem für das 21. Jahrhundert. Droemer Verlag München

Strittmatter K (2018) Die Neuerfindung der Diktatur – Wie China den digitalen Überwachungsstaat aufbaut und uns damit herausfordert. Piper Verlag München

Wallrabenstein A (Hrsg.) (2012) Braucht das Gesundheitswesen ein eigenes Regulierungsrecht? Verlag Peter Land Frankfurt a.M.

Wyolla H, Kolip P, Abel T (Hrsg.) (2010) Salutogenese und Kohärenzgefühl – Grundlagen, Empirie und Theorie eines gesundheitswissenschaftlichen Konzepts. Juventus Verlag Weinheim

Zuboff S (2018) Das Zeitalter des Überwachungskapitalismus. Campus Verlag Frankfurt a.M.

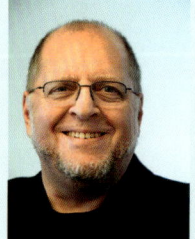

Franz Knieps

Als Vorstand leitet Franz Knieps den BKK Dachverband seit dem 01. Juli 2013. Der 1956 geborene Jurist, Politik- und Literaturwissenschaftler weist jahrzehntelange Erfahrung im deutschen und internationalen Gesundheits- und Sozialwesen auf. 1987/88 wurde er als Referent an das Bundesarbeitsministerium abgeordnet. 1990 war er politischer Berater des von Regine Hildebrandt geführten DDR-Ministeriums für Arbeit und Soziales. In dieser Zeit war Knieps u.a. als Geschäftsführer Politik beim AOK Bundesverband tätig, bevor er 2003 als Leiter der Abteilung Gesundheitsversorgung, Gesetzliche Krankenversicherung, Pflegesicherung zum Bundesministerium für Gesundheit in der Ära Ulla Schmidt wechselte. Knieps arbeitete von 2009 bis 2013 als Berater für Gesundheits- und Sozialpolitik. Er ist Herausgeber der Zeitschrift „Gesundheits- und Sozialpolitik" und der BKK Dachverbandszeitschrift „Betriebskrankenkassen".

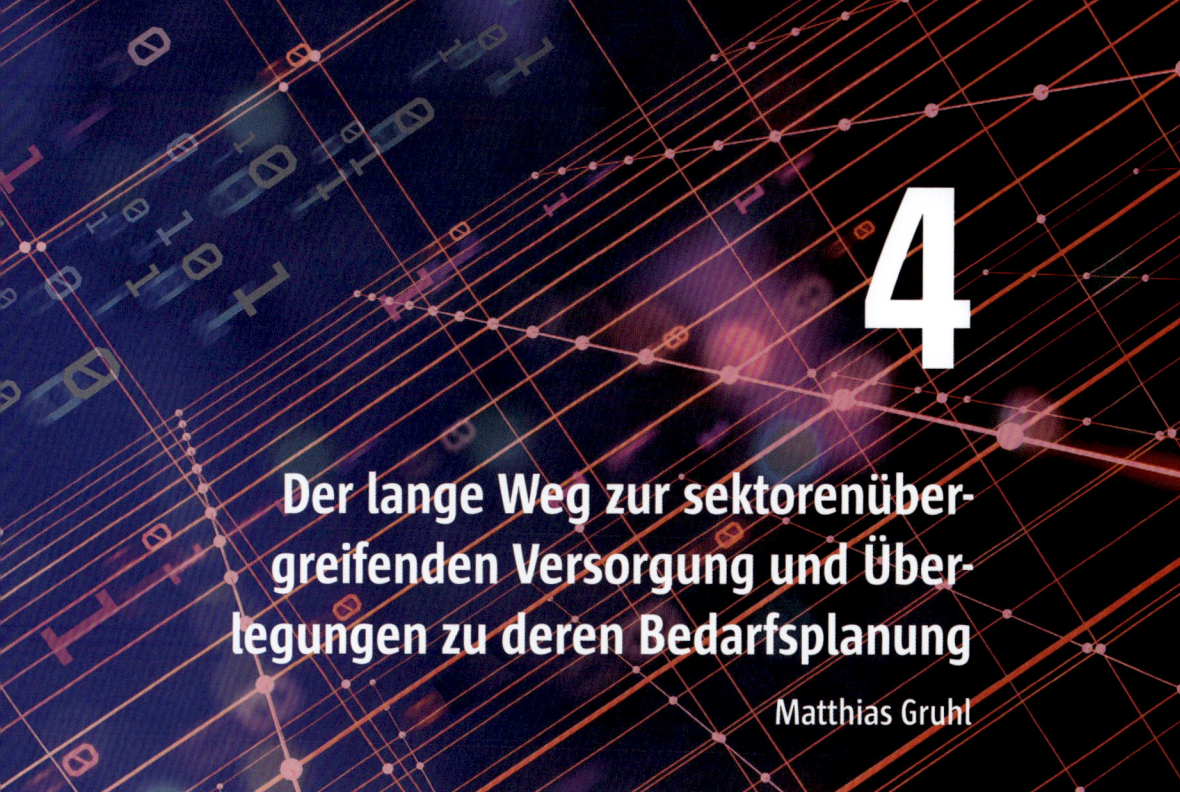

4

Der lange Weg zur sektorenüber-greifenden Versorgung und Über-legungen zu deren Bedarfsplanung

Matthias Gruhl

Nach Jahrzehnten der Diskussion wurde in dieser Legislaturperiode erstmals ein umfassender Ansatz zum Aufbau einer sektorenübergreifenden Versorgung insbesondere im Schnittbereich ambulanter und stationärer Medizin entwickelt. Die dafür im Koalitionsvertrag vorgesehene Bund-Länder-Arbeits-gruppe „Sektorenübergreifenden Versorgung" konnte wesentliche Eckpunkte politisch zwischen den Gesundheitsministerien von Bund und Ländern einen, insbesondere zu einer gemeinsamen fach-ärztlichen Versorgung. Die dafür vorgesehenen Leistungen können dann nur noch innerhalb dieses Segmentes nach einheitlichen Bedingungen (Honorierung, Qualität, Voraussetzungen, Kodierung) erbracht werden.

Schwierig gestaltet sich die Frage nach der Notwendigkeit und insbesondere Art einer Bedarfspla-nung für diese oft mengensensiblen Leistungen. Letztendlich wurden den Ländern in einer Formu-lierung der Eckpunkte die Option für eine solche Ausgestaltung einer Planungsmöglichkeit eroffnet. Im Folgenden werden die dafür notwendigen Fragestellungen und Vorentscheidungen erläutert und abgewogen. Die besondere Rolle der Länder bei der Bedarfsplanung ist zu berücksichtigen. Einen Referentenentwurf wird es, bedingt durch die Arbeitslast der Corona-Pandemie, in dieser Legislatur-periode nicht mehr geben. Aufgrund der Vorarbeiten ist jedoch angesichts des breiten Konsenses in der nächsten Legislaturperiode von einer Fortsetzung auf dem erreichten Stand auszugehen.

4.1 Einleitung

Das deutsche Gesundheitswesen mit seiner großen Leistungsbreite, mit hohem Dif-ferenzierungsgrad und leichter Zugänglichkeit gehört zu den Mehrwerten unserer Gesellschaft. Gerade die Anerkennung, die es im Rahmen der Corona-Epidemie vielseitig erhalten hat, soll aber nicht darüber hinwegtäuschen, dass unverändert grundsätzlicher Reformbedarf gerade in Hinblick auf die Zukunftsfähigkeit und Finanzierbarkeit in einer alternden Gesellschaft bei einem sich verschärfenden Personalmangels besteht:

1. das Nebeneinander von Fehl-, Unter- und Überversorgung
2. ineffiziente Allokationsentscheidung verbunden mit einer fehlenden Gesamtkoordination bei Clinical Pathways
3. eine finanzielle Anreizwirkung über Quantität statt über Qualität
4. die Vermischung privatwirtschaftlicher Interessen und altruistischer Ansprüche
5. eine zu starke ärztliche Dominanz gegenüber den sonstigen Gesundheitsberufen und
6. eine sektorale Trennung mit fehlender Verzahnung zulasten der Patienten.

Während viele dieser „Grundübel" auch in anderen Staaten mehr oder weniger ausgeprägt und nicht unbekannt sind, hat die mangelhafte sektorenübergreifende Versorgung (süV), bedingt durch eine historisch gewachsene Segregation des ambulanten und des stationären Sektors (Stichwort: doppelte Facharzt-Schiene) international ein Alleinstellungsmerkmal. Das deutsche Gesundheitswesen ist damit wie kaum ein anderes in der westlichen Welt durch eine wechselseitige Abschottung der Versorgungsbereiche gekennzeichnet.

So wurde im Laufe des letzten Jahrhunderts jeder neue Leistungssektor der gesundheitlich/pflegerischen Absicherung bewusst eigenständig oder neu organisiert (Rehabilitationsmedizin, Rettungswesen bis hin zur gesetzlichen Pflegeversicherung). Es blieb nicht aus, dass je eine eigene Systemlogik entwickelt wurde, die mit eigener

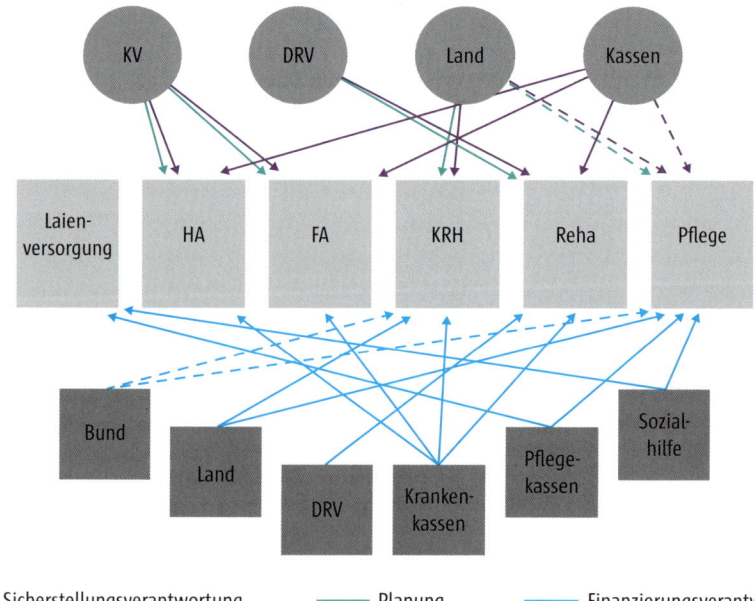

Abb. 1   Verantwortlichkeiten im deutschen Gesundheitswesen

gesetzlicher Grundlage, eigenen Infrastrukturen, einer eigenen Finanzierungssystematik und weiterer spezieller Subsysteme kodifiziert wurden.

Solche Strukturen fördern Binnendynamiken, die sich nicht danach ausrichten, wie die medizinisch – pflegerische Notwendigkeit der Patienten (Clinical Pathways) bruchfrei abgebildet werden können. Eine am Wohl der Patienten ausgerichtete Struktur, Koordination, Planung oder Finanzierung ist im deutschen Gesundheitswesen schlichtweg nicht ersichtlich.

Dies lässt sich beispielhaft für die Zuständigkeiten für die Finanzierung und Planung/ Sicherstellung der Versorgungssektoren verifizieren (s. Abb. 1), die bei Berücksichtigung von besonderen Sub- oder Parallelsystemen (z.B. Leistung für Privatpatienten, berufsgenossenschaftliche Versorgung, Hospiz – und Palliativversorgung) noch komplexer ausfallen würde.

4.2   Das anhaltende Bemühen, durch Modelle eine sektorenübergreifende Versorgung zu initiieren

Der Gesetzgeber hat mehrfach Möglichkeiten bereitgestellt, um eine Brücke zwischen den Sektoren, insbesondere der ambulanten und stationären Versorgung zu schlagen. Leber und Wasem listen 2016 bereits 20 rechtliche Möglichkeiten zur ambulanten Leistungserbringung durch Krankenhäuser auf.

Diese Darstellung muss um die Möglichkeiten erweitert werden, mit denen niedergelassene Ärzte das Recht eingeräumt wird, stationäre Leistungen zu erbringen (z.B. belegärztliche Leistungen bzw. Praxiskliniken nach § 122 SGBV). Insgesamt hat der stationäre Bereich deutlich mehr Optionen ambulant tätig zu werden als vice versa. Das zeigt sich beispielhaft bei der sektorenneutral intendierten „Ambulanten Spezialärztliche Versorgung" (ASV). Die Hoffnung, hiermit eine neue sektorenübergreifende und koordinierte Form der gemeinsamen Leistungserbringung zu schaffen, hat sich bis heute quantitativ nicht erfüllt.

Die Komplexität und die geringe Umsetzung dieser gemeinsamen Leistungserbringung in der ASV kommt nicht von ungefähr, da beide Seiten, die kassenärztliche Vereinigung und die Krankenhausseite, sich im G-BA bemühen, ihre Regeln für die Leistungserbringung, die sich oft gravierend unterscheiden, maßgeblich zur Geltung zu bringen. Im Ergebnis sind die komplexen Regelwerke des G-BA pro Entität meist über 100 Seiten stark, die einzelnen Anträge an den erweiterten Landesausschuss vor Ort umfassen oft mehr als 1.000 Seiten.

Bei der ASV wird das grundlegende Problem für eine süV deutlich: Beide Seiten der Versorgung haben keinerlei einheitliche Grundlagen: keine gemeinsame Kodierung und Dokumentation, unterschiedliche Finanzierung, Zulassung, Qualitätssicherung, Planung oder – bis vor kurzem – Inhalte und Strukturen der Digitalisierung. Man kann also mit Fug und Recht davon sprechen, dass beide Sektoren über Jahrzehnte eine andere Sprache entwickelt haben und nur sehr schwierig zueinander finden können beziehungsweise wollen.

Von daher kann, solange sich die Grundvoraussetzungen für die Leistungserbringung nicht annähern, nicht damit gerechnet werden, dass sich eine sektorenübergreifende Versorgung „sui generis" oder aus Modellvorhaben bzw. Sonderregelungen mit einer einem relevanten Versorgungsanteil entwickelt.

Es bedurfte also eines grundsätzlich neuen politischen Ansatzes. Dabei sollten nicht einzelne Aspekte, sondern ein aufeinander aufbauendes, in sich schlüssiges Gesamtsystem der süV zum Tragen kommen. Die 90. Gesundheitsministerkonferenz forderte 2017 die Einsetzung einer Bund-Länder-Reformkommission „Sektorenübergreifende Versorgung", um eine „Harmonisierung der Systeme für eine sektorenübergreifende Versorgung als Regelangebot in der nächsten Legislaturperiode in Angriff zu nehmen" (GMK 2017).

Eine wichtige Vorarbeit für den GMK-Beschluss wurde von der Friedrich-Ebert-Stiftung 2017 unter dem Titel „Patient first" veröffentlicht (Schmidt 2017). Darin wurde nicht nur ein Zielmodell für eine neue sektorenübergreifende Versorgung entwickelt, sondern auch detaillierte Überlegung, wie der Übergang von der bestehenden Systematik in ein neues Regelangebot der süV gelingen kann.

In den Koalitionsverhandlungen der großen Koalition Anfang 2018 war es politischer Konsens, dieses Thema im Koalitionsvertrag aufzunehmen:

„Sektorenübergreifende Versorgung
Die Zusammenarbeit und Vernetzung im Gesundheitswesen müssen ausgebaut und verstärkt werden. Für eine sektorenübergreifende Versorgung wollen wir weitere nachhaltige Schritte einleiten, damit sich die Behandlungsverläufe ausschließlich am medizinisch-pflegerischen Bedarf der Patientinnen und Patienten ausrichten. Wir werden eine Bund-Länder-Arbeitsgruppe unter Einbeziehung der Regierungsfraktionen im Deutschen Bundestag einrichten. Diese Arbeitsgruppe wird Vorschläge für die Weiterentwicklung zu einer sektorenübergreifenden Versorgung des stationären und ambulanten Systems im Hinblick auf Bedarfsplanung, Zulassung, Honorierung, Kodierung, Dokumentation, Kooperation der Gesundheitsberufe und Qualitäts-sicherung unter Berücksichtigung der telematischen Infrastruktur bis

Tab. 1   Konsentierte Eckpunkte der BLAG „sektorenübergreifende Versorgung"

Ergebnisse des Arbeitsentwurf Mai 2019	Ergebnisse des Fortschrittsbericht Januar 2020
Reform der Notfallversorgung	Verbesserung der ärztlichen Kooperation und Koordination
Ambulante Versorgungsaufträge für stationäre Versorgungeinrichtungen	Unterstützende Leistungen zur Verbesserung der Compliance medizinischer und pflegerischer Behandlungsempfehlungen
Gemeinsamer fachärztlicher Versorgungsbereich	Übergangspflege/Kurzzeitpflege
Koordination an der Schnittstelle Hausärzte – Häusliche Krankenpflege	Weiterentwicklung des Entlassmanagements und der nachstationären Behandlung der Krankenhäuser
	Versorgungssituation in der Kinder- und Jugendmedizin verbessern
	Sektorenübergreifende Versorgung im Bereich der Psychiatrie
	Ausschöpfung von Ambulantisierungspotenzial
	Stärkung des Belegärztewesens

2020 vorlegen. Dabei sollen Spielräume für regionale Ausgestaltungen ermöglicht werden."
(Bundesregierung 2018)

Die konstituierende Sitzung der Bund-Länder-Arbeitsgruppe (BLAG) „sektorenübergreifende Versorgung" wurde von BMG am 24. September 2018 einberufen. Sie legte
im Mai 2019 und Januar 2020 (Bund-Länder-AG „sektorenübergreifende Versorgung"
2020) ihre bisherigen Ergebnisse vor (s. Tab. 1), die aufgrund der Belastungen durch
die Corona-Pandemie nicht zum Abschluss gebracht werden konnten (Gruhl 2020a).

Aus der Vielzahl der Vorschläge eignet sich besonders die verabredete „gemeinsame
fachärztliche Versorgung" (gfV), um den Charakter der neuen Systematik einer süV
darzustellen und insbesondere auf die Frage der Bedarfsplanungs- und Sicherstel-
lungsverantwortung für einen neuen Sektor näher einzugehen.

So soll zur Verbesserung der Patientenversorgung ein gemeinsamer fachärztlicher
Versorgungsbereich festgelegt werden, der künftig für den ambulanten und stationären Bereich einheitlich sektorenübergreifend organisiert wird und für Patienten
in ambulanten und stationären Einrichtungen zugänglich sein wird. Dazu sollten
alle gemeinsamen fachärztlichen Leistungen bzw. Diagnosen sowohl von ambulanten als auch von stationären Leistungserbringern grundsätzlich ambulant nur noch
in dieser Struktur erbracht und einheitlich vergütet werden Die Leistungen, die für
eine ambulante Versorgung geeignet sind, derzeit aber immer noch überwiegend
stationär erbracht werden, müssen leistungs- und disziplinbezogen beschrieben werden. Die Festlegung dieses gemeinsamen Versorgungsbereichs erfolgt durch Rechts-
verordnung des BMG mit Zustimmung des Bundesrates auf der Grundlage eines Gutachtens. Der angedachte Umfang betrifft bis zu 20% aller heutigen Krankenhausfälle (s. Abb. 2; Sundmacher 2016). Dabei handelt es sich nicht nur um den Katalog der
für das ambulante Operieren zugelassenen Diagnosen nach § 115 SGB V (AOP-Katalog),
sondern um zahlreiche, auch konservative Leistungen, die an sich ambulant erbracht

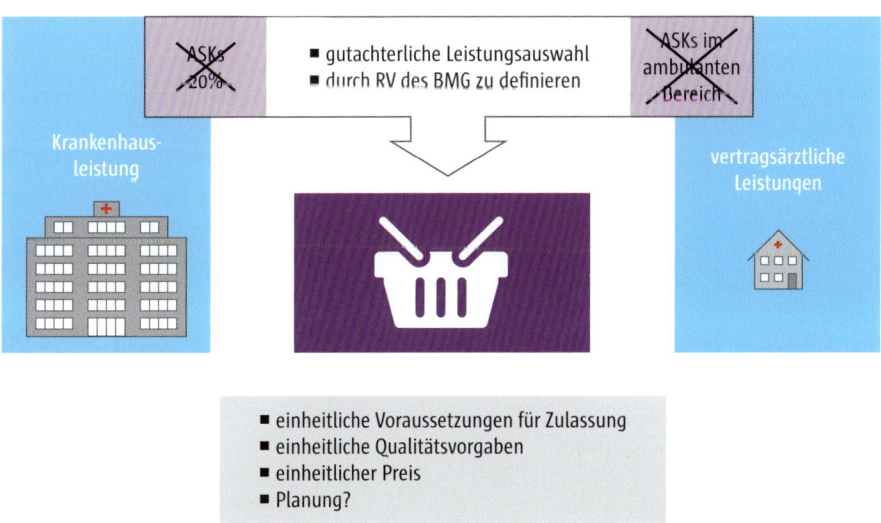

Abb. 2   Bildung eines neuen sektorenübergreifenden Bereiches für die gemeinsame fachärzt-
         liche Versorgung

werden können, wie Kurzliegerfälle, bestimmte psychiatrische Diagnosen und stationär erbrachte diagnostische Maßnahmen.

Die Vertragspartner auf Bundesebene, KBV, GKV-SV und DKG werden verpflichtet, für den neuen Versorgungsbereich einheitliche Vorgaben zur Qualität, Struktur, Dokumentation, Mindestmengen, Vergütung und zur informationstechnischen Ausstattung zu vereinbaren. Diese Eckpunkte sind politisch geeint.

Schwieriger gestaltete sich die Meinungsbildung zur Frage der Notwendigkeit und Art einer Bedarfsplanung. Grund sind die unterschiedlichen Ansprüche der Sicherstellungsinstitutionen zu diesem Thema.

4.3 Die besondere Rolle der Länder als Krankenhausplanungsbehörden

Bei den Überlegungen zur Planung der gfV bzw. einer weiterführenden süV ist die besondere Rolle der Länder aufgrund ihrer grundgesetzlich geschützten Zuständigkeit für die Krankenhausplanung zu bewerten. Zwar steht bei der gfV der Grundsatz „ambulant vor stationär" im Vordergrund, aber die Auswirkungen der Reform auf die Krankenhausversorgung sind schon aus ökonomischer Sicht beachtlich und von daher nicht ohne Wirkung auf den gesamten Krankenhaussektor. Es ist anzunehmen, dass die Länder ihr Letztentscheidungsrecht auch bei der Ausgestaltung und Planung der gfV aufgrund des deutlichen Bezugs zur Krankenhausplanung einfordern werden und nicht bereit sein dürften, ihre planerische Verantwortung aufzugeben oder zu modifizieren. Dies wurde kürzlich im Rahmen der Diskussion um die Notfallversorgung bestätigt, bei der eine grundgesetzliche Änderung zulasten von Länderkompetenzen abgelehnt wurde. (Gruhl 2020b)

Die gfV wird nur ein Baustein einer neuen, umfassenden süV sein. Sie soll um weitere Komponenten, zum Beispiel eine sektorenübergreifende Koordination komplexer und längerfristiger Erkrankungen erweitert werden. Auch hier wären vertragsärztliche und stationäre Leistungen zusammenzuführen, die die Krankenhausplanung berühren. Es macht wenig Sinn, ein spezifisches Planungskonstrukt allein für die gfV aufzubauen und später andere Planungsstrukturen für die weiteren Komponenten der süV separat vorzusehen. Insofern ist die besondere Position der Krankenhausplanungsbehörden der Länder vorausschauend für alle sektorenübergreifende Versorgungsformen mitzudenken, was die Position einer Landeskompetenz stärkt.

Anderseits rechtfertigt aber die Beschränkung der länderseitigen Planungsfunktion auf den Krankhaussektor nicht, diese, im Übrigen durchaus kritisch bewertete Planungssystematik (Bundesrechnungshof 2020, S. 39) zur Grundlage einer sektorenübergreifenden Planungsform heranzuziehen. Hier bedarf es gemeinschaftlicher Strukturen der beteiligten Institutionen.

4.4 Sektorenübergreifende Planung in der Novelle Bedarfsplanungsrichtlinie der vertragsärztlichen Versorgung

Auch die vertragsärztliche Versorgung hat sich intensiv mit der Notwenigkeit einer vertretbaren und akzeptablen Planungssystematik für süV befasst. Bei der Neufassung der Bedarfsplanungsrichtlinie durch den G-BA in den Jahren 2018/19 war das

Thema der sektorenübergreifenden Versorgung bereits Bestandteil der Leistungsbeschreibung für die Vergabe eines Gutachtens, das als Grundlage für die Überarbeitung der Bedarfsplanungsrichtlinie in Auftrag gegeben wurde. Darüber, dass solche Perspektiven mit einbezogen werden sollten, bestand grundsätzlicher Konsens zwischen den Banken des G-BA.

Laut Gutachten (Sundmacher et al. 2018) bedarf es für eine sektorenübergreifende Bedarfsplanung einer Klärung, „nach welchen Maßgaben und Kriterien die Abgrenzung von Leistung erfolgen soll" und „welche Leistungen zur fachärztlichen Grundversorgung gehören, welche Leistungen zur fachärztlichen spezialisierten Versorgung zu zählen sind" (ebd., S. 203–204). Entsprechend können dann im Rahmen einer räumlichen Planung „eine sektorenübergreifende Bedarfsmessung, Leistungserfassung sowie – Systematisierung erfolgen" (ebd., S. 449). Weiter können in einem „dreistufigen System von Planungsebenen mit flexiblem Raumbezug" Teile der „spezialisierten fachärztlichen Versorgung und der gesonderten fachärztlichen Versorgung" prioritär sektorenübergreifend geplant werden (ebd., S. 553ff.).

Somit ist nach Auffassung der Gutachter eine sektorenübergreifende Planung – definiert als Planung von Kapazitäten – möglich, wenn parallel bestehende spezialisierte Kapazitäten (Erfassung beziehungsweise Schätzung ärztlicher Kapazitäten im Rahmen von ermächtigten Einrichtungen) in ein System von Planungsebenen mit flexiblen Raumbezug einbezogen werden. Eine Weiterentwicklung hin zu einer sektorenübergreifenden Perspektive/Planung ist allerdings nur denkbar, wenn Veränderungen in der Erfassung und Leistung der Diagnosen in den beiden Sektoren vorgenommen werden um eine Vergleichbarkeit zu erreichen.

Diese Voraussetzungen sind heute (noch) nicht gegeben. Insofern hat der G-BA in der neuen Bedarfsplanungsrichtlinie keine Regelung für eine sektorenübergreifende Planung aufgenommen, aber auch nicht für künftige Reformen ausgeschlossen.

Die Komplexität einer sektorenübergreifenden Versorgungsplanung konstatiert auch der langjährige Vorsitzende des G-BA, Hess:

> „Wirksame Ansätze einer sektorenübergreifenden Versorgungsplanung entwickeln sich in Deutschland nur aus einer gefährdeten Versorgungssituation in unterversorgten Gebieten mit alternder Bevölkerung [...]. Eine vergleichbare Struktur der Versorgung aus einer Hand wäre auch für chronisch oder schwerstkranke Patienten möglich [...]. Die Bedarfsplanungsrichtlinie G-BA kann derartige Versorgungsmodelle allerdings nicht aufgreifen, weil sie nicht auf bestimmte Krankheiten und die dafür notwendigen Behandlungsschritte, sondern auf Vertragsarztsitze ausgerichtet ist." (Hess 2015)

Insofern scheint eine Weiterentwicklung der jetzigen Planungsstruktur in der vertragsärztlichen Versorgung zu einer sektorenübergreifenden Struktur nicht ohne weitgehende Veränderungen der Planungssystematik herstellbar.

4.5 Bedarfsplanung: Ja oder nein?

In der BLAG konnte anfangs kein Konsens erzielt werden, ob eine Planung der gfV und weiterer Bereiche einer süV notwendig und möglich ist. Eine Position besagte, dass es bisher weder in der Krankenhausplanung noch in der vertragsärztlichen Versorgung eine Mengenplanung gäbe, sondern insbesondere im Krankenhaus die erbrachte Leistung als Größenordnung für den Bedarf – durch ständige Rechtsprechung bestätigt (Bundesministerium für Gesundheit 2020a) – gilt. Es erfolgt bestenfalls eine indirekte Mengensteuerung durch Festlegung der Bettenzahl im Krankenhaus bzw. durch Budgetierung in der vertragsärztlichen Versorgung. Eine Zulassung zu einer bestimmten Art der Leistungserbringung erfolgt durch die Facharztbezeichnung oder interne, vertragsärztliche Regelungen (z.B. Bedarfsplanungsrichtlinie). Die Steuerung erfolgt also über die Kapazitätsvorhaltung, nicht über eine Leistungsplanung. Ambulante Operationen und Leistungen der ASV werden heute sowohl im Krankenhaus als auch in der vertragsärztlichen Versorgung durch zugelassene Fachärzten nach dem Prinzip „Wer kann, der darf" erbracht. Die fachliche Nähe der gfV zu diesen Bereichen begründet, auch für diese Leistungen nach dem genannten Prinzip ohne Mengenplanung und -steuerung zu verfahren.

Diese an sich unbürokratische und wenig restriktive Lösung bietet sich an, um attraktiv und schnell (neue) Leistungserbringung zu stimulieren, findet aber dort ihre Grenzen, wo eine Leistungsausweitung vorhersehbar oder zumindest nicht unwahrscheinlich ist – zumal viele angedachte Leistungen der gfV nicht aus sich heraus mengenlimitiert sind.

Gerade weil der geplante sektorenübergreifende Bereich relevante Leistungsanteile umfassen soll, kann eine gesetzlich definierte Planung die Chance eröffnen, Fehlentwicklungen der sonstigen Sektoren, die mit dem Begriff der Über- oder Fehlversorgung subsumiert werden, rechtlich anders zu gestalten. Weitere Gegenargumente sind neue Entwicklungen in der Krankenhausplanung, die sich in NRW zu einer Leistungsplanung weiterentwickeln soll. („Wir wollen hier in Nordrhein-Westfalen [...] künftig Leistungsbereiche und Leistungsgruppen beplanen" [Laumann 2019]). Auch besteht ohne eine planerische Vorgabe die Gefahr, dass sich bei einer attraktiven Ausgestaltung der gfV mehr fachärztliche Kapazitäten zulasten der oft schon defizitären fachärztlichen Grundversorgung verschieben.

Es ist aber auch eine systematische Klärung notwendig. Der neue Versorgungsbereich der süV soll gemeinsame und einheitliche Merkmale ausweisen und sich nicht als „verlängerter Arm" eines der beiden klassischen Sektoren abbilden. Von daher ist es geboten, sich nicht an den bisherigen Gegebenheiten der Bedarfsplanung zu orientieren, sondern eine rationale und zukunftsweisende Form zu gestalten. So bedarf es für die Möglichkeit einer aktiven Bedarfsplanung einer Analyse der zu klärenden Schritte:

4.6 4 Fragestellungen für einen Planungsprozess

Frage 1: Welche Institutionen sind an einem Planungsprozess zu beteiligen?

Soweit ausschließlich die vertragsärztliche Versorgung oder die Krankenhausversorgung berührt ist, gibt es auch bei Etablierung eines neuen Bereichs der süV keinen Grund, von den bisherigen Planungszuständigkeiten abzuweichen. Die Frage einer planerischen Ausgestaltung der für die GFV bzw. für die süV ist gesondert zu betrachten. Immer wieder erhobene Forderungen aus dem politischen Raum, die gesamte Bedarfsplanung zu vereinheitlichen (zuletzt BÜNDNIS 90 DIE GRÜNEN 2020), sind zwar wünschenswert, würden aber grundgesetzliche Änderungen bedingen und nur mit massiven Verwerfungen der bestehenden Strukturen umzusetzen sein. Von daher scheint der hier beschriebene Weg, nur für die süV eine geeignete und eigenständige Bedarfsplanung aufzubauen, realistischer und deutlich geschmeidiger.

In den letzten zehn Jahren hat sich eine Pluralität bei der Beteiligung an den Planungsprozessen entwickelt. Während die relevanten Organisationen wie Krankenkassen, Ärzteschaft, KV und Patientenvertretungen im Rahmen der Krankenhausplanung bereits (in den Ländern in unterschiedlicher Ausprägung) beteiligt werden, erfolgte in der letzten und dieser Legislaturperiode vice versa eine weitergehende Beteiligung der Länder (und Patientenvertretungen [gemäß § 140 f SGB V]) an den Planungsprozessen der vertragsärztlichen Versorgung. Dies betrifft den Landesausschuss nach § 90 Abs. 4 SGB V, zuletzt erweitert durch das Terminservice- und Versorgungsgesetz – TSVG 2019 (Buzer.de 2019), den Zulassungsausschuss nach § 96 Abs. 2a SGB V, eingeführt über TSVG 2019 (ebd.) und in entsprechenden Planungen für den erweiterten Landesausschuss nach E-§ 116 b SGB-V im Referentenentwurf des Notfallversorgungsgesetzes (BMG 2020).

Als weiterer Beleg für die Stärkung kooperativer Strukturen kann das Gremium nach § 90a SGB V angeführt werden, womit eine breite Kommunikationsplattform aller wesentlichen Beteiligten auf Landesebene geschaffen wurde, wenn auch mit eingeschränkter Entscheidungskompetenz.

Es bietet sich also in Fortführung dieser Entwicklung an, eine kooperative Form der Planungsabstimmung auch und gerade für den neuen Planungssektor der süV vorzusehen. Zu beteiligen sind die Krankenkassen, die kassenärztliche Vereinigung, die Krankenhausgesellschaft, die Patientenvertretung und die zuständige Landesregierung. Als Blaupause kann einerseits das Modell des Referentenentwurfes zur Notfallversorgung nach § 90 neu SGB V (also ein um die Länder erweiterter Landesausschuss nach § 116b SGB V) oder – bei optionaler, aber wünschenswerter Beteiligung der relevanten Kammern und der Pflege – das breiter aufgestellte Gremium nach Paragraph 90a SGB V – genutzt werden.

Frage 2: Wer entwickelt, erarbeitet und administriert die jeweiligen Planungskriterien und die letztendliche Planung?

Diese geschäftsführende Funktion sollte auch möglichst unter Nutzung bereits vorhandener Strukturen erfolgen. Bei einer an den erweiterten Landesausschuss angelehnten Planungsform obliegt die Aufgabe in der Regel der kassenärztlichen Vereinigungen.

Bei der anderen Lösungsoption orientiert am Gremium nach § 90 a würde gemäß der heutigen Praxis die Geschäftsstellenfunktion beim jeweiligen Land liegen. Die Erarbeitung erfolgt im Auftrag zur Vorlage des Planungsgremiums gemäß Frage 1. Ob diese naheliegenden Fortschreibungen der bisherigen Funktionen von den anderen Bänken bei der mit der integrierten Versorgung gewachsenen Bedeutung dieser Aufgabe weiterhin akzeptiert wird, bleibt abzuwarten.

Eine gemeinsame Planungsinstitution von z.B. Land und KV scheidet wahrscheinlich aufgrund des Verbots einer Mischverwaltung aus.

Frage 3: Was wird planerisch definiert?

a) die Zulassung beziehungsweise die Überprüfung der Performance der Leistungserbringer und/oder
b) die Festlegung des Leistungsvolumens?

Die Bedingungen für eine Zulassung und der notwendigen Qualität der Performance der Leistungserbringung sollen vorzugshalber bundeseinheitlich festgelegt werden, wie es auch der Arbeitsentwurf der Bund-Länder-Arbeitsgruppe dies in Form von Richtlinien der Spitzenverbände vorsieht. Die Überprüfungen der Zulassungskriterien für die interessierten Leistungserbringer kann administrativ über die Geschäftsstellen (s. Frage 2) erfolgen und ist nur in Zweifelsfällen den Planungsbeteiligten vorzulegen. Bedingung ist allerdings, dass die Selbstverwaltung nicht wie bei der ASV die Zulassungsbedingungen als Ausfluss einer Misstrauenskultur zu „bürokratischen Monstern" aufbaut. Es ist von daher gesetzgeberisch klarzustellen, dass anfangs für die gfV einfache Kriterien anzulegen sind, z.B. der Nachweis, solche Leistungen bereits abgerechnet zu haben und die entsprechenden fachärztlichen Qualifikationen vorzuhalten. Bei Nichteinigung innerhalb eines gesetzten Zeitraums erfolgt die Festlegung der Richtlinien durch Ersatzvornahme des BMGs.

Schwieriger ist die Frage zu entscheiden, wie ein möglicherweise zu begrenzendes Leistungsvolumen festgestellt und umgesetzt werden soll. Ausgangspunkt sollte das in den jeweiligen Planungsgebieten bisher von beiden Sektoren erbrachte jeweilige leistungsbezogene Volumen sein. Später kann in Abhängigkeit von der Leistungsentwicklung eine planerische Anpassung erfolgen. Beispielgebend könnte dafür die Entwicklung eines Systems zur Klassifikation des morbiditätsbezogenen Versorgungsbedarfes sein (Quentin et al. 2020)

Dieses festgelegte Leistungsvolumen ist von den jeweiligen Leistungserbringern abzurufen beziehungsweise bei Überschreitung der Planungsgrößen zu limitieren. Wer diesen Verteilungsprozess vornimmt, ist abzuwägen: Um eine gewisse Neutralität gegenüber den ambulanten und stationären Leistungserbringern einzuhalten, sollte dies nicht durch die kassenärztlichen Vereinigungen, die Krankenhausgesellschaften oder die Länder erfolgen. Stattdessen könnte eine regionale Verteilung den Krankenkassen – einheitlich und gemeinsam – auf Landesebene überantwortet werden.

Frage 4: Welche Konfliktlösungsstrategien werden gewählt? Wer nimmt die Letztentscheidung bei fehlender Einigungsfähigkeit der Beteiligten wahr?

Planungen, insbesondere mit Beteiligten, bei denen gegensätzliche Interessen nicht unwahrscheinlich sind, bedürfen eines Finalisierungsmodus. Innerhalb der Selbstverwaltung ist es ein geübtes Konstrukt, diese Aufgabe einer Schiedsstelle oder einem unabhängigen Vorsitzenden zu übertragen. Zum Teil werden diese Beschlüsse von der staatlichen Aufsicht (nur) rechtlich geprüft (z.B. die Genehmigung von Krankenhausbudgets), ohne eine fachliche Entscheidung treffen zu können.

Es kann aus den oben beschriebenen verfassungsrechtlichen Gründen angezweifelt werden, dass die Länder sich, soweit ihre originäre Zuständigkeit für die Krankenhausplanung berührt wird, dem Votum einer Schiedsstelle oder eines Dritten unterwerfen werden – unabhängig von der rechtlich interessanten Frage, ob klar adressierte verfassungsrechtliche Verantwortlichkeit auf Dritte übertragen werden kann. Es gibt also faktische und rechtliche Argumente, das Letztentscheidungsrecht nicht gegen den Willen des jeweiligen Landes oder einer anderen bestimmten staatlichen Stelle festzulegen. Dies kann einerseits durch eine nicht auf die rechtliche Prüfung beschränkte Genehmigungspflicht des Landes über einen Beschluss einer Schieds-stelle/einer Schiedsperson oder durch einen direkten Letztentscheid des Landes nach ausführlichen Beratungen in den Beteiligungsgremien erfolgen.

4.7   Fazit

Eine Umstrukturierung des deutschen Gesundheitswesens hin zu einer sektoren-übergreifenden Versorgung ist aus triftigen Gründen geboten:

- zur Stärkung der Patientenorientierung und zur Verbesserung der Koordination von Versorgungsabläufen,
- zur Hebung eines vorhandenen hohen Ambulantisierungspotenzials und damit
- einer Reduzierung von Doppelstrukturen und damit,
- einem sparsameren Umgang mit der wertvollen Ressource und
- auch aus ökonomischen Gründen bei wieder anstehenden höheren Belastungen im Gesundheitswesen.

Auch wenn der Auftrag des Koalitionsvertrages, gemeinsame Grundlagen für eine solche süV zu schaffen, in dieser Legislaturperiode Corona-bedingt nicht im gewoll-ten Maße erreicht werden konnte, sind doch wesentliche Vorarbeiten in der BLAG „Sektorenübergreifenden Versorgung" abgeschlossen und politisch zwischen dem Bund und den Ländern konsentiert.

Bei einem der Kernprojekte, der gfV, akkumulieren sich mehrere der oben genannten Vorteile: die Umsteuerung von stationärer auf ambulante Leistungserbringung, die Entwicklung und Einführung einheitlicher Grundlagen, eine verbesserte Patienten-koordination, da mit der vom Erbringungsort der Leistung unabhängigen Honorie-rung auch eine Gesamtverantwortung/Koordination für die jeweilige Behandlungs-periode verbunden ist.

Zu diskutieren ist, ob für diesen neu aufzustellenden Leistungssektor der gfV, der nur ein Teil einer künftigen, breiter aufgestellten süV werden wird, eine Kapazitäts- und Leistungsplanung erfolgen sollen oder ob bei Erfüllung von bundesweiten, von der Selbstverwaltung zu erarbeitenden Zulassungsbedingungen das Prinzip der ASV: „wer kann, der darf" gelten soll.

Schon bei dem geplanten Umfang der gfV findet eine Leistungsverschiebung von bis zu 20% der heutigen Krankenhausfälle in den neuen Sektor statt. Hier wird also eine ökonomisch relevante Veränderung insbesondere für den Krankenhaussektor zu er-warten sein. Zusätzlich sind viele der angedachten Leistung der gfV sui generis nicht mengenlimitiert, sondern potenziell skalierbar. Die Hoffnung, einen so großen An-teil an dem Versorgungsgeschehen dem freien Spiel der Kräfte überantworten zu können, ist mutig. Zwar sind ähnliche Leistungen (AOP-Katalog, ASV) bedarfspla-nerisch nicht limitiert, das bei der gfV angedachte Leistungsvolumen wird die bis-heriger sektorenübergreifender Modelle deutlich übertreffen, zumal sie nicht mehr alternativ, sondern ausschließlich in dem neuen hybriden Bereich erbracht werden können. Schon aus diesem Grunde sollte eine regionale Bedarfsplanung ermöglicht werden, zumindest aber für den Fall, dass die Leistungsentwicklung der genannten Befürchtung entsprechend aufwächst.

Letztendlich wurde in der BLAG dazu ein Kompromiss gefunden, bei dem mit entsprechenden Strukturvorgaben im Rahmen der dreiseitigen Vereinbarung zwar das Ziel einer Steuerungswirkung verfolgt wird, aber zusätzlich wird den Ländern zur Feinsteuerung die Nutzung ergänzender, für die ambulante Bedarfsplanung verbindlicher Planungsinstrumente ermöglicht, um regionalspezifischen Besonderheiten Rechnung tragen zu können.

Die genaue Ausgestaltung einer möglichen aktiven Bedarfsplanung wird also den Ländern übertragen. Die Beteiligung an dem Planungsprozess kann dann entsprechend der neuen Tendenz zu kollegialen Gremienstrukturen breit aufgestellt werden. Wichtig ist es aber, dass letztendlich klare Entscheidungsstrukturen bei nicht herstellbarem Konsens für die Planungsvorgaben vorgegeben werden. Dabei ist die verfassungsgemäße Rolle der Länder bei der Krankenhausplanung ein hohes Gut, das rechtlich nicht zur Disposition steht. Es ist eine politische Abwägung im jeweiligen Land, ob dieser Aspekt für die Letztentscheidung zum Tragen kommt oder eine weniger durchgreifende Beteiligung der Länder gewählt wird.

Literatur

Bundesministerium für Gesundheit (2020) Referentenentwurf zur Reform der Notfallversorgung vom 08.01.2020, siehe Ziffer 8 Seite 9 zu § 90a Abs. 4 und Ziffer 15 Seite 15 zu § 140f. neu. URL: https://www. bundesgesundheitsministerium.de/fileadmin/Dateien/3_Downloads/Gesetze_und_Verordnungen/ GuV/N/Referentenentwurf_zur_Reform_der_Notfallversorgung.pdf (abgerufen am 01.03.2021)

Bundesrechnungshof (2020) Stellungnahme des BMG zum Bericht des Bundesrechnungshofes an den Haushaltsausschuss des Deutschen Bundestages nach § 88 Abs. 2 BHO über die Prüfung der Krankenhausfinanzierung durch die gesetzliche Krankenversicherung hier: Finanzierung von Investitionen. URL: http:// docplayer.org/197879746-Ueber-die-pruefung-der-krankenhausfinanzierung-durch-die-gesetzliche-krankenversicherung.html (abgerufen am 01.03.2021)

Bundesregierung (2018) Ein neuer Aufbruch für Europa – Eine neue Dynamik für Deutschland – Ein neuer Zusammenhalt für unser Land, Koalitionsvertrag zwischen CDU, CSU und SPD, 19. Legislaturperiode S. 97. URL: https://www.bundesregierung.de/resource/blob/975226/847984/5b8bc23590d4cb2892b31c987ad 672b7/2018-03-14-koalitionsvertrag-data.pdf?download=1 (abgerufen am 01.03.2021)

Bund-Länder-AG „sektorenübergreifende Versorgung" (2020) URL: https://www.bmcev.de/wp-content/uploads/ 2020-01-14-BLAG_S%C3%9CV_Fortschrittsbericht-%C3%9Cberarbeitung.pdf (abgerufen am 01.03.2021)

BÜNDNIS 90/DIE GRÜNEN (2020) „... zu achten und zu schützen ..." VERÄNDERUNG SCHAFFT HALT. Grundsatzprogrammentwurf für die Vorstellung am 26.06.2020 Seite 32 Ziffer 206. URL: https://cms.gruene.de/ uploads/documents/202006_B90Gruene_Grundsatzprogramm_Entwurf.pdf (abgerufen am 01.03.2021)

Buzer.de (2019) Terminservice- und Versorgungsgesetz, Ziffer 49. URL: https://www.buzer.de/1_Terminservice-_und_Versorgungsgesetz.htm (abgerufen am 01.03.2021)

Gesundheitsministerkonferenz (GMK) (2017) Beschlüsse der 90. GMK (2017) TOP: 11.1 Einrichtung einer Reformkommission „sektorenübergreifende Versorgung". URL: https://www.gmkonline.de/Beschluesse.html (abgerufen am 01.03.2021)

Gruhl M (2020a) Bund-Länder-Arbeitsgruppe „sektorenübergreifende Versorgung" vor der Reaktivierung. Observer, Ausgabe 12.08.2020. Agentur für gesundheitspolitische Informationen Berlin. URL: https:// observer-gesundheit.de/bund-laender-arbeitsgruppe-sektorenuebergreifende-versorgung-vor-der-reaktivierung (abgerufen am 01.03.2021)

Gruhl M (2020b) Nirwana statt Tigersprung? Der Abgesang der Reform der Notfallversorgung in dieser Legisla-
    turperiode. Observer, Ausgabe 06.11.2020. Agentur für gesundheitspolitische Informationen Berlin. URL:
    https://observer-gesundheit.de/nirwana-statt-tigersprung/ (abgerufen am 01.03.2021)

Hess R (2015) Wie planen wir heute, wie können wir planen? In: Rebscher H, Kaufmann S (Hrsg.) Infrastruktur-
    management in Gesundheitssystemen. Medhochzwei Verlag Heidelberg

Laumann K-J (2019) Pressemitteilung 12.09.2019 Gutachten empfiehlt grundlegende Reform der Krankenhaus-
    planung in Nordrhein-Westfalen. URL: https://www.land.nrw/de/pressemitteilung/gutachten-empfiehlt-
    grundlegende-reform-der-krankenhausplanung-nordrhein-westfalen (abgerufen am 01.03.2021)

Leber W-D, Wasem J (2016) Ambulante Krankenhausleistungen – ein Überblick, eine Trendanalyse und einige
    ordnungspolitische Anmerkungen In: Klauber J, Geraedts M, Friedrich J, Wasem J (Hrsg.) (2016) Kranken-
    haus-Report 2016 „Ambulant im Krankenhaus". 5. Schattauer Stuttgart 2016

Quentin W, Busse R, Vogt, V, Czihal T, Offermanns M, Grobe T, Focke K (2020) Entwicklung eines Systems zur Klas-
    sifikation des morbiditätsbezogenen Versorgungsbedarfes (PopGroup). 78–97. In: Reepschläger U (Hrsg.)
    BARMER Gesundheitswesen aktuell 2020. Selbstverlag bifg

Schmidt S (Hrsg.) (2017) Positionspapier der Friedrich-Ebert-Stiftung „PATIENT FIRST!" Für eine patientenge-
    rechte sektorenübergreifende Versorgung im deutschen Gesundheitswesen. URL: http://library.fes.de/
    pdf-files/wiso/13280.pdf (abgerufen am 01.03.2021)

Sundmacher L et al. (2018) Gutachten zur Weiterentwicklung der Bedarfsplanung i.S.d. §§ 99ff. SGB V zur Si-
    cherung der vertragsärztlichen Versorgung In: Beschluss des Gemeinsamen Bundesausschusses zur Ab-
    nahme des Endberichts „Gutachten zur Weiterentwicklung der Bedarfsplanung i.S.d. §§ 99ff. SGB V zur
    Sicherung der vertragsärztlichen Versorgung" vom 20. September 2018. URL: https://www.g-ba.de/
    downloads/39-261-3493/2018-09-20_Endbericht-Gutachten-Weiterentwickklung-Bedarfsplanung.pdf   (ab-
    gerufen am 01.03.2021)

Sundmacher L, Schüttig W (2016) Krankenhausaufenthalte infolge ambulant-sensitiver Diagnosen in Deutsch-
    land. S. 19. In: Klauber J, Geraedts M, Friedrich J, Wasem J (Hrsg.) (2016) Krankenhaus-Report 2016 „Ambu-
    lant im Krankenhaus". Schattauer Stuttgart 2016

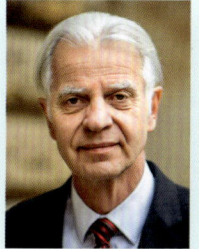

Dr. Matthias Gruhl

Matthias Gruhl ist Facharzt für Öffentliches Gesundheitswesen und Allgemeinmedizin. Nach klinischen Tätigkeiten in Aachen, Papua Neuguinea und Minden
sowie als Hafenarzt in Bremen ist er seit 1985 in den obersten Landesgesund-
heitsbehörden in Hessen, Bremen und Hamburg in leitenden Positionen tätig,
zuletzt (bis Mai 2020) Staatsrat der Behörde für Gesundheit und Verbraucher-
schutz, Freie und Hansestadt Hamburg.

© Senatskanzlei der FHH

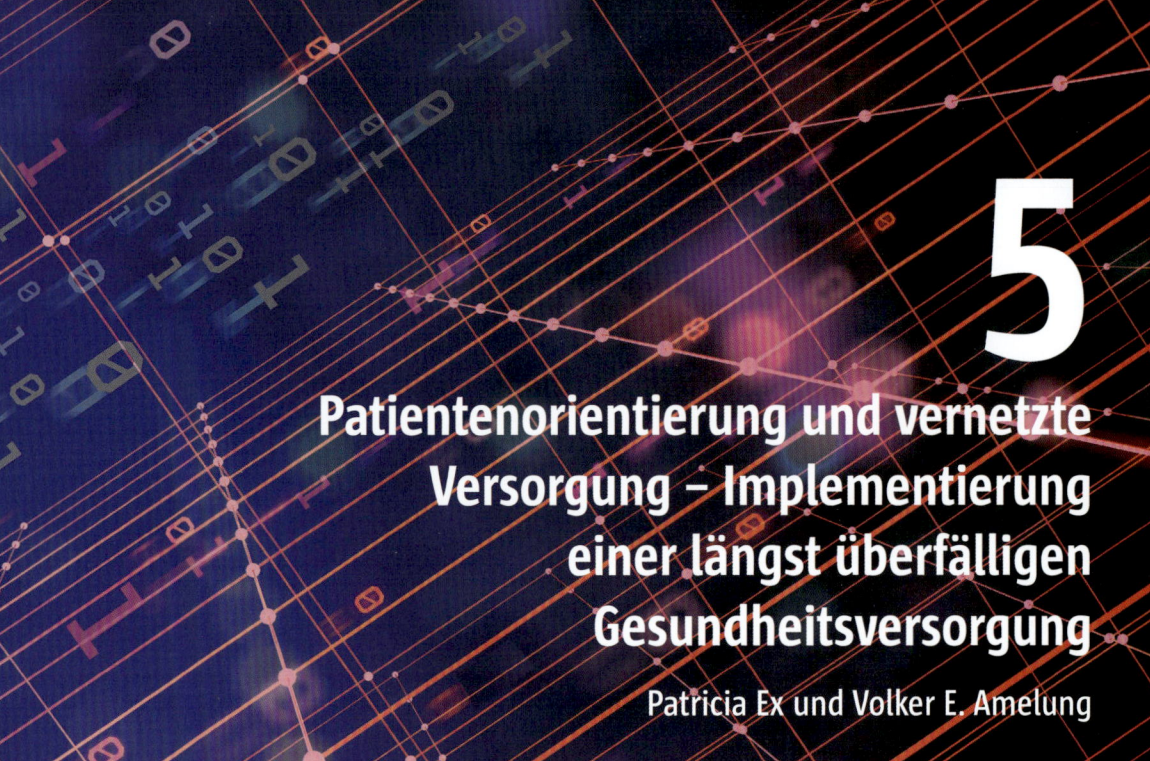

5

Patientenorientierung und vernetzte Versorgung – Implementierung einer längst überfälligen Gesundheitsversorgung

Patricia Ex und Volker E. Amelung

5.1 Einführung

Auf systemischer Ebene ist unser Gesundheitssystem stark,

Wie gut unser solidarisches Gesundheitssystem in einer Bewertung abschneidet, hängt zu einem großen Teil davon ab, auf welcher Ebene die Beurteilung durchgeführt wird. Auf systemischer Makroebene sind viele Aspekte ausgesprochen positiv, mit einer starken Verankerung von Solidarprinzipien in der Bevölkerung, einem umfassenden Leistungskatalog, niedrigen Zuzahlungen und einer schnellen Verfügbarkeit von innovativen Gesundheitstechnologien. Auch in Zeiten der COVID-19-Pandemie gehen wir zum aktuellen Zeitpunkt davon aus, dass unser System mindestens genauso gut abgeschnitten hat wie einige vergleichbare Systeme und es demnach unter bestimmten Voraussetzungen krisenfest ist.

... auf individueller Ebene teils inakzeptabel

Recht anders ist die Bewertung auf einer individuellen Mikroebene: Wenn Sie im Gesundheitswesen arbeiten, wurden Sie sicher schon von Betroffenen angesprochen bzw. haben es selbst erlebt, wie Menschen mit schwerwiegenden, teils bedrohlichen Beschwerden und Krankheiten im Gesundheitssystem allein sind und in einem kalten, hoch komplexen System, das seiner eigenen Logik folgt, verloren gehen. Anstelle von Behandlungsoptionen steht viel zu häufig die Suche nach einem geeigneten Ort bzw. Leistungserbringer im Fokus. Studien bestätigen diese Eindrücke: Deutschland schneidet bei der Koordinierung der Versorgung im internationalen

Vergleich u.a. mit Australien, Kanada, Frankreich, Niederlande, Norwegen und den USA von den elf untersuchten Ländern am schlechtesten ab (Penm et al. 2017). Für viele Beschäftigte im Gesundheitssystem ist die Erfahrung kaum besser – mit Überlastungen, wenig Planbarkeit der Arbeitszeiten sowie Arbeitsinhalten, für die sie nicht ausgebildet sind. Dies wirkt sich auch auf die Gesundheit der Beschäftigten im Gesundheitswesen aus, so weisen insbesondere Beschäftigte der Altenpflege und der Gesundheits- und Krankenpflege einen überdurchschnittlich hohen Anteil mit schlechter Arbeitsfähigkeit auf (Knieps 2017).

Die Vorzüge und Stärken unseres Systems können gegen diese Missstände nicht aufgerechnet werden: Die fehlende Orientierung auf die fundamentalen Bedürfnisse von Patient:innen wiegt schwer und behindert in einigen Bereichen sogar den Erfolg der genannten Vorzüge. Dies bringt zusätzlichen Druck und Unzufriedenheit für Beschäftigte, umso mehr, wenn sie sich aus humanitären Gründen für diesen Berufsweg entschieden haben. Gerade die Diskrepanz zwischen Erwartung und Realität, zwischen gutem und gepriesenen Gesundheitssystem auf der einen Seite und mangelhaften Erfahrungen in Notsituationen auf der anderen Seite, führt zu Enttäuschungen. Aus diesen Missständen resultiert der Vorschlag, die Gesundheitsversorgung an den Bedarfen der Hilfesuchenden zu orientieren.

Bedarf im Gegensatz zu Bedürfnis

Bei einer patientenorientierten Versorgung sollen Patient:innen im Mittelpunkt stehen (Ozegowski u. Amelung 2015). Die WHO fordert sogar eine patientenzentrierte Versorgung, bei der neben dem gesundheitlichen Bedarf auch die Erwartungen der Gesellschaft in den Mittelpunkt gestellt werden sollen (ebd. mit Verweis auf WHO 2015). Dabei existiert ein zentraler Unterschied zwischen Bedarf und Bedürfnis als normative Konzepte (Wildmann 2007). Bedarfsgerecht ist eine Versorgung, wenn Versicherte bzw. Bürger:innen quantitativ und qualitativ die Gesundheitsversorgung erhalten, die sie nach möglichst objektiven Kriterien benötigen. Kriterien für diesen objektiven Bedarf sind insbesondere der Schweregrad einer Krankheit bzw. Behinderung sowie die konkrete Lebenssituation (SVR-Gutachten 2018). Eine bedarfsgerechte Versorgung sollte sich jedoch weniger an Kriterien wie Einkommen, Familienstand, Bildung, Beruf oder sozialer Schicht orientieren.

Der objektive Bedarf unterscheidet sich häufig vom individuellen Bedarf bzw. Bedürfnis, das unter anderem vom persönlichen Sicherheitsbedürfnis abhängt. Dieses resultiert in einer unterschiedlichen Nachfrage von Gesundheitsleistungen, die bspw. bei der Inanspruchnahme von Präventionsleistungen, Kontrolluntersuchungen und Arztbesuchen sichtbar ist (ebd.). Aufgabe des Solidarsystems ist es demnach zumindest, abgesehen von begrenzten Abweichungen in der Inanspruchnahme, objektiv definierte Bedarfe zu erfüllen.

„Patient Journey" als Reise durch das Gesundheitssystem

Als Umschreibung von Patientenorientierung wird in Diskussionen häufig das Bild einer Patient Journey verwendet. Aus dem Kundenmarketing kommend (Customer Journey), suggeriert es eine Urlaubsreise oder vielleicht das Shoppen neuer Schuhe bei einem Online-Händler. Auf das Gesundheitswesen adaptiert, können solche Assoziation fehlleitend sein: Es liegt nahe, sich bei einer Patient Journey eher die Behandlungsprozesse einer jungen, im Leben stehenden Diabetespatientin vorzustellen als einen palliativ betreuten, dementen Krebspatient:innen. Definierte und klar erprobte Behandlungspfade sind jedoch für beide Beispiele enorm wichtig.

Für produzierende Unternehmen hat Michael E. Porter das Modell von Wertschöpfungsketten entwickelt, das aus einer Prozessperspektive die zusammenhängenden Unternehmensaktivitäten zur Erstellung der Güter analysiert (1985). Genau dieser Ansatz kann auf die Gesundheitsversorgung übertragen werden, indem die primären Systemaktivitäten sowie die spezifischen Prozesse zur Behandlung und Vermeidung von Krankheiten im Kontext des Gesundheitssystems betrachtet und optimiert werden. Es geht vor allem um die Identifikation und Festlegung einer Zielstellung, welche Bedarfe Patient:innen in der Regel zu welchem Zeitpunkt einer Krankheit und Behandlung haben und wie das Gesundheitssystem diese bedienen kann. Da sich das Gesundheitswesen oftmals schwer tut mit Patientenorientierung, ist ein Aufrütteln durch einen zugespitzten Begriff wie „Patient Journey" womöglich zielführend.

Zielkonflikt einer patientenorientierten Versorgung im Widerspruch zu Strukturen und Interessen

Als Status quo beobachten wir einen Zielkonflikt, da das Ziel einer patientenorientierten und sektorenübergreifenden Versorgung von vielen Beteiligten grundsätzlich unterstützt wird, dieses jedoch diametral gegen die Interessen sowie den Alltag der meisten Akteure wirkt. Darüber hinaus ist das Gesundheitssystem in Sektoren organisiert, die quer zu den Behandlungspfaden von Patient:innen ausgerichtet sind (s. Abb. 1). Dieses Dilemma ist den meisten bewusst und als Problem proklamiert, wird insgesamt jedoch vom System schulterzuckend hingenommen. Auch die vielfältigen gesetzgeberischen Anstrengungen zur Stärkung der sektorenübergreifenden Versorgung haben bisher zu keiner weitreichenden Veränderung der Lage geführt.

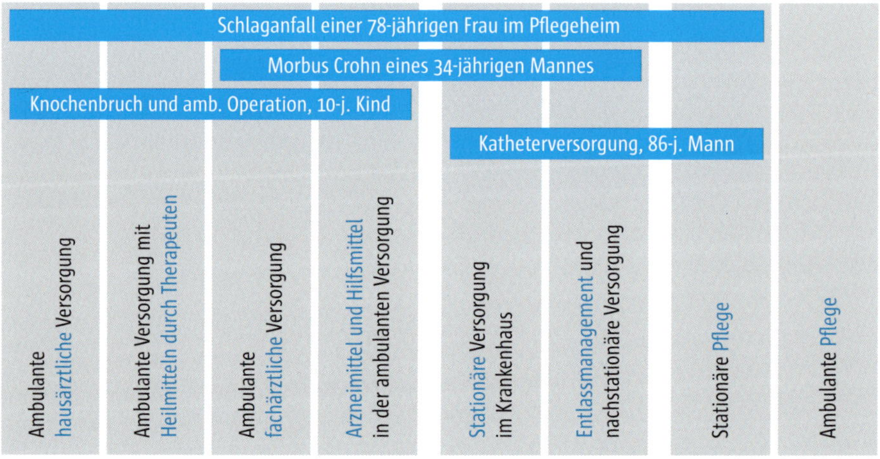

Abb. 1   Struktur vs. Bedarf: Schematische Darstellung der Versorgungssektoren im Gesundheitssystem und die quer dazu liegenden Behandlungspfade von Patient:innen

Dieser Beitrag soll daher eine Diskussion über die strategische und umfassende Umsetzung einer patientenorientierten und sektorenübergreifenden Versorgung anregen: Dafür stellen wir zunächst dar, welche Systemschwierigkeiten durch eine patientenorientierte und sektorenübergreifende Versorgung behoben bzw. gemildert werden könnten. Im Mittelteil geben wir einen kurzen Abriss über die vielfältigen gesetzgeberischen Initiativen der vergangenen zwei Jahrzehnte, um anschließend vielfältige Vorschläge zu machen, der Patientenorientierung und Vernetzung im Gesundheitssystem auf die Füße zu helfen.

5.2   Argumente für Patientenorientierung – Einige provokante Thesen

Eine patientenorientierte und sektorenübergreifende Versorgung ist kein Privileg, sondern ein Recht

An sich ist sie eine Selbstverständlichkeit: Eine auf Patient:innen ausgerichtete Versorgung, sinnvolle Versorgungsprozesse und mit Patient:innen interaktiv kommunizierende Leistungserbringer sind kein Privileg, sondern das Anrecht jeder Person in unserem Solidarsystem. Die Formulierung in Paragraph 70 des Sozialgesetzbuchs V lautet

> „(1) Die Krankenkassen und die Leistungserbringer haben eine bedarfsgerechte und gleichmäßige, dem allgemein anerkannten Stand der medizinischen Erkenntnisse entsprechende Versorgung der Versicherten zu gewährleisten. Die Versorgung der Versicherten muss ausreichend und zweckmäßig sein, darf das Maß des Notwendigen nicht überschreiten und muss in der fachlich gebotenen Qualität sowie wirtschaftlich erbracht werden. (2) Die Krankenkassen und die Leistungserbringer haben durch geeignete Maßnahmen auf eine humane Krankenbehandlung ihrer Versicherten hinzuwirken."

Das Scheitern der Orientierung auf grundlegende Bedürfnisse von Patient:innen ist kein Kavaliersdelikt, sondern ein Scheitern unseres Systems und des Auftrags einer bedarfsgerechten Versorgung.

Patientenorientierte Versorgung ist ökonomisch am günstigsten

Die Ausrichtung des Gesundheitswesens nach den Bedarfen von Patient:innen ist nicht nur für die Inanspruchnahme von Gesundheitsleistungen von Vorteil. Darüber hinaus hat das Gesundheitswesen zahlreiche Mängel, die mit einer Fokussierung auf Patientenorientierung und ein vernetztes Gesundheitssystem gemindert und vielfältige Verbesserungen in der Qualität und Leistungserbringung erreicht werden können. Aus ökonomischer Sicht ist eine patientenorientierte Versorgung in vielen Fällen rational die beste Entscheidung. Studien legen dar, dass es keine günstigere Alternative als gute Versorgung gibt (Porter 2006). Das klingt zunächst wie ein Paradox, ist aber plausibel: Doppeluntersuchungen, Wechselwirkungen von Arzneimitteln, unnötige invasive Eingriffe, unnötige Besuche einer Notaufnahme etc. sind nicht nur für Patient:innen unnötig, belastend oder gefährlich, sondern stellen für das System immense Ausgaben dar.

1. **Doppeluntersuchungen vermeiden.** Die Abschottungen an Sektorengrenzen führen zu Doppeluntersuchungen sowohl innerhalb der ambulanten medizinischen Versorgung als auch zwischen der ambulanten und stationären medizinischen Versorgung. Dies führt nicht nur zu einem unnötigen Zeitaufwand für Patient:innen, sondern zudem zu unnötigen Ausgaben für das Solidarsystem. Modellrechnungen legen nahe, dass je nach Szenario 5,4 bis 9,5 Prozent pro Jahr der Ausgaben für das Solidarsystem Einsparpotenziale darstellen; dies bezieht sich alleinig auf die Bereiche der stationären und ambulanten Versorgung sowie von Arzneimitteln (Augurzky et al. 2009). Eine patientenorientierte Versorgung müsste hier sowohl die Finanzierungsmechanismen für einen sinnvollen Wettbewerb zwischen Leistungserbringern als auch die Transparenz und Kommunikation zu Versorgungsinhalten angehen.

2. **Fehlmedikation aufspüren.** Jährlich müssen rund 250.000 Menschen in Deutschland wegen vermeidbarer Fehlmedikationen stationär aufgenommen und behandelt werden; demnach zeigen Untersuchungen, dass rund fünf Prozent aller Krankenhauseinweisungen die Folge unerwünschter Arzneimittelwirkungen sind (Deutsches Ärzteblatt 2018). Die Fehlmedikation resultiert häufig aus einer mangelnden Abstimmung und Transparenz über eingenommene Medikamente. Bei Wiedereinweisungen in ein Krankenhaus kurz nach Entlassung ist sogar in 20 Prozent der Fälle die Arzneimitteltherapie der Grund (Morabet et al. 2018).
Trotz eines rechtlichen Anspruchs auf einen Medikationsplan bei mehr als drei eingenommen Arzneimitteln über einen längeren Zeitraum kommt dieser in der Versorgungsrealität jedoch nicht vor: Aus Abrechnungsdaten wird geschätzt, dass im Jahr 2017 mindestens 300.000 Medikationspläne ausgegeben wurden; dies entspricht 0,015 Prozent der geschätzten 20 Millionen Versicherten, die einen Anspruch darauf haben (Deutsche Apotheker Zeitung 2018).

3. **Versorgung im Team erbringen.** Die Fokussierung auf Patientenorientierung geht oft mit einem Ausbau der Leistungserbringung im Team einher, die unser derzeit arztzentriertes Modell ablöst. Pflegerische, soziale und pharmazeutische Kompetenzen stehen neben der medizinischen Komponente. Entsprechend sind auch Ansprechpartner je nach Versorgungsbedarf unterschiedlich. Dieser Wandel wird zwar häufig aus Perspektive der pflegerischen Berufe diskutiert, ist aber ebenso im Interesse zukünftiger Ärzt:innen. In Befragungen von Medizinstudierenden ist eine Leistungserbringung im Team ausschlaggebend für eine Beschäftigungsaufnahme: 2/3 der Befragten ist ein Arbeiten im Team mit Ärzt:innen verschiedener Fachrichtungen „wichtig" oder „sehr wichtig", sowie knapp 60 Prozent das Arbeiten im Team mit anderen Gesundheitsberufen (KBV 2018). Auf Seite der pflegerischen Berufe führt zudem die mangelnde Achtung vor den fachlichen Fähigkeiten und der Relevanz pflegerischer Berufe im Versorgungsprozess zu einer hohen Unzufriedenheit in der Berufsgruppe. Sowohl Arbeitsfähigkeit als auch Verweildauer könnten maßgeblich gesteigert werden, wenn Pflege entsprechende Bedeutung und fachliche Kompetenz wie in vielen anderen Gesundheitssystemen zugesprochen bekommt.

4. **Für Alternativmodelle gewappnet sein.** Schließlich wird von einigen Beteiligten des Gesundheitssystems die Dystopie einer Disruption durch US-amerikanische Großunternehmen beschworen. Sehr wohl ist die Vermutung naheliegend, dass solche Konzerne die Patientenorientierung deutlich besser erfüllen wür-

den, als wir es bisher schaffen. Es könnte also einen Mehrwert für Patient:innen bringen, wenn ein solcher Dienst in Zukunft angeboten würde, bspw. die kontinuierliche Betreuung bei Diabetes. Daher machen wir unser System bei den bestehenden und lange bekannten Mängeln möglicherweise zusätzlich angreifbar für externe Kräfte.

5.3 Gesetzesreformen zur Etablierung patientenorientierter Versorgungsprozesse

20 Jahre Selektivverträge

In den letzten Jahren wurden zahlreiche Gesetzesinitiativen angegangen, um die Sektoren miteinander enger zu verzahnen und dadurch die Patientenorientierung zu stärken. Allen voran wurde mit diesem Ziel vor genau 20 Jahren die integrierte Versorgung ins Leben gerufen und seitdem einige Male nachjustiert. Nachdem selektive Verträge zunächst nur unter Zustimmung einer kassenärztlichen Vereinigung geschlossen werden konnten, wurde diese Bedingung ab 2004 abgeschafft. Gleichzeitig wurde für selektive Verträge zwischen 2004 und 2008 eine Anschubfinanzierung in Höhe von jährlich einem Prozent der Gesamtvergütung ambulanter und stationärer Leistungen – ca. 680 Mio. Euro pro Jahr – zur Verfügung gestellt. Eine Umbenennung des entsprechenden Paragraphen von „Integrierte Versorgung" in „Besondere Versorgung" im Jahr 2015 deutet an, dass der Anspruch einer sektorenübergreifenden und damit patientenorientierteren Versorgung in vielen Fällen ein Ziel blieb.

Seit 2016 läuft zusätzlich der Innovationsfonds, der Projekte der neuen Versorgungsformen und Versorgungsforschung mit bis zunächst 300 Mio. Euro, derzeit 225 Mio. Euro, jährlich fördert. Der Großteil dieser Projekte wird über Selektivverträge geschlossen. Besondere Bedingung beim Innovationsfonds war von Beginn, dass nur solche Projekte, die perspektivisch in die Regelversorgung überführt werden könnten, förderfähig sind. Zudem ist eine professionelle und externe Evaluation der Ansätze verpflichtend. Jedoch besteht hierbei zum aktuellen Stand die Schwierigkeit, dass wenige Projekte die Sektorengrenzen aufbrechen und zudem die Überführung in die Regelversorgung für viele Projekte zeitlich ungewiss ist.

Disease-Management-Programme und die Ambulante Spezialfachärztliche Versorgung

Ähnliche Ansätze der Förderung innovativer Versorgungsprozesse sind strukturierte Behandlungsprogramme (Disease-Management-Programme, DMP). In den 18 Jahren seit ihrer Einführung sind sechs Diagnosen in DMPs aufgenommen worden – Asthma bronchiale, Brustkrebs, COPD, Diabetes mellitus Typ 1 und Typ 2 sowie KHK – und 7,2 Millionen Versicherte sind in Programme eingeschrieben worden (Bundesamt für Soziale Sicherung 2020). Für die berücksichtigten Diagnosen hat das zum Teil Veränderungen gebracht, trotzdem ist die Anzahl Diagnosen weiterhin begrenzt. Ähnliches gilt für die Ambulante Spezialfachärztliche Versorgung (ASV), die im Jahr 2012 vor allem für schwere Verläufe seltener Krankheiten geplant war. Aktuell sind sechs Diagnosen mit besonderem Krankheitsverlauf und acht seltene Erkrankungen eingebunden.

Gemeinsamer Bundesausschuss

Schließlich ist zu erwähnen, dass auch die Gründung des Gemeinsamen Bundesausschusses (G-BA) im Jahr 2004 mit dem Ziel der sektorenübergreifenden Zusammenarbeit erfolgte: Der G-BA führte die früheren Bundesausschüsse der Ärzt:innen/Zahnärzt:innen und Krankenkassen, den Ausschuss Krankenhaus sowie die Arbeitsgemeinschaft Koordinierungsausschuss zusammen. Darüber hinaus gab es weitere Initiativen, jedoch kann grundsätzlich festgestellt werden, dass die vielzähligen Versuche bislang nicht dazu geführt haben, dass Patient:innen gemäß ihrem Bedarf versorgt werden.

5.4 Mögliche Ansätze zur Stärkung der Patientenorientierung

Haltungsfrage: Werte in Ausbildung und Praxis

Eine umfassende Umorientierung unseres Gesundheitssystems gelingt wahrscheinlich erst bei einer Anpassung des Grundverständnisses der Beteiligten. Mit angemessenen Vergütungsinstrumenten, weiteren Anreizen und bedarfsgerechteren Strukturen kann zwar die Praktizierung einer patientenorientierten Versorgung leichter werden. Entscheidender Schlüssel dabei ist aber immer die Haltung der Beschäftigten und auch der Patient:innen sowie weiterer Beteiligter. Da die Besten eines Jahrganges Medizin studieren und stark intrinsisch motivierte Personen Gesundheitsausbildungen beginnen, ist eine zentrale Frage der Ausbildung sowie der Arbeitsplanung, welche Werte zu Beginn gelehrt als auch in der Praxis gelebt werden. Beispielsweise kritisieren viele Ärzt:innen, dass im Berufsalltag keine Zeit bleibt, Patient:innen angemessen behandeln zu können. In der Tat stehen Prozesse, die primär die Arbeitszufriedenheit von Beschäftigten verbessern, bislang kaum im Fokus von neuen Versorgungsformen. Dies ist insofern erstaunlich, als dass mit Arbeitszufriedenheit sowohl Qualität als auch Sicherheit in der Versorgung gesteigert werden können. Wichtig ist, hierbei in eine konstruktive Denk- und Arbeitsweise in der Breite zu gelangen.

Qualität: Eine bessere Versorgung rentiert sich nicht

Das Erbringen einer überdurchschnittlichen Qualität bringt derzeit keinen Mehrwert für die Beschäftigten. Ein solches System generiert vor allem Mittelmäßigkeit, da Mehrarbeit und Investitionen keinen Nutzen bringen. Als Honorierung für eine bessere Versorgung eignen sich Pay-for-Performance-Modelle, die in zahlreichen Gesundheitssystemen Anwendung finden: Die Vergütung aller Leistungserbringer wird so auf Grundlage von Qualitätsdaten insbesondere zu Prozess und Ergebnis beispielsweise bis zu 20 Prozent nach oben und unten korrigiert. Für die Umsetzung kann neben Prozess- und Ergebnisqualität in kleinerem Umfang auch die vorhandene Struktur einbezogen werden. Morbiditätsbedingte Ausnahmen eines Leistungserbringers können analog zu den Praxisbesonderheiten bei Wirtschaftlichkeitsprüfungen berücksichtigt werden. Hierbei wirkt vor allem die Transparenz eines Public Reportings neben dem finanziellen Instrument (vgl. Studien von Martin Emmert), da unter Kollegen keiner als schlechtester dastehen will.

Koordinierte Versorgungsprozesse erleichtern

Die Koordinierung um Patient:innen herum ist sehr aufwendig und aktuell nicht in den Strukturen explizit vorgesehen. Wenn unser Gesundheitssystem mehr Zusammenarbeit der Beteiligten in einem Behandlungsprozess fördern möchte, haben andere Länder gute Erfahrung damit gemacht, eine einheitliche Honorarpauschale für alle am Versorgungsprozess beteiligten Akteure festzulegen (sogenannte „bundled payments"). Diese vergütet alle beteiligten Akteure gemeinsam, die wiederum nach ihrem Aufwand einen Anteil der Pauschale geltend machen. So haben die verschiedenen Leistungserbringer ein Interesse daran, dass Patient:innen von allen Beteiligten die entsprechende Versorgung ohne Doppeluntersuchungen und Sektorenbrüche erhalten. Dies ist beispielsweise für viele chronische Volkskrankheiten etabliert.

Auch gibt es seit vielen Jahren das Konzept der Lotsen (auch Coach oder Case Management genannt), die im Falle von komplexen Versorgungsbedarfen wie Multimorbidität und bei der Diagnose einer chronischen Krankheit als Übergang explizit bei der Koordination unterstützen. Eine Basisanforderung ist, dass diese Leistungserbringer lokal vernetzt sind und Patient:innen einen niedrigschwelligen, direkten Zugang bei akuten Rückfragen erhalten.

Patientenzugang zu Daten und Wahlentscheidungen ermöglichen

Für die Koordination innerhalb des Systems, beispielsweise die Wahl eines geeigneten bzw. geeignetsten Leistungserbringer, stehen Patient:innen kaum Daten zur Verfügung. Bei dem Verständnis, dass Patient:innen ihre Daten gehören, kann dies von dem Individuum auch auf die Gruppe der Patient:innen übertragen werden: Damit hätten Patient:innen Anspruch auf eine Identifikation und Empfehlung zu dem für sie geeignetsten Leistungserbringer auf Grundlage der Analysen vorhandener Qualitätsdaten.

Ähnliches gilt bei der Wahl der geeignetsten Krankenkasse. Abgesehen eines Vergleichs des Zusatzbeitrages ist die Unterscheidung und Schwerpunktsetzung für Versicherte sehr schwierig. Dies wäre leicht veränderbar, wenn Krankenkassen als Ergebnispräsentation in ihren Geschäftsberichten nicht nur einen Finanz-, sondern vor allem einen Versorgungsbericht mit definierten Parametern abliefern müssten. Element davon können auch die kumulierten Entscheidungen zu Anträgen über die Erstattung von Arzneimitteln, Medizinprodukte und weiteren Leistungsanfragen sein.

Patientenorientierung ist demnach nicht nur sinnvoll oder günstig, es ist vor allem auch machbar. Allerdings lässt es sich ein solcher Wertewandel kaum durch Einzellösungen angehen. Vielmehr müsste die Zielsetzung bei allen Entscheidungen mitgedacht werden und dadurch an einer Vielzahl von konkreten Stellen – einige erste Ansätze sind in Abschnitt 5.4 dargestellt – umgesetzt werden. Die positive Nachricht ist, dass eine Stärkung der Patientenorientierung im Endeffekt gegen die wenigsten Interessen der Akteure steht, aber Bewegung und Veränderung ist mühsam.

Literatur

Augurzky B, Tauchmann H, Werblow A, Felder S (2009) Effizienzreserven im Gesundheitswesen. RWI Materialien. RWI 49, 52

Bundesamt für Soziale Sicherung (2020) Disease Management Programme. URL: https://www.bundesamt-sozialesicherung.de/de/themen/disease-management-programme/dmp-grundlegende-informationen/ (abgerufen am 15.02.2021)

Deutsche Apotheker Zeitung (2018) Nutzung des Medikationsplans weitgehend unbekannt. 26. Februar URL: https://www.deutsche-apotheker-zeitung.de/news/artikel/2018/02/26/bmg-weiss-offenbar-wenig-ueber-die-nutzung-des-medikationsplanes (abgerufen am 15.02.2021)

Deutsches Ärzteblatt (2018) Hunderttausende Krankenhauseinweisungen durch Medikationsfehler. 26. Februar. URL: https://www.aerzteblatt.de/nachrichten/89461/Hunderttausende-Krankenhauseinweisungen-durch-Medikationsfehler#:%7E:text=Berlin%20%E2%80%93%20Vermeidbare%20Medikationsfehler%20f%C3%BChren%20in,die%20dem%20Deutschen%20%C3%84rzteblatt%20vorliegt (abgerufen am 15.02.2021)

Kassenärztliche Bundesvereinigung (KBV) (2018) Berufsmonitoring Medizinstudierende 2018. https://www.kbv.de/media/sp/Berufsmonitoring_Medizinstudierende_2018.pdf (abgerufen am 15.02.2021)

Knieps (2017) Gesundheit und Arbeit. In: Kliner K, Rennert D, Richter M (Hrsg.) Blickpunkt Gesundheitswesen. BKK Gesundheitsatlas 2017. Medizinisch Wissenschaftliche Verlagsgesellschaft Berlin

Morabet N et al. (2018) Prevalence and Preventability of Drug-Related Hospital Readmissions: A Systematic Review. JAGS 66:602–608.

Ozegowski S, Amelung V (2015) Patientenorientierung – leicht gefordert, schwer umgesetzt. In: Amelung V et al. (Hrsg.) Patientenorientierung. Schlüssel für mehr Qualität. Medizinisch Wissenschaftliche Verlagsgesellschaft Berlin

Penm J, MacKinnon N, Strakowski S, Ying J, Doty M (2017) Minding the Gap: Factors Associated with Primary Care Coordination of Adults in 11 Countries. Annals of Family Medicine 15(2), 113–19

Porter M (1985) Competitive Advantage. The Free Press New York

Porter M (2006) Redefining Healthcare. Harvard Business Review Press Boston

SVR-Gutachten (2018) Bedarfsgerechte Steuerung der Gesundheitsversorgung. URL: ttps://www.svr-gesundheit.de/fileadmin/user_upload/Gutachten/2018/SVR-Gutachten_2018_WEBSEITE.pdf (abgerufen am 15.02.2021)

WHO (2015) Global Strategy on people-centered and integrated health services. Interim Report. Geneva

Wildmann L (2007) Einführung in die Volkswirtschaftslehre, Mikroökonomie und Wettbewerbspolitik: Module der Volkswirtschaftslehre Band I. Oldenbourg Verlag München

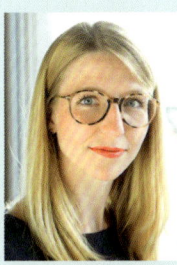

Dr. Patricia Ex

Patricia Ex war von 2017 bis 2021 Geschäftsführerin des Bundesverbands Managed Care, seit 2021 leitet sie die Abteilung Versorgungsmanagement beim BKK Dachverband. Zuvor war sie Mitglied des Expertenpools beim G-BA, Senior Consultant bei strategischen Beratungsfirmen sowie wissenschaftliche Mitarbeiterin bei Ulla Schmidt, Vizepräsidentin des Deutschen Bundestages und Gesundheitsministerin a.D. Für ihre Studien zu Finanzierungsinstrumenten von Innovationen im Gesundheitswesen an der TU Berlin und der University of California at Berkeley wurde sie 2018 promoviert. Patricia Ex studierte an den Universitäten in Göttingen, Bilbao, Bremen und am Dickinson College in den USA.

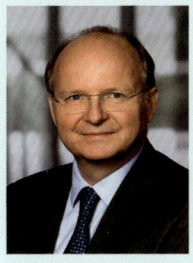

Prof. Dr. Volker E. Amelung

Volker E. Amelung studierte an der Hochschule St. Gallen und an der Universität Paris-Dauphine Betriebswirtschaftslehre. Nach der Promotion arbeitete er an der Hochschule für Wirtschaft und Politik in Hamburg und war über mehrere Jahre Gastwissenschaftler an der Columbia University in New York. Volker Eric Amelung wurde 2001 zum Universitätsprofessor an der Medizinischen Hochschule Hannover für Gesundheitsmanagement und Gesundheitssystemforschung berufen. Diverse Lehraufträge führten ihn seitdem unter anderem nach Wien (Medizinische Universität und Wirtschaftsuniversität), an die Columbia University (New York/NY), an die TiasNimbas Business School (NL), an die Fachhochschule Kärnten, an die European Business School (EBS) sowie an die TU Braunschweig. Seit 2007 ist er als Vorstandsvorsitzender des Bundesverbandes Managed Care e.V. tätig. Im Jahr 2011 gründete er das inav – privates Institut für angewandte Versorgungsforschung GmbH in Berlin.

6

Gesundheitsversorgung in ländlichen Regionen: Verwaltung des Mangels oder Labor für die Zukunft?

Hans-Dieter Nolting

6.1 Einleitung

Die Sicherung einer adäquaten Versorgung der Bevölkerung mit medizinischen und pflegerischen Dienstleistungen wird zunehmend zu einer zentralen Herausforderung für die verantwortlichen Institutionen bzw. – angesichts der offenkundig insuffizienten Ergebnisse, die mit den bisherigen Lösungskonzepten erzielt wurden – auch für die Gesundheitspolitik. Dies betrifft zum einen die ambulante ärztliche Versorgung in ländlichen Regionen. Zum anderen leiden die Krankenhäuser seit längerem an einem Mangel insbesondere beim Pflege-, aber teilweise auch beim ärztlichen Personal, eine Situation, die durch die COVID-19-Pandemie der Öffentlichkeit eindringlich bewusst gemacht worden ist. Drittes großes Problemfeld ist die Langzeitpflege, wo der durch Gutachten und Prognosen seit langem vorhergesagte Personalnotstand inzwischen eklatant geworden ist und bereits vor den zusätzlichen Verwerfungen durch die Pandemie hektische gesetzgeberische Aktivitäten ausgelöst hat.

In Bezug auf die ambulante ärztliche Versorgung galt es lange als ausgemacht, dass es keinen grundsätzlichen Mangel an Ärzten, sondern vor allem Verteilungsprobleme gibt: zum einen ein *regionales Verteilungsproblem* i.S. einer Unterversorgung in ländlichen bei gleichzeitiger Überversorgung in städtischen Regionen, zum anderen ein *fachgebietsbezogenes Verteilungsproblem* im Sinne eines zu geringen Anteils von Allgemeinmedizinern bzw. hausärztlich tätigen Internisten, weil sich ein (zu) großer Anteil des ärztlichen Nachwuchses für andere Fachgebiete entscheidet. Dabei ist hervorzuheben, dass die Sicherstellungsprobleme auf dem Land und der Mangel an Hausärzten sehr eng zusammenhängen, weil es bei der Versorgung in der Fläche in erster Linie um Hausärzte geht.

6 Gesundheitsversorgung in ländlichen Regionen: Verwaltung des Mangels oder Labor
   für die Zukunft?

II

Die Bundesregierung hat erst kürzlich nochmals die Auffassung bekräftigt, dass „ein genereller Ärztemangel bislang nicht feststellbar" sei (BT-Drucksache 19/9898, S. 14) und verweist darauf, dass Deutschland „im internationalen Vergleich ein überdurchschnittliches Arzt-Einwohner-Verhältnis" aufweise (ebd.). Hier ist anzumerken, dass der Vergleich mit anderen Ländern sowie die Orientierung an dieser sehr oberflächlichen Kennzahl weniger Anlass zur Beruhigung sein sollte, als vielmehr den Blick auf die Problematik schärfen könnte: Sinnvoll wäre es bspw. zu fragen, warum das deutsche Gesundheitswesen so viele Ärzte bezogen auf die Einwohner vermeintlich „benötigt". Eine wesentliche Ursache dürfte in der bereits angesprochenen Fehlverteilung zwischen Hausärzten und Spezialisten und allen daran hängenden Strukturbesonderheiten der Versorgung in Deutschland zu finden sein.

Der Hinweis auf die Relevanz solcher grundlegenden Strukturfragen auch für die Versorgungsprobleme in ländlichen Regionen dürfte jedoch auf kurze Frist kaum ausreichen, da die Versorgungslücken teilweise bereits jetzt eklatant sind und in der kommenden Dekade noch deutlich zunehmen werden. Im Folgenden werden daher zunächst die bisher getroffenen Maßnahmen kurz bilanziert und anschließend die Frage diskutiert, welche weiteren Schritte kurzfristig eingeleitet werden sollten. Dabei wird es um eine der zentralen Fragestellungen gehen, die sich mit Blick auf die künftige Gesundheitsversorgung nicht nur in ländlichen Regionen stellt:

>>> Lassen sich die Herausforderungen eines durch den demografischen Wandel bedingten Nachfragewachstums und einer ebenfalls durch die Demografie getriebenen, zusätzlich aber soziokulturell verstärkten, Angebotsverknappung grundsätzlich innerhalb der heute dominierenden Angebots- bzw. Betriebsstrukturen lösen? Oder müssen kurzfristig tiefer greifende Veränderungen angestoßen werden?

6.2 Bisherige Maßnahmen zur Sicherstellung der vertragsärztlichen Versorgung in ländlichen Regionen

Bestehende bzw. absehbar drohende Engpässe in der ambulanten ärztlichen Versorgung in ländlichen Regionen werden bereits seit etwa 20 Jahren von Politik und Selbstverwaltung als relevantes Problem der dortigen Bevölkerungen wahrgenommen und versucht, der wachsenden Ungleichheit beim Zugang zur Versorgung mit verschiedensten Maßnahmen entgegenzuwirken. Mit dem 2007 in Kraft getretenen Vertragsarztrechtsänderungsgesetz (VÄndG) sowie den vorangehenden Änderungen des Berufsrechts wurden unter dem Eindruck einer zunehmenden Ausdünnung der ambulanten ärztlichen Versorgungsangebote in den ländlichen Regionen Ostdeutschlands die Möglichkeiten für ambulant tätige Ärzte zur Berufsausübung als Angestellte(r) bzw. an mehreren Standorten signifikant erweitert (BT-Drucksache 16/2474). Diesem Auftakt folgten seither in mehreren Reformgesetzen weitere Maßnahmen zur Förderung von Niederlassungen in ländlichen Regionen.

Das Jahresgutachten 2014 des Sachverständigenrats Gesundheit widmete sich schwerpunktmäßig dem Thema und bilanzierte insbesondere die durch das GKV-Versorgungsstrukturgesetz (GKV-VStG, 2012) veranlasste Weiterentwicklung der Bedarfsplanung (SVR Gesundheit 2014), die zu einer besseren Ausstattung ländlicher Regionen mit vertragsärztlichen Kapazitäten führen sollte. Damals kam der Rat jedoch zu der Einschätzung, „dass die bisher getroffenen Maßnahmen eine zunehmende Fehlverteilung der Kapazitäten [...] nicht aufhalten konnten" (SVR Gesundheit 2014, S. 601, RN 681). Es wurde daher vorgeschlagen, die Attraktivität einer Tätigkeit in ländlichen bzw. unterversorgten Regionen durch einen merklichen Vergütungszuschlag („Landarztzuschlag") zu steigern, der zulasten der in nicht unterversorgten Planungsbezirken tätigen Ärzte finanziert werden sollte. Der Vorschlag eines „Landarztzuschlags" wurde im jüngsten Jahresgutachten des SVR Gesundheit aus dem Jahr 2018 wiederholt (vgl. SVR 2018, RN 1304) und dem Grundsatz nach durch das 2019 in Kraft getretene Terminservice- und Versorgungsgesetz (TSVG) in Gestalt der bei festgestellter Unterversorgung an berechtigte Vertragsärzte zu zahlenden „Sicherstellungszuschläge" umgesetzt (§ 105 Absatz 4 SGB V). Ferner verfügen die Kassenärztlichen Vereinigungen mit den Strukturfonds gem. § 105 Absatz 1a SGB V inzwischen über ein breites Spektrum von finanziellen Fördermöglichkeiten, mit denen Niederlassungen, der Betrieb von Eigeneinrichtungen der KV oder anderer lokaler Träger unterstützt sowie die Weiterbildung von Ärzten oder Stipendien für Medizinstudenten gefördert werden können. Bei festgestellter Unterversorgung sind die Kassenärztlichen Vereinigungen (KVen) nunmehr verpflichtet, spätestens nach Ablauf von sechs Monaten die Versorgung durch den Betrieb von Eigeneinrichtungen sicherzustellen (§ 105 Absatz 1c SGB V).

Die bisher getroffenen gesetzlichen Maßnahmen folgen somit ganz überwiegend der handlungsleitenden Theorie, dass der Fehlverteilung von eigentlich im Großen und Ganzen ausreichenden ärztlichen (Nachwuchs-)Kapazitäten entgegenzuwirken ist. Der mangelnden Attraktivität einer Tätigkeit – und erst recht einer Niederlassung – in ländlichen Regionen versucht man dementsprechend zum einen durch die ökonomische Privilegierung der Landarzttätigkeit und zum anderen durch die Schaffung von Möglichkeiten zur angestellten Tätigkeit zu begegnen. Die letztgenannten Maßnahmen reagieren auf das zunehmende Interesse, insbesondere von jungen Ärztinnen, an einer angestellten Tätigkeit, die sich ggf. besser mit einer Familie in Einklang bringen lässt bzw. weniger durch medizinferne Tätigkeiten im Zusammenhang mit der Führung eines Praxisbetriebs belastet ist. Neben finanziellen Anreizen wird somit auch versucht, die Rahmenbedingungen der Tätigkeit in der ambulanten Versorgung stärker an die Lebensentwürfe und Präferenzen der jungen, zu einem immer höheren Anteil weiblichen, Ärztegenerationen anzupassen. Mit Blick auf den Hausärztemangel wurden ferner zahlreiche Lehrstühle für Allgemeinmedizin etabliert und die Modalitäten der Weiterbildung verbessert, um eine größere Zahl von Studierenden für diesen Berufsweg zu gewinnen (Beerheide u. Richter-kuhlmann 2020).

Als weitere Maßnahme wurde 2017 unter der Ägide des Bundesforschungsministeriums der „Masterplan Medizinstudium 2020" beschlossen, der neben zahlreichen Impulsen zu inhaltlichen Neugestaltungen von Studium und Weiterbildung auch die sog. „Landarztquote" eingeführt hat: Zwecks „Gewinnung von Nachwuchs für eine flächendeckende hausärztliche Versorgung" (BMBF 2017) können die Bundesländer bis zu 10 Prozent ihrer Medizinstudienplätze vorab an Bewerber vergeben, die sich verpflichten, nach Abschluss einer für die hausärztliche Versorgung qualifizierenden Weiterbildung in ländlichen bzw. unterversorgten Planungsbereichen tätig zu werden. Bis Ende 2020 hatten sieben Bundesländer die Landarztquote umgesetzt, wobei der Anteil der reservierten Studienplätze i.d.R. unter den maximal möglichen

6   Gesundheitsversorgung in ländlichen Regionen: Verwaltung des Mangels oder Labor
    für die Zukunft?

zehn Prozent liegt. In mehreren weiteren Ländern wird die Einführung vorbereitet. Wann die Landarztquote bundesweit umgesetzt sein wird, lässt sich nicht absehen, zumal die Maßnahme teilweise von ärztlichen Verbänden sowie den Kammern in einigen Bundesländern abgelehnt wird.

6.3   Bewertung der bisherigen gesetzlichen Maßnahmen

Im Herbst 2020 wurde die Problematik wachsender Sicherstellungsprobleme durch die Antwort des Bundesgesundheitsministeriums auf eine parlamentarische Anfrage zur Zahl unbesetzter Arztsitze erneut einer breiteren Öffentlichkeit bewusstgemacht: Demnach waren 2019 bundesweit 3.280 Sitze in der hausärztlichen und 1.933 Sitze in der fachärztlichen Versorgung vakant. Bundesweit waren damit 5,9% der bis zu einem Versorgungsgrad von 110 Prozent besetzbaren hausärztlichen Sitze frei. In den Stadtstaaten Hamburg und Berlin liegt der Anteil bei 0 bzw. 0,7%, im Saarland und Sachsen-Anhalt dagegen bei 12,3% bzw. 10,4% (O.V. 2020).

Bei der Bewertung dieser Zahlen ist zu beachten, dass es durch die jüngste Reform der Bedarfsplanung zu einer Erhöhung der Niederlassungsmöglichkeiten für Hausärzte insbesondere außerhalb der Ballungsgebiete gekommen ist, mit der Folge, dass die Zahl unbesetzter Arztsitze gestiegen ist. Wichtiger noch als dieses Schlaglicht auf die aktuelle Situation sind die Ergebnisse eines etwa zeitgleich veröffentlichten Gutachtens, das im Auftrag der KV Niedersachsen die Entwicklung von Ärztebedarf und -angebot in diesem Bundesland bis zum Jahr 2035 prognostiziert (Thomsen et al. 2020). Auf Basis der zu erwartenden Bevölkerungsentwicklung sowie einer Fortschreibung der Zu- und Abgänge zur vertragsärztlichen Versorgung kommen die Autoren zu dem Ergebnis, dass in weiten Teilen des Landes im Jahr 2035 bei der hausärztlichen Versorgung die Schwelle zur Unterversorgung (Versorgungsgrad < 75%) unterschritten und in nur noch drei Planungsbezirken ein regulärer Versorgungsgrad von 100 bis 110% herrschen wird. Auch in den meisten Gruppen der allgemeinen fachärztlichen Versorgung (vgl. § 12 BPL-RL) wird Überversorgung praktisch verschwinden und Unterversorgung (Versorgungsgrad < 50%) zum relevanten Problem werden. Wesentliche Ursache für die sinkenden Versorgungsgrade sind landesweit abnehmende Arztzahlen in den meisten Fachgruppen. So prognostiziert das Gutachten für Niedersachsen bspw. einen Rückgang der Zahl der praktizierenden Hausärzte von ca. 4.800 in 2019 auf 3.750 in 2035 (ebd., S. 17).

Die Untersuchung verdeutlicht drei wichtige Aspekte, deren Geltung vermutlich nicht auf Niedersachsen beschränkt ist:

- Die bisher handlungsleitende Theorie der Fehlverteilung eigentlich angemessener ärztlicher Kapazitäten als wesentlicher Ursache für Versorgungsprobleme auf dem Land dürfte künftig nicht mehr weit genug tragen. Wenn auch in städtischen Regionen die Haus- und Fachärzte knapp werden, wird es wohl noch schwieriger werden, Landärzte zu gewinnen.
- Bei Fortbestehen der gegenwärtigen Zulassungsbedingungen werden sich auch in Arztgruppen der allgemeinen fachärztlichen Versorgung in vielen, heute aufgrund von Überversorgung gesperrten, Planungsbezirken wieder Niederlassungsmöglichkeiten ergeben, was u.U. den Zustrom in die Allgemeinmedizin zusätzlich beeinträchtigen könnte, wenn es nicht gelingt die Attraktivität dieses Fachs generell zu steigern.

- Ferner zeigen Thomsen et al., dass eine Erhöhung der Zahl der Medizinstudienplätze, wie in Niedersachsen geplant, die Situation innerhalb des Prognosezeitraums bis 2035 wegen der langen Studien- und Weiterbildungszeiten nicht nennenswert verbessern wird. Ähnliches dürfte auch für die „Landarztquoten" gelten, die als erstes in NRW zum Wintersemester 2019/20 wirksam wurden, in den übrigen Bundesländern erst später oder noch gar nicht beschlossen sind.

In der Vorausberechnung von Thomsen et al. steigt der Frauenanteil in der hausärztlichen Versorgung von 41% in 2019 auf 51% in 2035, ohne dass damit größere Auswirkungen auf die Angebotskapazität verbunden sind. Dies liegt vor allem an der - methodisch nachvollziehbaren – Fortschreibung der aktuellen Tätigkeitsumfänge (technisch: Anrechnungsfaktoren, vgl. § 21 BPL-RL), die kaum einen Geschlechtsunterschied aufweisen: Gegenwärtig arbeiten Hausärztinnen wie ihre männlichen Kollegen ganz überwiegend im Umfang eines vollen Arztsitzes (bzw. einer analogen Arbeitszeit bei angestellten Ärzten). Es ist jedoch fraglich, ob dies in Zukunft so bleiben wird.

Die relevanten Informationen dazu liefert die „KarMed-Studie", die eine Kohorte von Ärztinnen und Ärzten im Praktischen Jahr rekrutiert und über die sechs anschließenden Weiterbildungsjahre verfolgt hat (van den Bussche et al. 2018; 2019). Ein zentrales Ergebnis dieser Studie ist, dass die Bereitschaft sowohl zu einer hausärztlichen, als auch zu einer Tätigkeit in ländlichen oder kleinstädtischen Regionen im Laufe der Weiterbildungsjahre deutlich wächst. Dieses Wachstum ist jedoch vor allem darauf zurückzuführen, dass sich immer mehr Ärztinnen für die Hausarztmedizin entscheiden und geht einher mit einer ausgeprägten Präferenz für eine Teilzeittätigkeit sowie einem nennenswerten Anteil, der eine Anstellung gegenüber einer Niederlassung bevorzugt. Die Studie findet auch eine Korrelation zwischen wachsendem Interesse an der hausärztlichen Tätigkeit und inzwischen erfolgter Familiengründung.

>>> **Die künftige hausärztliche Versorgung – insbesondere auch auf dem Land – wird in starkem Maße durch Ärztinnen bzw. Mütter geprägt sein.**

Auf Grundlage der Ergebnisse der Studie zu den gewünschten Arbeitszeiten und Tätigkeitsformen sowie unter Berücksichtigung von Familienzeiten hat van den Bussche (2019) eine Abschätzung des tatsächlichen Arbeitsvolumens künftiger Hausärztinnen abgeleitet und kommt zu dem Schluss, dass für den Ersatz einer herkömmlichen „mit einem Hausarzt besetzten Solopraxis" (van den Bussche, 2019, S. 1131) künftig zwei Hausärztinnen erforderlich sind. Zu einem ähnlichen Ergebnis war 2016 das Zentralinstitut für die Kassenärztliche Versorgung (ZI) mit Blick auf die Auswirkungen der durch das VÄndG eingeführten Flexibilisierungen des Zulassungsrechts gekommen: Demnach liegt das tatsächliche Arbeitszeitvolumen bei angestellten Ärzten deutlich unter dem von Vertragsärzten, m.a.W. die Angebotskapazität pro Kopf nimmt mit der Zunahme von Angestelltenverhältnissen deutlich ab (Czihal u. von Stillfried 2016).

6 Gesundheitsversorgung in ländlichen Regionen: Verwaltung des Mangels oder Labor für die Zukunft?

6.4 Handlungsempfehlungen und neue Konzepte

Denkt man die Resultate des Gutachtens von Thomsen et al. und der KarMed-Studie zusammen, so könnte die hausärztliche Unterversorgung als Folge der in diesem Fach besonders ausgeprägten Feminisierung des Arztberufs somit eher noch größer als prognostiziert werden. Ferner ist zu konstatieren, dass es nicht reichen wird, die (vermeintlichen) Nachteile einer Niederlassung auf dem Land zu kompensieren, damit sich mehr Ärztinnen und Ärzte gegen die Stadt entscheiden. Auch in vielen städtischen Regionen werden die ärztlichen Angebotskapazitäten deutlich sinken, sodass bei konstanten Rahmenbedingungen hinsichtlich der formellen Definitionen und der informellen Manifestationen von „Bedarf", ein Verteilungsproblem allenfalls im Sinne eines ungleich ausgeprägten Mangels bestehen wird. Und dabei wurde der akutstationäre Sektor sowie andere Bereiche – öffentlicher Gesundheitsdienst, Rehabilitation usw. – noch gar nicht in die Betrachtung einbezogen.

Da es vermutlich weder ausreichend erfolgversprechend, noch ethisch vertretbar wäre, die absehbaren Versorgungsprobleme durch den Import von Ärzten aus Ländern mit weniger attraktiven Lebens- und Arbeitsbedingungen zu mindern, bleibt als Lösungsansatz vor allem die Steigerung der Produktivität der ärztlichen Tätigkeit. Damit gemeint ist natürlich nicht, dass der einzelne Arzt „mehr" arbeiten soll, sondern dass je ärztliche Arbeitsstunde ein größeres Volumen von Versorgungsaufgaben erledigt wird. Die wichtigsten Stellhebel dafür sind im Grundsatz bekannt, aber bisher noch wenig genutzt:

1. Der Wirksamkeitsradius eines Arztes müsste durch stärker arbeitsteilige Arbeitsformen erweitert werden, d.h. durch Delegation von Aufgaben an nichtärztliche Teammitglieder und Kooperationspartner, die vom Arzt lediglich angeleitet werden. Ferner müsste die Verteilung von Versorgungsaufgaben auf unterschiedliche Gesundheitsberufe grundsätzlich überdacht bzw. so modifiziert werden, dass Aufgaben, die ohne Qualitätseinbußen von anderen Berufsgruppen geleistet werden können, in deren Verantwortung überführt werden. Dabei sind nennenswerte Erhöhungen der Produktivität nur zu erwarten, wenn die delegierten bzw. substituierten Versorgungsaufgaben nach Art und Umfang deutlich über das hierzulande bislang übliche bzw. zulässige Maß hinausgehen.
2. Die Beanspruchung von ärztlicher Arbeitszeit durch patientenferne Tätigkeiten sollte auf die „versorgungsproduktiven" Aufgaben im Zusammenhang mit der Koordination, (An-)Leitung und Weiterentwicklung der multiprofessionellen Strukturen und Prozesse fokussiert werden.
3. Außerdem sind auch Produktivitätssteigerungen durch vermehrten Technikeinsatz zu erwarten, die sowohl unmittelbar patientenbezogene Anwendungen (Telemedizin), als auch die Optimierung von Informationsflüssen und Kooperationsprozessen betreffen. Dabei besteht aus Sicht des Verfassers ein häufig unterschätzter Zusammenhang zu den unter Punkt 1 angesprochenen Herausforderungen, d.h. einer grundsätzlichen Revision der Versorgungsprozesse im Hinblick auf Arbeitsteilung und Schnittstellenoptimierung.

Mit Blick auf den ersten Punkt liegt inzwischen eine reiche Literatur zu den potenziellen Rollen und Aufgabenzuschnitten von entsprechend qualifizierten nicht-ärztlichen Fachkräften vor, die in anderen Ländern Versorgungsaufgaben wahrnehmen, die in Deutschland Ärzten vorbehalten sind (Schaeffer et al. 2015). Abgesehen von der Frage, inwieweit die heutigen Ausbildungsgänge in den entsprechenden Berufsgruppen für eine solche Aufgabenneuverteilung bereits hinreichend qualifizieren, wäre hier auch im Auge zu behalten, dass Pflegefachkräfte ebenfalls extrem knapp sind. Es wäre somit zum einen auch über eine weitere Ausdifferenzierung innerhalb der Pflegeberufe zu reden, die eine veränderte Aufgabenverteilung innerhalb der Pflege und damit die Freisetzung von Fachkraftkapazitäten ermöglichen würde. Zum anderen wäre natürlich zu beobachten, ob infolge der neu definierten Rollen die Attraktivität dieser Berufe entsprechend steigt. Auf jeden Fall sollte vermieden werden, dass es durch die Erschließung neuer Aufgabenfelder für Pflegekräfte in der ambulanten medizinischen Versorgung zu einer Verschärfung der Mangelsituation in der Pflege kommt.

Was bedeutet dies für die Versorgung in ländlichen Regionen? Es ist allerhöchste Zeit, sich endlich der Aufgabe zu stellen, neue Betriebs- und Arbeitsformen für die Primärversorgung auf dem Land zu etablieren. Diese neuen Konzepte – und das ist entscheidend – dürfen nicht nur „attraktiv" im Sinne der bisher verfolgten Strategie der Privilegierung ländlicher Niederlassungen sein, sondern sie müssen auch in dem skizzierten Sinne die Versorgungsproduktivität steigern, weil sonst die Probleme nicht lösbar sein werden. Die Aufgabe ist umso herausfordernder, insofern es natürlich auch nicht ohne Berücksichtigung der Präferenzen der kommenden Ärzt(innen)generation gehen wird. M.a.W., das, was eine künftige ländliche Primärversorgung produktiver macht, muss sie nach Möglichkeit auch attraktiver machen. Damit verbunden wäre sicherlich auch eine Umkehrung der Verhältnisse zwischen „Stadt" und „Land", was die Innovationskraft betrifft: Bereits heute gibt es Beispiele dafür (sowohl auf dem Land, wie in unterversorgten städtischen Gebieten), dass Mangelsituationen als eine Chance für Entwicklungsprozesse genutzt werden können, die unter saturierten Überversorgungsbedingungen nicht in Gang kommen.

6.5   Perspektiven für die 2020er-Jahre

In einer kürzlich publizierten Übersicht konnten 90 Modelle und Projekte identifiziert werden, die sich die Verbesserung der Gesundheitsversorgung auf dem Land zum Ziel gesetzt haben, wobei auch Ansätze mitgezählt wurden, die primär die stationäre oder Notfallversorgung bzw. nur einzelne Indikationsgebiete adressieren (Berghöfer et al. 2020). Auch konzeptionelle Entwürfe für stärker integrierte und explizit auf die ländliche Situation zielende Versorgungsstrukturen liegen vor (Augurzky et al. 2018; Hildebrandt et al. 2020a, b), ebenso wie Vorschläge für die Umgestaltung von bisherigen Krankenhausstandorten (Schmid et al. 2018).

Doch der Eindruck einer hohen Erprobungs- und Innovationsaktivität in diesem Feld täuscht: Mit den Flexibilisierungen des Zulassungsrechts, insbesondere aber mit den Medizinischen Versorgungszentren (MVZ), war ursprünglich die Erwartung eines signifikanten Beitrags zur Verbesserung der Versorgung auf dem Land verbunden. Wie sich inzwischen deutlich zeigt, ist mit der bloßen Ermöglichung neuer Betriebsformen noch keine relevante Entlastung für die Sicherstellung der Versorgung auf dem Land erreicht worden: Die überwiegende Mehrzahl der MVZ ist in städtischen Regionen angesiedelt und die inzwischen auch als MVZ-Gründer zugelassenen Kommunen machen davon wenig Gebrauch bzw. stehen nach den Ergebnissen einer Um-

6   Gesundheitsversorgung in ländlichen Regionen: Verwaltung des Mangels oder Labor für die Zukunft?

II

frage dem Gedanken skeptisch gegenüber (vgl. SVR 2018, RN 626f.). Spätestens seit Inkrafttreten der Richtlinie des G-BA im Jahr 2012 – nachdem die gesetzliche Grundlage in § 63 Absatz 3c SGB V bereits 2008 geschaffen wurde – besteht ferner grundsätzlich die Möglichkeit, neue Formen der Aufgabenverteilung zwischen Ärzten und Pflegefachkräften zu erproben. Im Jahr 2019 existierte lediglich ein einziges solches Modellvorhaben im Kontext eines Modellstudiengangs (Ayerle et al. 2019).

Der Sachverständigenrat hat zuletzt 2018 seine – bereits auf das Gutachten 2009 zurückgehenden – Vorstellungen für „lokale Gesundheitszentren zur Primär- und Langzeitversorgung" dargestellt. Neben einzelnen Projekten im Innovationsfonds wurden diese Impulse nur von der Robert Bosch Stiftung aufgegriffen, die unter dem Titel „PORT Patientenorientierte Zentren zur Primär- und Langzeitversorgung" mehrere ambulante Versorgungsinitiativen, sowohl in ländlichen, als auch städtischen Kontexten fördert. Diese Versorgungsinitiativen zeichnen sich vor allem dadurch aus, dass sie auf ein definiertes Set von „PORT-Kriterien" – wie bspw. die Etablierung von multiprofessioneller Kooperation – ausgerichtet sind (Robert Bosch Stiftung o.J.).

Angesichts der bereits bestehenden Probleme und der knappen verbleibenden Zeit bis zur Verschärfung der Mangelsituationen ist es erforderlich, zeitnah eine systematische Entwicklung zur Etablierung neuer (ländlicher) Versorgungskonzepte anzustoßen, die einerseits die bereits existierenden Entwicklungen (z. B. PORT) fortführt und andererseits über singuläre Projekte und Modelle hinausgeht. Dabei sollten gezielt diejenigen Prozess- und Strukturelemente gefördert werden, die nach bisherigem Kenntnisstand sowohl produktivitätserhöhend wirken können, als auch den Vorstellungen der jungen Ärztegeneration in Bezug auf die gewünschten Arbeitsbedingungen stärker entsprechen. Dazu gehören vor allem Leistungselemente und Strukturmerkmale, die der Kooperation und Koordination von multiprofessionellen Teams, dem Management von Schnittstellen zu anderen Sektoren und Leistungserbringern, der Begleitung von Patienten mit besonderen Bedarfen (Case Management) sowie der Optimierung der Steuerungsfähigkeit von Versorgungsprozessen dienen (IT, definierte Versorgungspfade usw.). In Frankreich, das unter mindestens vergleichbaren Problemen im Bereich der ländlichen Versorgung leidet, und das wie Deutschland die Einzelarztpraxis als traditionell dominierende ambulante Versorgungsform aufweist, wurde mit den „Maisons de Santé Pluriprofessionelles" ein solcher Weg gegangen, nachdem eine vorangehende Modellphase positiv evaluiert wurde (Mousquès u. Bourgueil 2014). Die zugrundeliegenden vertraglichen und Vergütungsregelungen seien als Muster und Ausgangspunkt für eine entsprechende Entwicklung zum Studium empfohlen (UNCAM 2017).

Das vielerorts im Zusammenhang mit der Bewältigung des Mangels inzwischen stark gewachsene Engagement von kommunalen und zivilgesellschaftlichen Akteuren sollte in eine solche Programmatik eingebunden werden, wobei auf die Kompatibilität der jeweiligen Rollen mit den vorhandenen Kompetenzen der Akteure zu achten wäre: Vielleicht ist es sinnvoller, die Kommune bzw. den Landkreis auf die Bereitstellung einer adäquaten Nahverkehrsanbindung für ein Primärversorgungszentrum zu verpflichten, anstatt ihnen die Gründung einer solchen Einrichtung nahezulegen.

Literatur

Augurzky B, Graf C, Griewing B, Walter D (2018) Versorgung und Vergütung regional gedacht: „Von der Volumen- zur Wertorientierung". Gesundheits- und Sozialpolitik 72 (4–5/2018), 64–71

Ayerle G, Langer G, Meyer G (2019) Selbstständige Ausübung von Heilkunde durch Pflegekräfte. In: Jacobs K, Kuhlmey A, Greß S, Klauber J, Schwinger A (Hrsg.): Pflege-Report 2019. 179–188. Springer Open Berlin

Beerheide R, Richter-Kuhlmann E (2020) Universitäten: Allgemeinmedizin etabliert sich. Deutsches Ärzteblatt 117 (45), A-2155/B-1833

Berghöfer A, Auschra C, Deisner J, Sydow J (2020) Innovative Modelle zur Sicherung der Gesundheitsversorgung im ländlichen Raum. Zeitschrift für Allgemeinmedizin 96 (5), 198–202

Bundesministerium für Bildung und Forschung (2017) Beschlusstext: Masterplan Medizinstudium 2020. URL: https://www.bmbf.de/files/2017-03-31_Masterplan%20Beschlusstext.pdf (aufgerufen am 18.02.2021)

Bussche H van den (2019) Die Zukunftsprobleme der hausärztlichen Versorgung in Deutschland: Aktuelle Trends und notwendige Maßnahmen. Bundesgesundheitsblatt 62, 1129–1137

Bussche H van den, Boczor S, Siegert S, Nehls S, Selch S, Kocalevent RD, Scherer M (2019) Die Resultate von sechs Jahren Weiterbildung für die hausärztliche Versorgung in Deutschland – Teil 1. Z Allgemeinmed 95, 9–13

Bussche H van den, Siegert S, Nehls S, Boczor S, Kocalevent RD, Scherer M (2018) Die Resultate von sechs Jahren Weiterbildung für die hausärztliche Versorgung in Deutschland – Teil 1. Z Allgemeinmed 94, 362–366

Czihal T, von Stillfried D (2016) Konsequenzen der Flexibilisierung des Zulassungsrechts auf die Produktivität in der vertragsärztlichen Versorgung. Gesundheits- und Sozialpolitik 70 (6/2016), 27–31

G-BA (2019) Bedarfsplanungs-Richtlinie (BPL-RL). URL: https://www.g-ba.de/downloads/62-492-2022/BPL-RL_2019-12-05_iK-2019-12-21.pdf (aufgerufen am 18.02.2021)

Hildebrandt H, Bahrs O, Borchers U et al. (2020a) Integrierte Versorgung als nachhaltige Regelversorgung auf regionaler Ebene – Teil 1. Welt der Krankenversicherung 7-8/2020, 63–172

Hildebrandt H, Bahrs O, Borchers U et al. (2020b) Integrierte Versorgung als nachhaltige Regelversorgung auf regionaler Ebene – Teil 2. Welt der Krankenversicherung 9/2020, 210–219

Mousquès J, Bourgueil Y (2014) L'Evaluation de la Performance des Maisons, Pôles et Centres de Santé dans le Cadre des Expérimentations des Nouveaux Modes de Rémunération (ENMR) sur la Période 2009–2012. IRDES Institut de Recherche et Documentation en Economie de la Santé. URL: https://www.irdes.fr/recherche/rapports/559-l-evaluation-de-la-performance-des-maisons-poles-et-centres-de-sante-dans-le-cadre-des-enmr.pdf (aufgerufen am 18.02.2021)

O.V. (2020) Fast 3300 Hausarztstellen sind unbesetzt. Ärztezeitung vom 24.09.2020. URL: https://www.aerztezeitung.de/Politik/Fast-3300-Hausarztstellen-sind-unbesetzt-413131.html (aufgerufen am 18.02.2021)

Robert Bosch Stiftung (o.J.) PORT Patientenorientierte Zentren zur Primär- und Langzeitversorgung. URL: https://www.bosch-stiftung.de/de/projekt/port-patientenorientierte-zentren-zur-primaer-und-langzeitversorgung (aufgerufen am 18.02.2021)

Sachverständigenrat zur Begutachtung der Entwicklung im Gesundheitswesen (SVR Gesundheit) (2014) Gutachten 2014. Bedarfsgerechte Versorgung – Perspektiven für ländliche Regionen und ausgewählte Leistungsbereiche. URL: https://www.svr-gesundheit.de/fileadmin/user_upload/Gutachten/2014/SVR-Gutachten_2014_Langfassung.pdf (aufgerufen am 18.02.2021)

Sachverständigenrat zur Begutachtung der Entwicklung im Gesundheitswesen (SVR Gesundheit) (2018) Gutachten 2018. Bedarfsgerechte Steuerung der Gesundheitsversorgung. URL: https://www.svr-gesundheit.de/fileadmin/user_upload/Gutachten/2018/SVR-Gutachten_2018_WEBSEITE.pdf (aufgerufen am 18.02.2021)

Schaeffer D, Hämel K, Ewers M (2015) Versorgungsmodelle für ländliche und strukturschwache Regionen. Beltz Juventa Weinheim und Basel

Schmid A, Hacker J, Rinsche F, Distler F (2018) Intersektorale Gesundheitszentren. Ein innovatives Modell der erweiterten ambulanten Versorgung zur Transformation kleiner ländlicher Krankenhausstandorte. Gutachten im Auftrag der Kassenärztlichen Bundesvereinigung. URL: https://www.kbv.de/media/sp/IGZ_Gutachten.pdf (aufgerufen am 18.02.2021).

6   Gesundheitsversorgung in ländlichen Regionen: Verwaltung des Mangels oder Labor für die Zukunft?

II

Thomsen S, Ingwersen K, Weilage I (2020) Ärztebedarf in Niedersachsen 2035. Modellrechnungen zur Sicherstellung einer flächendeckenden Versorg im Gebiet der Kassenärztlichen Vereinigung Niedersachsen. URL: https://www.kvn.de/internet_media/%C3%9Cber+uns/Termine/KVN_Symposium_+%C3%84rztebedarf+in+Niedersachsen+2035/KVN_Symposium_+%C3%84rztebedarf+in+Niedersachsen+2035_+Dokumentation-p-25410.pdf (aufgerufen am 18.02.2021)

UNCAM Union Nationale des Caisses d'Assurances (2017) Accord Conventionnel Interprofessionel Relatif aux Struktures des Santé Pluri-Professionelles. URL: https://www.ameli.fr/sites/default/files/Documents/400408/document/texte_signe_vf.pdf (aufgerufen am 18.02.2021)

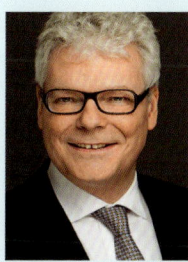

Hans-Dieter Nolting

Hans-Dieter Nolting studierte Psychologie und Philosophie in Berlin und Bordeaux. Er ist Geschäftsführer und seit 1991 für das IGES Institut tätig. Vor seiner Tätigkeit beim IGES war er von 1986 bis 1991 wissenschaftlicher Angestellter am Institut für Sozialmedizin und Epidemiologie des Bundesgesundheitsamtes (heute: Robert Koch-Institut). Herr Nolting ist im IGES Institut als Geschäftsführer u.a. für die Geschäftsbereiche Reporting und Analysen, Arbeitswelt und Prävention, Evaluation und Versorgungsdesign sowie Pflege verantwortlich.

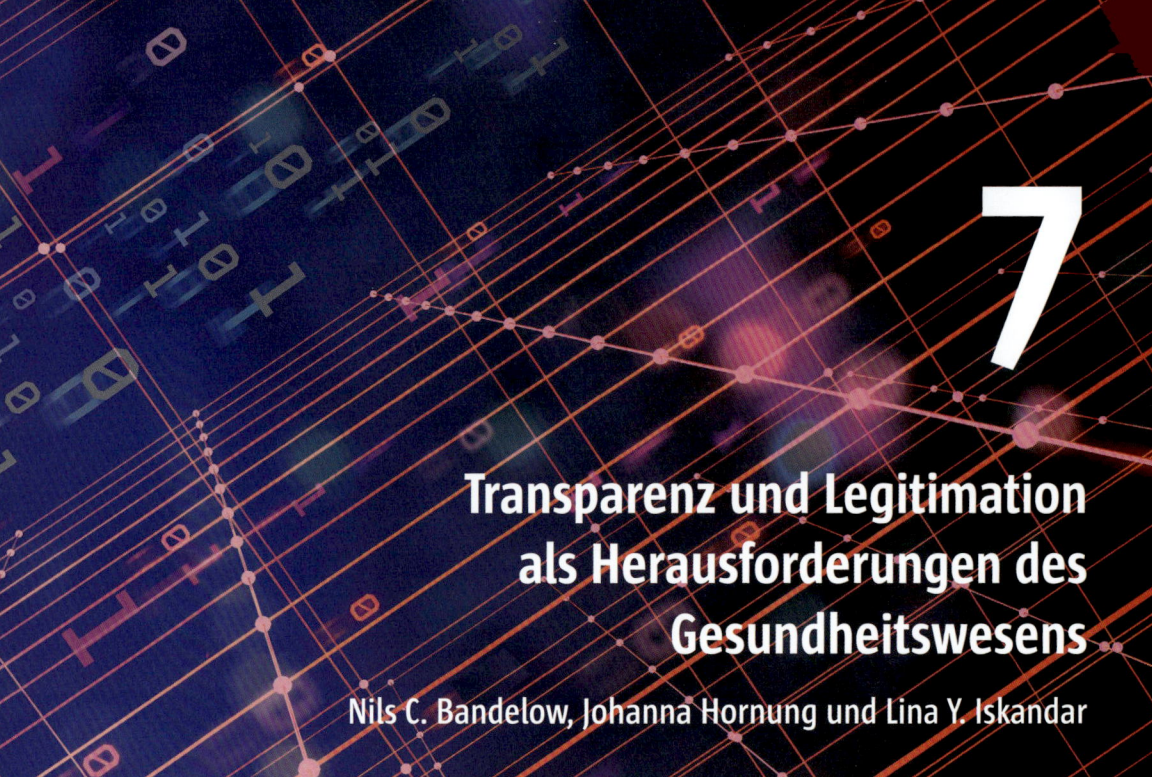

7

Transparenz und Legitimation als Herausforderungen des Gesundheitswesens

Nils C. Bandelow, Johanna Hornung und Lina Y. Iskandar

Wesentliche Entscheidungen der Gesundheitspolitik werden in Gremien getroffen, die nicht direkt demokratisch legitimiert sind. Dies führt vor allem bei Organen der gemeinsamen Selbstverwaltung zu Herausforderungen. Hinzu kommt, dass die Kompetenzverteilung im deutschen Gesundheitswesen selbst für Experten nur schwer zu durchschauen ist. Dies erschwert gleichermaßen transparente wie schnelle und sachangemessene Entscheidungen. Zwar gibt es immer wieder Initiativen, vor allem die Transparenz zu erhöhen, das Legitimationsdefizit bleibt aber bestehen.

7.1 Einleitung

Die deutsche Gesundheitspolitik zeichnet sich durch komplexe Kompetenzverteilungen zwischen Bund, Ländern und Kommunen und zwischen dem Staat, der Selbstverwaltung und marktwirtschaftlich organisierten Strukturen aus. Damit verbunden bestehen hinsichtlich der Transparenz von grundlegenden gesundheitspolitischen Entscheidungen und Prozessen Defizite. Die fehlende Transparenz wurde in den vergangenen Jahren durch Reformen adressiert. So hat das MDK-Reformgesetz von 2019 die öffentliche Zugänglichkeit der Sitzungen des Gemeinsamen Bundeszuschusses (G-BA) verpflichtend eingeführt und den Medizinischen Dienst der Krankenversicherung (MDK) als Medizinischen Dienst (MD) von den Krankenkassen abgekoppelt.

Transparenz ist eine notwendige, aber nicht hinreichende Voraussetzung für demokratische Legitimation. Eine Perspektive aus der sozialwissenschaftlichen Systemtheorie ermöglicht es, Legitimation drei Phasen des Entscheidungsprozesses zuzuordnen (Easton 1965):

1. **Die Input-Legitimation** basiert auf der meist durch Wahl ausgedrückten Zustimmung von Betroffenen zur Auswahl ihrer entscheidungsberechtigten Vertreter und der Möglichkeit, Forderungen und Wünsche aus allen Teilen der Gesellschaft in den Entscheidungsprozess einzubringen.
2. **Die Throughput-Legitimation** bezieht sich auf den Entscheidungsprozess und beinhaltet bspw. die Partizipation von Betroffenen und die Transparenz der Entscheidungsverfahren.
3. **Die Output-Legitimation** beinhaltet die Qualität der getroffenen Entscheidungen.

In der politikwissenschaftlich wegweisenden „komplexen Demokratietheorie" wird die gleichzeitige Berücksichtigung verschiedener Legitimationsanforderungen durch Verfahrensregeln gefordert (Scharpf 1970).

Vor dem Hintergrund der unterschiedlichen Legitimationsdimensionen argumentiert dieser Beitrag, dass das Veröffentlichen von Entscheidungsprozessen und -debatten allein die Legitimationsdefizite nicht aufhebt. Eine Gegenüberstellung von historisch gewachsenen Strukturen und aktuellen Funktionen zeigt vielfältige Herausforderungen und ermöglicht die Entwicklung einer Zielperspektive zur Lösung der Herausforderungen für die Gesundheitspolitik der 2020er-Jahre.

7.2 Problemlage

Eine zentrale Herausforderung der Legitimation gesundheitspolitischer Institutionen besteht darin, dass wesentliche Strukturen der deutschen Gesundheitspolitik unter historischen Rahmenbedingungen mit Funktionen und Zielen entstanden sind, die den heutigen Anforderungen nicht mehr entsprechen. Dies gilt insbesondere für die soziale und für die gemeinsame Selbstverwaltung. Ursprünglich nahmen die einzelnen Krankenkassen lediglich die Funktion der Finanzierung von Gesundheitsleistungen wahr, während die diversen Vereinigungen der Ärzteschaft und die einzelnen Krankenhäuser zur Koordination der Erbringung von Gesundheitsleistungen ermächtigt waren. Zudem waren beide Seiten in der gemeinsamen Selbstverwaltung über Ausschüsse hauptsächlich mit Finanzierungsfragen und der Ausgestaltung des Leistungskataloges befasst. Die soziale Selbstverwaltung der jeweiligen Organe sollte intern einer demokratischen Legitimation durch gewählte Vertretungen entsprechen. In der Praxis führte dies bei den Krankenkassen zur systematischen Beteiligung der Tarifparteien (Klenk 2006). Dies war vor dem Hintergrund der engen Verbindung von Krankenkassen zu den Berufsständen, die die Basis für die Zuordnung von Versicherten zu Krankenkassen darstellte, demokratietheoretisch zunächst grundsätzlich berechtigt. Faktisch war diese Form der Input-Legitimation jedoch unterschiedlich ausgeprägt (etwa bezogen auf die Beteiligung von Arbeitgeberinteressen) und intransparent gestaltet (etwa bezogen auf Sozialwahlen).

Die Funktionen der Selbstverwaltungsorgane haben sich in den letzten Jahrzehnten mehrfach verändert. Die Strukturen wurden dabei nur teilweise an das neue Umfeld angepasst. Vor allem in den 1970er- und 1980er-Jahren wurden historisch gewachsene Selbstverwaltungsorgane zunächst im Rahmen der Kostendämpfungspolitiken in korporatistische Strukturen eingebunden. Dies beinhaltete die Zentralisierung der körperschaftlichen Strukturen und den Ausbau gemeinsamer Verhandlungsgremien von Leistungserbringern, Kassen und Staat. Dies begann mit den damaligen Bundesausschüssen erst im ambulanten und dann im stationären Sektor und beinhaltete zwischen 1977 und 2003 auch die Konzertierte Aktion im Gesundheitswesen, KAiG (Döhler u. Manow 1997). In dieser Phase dominierte ein als „Tauschkorporatismus" zu bezeichnendes Politikmodell, bei dem die beteiligten Interessengruppen auf zentraler Ebene Belastungen verteilten und diese dann gegenüber ihren jeweiligen Mitgliedern vertreten mussten. Die entsprechenden Gremien dienten dabei zwei Zwecken. Erstens entlasteten sie staatliche Akteure und transportierten die Entscheidungsprozesse auf eine separate Ebene, die zudem als Strategie der Schuldvermeidung genutzt wurde. Durch die Verlagerung von den im Politikfeld Gesundheit sensiblen Entscheidungen auf eine andere als die politische Ebene muss die Politik nicht die Verantwortung für unpopuläre Entscheidungen übernehmen, sondern kann auf die Selbstverwaltung verweisen (Wenzelburger 2019). Zweitens ermöglichten sie im Rahmen der sozialen Selbstverwaltung eine Konfliktminimierung durch die Entwicklung einer gemeinsamen Identität (Hornung et al. 2019), die auch die Spannungen zwischen den jeweiligen Akteuren überwinden konnte. Eine gleichzeitige Mitgliedschaft in Selbstverwaltungsorganen von Tarifparteien (Sozialpartnern) kann dadurch zu einer gemeinsamen Handlungsorientierung führen.

Schon in diesem Modell war die Legitimation fraglich: Belastungen wurden gern auf nicht beteiligte Gruppen (etwa Patienten) abgewälzt. Gleichzeitig führte die Ausweitung von Beteiligungsmöglichkeiten auf immer mehr Gruppen zur Blockade der Institutionen, was vor allem bei der KAiG zu beobachten war. Der 2004 eingerichtete Gemeinsame Bundesausschuss (G-BA) als Nachfolger der vorherigen Bundesausschüsse, die sich auf die finanziellen Vergütungs- und Leistungskataloge einigten und auch damals schon als nicht legitimiertes Gremium kritisiert wurden (Urban 2001), agiert entgegen der früheren Ordnungsstrukturen nicht mehr im „Schatten der Hierarchie". Dieser sah bei einer Nicht-Einigung auf korporatistischer Ebene einen Beschluss durch die staatlich-hierarchische Ebene (in diesem Fall das BMG) vor (Töller 2017). Er gilt damit nicht umsonst als „kleiner Gesetzgeber" und nicht mehr als korporatistisches Gremium (Klafki u. Loer 2017).

Die umfassende Diskussion um Legitimationsdefizite des G-BA nimmt nicht immer die komplexen Anforderungen der Demokratietheorie auf. So fokussieren die nach Hinweisen des Bundesverfassungsgerichts im Jahr 2016 vom Bundesministerium für Gesundheit (BMG) in Auftrag gegeben Rechtsgutachten zur verfassungsrechtlichen Legitimation des G-BA teilweise separat die Input- und die Output-Legitimation. Zwei der drei Gutachten kritisieren, dass das Gremium nicht direkt durch Wahlen vom Volk legitimiert ist, wie es das Grundgesetz in Art. 20 vorsieht (Kingreen 2017) bzw. nur unzureichend die Betroffenengruppen repräsentiert (Gassner u. Holzner 2017). Das dritte Gutachten sieht das Legitimationsniveau aufgrund der wissenschaftlich basierten Entscheidungsfindungen als hinreichend an (Kluth 2017). Eine vollständige Betrachtung muss die genannten Aspekte zusammenführen und mit den Anforderungen der Throughput-Legitimation verbinden. Dabei wäre es auch verkürzt, als Herausforderung für die Legitimation des G-BAs nur die Transparenz von Entscheidungen und der direkten, ggf. stimmberechtigten Partizipation von direkt Betroffenen zu sehen.

Neben der Berücksichtigung aller drei Phasen der Legitimation sind auch die Veränderungen des Umfelds und der Funktion des G-BA zu beachten. Seit dem 1992 verabschiedeten Gesundheitsstrukturgesetz werden die in ihren Grundstrukturen weiterhin bestehenden Institutionen mit zusätzlichen Wettbewerbselementen konfrontiert. Belastungen können jetzt nicht ausschließlich hierarchisch an Mitglieder (etwa Kassen oder Arztgruppen) weitergereicht werden. Vielmehr sollen die Verbände an der Gestaltung von Rahmenbedingungen des Wettbewerbs mitwirken. Der G-BA hat auf Grundlage wissenschaftlicher Evidenz sachliche Entscheidungen zu treffen. Hier geht es also nicht mehr um den Austausch zwischen Interessen, sondern (zumindest vordergründig) ausschließlich um eine begründungspflichtige Argumentation. An die beteiligten Gruppen stellt das neue System andere Anforderungen als sie die frühe Selbstverwaltung und der spätere Tauschkorporatismus verlangt haben: Statt einer „gerechten" Beteiligung wichtiger Betroffener verlangt der neue „Wettbewerbskorporatismus" (von Winter 2014) Sachverstand und zunehmend auch eine Legitimationsgrundlage, die nicht nur auf die traditionellen Interessen beschränkt sein darf. Dies leitet sich aus der Formulierung allgemeiner Regelungen ab, insbesondere bezogen auf den Leistungskatalog der GKV.

> **Besonders herausfordernd ist vor dem Hintergrund der Legitimationsdimensionen, dass Vertretungen der Leistungserbringer und Kostenträger im G-BA die Spielregeln für den Wettbewerb ihrer Mitglieder mitbestimmen.**

In der Konsequenz zeichnen sich die Gewinner in diesem Wettbewerb nicht zwingend durch gute Gesundheitsleistungen aus, sondern durch die Fähigkeit, die Rahmenbedingungen im eigenen Interesse zu beeinflussen. Selbst wenn diese Prozesse im Sinne der Throughput-Legitimation transparent erscheinen, entsprechen sie nicht den Anforderungen an Input- und Output-Legitimation.

Das Wettbewerbsmodell hat als Output-Legitimation die frühere diffuse Suche nach optimalen Lösungen durch das Konzept der Evidenz ersetzt. Aktuell ist zwar in der Medizin und der gesundheitspolitischen Fachwelt die Evidenzorientierung wenig umstritten. Aus sozialwissenschaftlicher Sicht ist Evidenz allerdings ein nicht einheitlich zu fassendes Konzept, das nur begrenzt an die Stelle von Legitimität treten kann (Saretzki 2018). Die Output-Legitimation ist gleichzeitig im aktuellen Modell zentral, da andere Legitimationsgrundlagen weiterhin schwach sind: Wesentliche Akteure der Evidenzbewertung sind öffentlich kaum bekannt (wie der mächtige Vorsitzende des G-BA) und unterliegen daher auch keiner demokratischen (Input-)Kontrolle. Auch das Institut für Qualitätssicherung und Wirtschaftlichkeit im Gesundheitswesen (IQWiG) spielt zwar eine zentrale Rolle bei der Qualitätssicherung, ist aber auf konventionellem Weg nicht demokratisch (Input) legitimiert. Wahlen und Parteienwettbewerb berühren diese Institutionen nur am Rande. Dem BMG bleibt lediglich die schwache Rechtsaufsicht auf Basis des § 91a SGB V.

7.3 Perspektiven

Im Gesundheitswesen spielen die historisch gewachsenen Strukturen von Selbstverwaltung und Korporatismus weiterhin eine zentrale Rolle. Die ursprünglichen Stärken dieser Strukturen liegen im „Alltagsgeschäft", da sie den Staat notwendigerweise entlasten und auch die Politik von öffentlichem Druck bewahren. Idealerweise sollen sie so zu „guten" Politikergebnissen und möglichst auch konfliktarmen politischen Prozessen beitragen (Czada 2020). Diese Funktionen können in einem wettbewerblichen Umfeld nur begrenzt wahrgenommen werden. Die Abgrenzungen zwischen Staat und Selbstverwaltung entsprechen nicht mehr den Legitimationsgrundlagen: Normative Grundsatzentscheidungen, etwa bezogen auf Leistungskataloge, verlangen demokratische Input-Legitimation, die Interessenverbände losgelöst von Parteien, Wahlen und Parlamenten nicht leisten können. Die Stärke der Interessenverbände liegt in der Bewältigung von Verteilungsfragen, die von einer wissenschaftsbasierten Problemlösung idealerweise getrennt sein müssten (Scharpf 2000).

Vor diesem Hintergrund sind die Versuche, über mehr Transparenz und Partizipation in Entscheidungsprozessen zu mehr (Throughput-)Legitimation zu gelangen, nur eine Teillösung des Problems. Auch die umstrittene Forderung nach einem Stimmrecht für die Patientenvertretung im G-BA löst das strukturelle Problem der Vermengung von Interessenstrukturen und Problemlösungsfunktionen nicht.

In einem ersten Schritt müssten die Strukturen der sozialen Selbstverwaltung modernisiert werden. Es ist etwa nicht mehr sachlich zu rechtfertigen, dass sich die Beteiligung von Arbeitgebern in Verwaltungsräten aufgrund historisch unterschiedlicher Wurzeln der Kassen(-arten) unterscheidet. Auch die Kritik des BMG an den unterschiedlichen Aufsichten der Selbstverwaltung unter teilweiser Länderverantwortung ist demokratietheoretisch durchaus berechtigt. Es braucht einheitliche Regeln der Akteure in einem wettbewerblichen Umfeld.

Wichtig ist zweitens, dass die Konkurrenten im Wettbewerb nicht selbst für die Details der Spielregeln verantwortlich sind. Die Wahl des Steuerungsmechanismus aus Wettbewerb, Hierarchie und Selbstverwaltung sollte hier nicht ohne Reflektion der dahinterstehenden Interessenkonflikte erfolgen, da die Selbstverwaltung nicht immer das Mittel der Wahl zur effizienten Entscheidungsfindung ist und mehr Wettbewerb auch mehr hierarchische Steuerung erfordert (Bandelow u. Hornung 2019).

Demokratische Beteiligung muss drittens ausreichendes Interesse von Betroffenen erzeugen, da jede Partizipation Kosten verursacht (Olson 1965). Selbst Bundestagswahlen stehen vor der Herausforderung, dass nur eine kleine Minderheit der Wahlberechtigten über die politischen Inhalte informiert ist (Bandelow et al. 2015). Wirksame Beteiligungsformen können daher eher auf lokaler denn auf zentraler Ebene verwirklicht werden.

Vor diesem Hintergrund könnte etwa der aktuelle Vorschlag für Innovative Gesundheitsregionen (IGR) einen Vorteil gegenüber zentralistischen Strukturen beinhalten (Hildebrandt et al. 2020). Betroffene haben dann zwei Möglichkeiten der Beteiligung: Exit und Voice (Hirschman 1970). Sie können einerseits direkter auf ihr jeweils relevantes lokales Gesundheitssystem einwirken und andererseits durch möglichen Wechsel zwischen lokalen Verträgen auch wettbewerblichen Druck ausüben. Regionalisierung kann so gleichzeitig Beteiligungsmöglichkeiten und die Ergebnisqualität verbessern.

>>> Ergänzend zur Regionalisierung bietet auf zentraler Ebene die Digitalisierung Optionen für eine Verbesserung von Transparenz und Legitimation.

Dies gilt vor allem, wenn Digitalisierung nicht auf der untersten Stufe der Partizipation verbleibt, also der Herstellung von Öffentlichkeit für Beschlüsse. Digitalisierung ermöglicht etwa die Nutzung von netzbasierten Plattformen, um politische Programme, Vorschläge und auch einzelne Beschlussvorlagen niedrigschwellig diskutieren zu lassen. Hier wäre eine Konkurrenz zwischen politischen Parteien, Verbänden und anderen Akteuren des Gesundheitswesens um die Beteiligung vielfältiger gesellschaftlicher Interessen wünschenswert.

7.4 Fazit

Das deutsche Gesundheitswesen steht vor der Herausforderung der extremen Ungleichzeitigkeit von strukturellen Entwicklungen. Das Nebeneinander historischer Institutionen und moderner Funktionen führt zu grundlegenden Legitimationsdefiziten. Diese Defizite sind durch vereinzelte Versuche der Ausweitung von Betroffenenbeteiligung und Transparenz nur teilweise zu beheben. Dieser Text hat die grundlegenden Probleme aufgezeigt und vor der Trias der Input-, Throughput- und Output-Legitimation strukturiert.

Die identifizierten Probleme liegen in Bezug auf die Input-Legitimation in der unzureichenden Transparenz und Entscheidung über die Auswahl von Repräsentanten der Betroffenen, vor allem bei Sozialwahlen und den Interessenvertretungen im G-BA. Bezogen auf die Throughput-Legitimation ist die Möglichkeit für die (nicht gleichzusetzenden) Patienten- und Versichertenvertretungen begrenzt, ihre Anliegen hier aktiv vorzubringen. Im Hinblick auf die Output-Legitimation haben die gesundheitspolitischen Organe mit der Evidenzbasierung ihrer Entscheidungen ein vermeintlich objektives Kriterium festgelegt. Dieses Prinzip führt aber weder automatisch zu einer größeren Akzeptanz (und Legitimation) der Entscheidungen gegenüber der Bevölkerung, noch entspricht es der ursprünglichen Funktion der Institutionen und der sich daraus ergebenden Verflechtung von Interessenskonflikten und Steuerungsmechanismen.

Den gezeigten Problemen stehen Potenziale und Handlungsfenster entgegen: Dazu gehören die Möglichkeiten der Digitalisierung ebenso wie jüngste Visionen für gesundheitspolitische Neuorientierungen. Der besondere Problemdruck infolge der Corona-Pandemie bietet ein Entscheidungsfenster für weitere Reformen. Jede Neugestaltung von Strukturen des Gesundheitswesens sollte die drängenden Fragen der Legitimation im Blick behalten, damit auch in Krisenzeiten ausreichende Akzeptanz selbst unpopulärer Maßnahmen erreicht werden kann.

Literatur

Bandelow NC, Eckert F, Rüsenberg R (2015) Blackbox Gesundheitspolitik: Die (Un-)Bekanntheit wichtiger gesundheitspolitischer Entscheidungen in der Wählerschaft. In: Böcken J, Braun B, Meierjürgen R (Hrsg.) Gesundheitsmonitor 2015: Bürgerorientierung im Gesundheitswesen. 37–56. Bertelsmann Gütersloh

Bandelow NC, Hornung J (2019) Mehr Staat, weniger Selbstverwaltung, weniger Wettbewerb? Mut zur Evidenz – auch bei Governance-Fragen! Observer Gesundheit. URL: https://observer-gesundheit.de/mehr-staat-weniger-selbstverwaltung-weniger-wettbewerb-mut-zur-evidenz-auch-bei-governance-fragen/ (abgerufen am 19.02.2021)

Czada R (2020) Governance-Transformation durch Richterrecht? Juristische Diskurse zur Selbstverwaltung im Gesundheitswesen. dms – der moderne staat – Zeitschrift für Public Policy, Recht und Management 13(2), 1–22

Döhler M, Manow P (1997) Strukturbildung von Politikfeldern: Das Beispiel bundesdeutscher Gesundheitspolitik seit den fünfziger Jahren. Springer Fachmedien Wiesbaden

Easton D (1965) A Systems Analysis of Political Life. John Wiley New York

Gassner UM, Holzner T (2017) Rechtsgutachten zur verfassungsrechtlichen Legitimation des G-BA. URL: https://www.bundesgesundheitsministerium.de/fileadmin/Dateien/5_Publikationen/Ministerium/Berichte/Gutachten_Prof._Gassner_zur_Legitimation_G-BA.PDF (abgerufen am 19.02.2021)

Hildebrandt H, Bahrs O, Borchers U, Glaeske G, Griewing B, Härter M et al. (2020) Integrierte Versorgung als nachhaltige Regelversorgung auf regionaler Ebene. Vorschlag für eine Neuausrichtung des deutschen Gesundheitssystems. URL: https://optimedis.de/files/Aktuelles/2020/IV-als-Regelversorgung_Vollversion.pdf (abgerufen am 19.02.2021)

Hirschman AO (1970) Exit, Voice, and Loyalty: Responses to Decline in Firms, Organizations, and States. Harvard University Press Cambridge

Hornung J, Bandelow NC, Vogeler CS (2019) Social Identities in the Policy Process. Policy Sciences 52(2), 211–231. DOI: 10.1007/s11077-018-9340-6

Kingreen T (2017) Optionen zur Stärkung der demokratischen Legitimation des Gemeinsamen Bundesausschusses im Recht der gesetzlichen Krankenversicherung. URL: https://www.bundesgesundheitsministerium.de/fileadmin/Dateien/5_Publikationen/Ministerium/Berichte/Gutachten_Prof._Kingreen_zur_Legitimation_G-BA.PDF (abgerufen am 19.02.2021)

Klafki A, Loer K (2017) Der Gemeinsame Bundesausschuss als machtvoller „kleiner Gesetzgeber" unterhalb des öffentlichen Radars – eine rechts- und politikwissenschaftliche Analyse. Verwaltungsarchiv 108(3), 343–365. DOI: 10.1515/verwarch-2017-0302

Klenk T (2006) Selbstverwaltung – ein Kernelement demokratischer Sozialstaatlichkeit? Szenarien zur Zukunft der sozialen Selbstverwaltung. Zeitschrift für Sozialreform 52(2), 273–292. DOI: doi.org/10.1515/zsr-2006-0210

Kluth W (2017) Rechtsgutachten Verfassungsrechtliche Legitimation des Gemeinsamen Bundesausschusses. URL: https://www.bundesgesundheitsministerium.de/fileadmin/Dateien/5_Publikationen/Ministerium/Berichte/Gutachten_Prof._Kluth_zur_Legitimation_G-BA.PDF (abgerufen am 19.02.2021)

Olson M (1965) Logic of Collective Action: Public Goods and the Theory of Groups. Harvard Economic Studies. Harvard University Press Cambridge, USA

Saretzki T (2018) Evidence-Based Policy-Making? Die Bedeutung wissenschaftlicher Erkenntnisse in politischen Prozessen. IQWiG-Herbst-Symposium, 24 November 2018

Scharpf FW (1970) Demokratietheorie zwischen Utopie und Anpassung. Universitätsverlag Konstanz

Scharpf FW (2000) Interaktionsformen. Akteurzentrierter Institutionalismus in der Politikforschung. Springer VS Wiesbaden

Töller AE (2017) Voluntary Regulation by the Pharmaceutical Industry: Which Role for the Shadow of Hierarchy and Social Pressure? European Policy Analysis 3(1), 48–80. DOI: 10.1002/epa2.1006

Urban H-J (2001) Wettbewerbskorporatistische Regulierung im Politikfeld Gesundheit. Der Bundesausschuss der Ärzte und Krankenkassen und die gesundheitspolitische Wende. Publications Series of the Research Unit „Public Health Policy" Wissenschaftszentrum Berlin für Sozialforschung

Wenzelburger G (2019) Institutionelle Theorie. In: Obinger H, Schmidt MG (Hrsg.) Handbuch Sozialpolitik. 159–179. Springer Fachmedien Wiesbaden

Winter T von (2014) Dimensionen des Korporatismus. Strukturmuster der Verbändebeteiligung in der Gesundheitspolitik. In: Winter T von, Blumenthal J von (Hrsg.) Interessengruppen und Parlamente. 179–209. Springer Fachmedien Wiesbaden

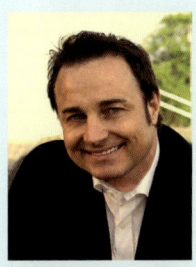

Prof. Dr. Nils C. Bandelow

Nils C. Bandelow ist Professor für Politikwissenschaft und Leiter des Instituts für Vergleichende Regierungslehre und Politikfeldanalyse an der TU Braunschweig. Er hat einen langjährigen Forschungsschwerpunkt in der vergleichenden Gesundheitspolitik und ist Mitherausgeber der internationalen Fachzeitschrift European Policy Analysis.

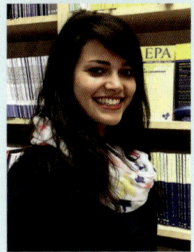

Johanna Hornung

Johanna Hornung ist wissenschaftliche Mitarbeiterin am Institut für Vergleichende Regierungslehre und Politikfeldanalyse an der TU Braunschweig. Sie hat einen Masterabschluss von der Universitat Pompeu Fabra Barcelona und promoviert im DFG-ANR-Projekt „ProAcTA" (Programmatic Action in Times of Austerity) zu vergleichender Gesundheitspolitik in Deutschland und Frankreich.

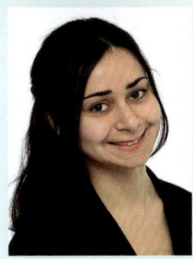

Lina Y. Iskandar

Lina Y. Iskandar hat an der TU Braunschweig und am Institut d'études politiques de Toulouse Integrierte Sozialwissenschaften mit Schwerpunkt Gesundheitspolitik studiert. Seit 2016 arbeitet sie am Institut für Vergleichende Regierungslehre und Politikfeldanalyse und unterstützt seit 2018 das DFG-ANR-Projekt „ProAcTA" (Programmatic Action in Times of Austerity).

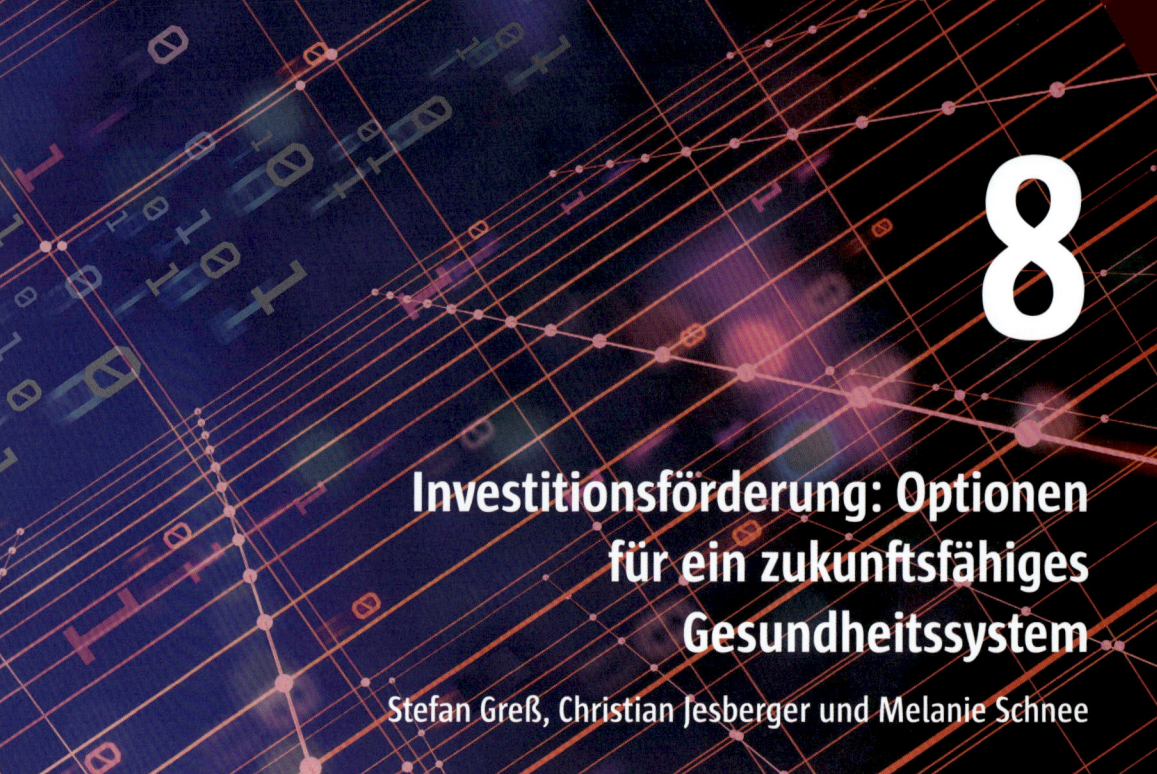

8

Investitionsförderung: Optionen für ein zukunftsfähiges Gesundheitssystem

Stefan Greß, Christian Jesberger und Melanie Schnee

8.1 Einleitung

Spätestens seit Einführung der Integrierten Versorgung im Rahmen der GKV-Gesundheitsreform des Jahres 2000 gibt es in Wissenschaft und Politik eine Debatte darüber, welche Rahmenbedingungen der Gesetzgeber für die Entwicklung von Versorgungsinnovationen setzen sollte. Es hat sich mittlerweile die Erkenntnis durchgesetzt, dass innerhalb der gegenwärtigen Rahmenbedingungen die Etablierung wettbewerblicher Mechanismen allein keine hinreichenden Impulse zur nachhaltigen Entwicklung und Implementierung innovativer Versorgungskonzepte durch gesetzliche Krankenkassen und Leistungsanbieter setzt. Dies ist zum einen auf die Besonderheiten der Wettbewerbsordnung zwischen Krankenkassen, Anbietern und Versicherten zurückzuführen. Insbesondere die Parallelität von Kollektiv- und Selektivverträgen hat sich als nicht förderlich für die Entwicklung innovativer Versorgungskonzepte erwiesen (Monopolkommission 2017). Aber auch die Erfahrungen in anderen wettbewerblich organisierten Wirtschaftsbereichen zeigen, dass staatliche Investitionsförderung eine wichtige Voraussetzung für die Entwicklung und Verbreitung von Innovationen sein kann (Rebscher 2017). Aktuell zeigt sich dieser Zusammenhang bei der vielfach staatlich geförderten Entwicklung von Impfstoffen im Rahmen der Pandemie.

Stefan Greß hat sich bereits im Jahr 2010 mit der Frage auseinandergesetzt, wie eine erfolgreiche Innovationsförderung in der GKV-Wettbewerbsordnung aussehen könnte (Greß 2010). Zum damaligen Zeitpunkt war die selektivvertragliche Anschubfinanzierung in der Integrierten Versorgung ausgelaufen, die Implementierung eines kollektivvertraglich organisierten Innovationsfonds zeichnete sich am Horizont ab. Inzwischen sind die ersten durch den Innovationsfonds geförderten Projekte abgeschlossen und sollen in die Regelversorgung überführt werden. Es zeichnet sich ab, dass dies nicht reibungslos gelingen wird (Berger et al. 2020; Schmitt et al. 2020).

Vor diesem Hintergrund bietet es sich an, die verschiedenen Instrumente zur Förderung von Versorgungsinnovationen erneut einer Prüfung zu unterziehen. Dieser Text wirft zunächst in einem kurzen Blick zurück zur Anschubfinanzierung in der Integrierten Versorgung und analysiert die bisherigen Erfahrungen mit dem Förderinstrument Innovationsfonds. Abschließend wird das Potenzial einer modifizierten Anschubfinanzierung diskutiert.

Die erwähnten Instrumente werden primär im Hinblick auf zwei Kriterien bewertet:

- **Erstens** müssen sich die verschiedenen Optionen daran messen lassen, inwieweit sie die Anreize zur Entwicklung, Erprobung und Verbreitung innovativer Versorgungsangebote nachhaltig verstärken.
- **Zweitens** sollten die Maßnahmen zur Förderung von Versorgungsinnovationen so ausgestaltet sein, dass sie zielgerichtet sind und Mitnahmeeffekte möglichst vermieden werden. Anders formuliert müssen die Fördermechanismen so ausgestaltet sein, dass die Vertragspartner Anreize für einen verantwortungsvollen Umgang mit den Fördermitteln haben. Bei beiden Kriterien ist es unerheblich, ob die Innovationsförderung im Rahmen selektiv- oder kollektivvertraglicher Arrangements erfolgt.

8.2 Ein Blick zurück: Anschubfinanzierung in der Integrierten Versorgung

Die Anschubfinanzierung in der Integrierten Versorgung in den Jahren 2004 bis 2008 liegt mittlerweile eine geraume Zeit zurück. Dennoch lohnt sich ein Blick zurück, weil sich aus den positiven wie negativen Wirkungen dieses Förderinstruments Schlussfolgerungen für die Ausgestaltung wirksamer Förderinstrumente ziehen lassen. Die Anschubfinanzierung wurde aus einem einprozentigen Abschlag auf die Gesamtvergütung für die ambulante ärztliche Versorgung und die Krankenhausrechnungen finanziert. Es handelte sich um ein Gesamtvolumen von insgesamt immerhin 1,7 Mrd. Euro (BQS 2009). Die Krankenkassen konnten diese Mittel zunächst für sämtliche integrierten Versorgungsprojekte verwenden. Mit Implementierung des GKV-Wettbewerbsstärkungsgesetzes (GKV-WSG) 2007 wurde die Verwendung der Anschubfinanzierung für neue Versorgungsverträge auf Ausgaben für ambulante ärztliche Leistungen und Krankenhausleistungen beschränkt. Die Dauer der Anschubfinanzierung wurde zunächst bis zum 31.12.2006 befristet und einmalig bis zum 31.12.2008 verlängert. Verschiedenen Vorschlägen für eine unbefristete Verlängerung bzw. einer Verdoppelung des Finanzierungsvolumens (Bormann et al. 2009; Cassel et al. 2008) ist der Gesetzgeber nicht gefolgt.

Von der Anschubfinanzierung hat sich der Gesetzgeber eine Verstärkung der Dynamik beim Abschluss von integrierten Versorgungsverträgen versprochen. Dieses Ziel wurde erreicht. Während der Laufzeit der Anschubfinanzierung wurden jährlich im Mittel 1.500 neue Verträge abgeschlossen. Im Jahr 2008 nahmen danach rund 4 Millionen Versicherte an integrierten Versorgungsverträgen mit einem Vergütungsvolumen von etwa 800 Millionen Euro teil (BQS 2009). Über die Wirksamkeit und den

Innovationsgehalt der Versorgungsmodelle lässt sich allerdings wenig sagen. Die Vertragspartner waren weder zur Evaluation verpflichtet noch mussten sie vorliegende Evaluationsergebnisse veröffentlichen. Eine Befragung des Sachverständigenrats (SVR Gesundheit 2012, S. 352) zu diesen Verträgen kommt zu dem ernüchternden Ergebnis, dass nur 5 Prozent der Krankenkassen ihre Verträge immer evaluieren und nur 10 Prozent ihre Ergebnisse zumindest meistens veröffentlichen. Fast die Hälfte der Krankenkassen evaluierte – wenn überhaupt – intern. Der Verzicht auf eine Evaluierungs- und Veröffentlichungspflicht war eine der zentralen Schwächen des Instruments Anschubfinanzierung. Es ist davon auszugehen, dass Krankenkassen die Mittel der Anschubfinanzierung nicht nur für die Entwicklung von Versorgungsinnovationen, sondern die Steuerung der Versorgungsangebote auch zur Optimierung des Versichertenportfolios genutzt haben. Eine Evaluierungspflicht hätte diese Art der Mittelverwendung deutlich erschwert. Selbst beim Einsatz der Fördermittel für echte Versorgungsinnovationen wäre eine freiwillige Veröffentlichung von Evaluationsergebnissen von den Krankenkassen nicht zu erwarten gewesen, um Innovationsvorsprünge nicht aus der Hand zu geben. Zudem hätten die Krankenkassen befürchten müssen, für schlechte Risiken attraktiver zu werden (Rebscher 2017). Eine Veröffentlichungspflicht hätte gleiche Rahmenbedingungen für alle Wettbewerber hergestellt.

Hinzu kommt, dass die Regelungen der Anschubfinanzierung einige wichtige Einschränkungen beinhalteten. Die kurze Laufzeit – jeweils maximal drei bzw. zwei Jahre – hat die Investitionssicherheit deutlich eingeschränkt. Die Einschränkung der Mittelverwendung seit 2007 beschränkte die Integrierte Versorgung auf ambulante ärztliche Leistungen und Krankenhausleistungen unter Vernachlässigung anderer Versorgungssektoren. Kritisch anzumerken ist außerdem, dass die Vielzahl der geschlossenen Verträge nicht zuletzt auch eine Konsequenz von Mitnahmeeffekten gewesen sein dürfte. Die Entscheidung über den Abschluss von integrierten Versorgungsverträgen hatte für die Krankenkassen letztlich keine direkten finanziellen Konsequenzen. Die Verwendung für andere Zwecke war ausgeschlossen – eine Nichtverwendung führte nach drei Jahren zur Rückzahlung an Kassenärztliche Vereinigungen und Krankenhäuser (Greß 2010). Die Rahmenbedingungen setzten zudem keine nennenswerten Anreize seitens der Projektpartner anschubfinanzierte Maßnahmen vorzeitig abzubrechen, selbst dann, wenn sich frühzeitig abgezeichnet hätte, dass sich die gewünschten Effekte mit hoher Wahrscheinlichkeit nicht einstellen werden.

8.3   Der Paradigmenwechsel: Einführung des Innovationsfonds

Mit der Einführung des Innovationsfonds hat der Gesetzgeber eine ordnungspolitische Kehrtwende bei der Innovationsförderung vollzogen. An die Stelle der dezentralen Förderung von Versorgungsinnovationen trat eine zentrale Förderung. Damit wird der Wettbewerb um gute Versorgungskonzepte aus der bisherigen selektivvertraglichen Arena zumindest teilweise herausgelöst. Für zunächst vier Jahre im Zeitraum von 2016 bis 2019 wurden jeweils Beitragsmittel in Höhe von 225 Mio. Euro für die Entwicklung von vor allem sektorübergreifenden Versorgungsinnovationen bereitgestellt. Hinzu kamen jeweils noch 75 Mio. Euro zur Finanzierung von Versorgungsforschung. Das jährliche Fördervolumen lag in dem genannten Zeitraum damit deutlich unter dem Fördervolumen im Rahmen der Anschubfinanzierung.

Der Innovationsfonds ist eine Reaktion auf die Fehler der Anschubfinanzierung: Es gibt eine Evaluations- und Veröffentlichungspflicht und die Übertragbarkeit in die Regelversorgung sowie die Verhältnismäßigkeit von Implementierungskosten und Nutzen werden zu Kriterien von förderungswürdigen Projekten (§ 92 a Absatz 1 SGB V). Vor dem Hintergrund des angestrebten Ziels einer Übernahme erfolgversprechender Maßnahmen in die Regelversorgung und den damit einhergehenden Anforderungen an die Aussagekraft der wissenschaftlichen Begleitforschung werden statt der Vielzahl an kleinen Projekten aus den Zeiten der Anschubfinanzierung im Innovationsfonds eher größere Projekte gefördert. Nicht zuletzt soll die Beurteilung der Anträge durch ein Expertengremium die Qualität der Projekte gewährleisten. Zwischenzeitlich hat der Gesetzgeber beschlossen, den Innovationsfonds für den Zeitraum von 2020 bis 2024 mit einem auf 200 Mio. Euro jährlich reduzierten Fördervolumen fortzuführen. Diese Verlängerung im Rahmen des Digitale-Versorgung-Gesetz (DVG) erfolgte allerdings ohne eine vorhergegangene Evaluation der Effekte des Innovationsfonds.

Die Kritik im Vorfeld der Einführung des Innovationsfonds war vielfältig und konzentrierte sich vor allem auf den zentralen Steuerungsansatz (Cassel u. Jacobs 2015; Jacobs 2010). Die Entscheidung über die Förderung von Projekten im Rahmen des Innovationsfonds erfolgt durch den Innovationsausschuss, einen Unterausschuss des Gemeinsamen Bundesausschusses (G-BA). Neben dem G-BA-Vorsitzenden sind in diesem Ausschuss drei Vertreter der Leistungserbringer, drei Vertreter der Krankenkassen und drei Vertreter von Ministerien repräsentiert. Die teilweise beißende Kritik an dieser Regelungsstruktur lässt sich folgendermaßen zusammenfassen:

> „Der Gesetzgeber […] überträgt die Mittelvergabe an ein Gremium, das selbst keinerlei konkrete Versorgungsverantwortung trägt; er überträgt die Zielsetzung der sektorübergreifenden Versorgung zu einem erheblichen Maße an Vertreter, die für die Perpetuierung dieser sektoralen Trennung stehen; er lässt zu, dass Beitragsmittel der GKV […] durch den Staat selbst verwendet werden." (Rebscher 2017, S. 12)

Inzwischen ist die eher grundsätzliche Kritik an der ordnungspolitischen Ausrichtung des Innovationsfonds einer konkreten Kritik an der Nachhaltigkeit der durch den Fonds geförderten Projekte gewichen. Die Projekte der ersten Förderrunde sind mittlerweile abgeschlossen und sollen bei nachweislich erfolgreichem Abschluss in die Regelversorgung überführt werden. Erste Erfahrungen deuten jedoch darauf hin, dass eine Überführung in die Regelversorgung zumindest im Rahmen der Regelungskompetenz des G-BA eng begrenzt ist. In einer Stellungnahme des Deutschen Netzwerks für Versorgungsforschung werden diese Restriktionen deutlich benannt. Komplexe Versorgungsansätze mit übergreifender Kooperation und Arbeitsteilung seien in der Logik des derzeitigen Systems mit den entsprechenden gesetzlichen Vorgaben nicht vorgesehen (Schmitt et al. 2020). Vorhandene Steuerungsansätze wie die ambulante spezialfachärztliche Versorgung (ASV), die spezialisierte ambulanten Palliativversorgung (SAPV) und die ambulante Behandlung in stationären Pflegeeinrichtungen stellen keine „praxistauglichen Blaupausen [dar] […] über die strukturierte und verbindliche fach-, berufsgruppen- sektorübergreifende Kooperationen in der Regelversorgung wirksam und nachhaltig verankert werden konnten" (Bohm u. Dudey 2019, S. 28). Die weiterhin strikt sektoral ausgerichteten kollektivvertraglichen Steuerungsmechanismen verfügen über keine hinreichenden Möglichkeiten, die im

Innovationsfonds primär geförderten sektorübergreifenden Versorgungsinnovationen jenseits einer Projektförderung zu implementieren und zu finanzieren (Greß u. Schnee 2017; Hildebrandt et al. 2020).

Hinzu kommt die Kritik an einer Finanzierungslücke zwischen dem Abschluss von Projekten und der Bewertung der Projekte durch den Innovationsausschuss. Insbesondere für telemedizinische Projekte mit schnellen Innovationszyklen ist diese Finanzierungslücke über einen Zeitraum von knapp zwei Jahren problematisch (Berger et al. 2020). Diese Lücke muss derzeit durch die Vertragspartner in den jeweiligen Projekten geschlossen werden, eine Übergangsfinanzierung hat der Gesetzgeber bisher nicht vorgesehen (Schmitt et al. 2020). Die Finanzierung abgeschlossener Projekte ist damit derzeit nur im Rahmen von Selektivverträgen möglich. Es kommen insbesondere Modellvorhaben, die hausarztzentrierte Versorgung und die Besondere Versorgung infrage (Bohm u. Dudey 2019). Dies ist jedoch nicht bei allen Projekten möglich – etwa wegen des damit verbundenen Aufwands oder geringer Teilnehmerzahlen (Berger et al. 2020). Zudem widerspricht die Finanzierung im Rahmen von Selektivverträgen der Idee des Innovationsfonds, Versorgungsinnovationen allen GKV-Versicherten im Rahmen der Regelversorgung zugänglich zu machen. Letztlich stößt eine Finanzierung sektorübergreifender Versorgungsinnovationen im Rahmen von Selektivverträgen unverändert auf Barrieren, die vor allem auf dem Nebeneinander von Selektiv- und Kollektivverträgen beruhen (Greß u. Schnee 2017). Gerade diese Barrieren wollte der Gesetzgeber durch den zentralen Förderansatz im Rahmen des Innovationsfonds umgehen – womit sich der Kreis zu der ordnungspolitischen Kritik am zentralen kollektivvertraglichen Steuerungsansatz des Innovationsfonds schließt.

8.4 Forschungs- und Entwicklungsbudgets für die Krankenkassen als Alternative?

Alternativ zu den bisherigen Instrumenten zur Innovationsförderung wird schon seit längerem die Finanzierung eines Forschungs- und Entwicklungsbudgets (F&E-Budget) für die Krankenkassen gefordert (Hildebrandt et al. 2008; Rebscher 2017). Die Einführung eines solchen Budgets wäre gleichbedeutend mit einer Rückkehr zu einer dezentralen Investitionskostenförderung. Das F&E-Budget könnte durch Zuweisungen aus dem Gesundheitsfonds auf Basis der Morbiditätsstruktur der einzelnen Krankenkassen finanziert werden. Damit würden Krankenkassen mit überdurchschnittlich kranken Versicherten auch überdurchschnittliche Zuweisungen für Forschung und Entwicklung erhalten. Die Zuweisungen für das F&E-Budget – etwa in Höhe von einem Prozent der gesamten Zuweisungen aus dem Gesundheitsfonds – würden die regulären Zuweisungen reduzieren. Die Krankenkassen könnten selbständig über die Mittelvergabe des F&E-Budgets entscheiden. Die Mittelverwendung wäre an den Abschluss von Selektivverträgen insbesondere in einem sektorübergreifenden Setting gebunden. Die Vertragspartner wären anders als bei der Anschubfinanzierung verpflichtet, die von ihnen entwickelten Versorgungsinnovationen zu evaluieren und zu publizieren (Rebscher 2017).

Mit der Einführung eines F&E-Budgets wäre demnach ein erneuter ordnungspolitischer Kurswechsel verbunden. Es bestehen allerdings Zweifel daran, ob die Einführung dieses Budgets die Verbreitung innovativer Ansätze im Rahmen eines „selektivvertraglichen Innovations- und Imitationswettbewerbs" nachhaltig unterstützen würde (Rebscher 2017, S. 14). Einerseits ist positiv zu bewerten, dass die Koppelung der Mittelverwendung an eine Evaluationsverpflichtung – mit einer ggf. zeitlich verzögerten Publikationspflicht zur Wahrung von wettbewerblich relevanten Innovationsvorsprüngen – das öffentliche Erkenntnisinteresse an Erfolgsfaktoren für selektivvertraglich entwickelte Versorgungsinnovationen wahren könnte (Greß 2010). Andererseits bleiben die grundsätzlichen Defizite beim Nebeneinander von Selektiv- und Kollektivverträgen unberührt. Es ist zu befürchten, dass Leistungsanbieter Selektivverträge nur dann eingehen werden, wenn sie zur Auslastung freier Kapazitäten bzw. zu Erlössteigerungen führen. Dies liegt nicht im Interesse der Krankenkassen, zumal die F&E-Budgets den Krankenkassen zur Verfügung stehende Finanzmittel in der Summe nicht erhöhen. In Selektivverträgen vereinbarte Ausgabenvolumina, die über die Ausgaben im Kollektivvertrag hinausgingen, wären damit unmittelbar relevant für die Höhe der Zusatzbeitragssätze. Eine Kürzung der Vergütungen wie in der Regelversorgung analog zur Anschubfinanzierung hätte dagegen den Vorteil, den Druck auf die Leistungsanbieter zu erhöhen und finanzielle Freiräume zur Innovationsförderung für die Krankenkassen zu schaffen. Ungelöst bliebe auch hier das Problem, wie sektorübergreifende Innovationen dauerhaft implementiert und finanziert werden können.

8.5   Zusammenfassende Bewertung

In der Einleitung wurden zwei Kriterien für die Bewertung von Instrumenten zur Förderung von insbesondere sektorübergreifenden Versorgungsinnovationen formuliert. Erstens müssen sich die verschiedenen Instrumente daran messen lassen, inwieweit sie die Anreize zur Entwicklung, Erprobung und Verbreitung innovativer Versorgungsangebote nachhaltig verstärken. Zweitens sollten die Fördermechanismen so ausgestaltet sein, dass die Vertragspartner Anreize für einen verantwortungsvollen Umgang mit den Fördermitteln haben.

- Die Anschubfinanzierung in der Integrierten Versorgung hat keines der beiden Kriterien erfüllt. Es ist nicht gelungen, innovative Versorgungsangebote dauerhaft zu implementieren und zu finanzieren.
- Mangels einer verpflichtenden Evaluations- und Publikationspflicht gibt es darüber hinaus wenig Erkenntnisse über Erfolgsfaktoren für funktionierende sektorübergreifende Versorgungskonzepte.
- Von erheblichen Mitnahmeeffekten vonseiten der Vertragspartner ist auszugehen.

Die Defizite bei der Anschubfinanzierung haben den Gesetzgeber nicht dazu bewogen, die Schwächen dieses dezentralen Finanzierungsinstruments zu reformieren. Stattdessen hat er mit der Einführung des Innovationsfonds einen ordnungspolitischen Kurswechsel vollzogen. Es ist fraglich, ob mithilfe dieses zentralen Instruments unter den gegebenen Rahmenbedingungen sektorübergreifende Innovationen nachhaltig etabliert werden können. Die vorgesehene Überführung erfolgreich evaluierter sektorübergreifender Versorgungsmodelle dürfte daran scheitern, dass sowohl Bedarfsplanungs- als auch Vergütungsmechanismen in der GKV weiterhin sektorspezifisch ausgerichtet sind. Trotz der angesprochenen Kritik an der Zusammensetzung des Innovationsausschusses gibt es bisher allerdings keine Hinweise darauf, dass es Mitnahmeeffekte bei der Mittelvergabe gibt.

Ein F&E-Budget für die Krankenkassen könnte je nach Ausgestaltung kurzfristig durchaus Anreize zur Innovationsförderung setzen. Eine Evaluierungs- und Publikationspflicht würde zudem die Anreize zur verantwortungsvollen Mittelverwendung erhöhen. Von einem solchen Budget unberührt bleiben jedoch die grundsätzlichen Defizite beim Nebeneinander von Selektiv- und Kollektivverträgen. Zudem wäre auch hier eine nachhaltige Finanzierung über den Förderzeitraum hinaus nicht sichergestellt.

Letztlich zeigt die Analyse, dass der Erfolg von Instrumenten zur Förderung von Versorgungsinnovationen an die Überwindung sektorspezifischer Regelungen bei Vergütungs- und Bedarfsplanungsmechanismen geknüpft ist (Greß u. Schnee 2017). Parallel ist zur Förderung selektivvertraglicher Innovationen das Verhältnis von Selektiv- zu Kollektivverträgen neu zu justieren (Albrecht et al. 2015). Ohne diese doch relativ weitreichenden Reformschritte dürfte der Erfolg zentraler wie dezentraler Instrumente zur Förderung von sektorübergreifenden Versorgungsinnovation begrenzt sein.

Literatur

Albrecht M, Neumann K, Nolting H-D (2015) IGES-Konzept für einen stärker versorgungsorientierten Wettbewerb in der Gesetzlichen Krankenversicherung. In: Rebscher H (Hrsg.) Update: Solidarische Wettbewerbsordnung. 14–54. Medhochzwei Verlag Heidelberg

Berger E, Busse R, Geissler A, Spies C, Weiß B (2020) Übertragbarkeit neuer Versorgungsformen in die Regelversorgung. G&S Gesundheits- und Sozialpolitik 74(1), 64–70

Bohm S, Dudey S (2019) Zur Transmission erfolgreicher Innovationsfonds-Projekte in die GKV-Versorgung. Gesundheit und Gesellschaft Wissenschaft 19(3), 22–30

Bormann R, Fiedler E, Hermann C et al. (2009) Zukunft des Gesundheitssystems. Solidarisch finanzierte Versorgungssysteme für eine alternde Gesellschaft. Diskussionspapier des Gesprächskreises Sozialpolitik der Friedrich-Ebert-Stiftung. Friedrich-Ebert-Stiftung Bonn

BQS Institut für Qualität & Patientensicherheit GmbH (2009) Entwicklung der integrierten Versorgung in der Bundesrepublik Deutschland 2004–2008. Bericht gemäß § 140d SGB V auf der Grundlage der Meldungen von Verträgen zur integrierten Versorgung, Gemeinsame Registrierungsstelle zur Unterstützung der Umsetzung des § 140d SGB V

Cassel D et al. (2008) Weiterentwicklung des Vertragswettbewerbs in der gesetzlichen Krankenversicherung. Vorschläge für kurzfristig umsetzbare Reformschritte. In: Cassel D, Ebsen I, Greß S, Jacobs K, Schulze S, Wasem J (Hrsg.) Vertragswettbewerb in der GKV – Möglichkeiten und Grenzen vor und nach der Gesundheitsreform der Großen Koalition. 9–149. Wissenschaftliches Institut der AOK Bonn

Cassel D, Jacobs K (2015) Mehr Versorgungsinnovationen – aber wie? RPG 21(3), 55–68

Greß S (2010) Investitionsförderung für eine soziale und innovative Gesundheitswirtschaft. Bewertung unterschiedlicher Optionen. Expertisen und Dokumentationen zur Wirtschafts- und Sozialpolitik. Friedrich-Ebert-Stiftung Bonn

Greß S, Schnee M (2017) Wege zur integrierten und sektorenübergreifenden Versorgung. Gesundheit und Gesellschaft Wissenschaft 17(3), 7–15

Hildebrandt H et al. (2008) White Paper: Forschung und Entwicklung (F&E) für Versorgungsinnovationen im Gesundheitswesen, Hildebrandt GesundheitsConsult GmbH. URL: https://optimedis.de/images/system/modules/scribd/Whitepaper_FE_im_Gesundheitswesen_080603.pdf (abgerufen am 22.02.2021)

Hildebrandt H et al. (2020) Integrierte Versorgung als nachhaltige Regelversorgung auf regionaler Ebene – Teil 1. Welt der Krankenversicherung 9(7–8), 164–72

Jacobs K (2010) Der Innovationsfonds – Ein ordnungspolitischer Irrläufer. Gesundheitsökonomie und Qualitätsmanagement 15(2), 67–69

Monopolkommission (2017) Stand und Perspektiven des Wettbewerbs im deutschen Krankenversicherungssystem. Sondergutachten 75. Monopolkommission Bonn

Rebscher H (2017) Innovationspolitik – Eine ordnungsökonomische Skizze. Gesundheit und Gesellschaft Wissenschaft 17(4), 7–15

Schmitt J et al. (2020) Zum Status quo und der vorgesehenen Weiterentwicklung des Innovationsfonds (Version 3, 4.2.2020). Gesundheitswesen 82(05), 374–77

SVR Gesundheit (2012) Sondergutachten 2012 des Sachverständigenrates zur Begutachtung der Entwicklung im Gesundheitswesen. Wettbewerb an der Schnittstelle zwischen ambulanter und stationärer Gesundheitsversorgung. Berlin, Deutscher Bundestag. Drucksache 17/10323 vom 10.07.2012

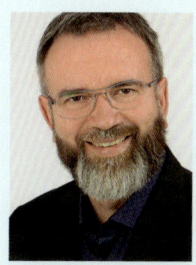

Prof. Dr. Stefan Greß

Studium der Wirtschaftswissenschaft in Bremen und New York. Im Anschluss Berater für Krankenversicherungen und Promotion an der Universität Bremen. Seit 2007 Professor für Versorgungsforschung und Gesundheitsökonomie an der Hochschule Fulda. Seit 2016 außerdem Leiter des Studiengangs Gesundheitsökonomie und Gesundheitspolitik. Forschungs- und Publikationsschwerpunkte: Gesundheitssystemdesign, Krankenversicherungsökonomie, Internationaler Gesundheitssystemvergleich, Gesundheits- und Pflegepolitik.

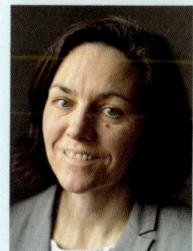

Prof. Dr. Melanie Schnee

Melanie Schnee ist Sozialwissenschaftlerin und hat über die Auswirkungen des Gesundheitsstrukturgesetzes auf die hausärztliche Versorgung promoviert. Sie ist Professorin für Public Health an der Fakultät Gesundheit, Sicherheit, Gesellschaft der Hochschule Furtwangen. Ihr Forschungsinteresse liegt in den Bereichen Gesundheitssystemgestaltung, Gesundheitspolitikfolgen- und Versorgungsforschung.

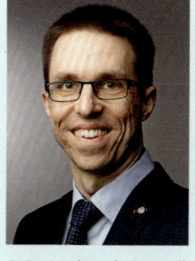

Christian Jesberger

Christian Jesberger studierte Volkswirtschaftslehre an den Universitäten Freiburg und Mannheim (Diplom-Volkswirt). Anschließend war er als wissenschaftlicher Mitarbeiter an der Universität Mannheim, Abteilung Volkswirtschaftslehre tätig. Anschließend war er Dozent an verschiedenen Universitäten unter anderem für Gesundheitsökonomie, Versorgungsforschung und Wirtschaftspolitik. Seit Juli 2019 ist er wissenschaftlicher Mitarbeiter und Dozent im Studiengang Gesundheitsökonomie und Gesundheitspolitik an der Hochschule Fulda.

© Dinias (Nicole Dietzel)

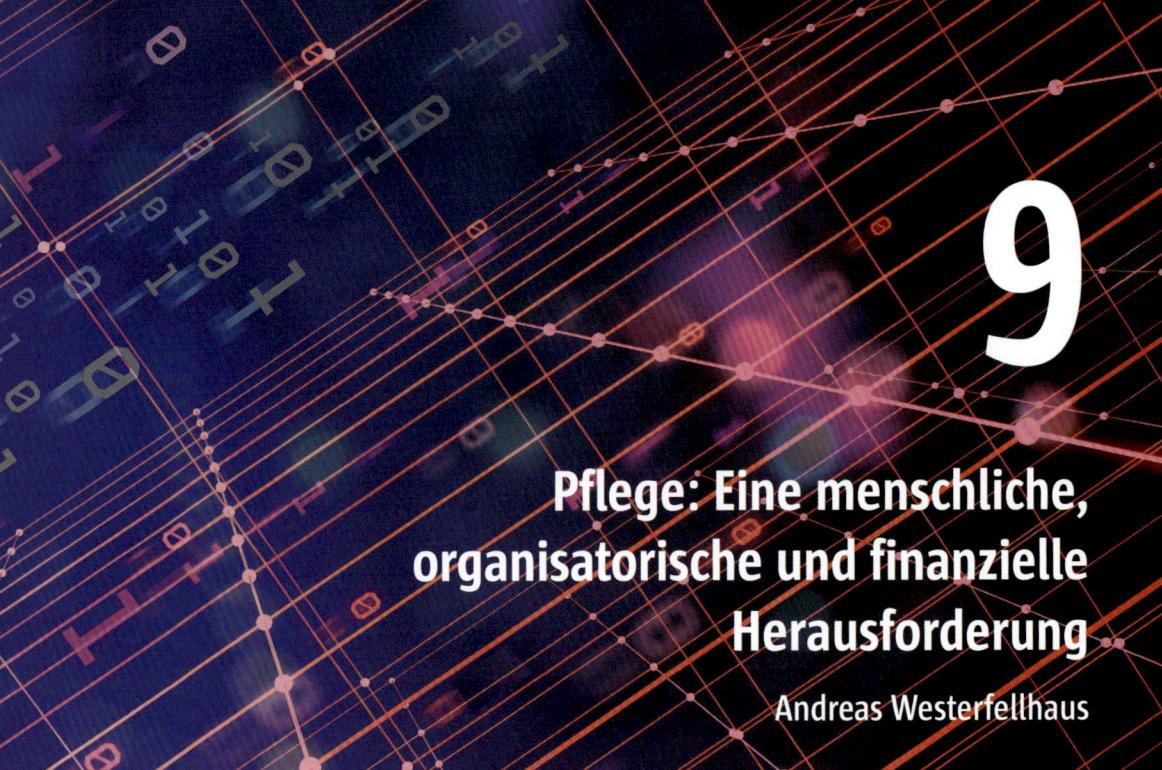

9

Pflege: Eine menschliche, organisatorische und finanzielle Herausforderung

Andreas Westerfellhaus

Eines der aktuell schwerwiegendsten Probleme in der Pflege ist es, genügend Pflegefachkräfte zu finden, um die Versorgung der Patienten und pflegebedürftigen Menschen langfristig und flächendeckend zu sichern. Die Personalsituation in der Pflege
war schon vor der Corona-Pandemie angespannt. Die dadurch entstandenen zusätzlichen Herausforderungen haben diese Situation noch einmal deutlich verschärft.
Jedoch ist durch diese Krise vielen Menschen stärker ins Bewusstsein gerückt, wie
sehr unser gesellschaftliches und wirtschaftliches Leben von einem gut funktionierenden Gesundheitssystem abhängt und wie wichtig die professionellen Pflegekräfte hierfür sind.

>>> Aller Voraussicht nach, wird die Zahl der Menschen mit Pflegebedarf, die
auf die Hilfe professioneller Pflegekräfte angewiesen sind auch weiterhin
kontinuierlich steigen.

Diese Entwicklungen erfordern nachhaltige Strategien und Lösungen. Die Politik hat
die Problematik erkannt und ist 2018/2019 mit allen maßgeblich beteiligten Akteuren
der Pflege zu einer „Konzertierten Aktion Pflege" zusammengekommen, um die Probleme und Handlungsmöglichkeiten zu erörtern.

Dabei wurde ein ganzes Maßnahmenpaket beschlossen, um dem Fachkräftemangel
entgegenzuwirken. Umgesetzt werden müssen diese Maßnahmen im jeweiligen Ver-
antwortungsbereich durch die Tarifpartner, die Kostenträger und auch durch den
Gesetzgeber. Heraus kam ein umfangreicher Katalog mit über 350 vielversprechenden
Maßnahmen zur neuen Pflegeausbildung, zu den Arbeitsbedingungen, zur Digita-

lisierung, zur Anwerbung ausländischer Pflegekräfte und für eine bessere Bezahlung von Pflegekräften. Verbindlichere Regeln für die Personalbesetzung in Pflegeeinrichtungen und Krankenhäusern sind ein weiterer Baustein, hier müssen schnellstmöglich die individuellen Personalbemessungsverfahren eingeführt werden, um die Pflegenden vor dauerhafter Überlastung zu schützen.

Neben der menschlichen steht die Pflegeversicherung auch vor einer finanziellen Herausforderung, ähnlich wie alle Sozialversicherungen: Sie alle sind zum einen von Beiträgen abhängig, die sich nach der Zahl der Beitragszahler und deren Einkommenshöhe richtet. Zum anderen sind steigende Ausgaben aufgrund einer wachsenden Zahl an Anspruchsberechtigten sowie durch Kostensteigerungen, wie aktuell die Corona-Schutzschirm-Gesetze, zu erwarten. Die Pflegeversicherung ist zukunftssicher, wenn die Einnahmen dauerhaft die Ausgaben decken. Erste Vorschläge, wie dies gelingen kann, mit unterschiedlichen Maßnahmen bis hin zu Steuerzuschüssen, liegen auf dem Tisch. Über diese muss der Gesetzgeber perspektivisch entscheiden.

Doch trotz der zweifellos bestehenden Herausforderungen lohnt sich auch ein Blick auf das bereits Erreichte: Durch die jüngsten Pflegereformen hat sich die pflegerische Versorgung deutlich verbessert. Beispielsweise wurden fast alle Leistungsbeträge der Pflegeversicherung angehoben. Die Leistungen der Kurzzeit- und Verhinderungspflege wurden ausgebaut und können nun besser miteinander kombiniert werden. Mit der Einführung des neuen Pflegebedürftigkeitsbegriffs und der fünf neuen Pflegegrade erhalten alle bedürftigen Menschen gleichberechtigten Zugang zu den Leistungen der Pflegeversicherung, unabhängig davon, ob sie geistige oder psychische Beeinträchtigungen haben. Und auch für die pflegenden Angehörigen wurde mit den Reformen einiges auf den Weg gebracht – so wurde z.B. ihre soziale Absicherung verbessert, Angebote zur Entlastung wurden ausgebaut und Rehabilitationsmaßnahmen sollen bedarfsgerechter möglich sein.

Hinzu kommt, dass stationäre Pflegeeinrichtungen und Krankenhäuser zusätzliches Personal einstellen können. Denn der Gesetzgeber hat sichergestellt, dass 13.000 Pflegestellen in der Altenpflege und jede zusätzliche Pflegestelle im Krankenhaus finanziert wird.

> **Doch da Geld allein bekanntlich nicht pflegt, stellt sich die zentrale Frage: Woher bekommen wir die für die Versorgung so dringend benötigten Pflegekräfte?**

Dazu muss der Beruf attraktiver und moderner werden. Hier wurde mit der neuen Pflegeausbildung, die in diesem Jahr gestartet ist, ein wichtiger Meilenstein gesetzt. Doch auch die Aufgabenverteilung zwischen den Berufsgruppen muss neu strukturiert werden. Professionelle Pflegekräfte sind hochqualifiziert und sollten daher auch mehr Kompetenzen übertragen bekommen. Zusätzlich braucht es flächendeckende Tarifverträge in allen Bereichen der Pflege. All diese Faktoren wirken sich positiv auf die Arbeitsbedingungen der Pflegekräfte aus – und die müssen sowohl vonseiten der Politik, als auch durch die Arbeitgeber weiterhin konsequent verbessert werden. Nur so wird es gelingen noch mehr Menschen für den Pflegeberuf zu begeistern.

9.1   Optimale Arbeitsbedingungen als Erfolgsschlüssel

Eine der großen Herausforderungen ist es Auszubildende für den Pflegeberuf zu gewinnen, Pflegende, die schon lange tätig sind, im Berufsfeld zu halten und Berufsaussteiger wieder für den Beruf zurückzugewinnen. Deshalb müssen Rahmenbedingungen geschaffen werden, die es Pflegekräften ermöglichen, ihre Arbeit auch so auszuüben, wie sie es gelernt haben – ohne permanenten Zeitdruck und Überforderung. Und es muss genau wie in anderen Berufsfeldern Möglichkeiten zur Karriere und zur Vereinbarkeit von Familie und Beruf geben. Andernfalls werden hochmotivierte Pflegekräfte zurecht frustriert und hinterfragen ihre Berufsentscheidung – dies gilt es unbedingt zu verhindern.

Themen wie Dienstplanstabilität, flache Hierarchien, beziehungsweise ein kooperativer Führungsstil sind ausschlaggebend dafür, ob Pflegekräfte ihren Beruf gern und auf Dauer ausüben. Die meisten Pflegeeinrichtungsbetreiber sind sich dessen auch bewusst, sehen jedoch oft nicht die konkreten Möglichkeiten für bessere Arbeitsbedingungen zu sorgen. Als ein Beitrag zur Konzertierten Aktion Pflege setzt hier das vom Pflegebevollmächtigten initiierte *„Projekt zur Umsetzung guter Arbeitsbedingungen in Pflegeeinrichtungen"* an. Das Projekt zielt darauf, kleine und mittelständische Pflegeeinrichtungen bei der Umsetzung besserer Arbeitsbedingungen zu unterstützen. Dazu wurden in einem Pilotprojekt bewährte Instrumente für gute Arbeitsbedingungen zusammengetragen und in sogenannte Leitfäden überführt. Es entstand ein Instrumentenkoffer mit acht Handlungsfeldern, denen insgesamt knapp dreißig Leitfäden zugeordnet wurden. Die Führungskräfte der teilnehmenden Einrichtungen wurden durch externe Berater unterstützt, die Arbeitsbedingungen vor Ort zu verändern. Zunächst wurde dafür erst einmal eine individuelle Problemanalyse durchgeführt und die passenden Leitfäden empfohlen und die Führungskräfte in der Anwendung geschult. Anschließend wurden die Einrichtungen bei der Umsetzung der Maßnahmen durch die Berater begleitet. Das Pilotprojekt wurde begleitend evaluiert. Es zeigte sich, dass sich die Arbeitsbedingungen während der Laufzeit des Projektes verbessert haben und auch die Mitarbeiterzufriedenheit gestiegen ist. Aufgrund des Erfolges wird es nun ein Nachfolgeprojekt geben, damit möglichst viele Pflegeeinrichtungen Hilfestellungen bekommen, neben einer hohen Pflegequalität optimale Arbeitsbedingungen für Beschäftigte zu bieten. Denn diese sind ein entscheidender Faktor im Wettbewerb um Fachkräfte.

Ein weiterer Baustein um Personal zu gewinnen und zu binden ist eine faire Bezahlung. Dazu bedarf es einer flächendeckend attraktiven Entlohnung mindestens auf Tarifniveau – in allen Regionen und in allen Einsatzbereichen der Pflege. Das *Pflegelöhneverbesserungsgesetz* ebnet dazu den Weg, den die Tarifpartner nun gehen sollten. Dies war ein großer Schritt der Politik, um die im Grundgesetz verankerte Tarifautonomie im Pflegebereich zu unterstützen.

Pflegekräfte müssen darüber hinaus auch digital stärker entlastet werden. Dazu gehören der bereits vorgesehene Zugriff auf die elektronische Patientenakte, Verordnungen und Medikationspläne. Auch eine elektronische Abrechnungsmöglichkeit ist erforderlich, denn Pflegeeinrichtungen verbringen heute unnötige Zeit damit, Papierbelege für Kostenträger zusammenzustellen. Elektronische Verordnungen könnten zudem gerade in ländlichen Regionen deutliche Zeitersparnisse für Pflegende bringen, indem sie von zeitintensiven Telefonaten und Wegen befreit werden. Nicht zuletzt können Videokonferenzen von Haus- und Fachärzten im Heim sowie weitere telemedizinische Anwendungen die Zusammenarbeit zwischen Pflegekräften, Ärzten und anderen Leistungserbringern die Versorgungsqualität und Arbeitsbedingungen gleichermaßen verbessern.

9.2 Aufwertung der Pflegeausbildung und Neustrukturierung der Aufgabenverteilung zwischen den Gesundheitsberufen

Die Pflegeberufe müssen insbesondere für Schulabgänger attraktiver werden, denn heutzutage haben junge Menschen so viele berufliche Möglichkeiten wie nie zuvor. Die Neustrukturierung der ursprünglich drei geteilten Pflegeberufe hin zu einer völlig neuen Pflegeausbildung macht sie moderner und interessanter für Berufssuchende. Erstmals wurden Aufgaben definiert, die ausschließlich Pflegefachfrauen und -männern vorbehalten sind. Auch durch die Möglichkeit des Studiums erhalten Pflegekräfte wesentlich breitere Einsatzmöglichkeiten und berufliche Perspektiven, die mehr Schulabgänger als bislang ansprechen werden. Die neue Ausbildung ist durchlässig konzipiert, sodass landesrechtlich ausgebildete Pflegehilfskräfte unter Anrechnung ihrer Ausbildung in die Fachkräfteausbildung einsteigen können. Pflegefachfrauen und -männer entwickeln in der Ausbildung Kompetenzen, um in allen Sektoren zu arbeiten und können dementsprechend auch leichter zwischen Arbeitgebern wechseln. Dies wird dazu führen, dass Arbeitgeber sich noch stärker bemühen werden, ihre Mitarbeiter zu halten und gute Arbeitsbedingungen zu bieten.

Den ohnehin hohen Kompetenzen der Pflegenden entsprechend brauchen wir dringend auch eine Neujustierung der Aufgabenverteilung der Gesundheitsfachberufe. Auch diese Notwendigkeit wurde bereits im Rahmen der Konzertierten Aktion Pflege erörtert. Das Bundesgesundheitsministerium hat inzwischen einen Strategieprozess zur interprofessionellen Zusammenarbeit im Gesundheits- und Pflegebereich gestartet. Ziel muss es sein, die Zusammenarbeit aller an der Versorgung beteiligen Berufsgruppen im Gesundheitswesen zu stärken und die Sektorengrenzen zu überwinden. Handlungsleitend sollte dabei sein, wer welche Leistungen am besten erbringen kann – wie, wo und mit wem.

Dazu hat der Pflegebevollmächtigte der Bundesregierung im November 2020 im Rahmen der Eu-Ratspräsidentschaft eine Veranstaltung durchgeführt, um einen Blick über den Tellerrand zu unseren europäischen Nachbarn zu wagen. Hierbei konnten viele gute Beispiele für gelebte Teamarbeit und interprofessionelle Zusammenarbeit der Gesundheitsfachberufe gewonnen werden. Davon kann und muss sich Deutschland viel abschauen. Denn die demografische Entwicklung und der medizinisch-technische Fortschritt prägen und verändern unsere Gesellschaft zunehmend. Die Versorgungsstrukturen und die Anforderungen werden immer komplexer. In Pflegeeinrichtungen werden zudem immer mehr chronisch und mehrfach erkrankte Menschen versorgt und im Krankenhaus pflegebedürftige und demenziell erkrankte Patienten. Und der Fachkräftemangel betrifft im Grunde alle Gesundheitsfachberufe gleichermaßen – egal ob Pflegekräfte, Therapeuten oder Ärzte. Umso wichtiger ist es daher, die Zusammenarbeit und Aufgabenverteilung aller beteiligten Berufsgruppen noch besser aufeinander abzustimmen, um die zunehmend komplexer werdenden Versorgungsanforderungen bewältigen zu können.

Aktuell wurden durch die Corona-Notstandsgesetze befristet auch die Kompetenzen für Pflegekräfte erweitert. Die Möglichkeit zur Übernahme heilkundlicher Tätigkeiten sollte aber nicht auf die Krisenzeit beschränkt bleiben, sondern in den Regelbetrieb übernommen werden. Dafür und auch für den gezielteren Einsatz akademisch qualifizierter Pflegefachkräfte müssen neue Tätigkeitsfelder und Verantwortungsbereiche definiert werden. Nur so kann auch realisiert werden, dass zum Beispiel die akademisch ausgebildeten Pflegerinnen und Pfleger ihren erlernten Kompetenzen entsprechend eingesetzt werden. Denn gerade in sehr komplexen Arbeitsfeldern bedarf es spezialisierter Fachkräfte in der Patientenversorgung, um den hohen Anforderungen gerecht zu werden und Arbeitsabläufe weiterzuentwickeln.

Es darf nicht das Ziel der Akademisierung sein, dass hochqualifizierte Pflegefachkräfte nur noch für Dokumentationsaufgaben und Planungstätigkeiten eingesetzt werden. Ihre Expertise wird auch in der direkten Patientenversorgung gebraucht. Sie könnten beispielsweise Aufgaben bei der direkten Versorgung chronischer Wunden oder Diabetes mellitus sowie spezifische Infusionstherapien übernehmen. Vor allem in der häuslichen Versorgung könnten sie stärker als bisher Versorgungsprozesse koordinieren und beispielsweise Assistenzkräfte und ehrenamtliche Helfer anleiten, auf die Gewährung von Sicherheit und Qualität achten, präventiv tätig werden, beraten und lotsen. Die Übernahme von Aufgaben in der Gesundheitsförderung und Prävention durch die Pflege kann zu einem besseren Selbstmanagement chronisch erkrankter Menschen beitragen.

Ziel aller Neuausrichtungen muss sein, dass alle an der Versorgung Beteiligten sich noch stärker als Teil eines interprofessionellen Teams verstehen und über Sektoren- und Professionsgrenzen hinweg auf Augenhöhe kommunizieren und zusammenarbeiten.

>>> **Nur gemeinsam kann die bestmögliche Versorgung der Pflegebedürftigen und Patienten auch langfristig und nachhaltig gesichert werden.**

Andere Länder, andere Branchen und vielversprechende Ansätze auch in der hiesigen Versorgungslandschaft leben uns vor, dass das möglich ist. Dazu bedarf es einer strukturierten und vor allem einer wertschätzenden Zusammenarbeit der Berufsgruppen im Gesundheitswesen. Gerade diese Wertschätzung ist jedoch vielfach ein Problem. Angehörige der Gesundheitsberufe wissen häufig nur wenig von den Kompetenzen und Handlungspotenzialen, die anderen Berufsgruppen offen stünden. Der interprofessionelle Diskurs fehlt oft, weil es kein gemeinsames Verständnis über die eigenen beruflichen Grenzen hinaus gibt.

Ein wichtiger Schritt ist es deshalb, die interdisziplinäre Zusammenarbeit schon in der Ausbildung der Gesundheitsberufe zu verankern. Das neue *Pflegeberufegesetz* schafft hierzu für die Pflege gute Grundlagen. Die interdisziplinäre Kommunikation und Zusammenarbeit ist dort ausdrücklich als Ziel verankert. Nun muss das, was der Gesetzgeber hier vorgegeben hat, auch umgesetzt und gelebt werden. Interdisziplinäres Denken muss zum Standard in allen Ausbildungen der Gesundheitsberufe werden. Hier gilt es besonders die zum Teil veralteten Berufsgesetze einiger Gesundheitsfachberufe anzupassen.

Die theoretische Befähigung zur interdisziplinären Zusammenarbeit ist aber noch nicht alles, was die Ausbildung leisten sollte: Auszubildende und Studierende sollten nicht nur übereinander reden, sondern müssen auf Augenhöhe miteinander in Kontakt treten. Berufsübergreifende Module und gemeinsame Lernorte sollten deshalb fester Bestandteil der Curricula werden. So können Sektorengrenzen gar nicht erst entstehen.

Ein gutes Beispiel für interprofessionelle Zusammenarbeit sind die sogenannten Magnetkrankenhäuser in Amerika. Dort hat die Zusammenarbeit auf Augenhöhe zwischen den verschiedenen Professionen oberste Priorität, um so gemeinsam die bestmögliche Versorgung der Patienten zu erreichen – ganz ohne tradiertes Standesdenken. Ausschlaggebend dafür ist auch der hohe Akademisierungsanteil der Pflegekräfte, wodurch diese mehr Verantwortung in der Versorgung übernehmen und somit insbesondere die Zusammenarbeit mit den Ärzten gleichrangig stattfindet. Die Ergebnisse zeigen, dass die Organisation der Krankenhäuser nach dem Beispiel der Magneteinrichtungen auch dabei hilft, als Arbeitgeber noch attraktiver zu werden und besser Fachkräfte finden und binden zu können.

9.3   Eine starke Selbstverwaltung für die Pflege

Um den Pflegeberuf aufzuwerten, weiterzuentwickeln und auf Augenhöhe mit anderen Heilberufen zu stellen, bedarf es auch einer berufsständischen Selbstverwaltung in Form einer Pflegekammer. Berufskammern bündeln nicht nur die Interessen der Berufsgruppe. Sie erstellen beispielsweise auch die Berufsordnung und ethische Leitlinien, die das Handeln der Angehörigen der Berufsgruppe bestimmen. Sie definieren eigene berufliche Inhalte und Handlungsfelder, sowie Standards für eine kontinuierliche Weiterbildung. Und sie können sich sogar Regeln zur Weiterentwicklung und Überwachung der Berufspflichten geben oder beispielsweise Auskunft über die Anzahl und Qualifikation der Pflegekräfte in den verschiedenen Regionen geben. Die Pflegefachkräfte sollten durch Berufskammern perspektivisch auch mehr Verantwortung und Mitspracherecht bei der Sicherstellung der Patientenversorgung und bei Fragen zu Weiterbildungen und Qualitätsstandards wahrnehmen. Als Sprachrohr könnten die Kammern die eigenen berufsständischen Interessen und Positionen der Pflegenden noch stärker in der Öffentlichkeit und im politischen Raum vertreten.

Pflegeberufekammern können so die Professionalisierung und Emanzipation der Pflege enorm vorantreiben – und damit auch die interprofessionelle Zusammenarbeit fördern. Dafür müssen Pflegekräfte sich aber selbst engagieren. Die Verkammerung muss ihre Basis in der Pflege selbst haben. Denn wenn die Pflege als gleichwertiger Partner im Gesundheitswesen ernst genommen werden will, muss sie auch selbst Verantwortung für den eigenen Berufsstand übernehmen.

9.4   Fazit

Nur gemeinsam können wir mit vielfältigen Maßnahmen dafür sorgen, dass die bestmögliche Versorgung der Patienten und Pflegebedürftigen auch langfristig und nachhaltig gesichert werden kann.

Die Corona-Pandemie hat die großen Herausforderungen der Pflege sehr deutlich ans Licht gebracht und den Stellenwert der professionellen Pflegefachkräfte hervorgehoben. Pflegekräfte leisten jeden Tag hochqualifizierte Arbeit und sichern die gesundheitliche Versorgung der Patienten und pflegebedürftigen Menschen rund um die Uhr, oft auch unter schwierigen Bedingungen.

>>> **Das gestiegene Ansehen der Pflegekräfte und die gesellschaftliche Wertschätzung bieten eine einmalige Chance, mehr Menschen für den Beruf zu begeistern. Die Politik und vor allem die Arbeitgeber sind nun gefragt, das Berufsbild der Pflege weiter zu stärken und die Arbeitsbedingungen zu verbessern.**

Eines ist mittlerweile jedem klar: Ohne Pflege geht es nicht! Trotz zunehmender Digitalisierung wird die Pflege nie ersetzt werden können. Die Corona-Pandemie hat uns noch einmal deutlich vor Augen geführt, dass dieser Beruf krisenfest ist und immer gebraucht werden wird. Pflege ist somit nicht nur ein vielfältiger und erfüllender Beruf – es ist vor allem ein Beruf mit Zukunft!

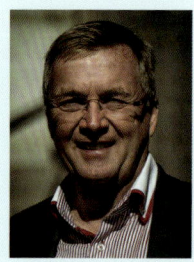

Andreas Westerfellhaus

Staatssekretär Andreas Westerfellhaus ist seit vielen Jahren mit der Pflege eng verbunden und hat den Pflegeberuf von Grund auf erlernt. In den 1970er-Jahren absolvierte er die Ausbildung als Krankenpfleger, durchlief die Fachweiterbildung Intensivpflege und Anästhesie und übernahm die Leitung einer Anästhesieabteilung. In den 1980er-Jahren studierte er Pädagogik für Gesundheitsberufe und wurde Lehrer in der Krankenpflegeausbildung. 2000 gründete er als Modellprojekt des Landes NRW die ZAB GmbH, Zentrale Akademie für Berufe im Gesundheitswesen GmbH, und war bis März 2018 als Geschäftsführer dort tätig. Von 2001 bis 2008 war er Vize-Präsident und von 2009–2017 Präsident des Deutschen Pflegerates. Seit 15. April 2018 ist er als Staatssekretär der Pflegebevollmächtigte der Bundesregierung.

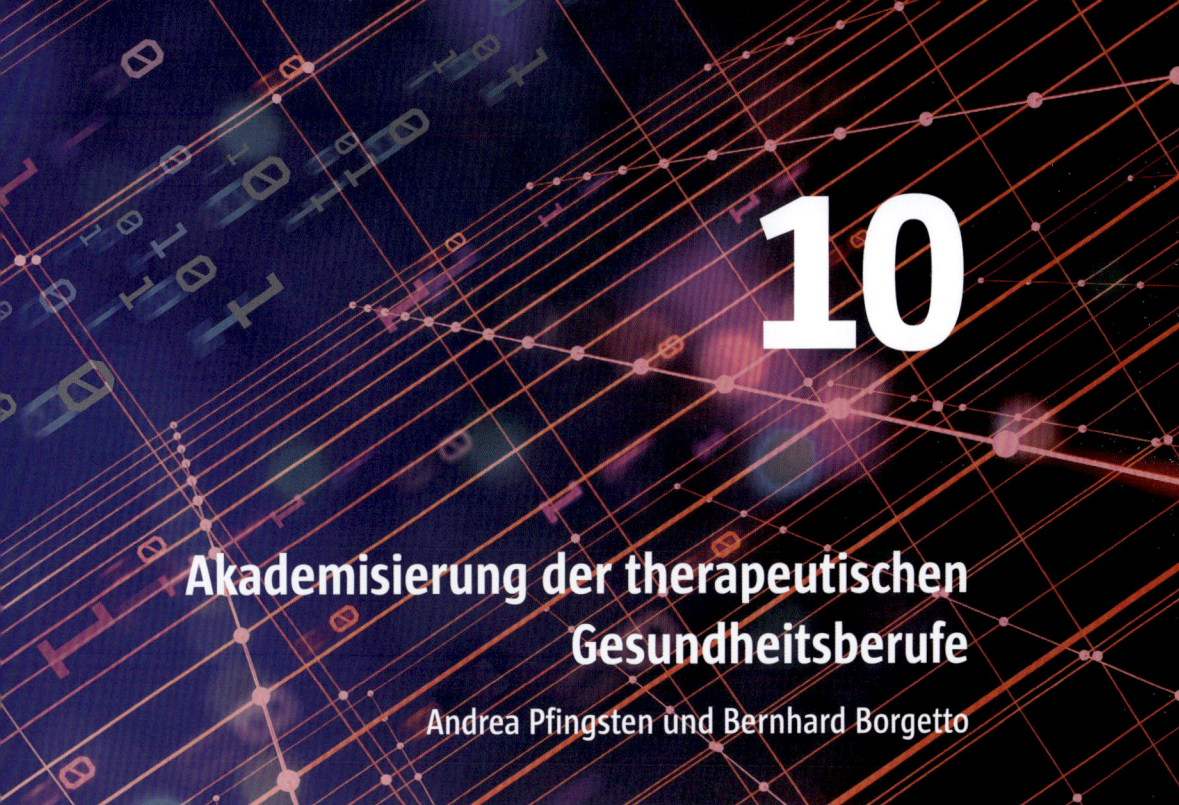

10

Akademisierung der therapeutischen Gesundheitsberufe

Andrea Pfingsten und Bernhard Borgetto

In der Ergotherapie, Logopädie und Physiotherapie steht die bestmögliche und sichere Versorgung von Patient:innen im Zentrum des Handelns. Die ungefähr 350.000 Therapeut:innen leisten im Rahmen einer qualitativ hochwertigen und umfassenden Gesundheitsversorgung einen entscheidenden Beitrag zu Prävention, Rehabilitation und Therapie von Gesundheitsproblemen. Dabei wird das Potenzial dieser Disziplinen in Deutschland nicht optimal genutzt. Therapeut:innen werden auf Basis von Ausbildungs- und Prüfungsverordnungen (APrV) aus den Jahren 1980 bis 1999 ausgebildet und diese werden den aktuellen Bedarfen in der Gesundheitsversorgung nicht mehr gerecht. Daher haben die Regierungsparteien im Koalitionsvertrag (2018) angekündigt, die „Gesundheitsfachberufe im Rahmen eines Gesamtkonzeptes neu [zu] ordnen und [zu] stärken" und ihnen mehr Verantwortung zu übertragen. Eine zentrale Entscheidung ist dabei, ob und wie die Therapieberufe weiter akademisiert werden.

10.1 Notwendigkeit der Akademisierung

Veränderte Versorgungsbedarfe und Rollengefüge im Gesundheitswesen erfordern eine vollständige Akademisierung der Therapieberufe. Im Zuge des demografischen Wandels nehmen Anzahl und Anteil betagter, multimorbider und chronisch kranker Patient:innen und pflegebedürftiger Menschen immer weiter zu. Die Verweildauern in Krankenhäusern werden ökonomisch bedingt reduziert (Destatis 2020a) und pflegebedürftige Menschen sollen möglichst lang im häuslichen Umfeld bleiben können (§ 3 SGB XI). Patient:innen haben wachsenden Bedarf an Unterstützung bei Verhaltensänderungen und Edukation, aber auch an Beratung und Information, um sich aktiv am Therapieprozess beteiligen zu können (Wissenschaftsrat 2012; Bourgeault et al. 2008; Borgetto u. Siegel 2009). Therapeut:innen erhalten mehr Autonomie und Verantwortung, auch für die Verteilung von Ressourcen.

Eine wirksame und sichere Diagnostik und Intervention ist dabei zwingend auf Basis von aktueller Evidenz zu gestalten. Die Herausforderungen der Digitalisierung und Diversifizierung von therapeutischen Ansätzen und deren immer bessere theoretische Fundierung verstärken die Anforderung, dass Therapeut:innen selbstständig ihr Wissen aktuell halten und mit ihren Erfahrungen in Verbindung setzen können (Borgetto 2020).

Die Versorgung ist jedoch bereits heute nicht optimal. Sowohl Patient:innen mit chronischen Beschwerdebildern, die in Kombination mit weiteren Erkrankungen aus den gleichen oder anderen Fachgebieten auftreten als auch Patient:innen, die im Genesungsprozess noch am Anfang stehenden oder betroffen sind, benötigen interdisziplinäre und komplexe Versorgungsangebote. Zudem ist eine dichotome Unterscheidung zwischen komplexen und nicht komplexen Versorgungssituationen nicht sinnvoll. Konkrete Versorgungssituationen befinden sich auf einem Kontinuum und verändern sich während der Therapie i.d.R. mehrfach. Diagnostik und Therapie bilden daher einen nicht standardisierbaren, iterativen Prozess, in dem eine Abstufung von Aufgaben und Zuständigkeiten nicht möglich ist. Damit Patient:innen durch eine evidenzbasierte und sichere Gestaltung den größtmöglichen Nutzen ziehen, sind umfassende Kompetenzen erforderlich, die nur an Hochschulen erworben werden können. Daher sollten alle Berufsangehörigen und nicht nur – wie vom Wissenschaftsrat (2012) vorgeschlagen – 10 bis 20 Prozent an Hochschulen ausgebildet werden.

Nicht zuletzt ist Deutschland eines der letzten Länder, in denen Therapieberufe nicht im Rahmen eines Studiums erlernt werden. Die Berufe sind hinsichtlich Forschung und Berufsausübung im internationalen Vergleich abgehängt (World Physiotherapy 2020a; Scharff-Rethfeldt u. Heinzelmann 2013; Lehmann et al. 2014). Auch dies trägt zu einer nicht optimalen Versorgung von Patient:innen bei, da der reine Import von Evidenz aus dem Ausland nicht möglich ist, und selbst wenn, nicht ausreichen würde, um im Rahmen des deutschen Gesundheitssystems optimal zu handeln.

Die Bundesagentur für Arbeit (2020) weist auf einen Fachkräfteengpass bei Physio-, Ergo- und Sprachtherapie hin. Ein Grund hierfür ist sicherlich der mit 2.500–2.700 EUR geringe Verdienst, aber auch fehlende Karrieremöglichkeiten und unattraktive Arbeitsbedingungen führen zu rückläufigen Schülerzahlen (Destatis 2020b; 2005). Vor allem in den Gesundheitsberufen werden Ausbildungen zu Gunsten eines Studiums abgebrochen (Schneider et al. 2020) und ausgebildete Therapeut:innen steigen aus dem Beruf aus (Hammer u. Hebel 2018). Gleichzeitig ist die Zahl der Heilmittelverordnungen seit 2005 von 28,8 Millionen mit 253,5 Millionen Einheiten Therapie (Schröder u. Waltersbacher 2006) auf 40,6 Millionen mit 285,3 Millionen Einheiten angestiegen und der Bedarf wird weiter zunehmen, da immer mehr ältere Menschen mehr Therapie benötigen (Waltersbacher 2019).

10.2 Beitrag der Akademisierung zu Verbesserung der Versorgung

Nur im Rahmen eines Studiums können nach dem Deutschen Qualifikationsrahmen (DQR) Kernkompetenzen für das Arbeiten in einem wissenschaftlichen Fach, das Lösen umfassender fachlicher Problemstellungen und die Steuerung von Prozessen in einem komplexen und veränderlichen Arbeitsfeld erworben werden (BMBF u. KMK 2020). So schätzen 70 bis 91 Prozent befragter Arbeitgeber:innen Kompetenzen der

Wissenschaftlichkeit, Prozesssteuerung und Qualitätssicherung bei Absolvent:innen von Modellstudiengängen in den Therapieberufen höher ein, als bei Absolvent:innen von Berufsfachschulen. Ungefähr die Hälfte der Befragten beurteilt die Kompetenzen hinsichtlich Beratung, interprofessioneller Kooperation und Anleitung besser. Dabei fühlen sich Absolvent:innen praktisch handlungssicher und Arbeitgeber:innen beurteilen die Kompetenzen als den Anforderungen in der Praxis entsprechend (Dieterich et al. 2019).

> Eine akademische Qualifikation verbessert die Versorgungsqualität, da praxis-
> relevante Evidenz aus Forschung nur von Therapeut:innen selbst und nur von
> wissenschaftlich ausgebildeten Therapeut:innen zusammengetragen, evalu-
> iert, aktualisiert und in der Praxis angewandt werden kann.

Das Einüben systematischen Reflektierens des eigenen (Be-)Handelns sowie die Fähigkeit zur selbstständigen und methodisch-kritischen Aneignung aktuellen Wissens ermöglichen lebenslanges Lernen und nur so kann den schnellen Entwicklungen der Gesundheitsversorgung Rechnung getragen werden. Da sich Berufsfachschulen als Forschungsinstitution nicht eignen, können Theorie, Forschung und Praxis nur an der Hochschule optimal in Verbindung gesetzt werden. Studierende lernen selbstbestimmt und erwerben ein tiefes Verständnis von physiologischen und pathologischen Zusammenhängen sowie Wirkungen von Interventionen. Sie erlangen Kompetenzen, auf dieser Basis theoriegeleitet Interventionen auszuwählen und zu gestalten. Individualisierte Therapie wird gefördert und im Übermaß standardisierte und daher möglicherweise inadäquate Vorgehensweisen werden reduziert. Gleichzeitig verschwinden unwirksame Therapien früher und effektiver aus der Versorgung. Die Hochschule unterstützt mit ihrem breiten Studienangebot interdisziplinäre Denk- und Handlungsweisen sowie die Entwicklung der Fähigkeit, komplexe fachbezogene Probleme und Lösungen auch in multiprofessionellen Versorgungskontexten argumentativ zu vertreten. Eine Zuordnung der Therapieberufe zu Niveau 4 des DQR (BMBF u. KMK 2020) bzw. eine diesem Niveau entsprechende berufsfachschulische Ausbildung ist nicht angemessen.

Auch Versorgungslücken können durch die gesteigerte Attraktivität der Berufe geschlossen werden, da Studienberechtigte ein Studium einer Ausbildung vorziehen (Woisch et al. 2019). So hat sich die Zahl der Studierenden in den nichtärztlichen Heilberufen und Therapien zwischen 2005 und 2020 vervierfacht (GBE 2020). Ein Studium eröffnet Karriere- und Weiterentwicklungsmöglichkeiten, die auch im Rahmen der späteren Berufstätigkeit für einen Verbleib in der Therapie sorgen können. Im Rahmen akademischer Karrieren kann therapeutische Forschung in Deutschland aus- und weiterentwickelt werden. Therapeut:innen mit primärqualifizierendem Studienabschluss sind zu zwei Dritteln mit Ihrem Beruf zufrieden und sehen für sich selbst Vorteile durch das Studium (Dieterich et al. 2019).

10.3 Stand der Akademisierung

In Deutschland ist die Ausbildung von Therapeut:innen an Berufsfachschulen etabliert und sie erhalten in der Regel dort die Berechtigung zur Führung der Berufsbezeichnung. Dabei handelt es sich um wenig geregelte Ausbildungen besonderer Art, die weder dem dualen Ausbildungssystem noch dem Schulberufssystem zugeordnet werden können (Lehmann et al. 2014) und somit großteils unter das Ersatz- oder Ergänzungsschulrecht fallen. Im Vergleich zu anderen Ausbildungsberufen haben Schüler:innen mit 45,3 bis 65 Prozent einen deutlich höheren Anteil an Unterricht an der Schule und somit bereits jetzt ein abweichendes Theorie-Praxis-Verhältnis. Möglicherweise kommt hier bereits zum Tragen, dass umfassende theoretische Kenntnisse und Kompetenzen für komplexe Problemlösungen in diesen Systemen nicht optimal erworben werden können. Ein Studium kann optional nach abgeschlossener Ausbildung berufsbegleitend oder während der Ausbildung ohne engere Verknüpfung der Lernorte ausbildungsbegleitend oder unter Anrechnung von Ausbildungsinhalten und mit enger Verzahnung der drei Lernorte Hochschule, Berufsfachschule und Praxiseinrichtung ausbildungsintegrierend absolviert werden (Borgetto 2015). Seit der Einführung der Modellklausel 2009 in die Berufsgesetze ist es möglich, primärqualifizierend zu studieren, wobei alle Ausbildungsinhalte und die staatliche Prüfung hochschulisch verantwortet werden. Hierbei wird die APrV der jeweiligen Disziplin in das Studium integriert. Die unterschiedlichen Bachelor-Studiengänge führen in unterschiedlicher Zeit zum Abschluss.

In nicht primärqualifizierenden Studiengängen erfahren die angehenden Therapeut:innen eine Mehrfach(teil)sozialisation als Schüler:innen und Studierende. Sie erlernen unterschiedliche Herangehensweisen an Problemlösungen, die widersprüchlich ausfallen können. Nur im Rahmen primärqualifizierender Studiengänge wird eine reflektierte und wissenschaftsbasierte Herangehensweise einheitlich gefördert. Während Studiengänge einer Akkreditierung unterliegen, die für Transparenz und Standards sorgt, ist eine solche Qualitätskontrolle bei der Berufsfachschulausbildung nicht vorgesehen (Kälble 2006). Auch sind die Mindestqualifikationen von Lehrkräften an Hochschulen, nicht aber an Berufsfachschulen einheitlich geregelt. Studium und Berufsfachschule qualifizieren dennoch beide gleichermaßen für die Arbeit in der direkten Patientenversorgung und Absolvent:innen werden in diesem Rahmen nicht unterschiedlich vergütet (Räbiger u. Blümke 2018). Das Nebeneinander der Abschlüsse ist dabei weder für Patient:innen noch Arbeitgeber:innen hinsichtlich der Einschätzung von Kompetenzen nachvollziehbar. Auch Berufsinteressierte können kaum abschätzen, welche Folgen ihre Entscheidung für ihre spätere Berufstätigkeit und Karrierechancen hat.

Bisher sind in der Physiotherapie circa 2,7 Prozent (ZVK 2020), in der Ergotherapie circa 5 Prozent (DVE 2020) und in der Logopädie circa 30 Prozent der Angehörigen der Berufsgruppe (Räbiger et al. 2018) akademisiert. Von den seit 2001 entstandenen Bachelorstudiengängen sind ungefähr 30 primärqualifizierend (ebd.) und diese wurden mehrfach von unterschiedlichen Forschungsverbünden positiv evaluiert (Darmann-Finck et al. 2015; Dieterich et al. 2019; Blümke et al. 2019). Bereits drei Jahre nach deren Einführung empfahl der Wissenschaftsrat (2012) den Ausbau von primärqualifizierenden Studiengängen und nach sieben Jahren fasste das Bundesministerium für Gesundheit (BMG) in seinem Bericht an den Bundestag die Evaluationen von 25 Modellstudiengängen zusammen und stellte fest, dass eine dauerhafte Einführung als wünschenswert und machbar erachtet wird, empfahl aber dennoch eine Verlängerung der Modellphase um zehn Jahre (Deutscher Bundestag 2016a). Der Bundesrat (2016) bewertete eine weitere Verlängerung als hinderlich für die Weiterentwicklung der Therapieberufe, die er als entscheidend für die Bewältigung anstehender Herausforderungen sah und erreichte eine Beschränkung der Verlängerung auf vier Jahre.

Eine 2017 hierfür eingerichtete Bund-Länder-Arbeitsgruppe (BLAG) legte 2020 Eckpunkte für ein Gesamtkonzept Gesundheitsfachberufe vor, in denen sie eine Ausbildung unter Berücksichtigung der Evaluationsergebnisse der Modellstudiengänge fordert, die an Kompetenzen ausgerichtet ist und zu Entscheidungen und Handlungen auf Basis von Evidenz befähigt. Obwohl diese Kompetenzen nur an Hochschulen erworben werden können, empfahl die BLAG nur für die Logopädie die Prüfung einer Vollakademisierung, nicht aber für die Ergo- und Physiotherapie. Als Begründung für eine Vollakademisierung wurden unter anderem die Steigerung der Komplexität des Gesundheitssystems und die Unteilbarkeit des Aufgabenspektrums genannt (BMG 2020a). Wo sich hierbei die Logopädie von den anderen beiden Berufsgruppen unterscheiden soll, ist nicht nachvollziehbar, zumal es die Berufsgruppe ist, die im Rahmen der Ausbildung den geringsten Teil an schulischen Unterrichtseinheiten im Vergleich zur praktischen Ausbildung absolviert. Das Argument, es sei die kleinste Berufsgruppe, hat ebenfalls nichts mit Versorgungsqualität zu tun.

Der Hochschulverbund Gesundheitsfachberufe (HVG) und der Verbund für Ausbildung und Studium in den Therapieberufen (VAST) (Räbiger et al. 2018) sowie alle großen Therapieverbände (Bündnis Therapieberufe an die Hochschule 2020) und das Deutsche Netzwerk für evidenzbasierte Medizin (DNEbM 2019) haben sich für eine Vollakademisierung mit primärqualifizierenden Studiengänge ausgesprochen. Der Verein zur Förderung der Wissenschaft in den Gesundheitsberufen unterstützt das Anliegen und weist auf die entscheidende Qualitätssteigerung der Therapie in Österreich und der Schweiz durch die Vollakademisierung hin (Staeck 2020).

10.4 Schritte zur Vollakademisierung

Für die Umsetzung einer Vollakademisierung sind zwei Szenarien möglich. Bestehende Ausbildungsstrukturen könnten wie in der Schweiz 2007 zu einem definierten Zeitpunkt per Gesetz abgelöst werden oder wie in Österreich ab 2006 schrittweise in eine hochschulische Ausbildung transformiert werden. Die Größe Deutschlands und die damit einhergehende Menge an benötigten Studienplätzen spricht für eine sukzessive Transformation. Für einen Übergang innerhalb von zehn Jahren liegt ein Konzept vor, in dem pro Jahr und Bundesland 1,2 primärqualifizierende Studiengänge zu schaffen wären, um auf die gleiche Zahl an Absolvent:innen zu kommen wie bisher mit den Berufsfachschulen. Dieser Prozess würde durch eine Anpassung von bestehenden Studiengängen mit anderen Formen erleichtert, zumal ein großer Teil der Berufsfachschulen bereits mit Hochschulen kooperiert (Räbiger et al. 2018).

Hierfür müsste die Modellphase beendet und die primärqualifizierende hochschulische Ausbildung als alleinige Variante zum Ende des Transformationsprozesses festgeschrieben werden. Der Bundesgesetzgeber müsste veranlassen, dass die ohnehin veralteten Berufsgesetze und die APrV des jeweiligen Berufs entsprechend novelliert werden. Eine Aktualisierung wäre auch bei einer vollständigen Rückkehr zur ausschließlichen Ausbildung an Berufsfachschulen und bei Teilakademisierung notwendig, da Struktur und Inhalte an die aktuellen Versorgungsbedürfnisse angepasst werden müssten, was eine Investition in ein veraltetes System wäre. Für eine Vollakademisierung haben Schul- und Berufsverbände bereits Konzepte für die jeweilige APrV entwickelt (DVE 2017; AK BG L/S 2018; IFK et al. 2019). Dabei ist es möglich, wie im deutschsprachigen Ausland ein Berufsgesetz für alle drei Therapieberufe oder für jeden Beruf ein eigenes Gesetz zu formulieren. Ein Eckpunktepapier großer Verbände für ein Rahmengesetz und die ausschlaggebenden Qualitätskriterien bestehen ebenfalls (VAST et al. 2015). Die therapeutischen Kernkompetenzen wären im Falle eines einheitlichen Gesetzes im Berufsgesetz und die berufsspezifischen Aspekte in der jeweiligen APrV geregelt und könnten durch curriculare Mindestanforderungen vereinheitlicht werden (HVG 2017). Das DNEbM (2019) erwartet hier die Verankerung von Kompetenzen zur evidenzbasierten individualisierten Versorgung.

Entgegen diesen dringend erforderlichen Anpassungen ist in dem Kabinettsentwurf für das Gesundheitsversorgungsweiterentwicklungsgesetz (GVWG) eine Verlängerung der Modellklausel bis 2026 vorgesehen, mit der Begründung, den Ländern zu ermöglichen „gewachsene Strukturen akademischer Erstausbildungen zunächst fortzuführen". Dies wird als „Voraussetzung für eine ergebnisoffene Entscheidungsfindung, ob und wenn ja in welcher Ausgestaltung die jeweilige Ausbildung [...] akademisiert werden soll" betrachtet (BMG 2020b). Gleichzeitig wurden sehr unterschiedliche Anreize geschaffen. Während Schulgeldfreiheit und Ausbildungsvergütung für Schüler:innen grundsätzlich zunächst zu begrüßen sind, erhalten primärqualifizierend Studierende keine Vergütung und Studiengänge sind unabhängig von deren Form häufig an privaten Hochschulen mit hohen Gebühren angesiedelt. Daher sollten bisher entwickelte Strukturen zügig durch eine gesetzliche Beendigung der Modellphase nicht nur verstetigt, sondern auch mit klarer Perspektive für eine Vollakademisierung ausgebaut werden. Ansonsten könnten gewachsenen Strukturen akademischer Erstausbildung weniger nachgefragt, ausgedünnt und abgebaut werden.

Für die Einrichtung und Finanzierung von Studiengängen sowie die Genehmigung von Curricula sind die Länder verantwortlich. Dabei müssen Studiengänge keinen finanziellen Mehraufwand bedeuten, da größere Gruppen auch interdisziplinär unterrichtet werden können und neben Lehrveranstaltungen auch Zeiten selbstständigen Lernens vorgesehen sind. Eine Förderung wissenschaftlicher Qualifikationen vor allem für die Übernahme von Professuren wäre allerdings zu leisten. Aber auch für eine zukunftsfähige berufsfachschulische Ausbildung wäre gesetzlich zu regeln, dass Lehrkräfte besser und akademisch auszubilden sind (BMG 2020a). In jedem Fall sollte großer Wert auf die Qualität und finanzielle Sicherung der praktischen Ausbildung gelegt werden. Bisher tragen im Rahmen der Berufsfachschule teilweise Krankenhäuser die Kosten für die Ausbildung an den Patient:innen und werden über die Krankenkassen refinanziert. Dabei entspricht die vorwiegende Ausbildung an Krankenhäusern nicht der Versorgungsrealität der Therapieberufe, sodass wie im Eckpunktepapier (ebd.) vorgeschlagen ein Ausbildungsfonds, in den alle Sozialversicherungsträger einzahlen, eine mögliche Lösung wäre. Der Bundesrat hat 2016 auch für Studiengänge eine Mitfinanzierung der Krankenkassen gefordert, was von der Bundesregierung abgelehnt wurde (Deutscher Bundestag 2016b). Auch das DNEbM (2019) sieht den Bedarf zur gesetzlichen Regelung einer Refinanzierung für Studiengänge. Da der Bund laut Grundgesetz die Verantwortung für die gesundheitliche Versorgung der Bevölkerung hat, wäre im Zweifelsfall er für die Finanzierung der Ausbildung von für die Gesundheit Tätigen zuständig. Wissenschaftsrat (2012) und

Hochschulrektorenkonferenz (2017) haben ohnehin eine vermehrte Etablierung an staatlichen Hochschulen gefordert, um die interdisziplinäre Anbindung der Therapiewissenschaften zu gewährleisten. Darüber hinaus wäre auch eine Durchlässigkeit zwischen schulischem und hochschulischem Bildungsweg (ebd.; Wissenschaftsrat 2012) durch geeignete Maßnahmen zu flankieren, wobei grundsätzlich im Hochschulrecht über die mögliche Anrechnung von Kompetenzen vertikale und horizontale Durchlässigkeit gegeben ist.

> **Damit eine akademische Qualifikation allen Patient:innen vollumfänglich zugutekommt, wäre neben der Akademisierung aller Therapeut:innen auch die Versorgungsautonomie inklusive Zugangswegen zu stärken.**

Die Robert Bosch Stiftung hat bereits 2013 Vorschläge zur Anpassung des Heilberuferechts mit Vorschlägen zur Öffnung der Leistungserbringer:innen durch Modellvorhaben oder/und eine Approbation für nicht-ärztliche Heilberufe veröffentlicht. Die bestehende erforderliche ärztliche Verordnung auf Basis des Heilmittelkatalogs lässt vor allem in der Physiotherapie kaum Entscheidungsspielraum für individualisierte Interventionen. Verordnungsfähige Maßnahmen und deren Dosierung sind standardisiert geregelt, ohne dass eine Evidenzbasierung erkennbar ist. So konnten Absolvent:innen primärqualifizierender Studiengänge ihre Kompetenzen unter den derzeitigen Rahmenbedingungen nicht vollständig einbringen (Blümke et al. 2019). Mit der Einführung der neuen Heilmittelrichtlinie und der in § 13a sowie den §§ 124–125 b des Sozialgesetzbuches V geregelten Verordnung mit erweiterter Versorgungsverantwortung von Heilmittelerbringer:innen wird die Autonomie von Therapeut:innen dahingehend erweitert, dass zwar noch eine ärztliche Verordnung benötigt wird, sie aber selbst über spezifische Interventionen sowie deren Frequenz und Dosierung entscheiden – wozu auch nur Therapeut:innen über das nötige Wissen und die Erfahrung verfügen. Der nächste Schritt nach dieser als Blanko-Verordnung diskutierten Variante, die jetzt voraussichtlich mit einer halbjährigen Verzögerung Mitte bis Ende 2021 umgesetzt wird (Ärztezeitung 2020), ist der Direktzugang inklusive freier Entscheidungsmöglichkeiten unter Abschaffung des Heilmittelkatalogs in seiner jetzigen Form. Patient:innen bräuchten bei abgegrenzten Indikationen, beispielweise muskuloskelettalen Erkrankungen im Fall der Physiotherapie, keine Verordnung mehr und könnten zeitnah eine individuell auf ihre Bedürfnisse abgestimmte Therapie erhalten. Eine akademische Ausbildung kann im Gegensatz zur Berufsfachschulausbildung für den Direktzugang qualifizieren (BMG 2020a; Wich u. Räbiger 2016; BMG 2020a; Konrad et al. 2017). Vergleichbar mit der Akademisierung bleibt aber auch hier Deutschland hinter internationalen Entwicklungen zurück (World Physiotherapy 2020b; Hiller et al. 2015).

Für praktisch tätige und lehrende nicht akademische Therapeut:innen muss es einen geregelten Bestandsschutz und/oder Übergang geben. Denkbar wäre eine Nachqualifikation, vergleichbar mit dem Vorgehen in der Schweiz oder eine Anerkennung von Ausbildung und Erfahrung wie in Österreich.

10.5 Fazit

Die Vollakademisierung der Therapieberufe ist eine große Chance für die Sicherung und Weiterentwicklung der Versorgung durch Gewinnung von interessierten und begabten jungen Menschen für die Berufe und deren Qualität durch die Sicherstellung einer evidenzbasierten Diagnostik und Therapie für alle Patient:innen. Unter den komplexen Bedingungen der Versorgung und dem zunehmenden Bedarf erscheint der Aufwand angemessen und machbar, zumal Schul-, Hochschul- und Berufsverbände dies unterstützen. Gerade die Pandemiesituation zeigt, wie bedeutend ausreichendes und gut qualifiziertes Personal im Gesundheitswesen ist. Der Politik sollte daran gelegen sein, den begonnenen Prozess der Akademisierung nicht zu verlangsamen oder gar umzukehren.

Literatur

Arbeitskreis Berufsgesetz Logopädie/Sprachtherapie (AK BG L/S) (Hrsg.) (2018) Rahmenstudienordnung für Studiengänge der Stimm-, Sprech- und Sprachtherapie (Fassung: 20.02.2018). URL: http://www.hv-gesundheitsfachberufe.de/wp-content/uploads/Rahmenstudienordnung_20181.pdf (abgerufen am 26.02.2021)

Ärztezeitung (Hrsg.) (2020) Heilmittel: Blankoverordnung kommt frühestens im April 2021. URL: https://www.aerztezeitung.de/Wirtschaft/Heilmittel-Blankoverordnung-kommt-fruehestens-im-April-2021-414918.html?utm_term=2020-11-23&utm_source=2020-11-23-AEZ_NL_NEWSLETTER&utm_medium=email&tid=TIDP675483X6BB262760A8643839F9CE95331040A45YI4&utm_campaign=AEZ_NL_NEWSLETTER (abgerufen am 26.02.2021)

Blümke C, Räbiger J, Hansen H, Warnke A, Wasner M, Lauer N (2019) Ergebnisse der HVG-Absolventenbefragung zur Evaluation von primärqualifizierenden Bachelorstudiengängen für therapeutische Gesundheitsfachberufe (Physiotherapie, Ergotherapie, Logopädie). URL: https://www.hv-gesundheitsfachberufe.de/wp-content/uploads/HVG-Forschungsbericht_Homepage.pdf (abgerufen am 04. November 2020)

Borgetto B (2015) Zwischenbilanz und neuere Entwicklungen in der Akademisierung der Therapieberufe. In: Pundt J, Kälble K (Hrsg.) Gesundheitsberufe und gesundheitsberufliche Bildungskonzepte – Wandel, Trends und Perspektiven. 265–290. Apollon University Press Bremen

Borgetto B (2020) Akademisierung der Therapieberufe – Aktuelle Entwicklungen. Bewegung und Entwicklung 43, 14–29

Borgetto B, Siegel A (2009) Gesellschaftliche Rahmenbedingungen der Ergotherapie, Logopädie und Physiotherapie. Eine Einführung in die sozialwissenschaftlichen Grundlagen des beruflichen Handelns [unter Mitarbeit von Schiller S, Reichel K, Scheel K]. Hans Huber-Verlag Bern

Bourgeault IL, Kuhlmann E, Neitermann E, Wrede S (2008) Wie kann ein optimaler Qualifikationsmix effektiv verwirklicht werden – und warum? Grundsatzpapier WHO. Weltgesundheitsorganisation im Namen des Europäischen Observatoriums für Gesundheitssysteme und Gesundheitspolitik. URL: https://www.euro.who.int/__data/assets/pdf_file/0004/76423/E93413G.pdf (abgerufen am 26.02.2021)

Bundesagentur für Arbeit, Statistik/Arbeitsmarktberichterstattung (Hrsg.) (2020) Berichte: Blickpunkt Arbeitsmarkt – Fachkräfteengpassanalyse 2019, Nürnberg (abgerufen am 26.02.2021)

Bundesärztekammer (Hrsg.) (2019) Ärztestatistik zum 31. Dezember 2019. URL: https://www.bundesaerztekammer.de/fileadmin/user_upload/downloads/pdf-Ordner/Statistik2019/Stat19AbbTab.pdf (abgerufen am 26.02.2021)

Bundesministerium für Bildung und Forschung und der Kultusministerkonferenz (BMBF und KMK) (Hrsg.) (2020) DQR-Niveaus. URL: https://www.dqr.de/content/2315.php (abgerufen am 06.November 2020)

Bundesministerium für Gesundheit (BMG) (Hrsg.) (2020a) Eckpunkte der Bund-Länder-Arbeitsgruppe „Gesamtkonzept Gesundheitsfachberufe". URL: https://www.bundesgesundheitsministerium.de/fileadmin/Dateien/3_Downloads/G/Gesundheitsberufe/Eckpunkte_Gesamtkonzept_Gesundheitsfachberufe.pdf (abgerufen am 20. November 2020)

Bundesministerium für Gesundheit (BMG) (Hrsg.) (2020b) Referentenentwurf. Entwurf eines Gesetzes zur Weiterentwicklung der Gesundheitsversorgung (Gesundheitsversorgungsweiterentwicklungsgesetz – GVWG). URL: https://www.bundesgesundheitsministerium.de/fileadmin/Dateien/3_Downloads/Gesetze_und_Verordnungen/GuV/G/GVWG_RefE.pdf (abgerufen am 16. November 2020)

Bundesrat (Hrsg.) (2016) Drucksache 479/16 14.10.16 Beschluss des Bundesrates Bericht über die Ergebnisse der Modellvorhaben zur Einführung einer Modellklausel in die Berufsgesetze der Hebammen, Logopäden, Physiotherapeuten und Ergotherapeuten. Bundesanzeiger Verlag GmbH Köln

Bündnis Therapieberufe an die Hochschule (Hrsg.) (2020) Stellungnahme zu den Eckpunkten „Gesamtkonzept Gesundheitsfachberufe" der Bund-Länder-Arbeitsgruppe. URL: https://www.hv-gesundheitsfachberufe.de/wp-content/uploads/Stellungnahme_Buendnis_Therapieberufe_an_die_Hochschulen.pdf (abgerufen am 26.02.2021)

Darmann-Finck I, Muths S, Görres S, Adrian C, Bomball J, Reuschenbach B (2015) Abschlussbericht Dezember 2014 Inhaltliche und strukturelle Evaluation der Modellstudiengänge zur Weiterentwicklung der Pflege- und Gesundheitsfachberufe in NRW". URL: https://www.mags.nrw/sites/default/files/asset/document/pflege_abschlussbericht_26_05_15.pdf (abgerufen am 26.02.2021)

Destatis – Statistisches Bundesamt (Hrsg.) (2005) Fachserie 11, Reihe 2, Bildung und Kultur Berufliche Schulen Schuljahr 2003/2004

Destatis – Statistisches Bundesamt (Hrsg.) (2020a) Gesundheit Grunddaten der Krankenhäuser Fachserie 12 Reihe 6.1.1. URL: https://www.destatis.de/DE/Themen/Gesellschaft-Umwelt/Gesundheit/Krankenhaeuser/Publikationen/Downloads-Krankenhaeuser/grunddaten-krankenhaeuser-2120611187004.pdf?__blob=publicationFile (abgerufen am 03. November 2020)

Destatis – Statistisches Bundesamt (Hrsg.) (2020b) Fachserie 11, Reihe 2, Bildung und Kultur Berufliche Schulen Schuljahr 2019/2020

Deutscher Bundestag (Hrsg.) (2016a) Drucksache 18/940018. Wahlperiode 19.08.2016 Unterrichtung durch die Bundesregierung Bericht über die Ergebnisse der Modellvorhaben zur Einführung einer Modellklausel in die Berufsgesetze der Hebammen, Logopäden, Physiotherapeuten und Ergotherapeuten. URL: http://dip21.bundestag.de/dip21/btd/18/094/1809400.pdf (abgerufen am 26.02.2021)

Deutscher Bundestag (Hrsg.) (2016b) Drucksache 18/7823, Entwurf eines Gesetzes zur Reform der Pflegeberufe, Anlage 3: Stellungnahme des Bundesrates. URL: http://www.pflegeausbildung-generalistisch.de/images/Drucksache_18_7823.pdf (abgerufen am 26.02.2021)

Deutscher Verband der Ergotherapeuten (DVE) (Hrsg.) (2017) Entwurf eines neuen Gesetzes über den Beruf der Ergotherapeutin und des Ergotherapeuten (Ergotherapeutengesetz, ErgThG). URL: https://dve.info/attachments/article/253/ErgThG_Homepage.pdf (abgerufen am 26.02.2021)

Deutscher Verband der Ergotherapeuten (DVE) (Hrsg.) (2020) Ergotherapie in Deutschland – Ein Beruf in der Sackgasse? Offener Brief von Professor:Innen zum Welttag der Ergotherapie URL: https://dve.info/resources/pdf/ergotherapie/welt-ergotherapie-tag/2020-2/4094-offener-brief-welttag-der-ergotherapie-27-10-20/file (abgerufen am 26.02.2021)

Deutscher Verband für Physiotherapie (ZVK) (Hrsg.) (2020) Hochschulumfrage 2020 PHYSIO-DEUTSCHLAND ermittelt Absolventenzahlen von „Physiotherapeuten mit akademischem Abschluss" https://www.physio-deutschland.de/fileadmin/data/bund/Dateien_oeffentlich/Beruf_und_Bildung/Studium/Hochschulumfrage-2020.pdf (abgerufen am 26.02.2021)

Deutsches Netzwerk Evidenzbasierte Medizin (DNEbM) (Hrsg.) (2019) Stellungnahme des Deutschen Netzwerks Evidenzbasierte Medizin e.V. (DNEbM) zum Gesamtkonzept zur Neuordnung und Stärkung der Ausbildung der Gesundheitsfachberufe (Bund-Länder-Arbeitsgruppe). URL: https://www.ebm-netzwerk.de/de/veroeffentlichungen/pdf/stn-20190705-gesundheitsfachberufe.pdf (abgerufen am 26.02.2021)

Dieterich S, Hoßfeld R, Latteck ÄD, Bonato M, Fuchs-Rechlin K, Helmbold A, große Schlarmann J, Heim S. (Hrsg.) (2019) Verbleibstudie der Absolventinnen und Absolventen der Modellstudiengänge in Nordrhein-Westfalen (VAMOS) Abschlussbericht. Bochum

Gesundheitsberichterstattung des Bundes (GBE) (Hrsg.) (2020) Studenten in ausgewählten Studiengängen des Gesundheitswesens. Gliederungsmerkmale: Jahre, Region, Alter, Geschlecht, Nationalität, Fachsemestergruppe, Studienfach/Studienbereich. URL: http://www.gbe-bund.de/oowa921-install/servlet/oowa/

aw92/dboowasys921.xwdevkit/xwd_init?gbe.isgbetol/xs_start_neu/&p_aid=3&p_aid=50774493&num-mer=773&p_sprache=D&p_indsp=-&p_aid=75825159 (abgerufen am 26.02.2021)

Hammer S, Hebel L (2018) Warum Physiotherapeuten ihren Beruf verlassen. Pt-Zeitschrift für Physiotherapeu-ten 70, 18–22

Hiller A, Spitzer L, Borgetto B (2015) Ohne Umwege zur Logopädin? Direct Access in der Logopädie in Deutsch-land. Forum Logopädie 29(6) 28–31

Hochschulrektorenkonferenz (Hrsg.) (2017) Entschließung der 23. Mitgliederversammlung der HRK am 14. No-vember 2017 in Potsdam Primärqualifizierende Studiengänge in Pflege-, Therapie- und Hebammenwis-senschaften, Berlin und Bonn. URL: https://www.hrk.de/fileadmin/redaktion/hrk/02-Dokumente/02-01-Beschluesse/Entschliessung_Primaerqualifizierende_Studiengaenge_14112017.pdf (abgerufen am 26.02.2021)

Hochschulverbund Gesundheitsfachberufe (HVG) (Hrsg.) (2017) Empfehlungen des HVG e.V. für die Gestaltung primärqualifizierender Studiengänge für Ergotherapie, Logopädie und Physiotherapie im Rahmen von Modellvorhaben. URL: http://www.hv-gesundheitsfachberufe.de/wp-content/uploads/Empfehlungen_PQS_HVG_12.05.2017-2.pdf (abgerufen am 26.02.2021)

IFK, Physio-Deutschland, VPT, VLL, HVG (Hrsg.) (2019) MPhG: Ausbildungsziel Physiotherapie (DQR 6). URL: https://www.physio-deutschland.de/fileadmin/data/bund/news/pdfs/Anlage_1_PT_Kompetenzkata-log_Hochschule_PT_Stand_05_07_2019.pdf (abgerufen am 26.02.2021)

Kälble K (2006) Gesundheitsberufe unter Modernisierungsdruck – Akademisierung, Professionalisierung und neue Entwicklungen durch Studienreform und Bologna-Prozess. In Pundt J (Hrsg.) Professionalisierung im Gesundheitswesen. Positionen – Potenziale – Perspektiven. 213–233. Huber Bern

Koalitionsvertrag zwischen CDU, CSU und SPD 19. Legislaturperiode (2018) Ein neuer Aufbruch für Europa Eine neue Dynamik für Deutschland Ein neuer Zusammenhalt für unser Land. URL: https://www.bundesregie-rung.de/resource/blob/975226/847984/5b8bc23590d4cb2892b31c987ad672b7/2018-03-14-koalitionsver-trag-data.pdf?download=1 (abgerufen am 26.02.2021)

Konrad R, Konrad A, Geraedts M (2017) Ausbildung von Physiotherapeutinnen und Physiotherapeuten in Deutschland: Bereit für den Direktzugang? Gesundheitswesen 79(7), e48-e55

Lehmann Y, Beutner K, Karge K, Ayerle G, Heinrich S, Behrens J, Landenberger M (2014) Bestandsaufnahme der Ausbildung in den Gesundheitsfachberufen im europäischen Vergleich (GesinE) Reihe Berufsbildungs-forschung. Bd. 15. Bundesministerium für Bildung und Forschung Bonn/Berlin

Räbiger J, Blümke C (2018) Ergebnisse der HVG Absolventenbefragung Primärqualifizierende Bachelor-Stu-diengänge für therapeutische Gesundheitsfachberufe (Physiotherapie Ergotherapie und Logopädie). URL: http://www.hv-gesundheitsfachberufe.de/wp-content/uploads/Impulsvortrag_Ergebnisse_Absolventen-befragung.pdf [abgerufen am 26.02.2021])

Räbiger J, Rottenecker J, Borgetto B, Hansen H, Lauer N, Pfingsten A, Warnke A, Wasner M (2018) Notwendigkeit und Umsetzung einer vollständigen hochschulischen Ausbildung in den Therapieberufen (Ergotherapie, Logopädie und Physiotherapie). URL: https://www.hv-gesundheitsfachberufe.de/wp-content/uploads/Strategiepapier-2018_11_08.pdf (abgerufen am 26.02.2021)

Robert Bosch Stiftung (Hrsg.) (2013) Gesundheitsberufe neu denken, Gesundheitsberufe neu regeln Grund-sätze und Perspektiven. URL: https://www.bosch-stiftung.de/sites/default/files/publications/pdf_im-port/2013_Gesundheitsberufe_Online_Einzelseiten.pdf. (abgerufen am 26.02.2021)

Scharff-Rethfeldt W, Heinzelmann B (2013) Vergleich europäischer Standards und der deutschen Ausbildungs-situation zur Primärqualifikation. Forum Logopädie 1(27), 22–25

Schneider H, Ohlendorf D, Woisch A (2020) DZHAW Brief 012020 Bildungsabsichten von studienberechtigten Auszubildenden zweieinhalb Jahre nach Erwerb der Hochschulreife. DZHW Hannover

Schröder H, Waltersbacher A (2006) Heilmittelbericht 2011 Ergotherapie Sprachtherapie Physiotherapie Kor-rigierte Fassung. URL: https://www.wido.de/fileadmin/Dateien/Dokumente/Publikationsdatenbank/wido_hei_hmbericht2006_0107.pdf (abgerufen am 26.02.2021)

Staeck F (2020) Deutschland ist bei Akademisierung „weißer Fleck auf der Weltkarte" URL: https://www.aerzte-zeitung.de/Wirtschaft/Deutschland-ist-bei-Akademisierung-weisser-Fleck-auf-der-Weltkarte-414742.html (abgerufen am 26.02.2021)

(II)

VAST, HVG, ver.di, BDSL, DVE, VDES, VLL (Hrsg.) (2015) Eckpunkte zur Ausbildungsreform in den Gesundheitsfachberufen (Heilberufe) Diskussionspapier der Arbeitsgruppe „Berufsbildung in den Heilberufen" zur
Entwicklung einer homogen(er)en Struktur und zur Qualitätssicherung der Berufsausbildung in den Heilberufen. URL: http://www.hv-gesundheitsfachberufe.de//dokumente/Eckpunkte_BBHG_Oktober 2015.pdf
(abgerufen am 26.02.2021)

Waltersbacher A (2019) Heilmittelbericht 2019 Ergotherapie Sprachtherapie Physiotherapie Podologie. URL:
https://www.wido.de/fileadmin/Dateien/Dokumente/Publikationen_Produkte/Buchreihen/Heilmittel-
bericht/wido_hei_hmb_2019.pdf (abgerufen am 26.02.2021)

Wich M, Räbiger J (2016) Blankoverordnung oder Direktzugang – Die Patienten müssen die Gewinner sein.
physioscience 12(04), 158–160

Wissenschaftsrat (Hrsg.) (2012) Empfehlungen zu hochschulischen Qualifikationen für das Gesundheitswesen.
URL: www.wissenschaftsrat.de/download/archiv/2411-12.pdf (abgerufen am 26.02.2021)

Woisch A, Mentges H, Schoger L (2019) DZHAW Brief 052019 Bildungsintentionen und Informationsverhalten
von Studienberechtigten des Abschlussjahrgangs 2018. DZHW Hannover

World Physiotherapy (2020b) Profile of the global profession Is direct access permitted? (Reference year 2019).
URL: https://world.physio/membership/profession-profile (abgerufen am 26.02.2021)

World Physiotherapy (Hrsg.) (2020a) Profile of the global profession What is the minimum qualification re-
quired to practice? (Reference year 2019). URL: https://world.physio/membership/profession-profile (abgerufen am 26.02.2021)

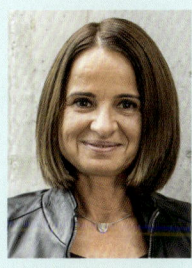

Prof. Dr. Andrea Pfingsten

Andrea Pfingsten ist seit 2015 Professorin für Physiotherapie, seit 2016 an der
Ostbayerischen Technischen Hochschule in Regensburg und seit 2018 vertritt
sie als 2. Vorsitzende den Hochschulverbund Gesundheitsfachberufe. Nachdem
sie ab 2009 in verschiedenen Forschungsprojekten und als Dozentin im hochschulischen Bereich tätig war, promovierte sie im Institut für Sportwissenschaft
an der Martin-Luther-Universität Halle-Wittenberg. Ihre Schwerpunkte liegen
in einer disziplingerechten Forschungsmethodik, in der Evidenzbasierung von
Diagnostik und Interventionen sowie der Versorgungsforschung. Vor ihrer akademischen Laufbahn arbeitete sie ab 1993 als Physiotherapeutin und ab 2002
als Lehrkraft an Berufsfachschulen.

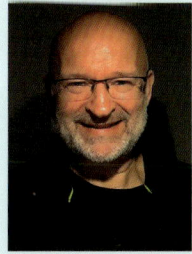

Prof. Dr. Bernhard Borgetto

Bernhard Borgetto ist Medizin- und Gesundheitssoziologe. Er studierte Soziologie an der Universität Frankfurt/M., promovierte in Heidelberg und habilitierte
sich 2004 an der Universität Bielefeld. Nach Tätigkeiten als wissenschaftlicher
Mitarbeiter an den Universitäten Gießen und Freiburg ist er seit 2006 Professor
für Gesundheitsförderung und Prävention an der HAWK Hildesheim und zurzeit dort Prodekan der Fakultät Soziale Arbeit und Gesundheit. Gleichzeitig ist
er Leiter des Instituts für gesundheits- und sozialwissenschaftliche Forschung
und Beratung e.V., 1. Vorsitzender des Hochschulverbunds Gesundheitsfachberufe e.V. und Sprecher des BÜNDNIS Therapieberufe an die Hochschulen. Seine
Arbeitsschwerpunkte sind Forschungsmethoden, evidenzbasierte Praxis, Pro-
fessionssoziologie und betriebliches Gesundheitsmanagement.

III

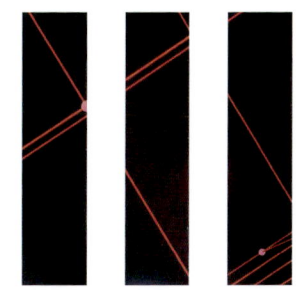

Handlungsoptionen für die nächste Legislaturperiode

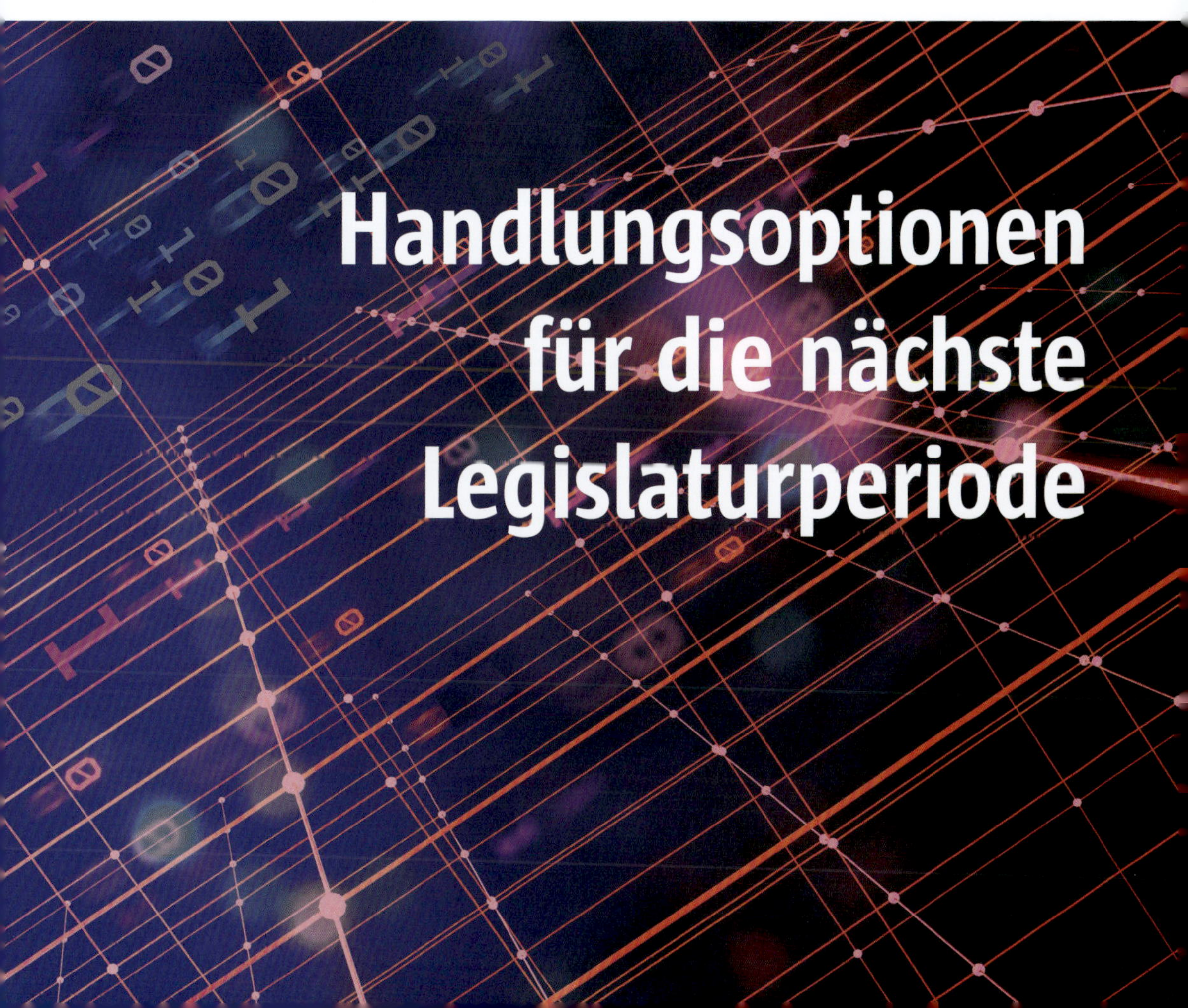

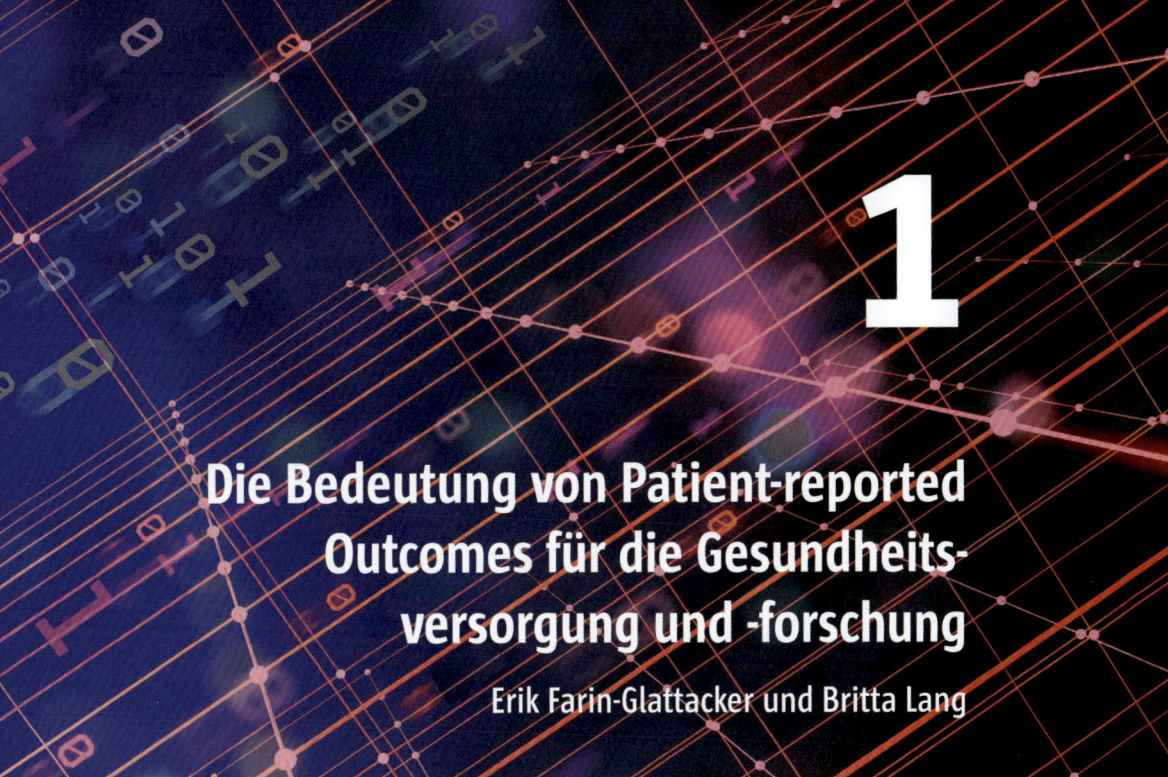

1

Die Bedeutung von Patient-reported Outcomes für die Gesundheitsversorgung und -forschung

Erik Farin-Glattacker und Britta Lang

1.1 Patient-reported Outcomes – Definition und Nutzen

Der Begriff „Patient-reported Outcomes" (kurz: PROs) bezeichnet Berichte über gesundheitsbezogene Zustände, die direkt von den Patienten selbst kommen und nicht auf einer Interpretation durch andere Personen (z.B. Ärzte, Angehörige) beruhen. Da es keine gebräuchliche deutschsprachige Übersetzung gibt (der Ausdruck „patientenberichtete Ergebnisse" wird selten verwendet), wird auch hier im Folgenden von „PROs" gesprochen. Oft wird unterschieden zwischen „Patient-reported Outcome Measures" (PROMs) und „Patient-reported Experience Measures" (PREMs) (vgl. z.B. Noonan et al. 2017), wobei letztere Patientenerfahrungen im Kontext der Gesundheitsversorgung erfassen.

Patient-reported Outcome Measures (PROMs)

- gesundheitsbezogene Lebensqualität
- Symptomschwere (z.B. Schmerzen)
- körperliche Beweglichkeit
- psychische Belastung (z.B. Depressivität, Ängstlichkeit).

Patient-reported Experience Measures (PREMs)

- erlebte Wartezeiten
- Verständlichkeit der Erklärungen des Arztes
- Ausmaß der Koordination von Allgemein- und Fachärzte

PROMs stellen in der Regel im Gegensatz zu den mit PREMs erfassten Aspekten „latente Konstrukte" dar, da man Lebensqualität oder Depressivität nicht direkt beobachten kann, sondern die Beantwortung eines Lebensqualitäts- oder Depressivitäts-Fragebogen als Indikator verwendet. Dementsprechend werden PROMs über psychometrische Skalen gemessen, bei denen z.B. verschiedene Facetten von Depressivität mit einer Reihe von Fragen (z.B. „Ich fühle mich angespannt.") erfasst und zu einem Gesamtwert integriert werden. Hier wird vereinfachend „PRO" als Oberbegriff für beide Konzepte verwendet und nur dort, wo eine Differenzierung für die Argumentation relevant ist, unterschieden.

Beispiele für PROs sind z.B. Fragen zu schmerzbedingten Beeinträchtigungen im Alltagsleben, bei denen der Patient angeben soll, wie sehr sein Schlaf durch Schmerzen beeinträchtigt wird oder eine Frage im Lebensqualitätsfragebogen EORTC, die danach fragt, ob Hilfe beim Essen, Anziehen, Waschen oder Benutzen der Toilette benötigt wird. Auch wenn PROs in der Regel über selbst bearbeitete oder assistiert ausgefüllte Fragebögen (auf Papier oder digital) erhoben werden, sollte berücksichtigt werden, dass Erfahrungen und Wahrnehmungen des Patienten auch mittels qualitativer Verfahren (Einzel- oder Gruppeninterviews) erfasst werden können. Dies bietet sich an, wenn sehr spezifische Patientenerfahrungen bestimmt werden sollen, die sich (noch) nicht in etablierten Fragebögen abbilden, oder wenn die Tiefenstruktur einer Patientenwahrnehmung im Mittelpunkt des Interesses steht (z.B. die Bedeutung, die Patienten einer Mobilitätseinschränkung für das eigene Leben beimessen).

> **PROs sind bedeutend, da sie unmittelbar die Perspektive des Patienten adressieren und damit im Kontext der individuellen Patientenversorgung, aber auch bei der Qualitätssicherung und Evaluation von Gesundheitseinrichtungen oder integrierten Versorgungssysteme eine patientenorientierte Gesundheitsversorgung unterstützen.**

PROs ersetzen keine klinischen Parameter (z.B. Blutdruckmessung) oder organisationale Indikatoren (z.B. Wiedereinweisungsraten bei Krankenhäusern), sie ergänzen diese (vgl. z.B. Black et al. 2016) und scheinen in dieser Funktion unerlässlich. Pointiert könnte man die These aufstellen, dass das Ergebnis einer medizinischen oder therapeutischen Behandlung, das ein aufgeklärter Patient auch langfristig in seinem Alltag nicht wahrnimmt, keinen Erfolg darstellt. Dies gilt auch für zunächst rein somatische oder physiologische Interventionen, deren Effekt nicht unmittelbar vom Patienten wahrnehmbar ist. Auch hier wird es letztlich darum gehen, bestimmte Symptome zu lindern oder ihr Ausbleiben zu sichern. Wenn dies einem Patienten verständlich kommuniziert wird, kann er dies an sich beobachten und darüber Auskunft geben, sodass er aktiv an der Behandlung beteiligt wird und einen Beitrag zur Erfolgsbewertung und zur weiteren Behandlungsplanung leisten kann. Besonders wichtig scheint der Einsatz von PROs bei chronisch kranken Menschen, da diese längerfristig betroffen sind und oft mit vielen Sektoren (und damit potenziell problematischen Schnittstellen) des Versorgungssystems in Kontakt treten.

Ein weiterer Aspekt, der konstitutiv für den Nutzen von PROs scheint, ist der Umstand, dass sie „Real-World Evidence" liefern. PROs erfassen Prozesse und Ergebnisse der Gesundheitsversorgung im alltäglichen Leben (Calvert et al. 2019), und keine Parameter, die in spezifischen Laborsituationen erhoben wurden. Aus diesem Grund überrascht es auch nicht, dass im § 35b Abs. 1 SGB V (Kosten-Nutzen-Bewertung von Arzneimitteln) hervorgehoben wird, dass beim Patientennutzen auch Konzepte wie Lebensqualität berücksichtigt werden sollen, für die eine Erfassung als PRO nahe-liegend ist.

Grenzen der Anwendbarkeit von PROs ergeben sich dort, wo Selbstberichte des Pa-tienten keine hinreichende Validität besitzen, sei es, weil der Patient kognitiv stark eingeschränkt ist, die Sprache des Fragebogens nicht beherrscht oder weil der Fra-gende aus einer anderen Kultur stammt und sich kulturelle Unterschiede im Begriffs-verständnis ergeben, die die Interpretation der Daten erschweren.

1.2   PROs in einem patientenorientierten Versorgungssystem

Die obige Argumentation verweist darauf, dass sich der Nutzen von PROs vollständig nur in einem patientenorientierten Versorgungssystem entfalten kann, in dem Be-handelnde den Patienten und seine Erfahrungen ernst nehmen, ihn partizipativ in die Therapieplanung einbeziehen und die Kommunikation so gestalten, dass ver-ständliche und der Gesundheitskompetenz des jeweiligen Patienten angepasste Er-klärungen gegeben werden.

> **Patientenorientierung in der Gesundheitsversorgung verlangt den Einsatz von PROs ebenso, wie PROs Patientenorientierung benötigen.**

Die in den letzten Jahren und Jahrzehnten festzustellende zunehmende Bedeutung von PROs resultiert auch auf dem generellen Trend hin zu einem patienten- und nut-zerorientierten Versorgungssystem. Die Grundidee von Patientenorientierung be-steht darin, dass der Patient im Mittelpunkt stehen sollte – und nicht der Behandler, das Krankenhaus oder die ökonomischen und organisationalen Ziele von Unterneh-men oder Leistungsträgern (vgl. Farin 2014). Diese Entwicklung im Gesundheitswe-sen kann nicht losgelöst von gesamtgesellschaftlichen Veränderungen im Verhältnis von Wissenschaft und Expertentum einerseits und der Bevölkerung andererseits ge-sehen werden. Heute steht die medizinische Versorgung in enger Wechselwirkung zu anderen gesellschaftlichen Subsystemen wie der Ökonomie, dem Rechtswesen und insbesondere auch der Wissenschaft (vgl. Evidence-based Medicine). Damit ist letztlich auch eine Machtverschiebung verbunden, die Richards et al. (2013, S. 1) als „Patient Revolution" beschreiben und ausführen: „Wir müssen akzeptieren, dass die Kompetenz bezüglich Gesundheit und Krankheit ebenso außerhalb wie innerhalb der Medizin liegt." (Übers. vom Autor).

Lavallee et al. (2016) führen verschiedene Bereiche des Nutzens von PROs für eine pa-tientenorientierte Versorgung an, u.a.:

- Partizipative Behandlungsentscheidungen (z.B. können Patienteneinschät-zungen zu Schmerzen und Funktionsfähigkeit die Wirksamkeit von physika-lischer Therapie und Medikamenten bewerten helfen und die Entscheidung eines operativen Eingriffs unterstützen),

- Priorisierung von Themen der Patient-Behandler-Kommunikation (z.B. können onkologische Patienten mit ihrem Arzt oder ihrer Ärztin gemeinsam die verschiedenen Bereiche eines Lebensqualitätsfragebogens durchgehen und herausarbeiten, an welchen psychosozialen Belastungen primär zu arbeiten ist),
- zeitnahes Informieren des Behandlers über den Gesundheitszustand des Patienten (z.B. können Patienten in der Nachsorge mit mobilen Apps den Behandlern Informationen über den weiteren Symptomverlauf geben).

1.3 Zentrale Funktionen und Einsatzgebiete von PROs

Im Folgenden wird auf verschiedene Anwendungsbereiche von PROs und die Bedeutung, die sie dort besitzen, näher eingegangen. Thematisiert werden zunächst zwei Forschungsbereiche, in denen PROs schon länger verbreitet sind: Versorgungsforschung und klinische Forschung. Anschließend wird auf drei Bereiche eingegangen, in denen die breite Nutzung von PROs noch nicht so umfassend oder eher jüngeren Datums ist (vgl. Bartlett et al. 2017): die individuelle Patientenbehandlung, Qualitätssicherung und strukturelle, gesundheitspolitische Entscheidungen. Man könnte auch sagen, es geht in diesen drei Bereichen um die Messung, Interpretation und Handlungsumsetzung von Patientenwahrnehmungen auf der individuellen, organisationalen und Systemebene.

1.3.1 Versorgungsforschung

Die Funktion von PROs bei der Erfassung von „Real-World Evidence" (s. oben) erklärt, warum PROs in der Versorgungsforschung eine starke Beachtung gefunden haben (vgl. Neugebauer u. Farin 2017); ist es doch gerade das Ziele der Versorgungsforschung, die Praxis der alltäglichen Gesundheitsversorgung hinsichtlich Effektivität und Effizienz zu untersuchen. Studien der Versorgungsforschung gehen von konkreten Problemen im Versorgungsalltag aus (z.B. eine Demenzversorgung, die nicht hinreichend multiprofessionell und multimodal ist und nicht optimal auf individuelle Bedarfe – auch bei Angehörigen – eingeht). PROs werden dabei oft als primäre Endpunkte eingesetzt, da die Evaluation der implementierten, komplexen Interventionen (z.B. ein multiprofessionelles Case-Management für Demenzkranke mit ambulanter Krisenintervention) eine Nutzenbewertung und Akzeptanzerfassung unter Einbeziehung aller Beteiligten – und damit prioritär die der Patienten und ihrer Angehörigen – erfordert. Die Nutzenbewertung könnte sich in diesem Beispiel auf die Lebensqualität der Demenzkranken und die psychosoziale, betreuungsbedingte Belastung der Angehörigen beziehen.

Ein wichtiges Aufgabenfeld der Versorgungsforschung ist es auch, PROs auf einer soliden methodischen Basis zu entwickeln, damit sie sinnvoll in anwendungsnahen Bereichen (z.B. individuelle Patientenbehandlung und Qualitätssicherung) zum Einsatz kommen können. Der Prozess der Entwicklung und Prüfung eines PROs ist beim Anspruch einer hohen Instrumentengüte ein aufwendiges Projekt, dessen Umfang oft unterschätzt wird. Eine fundierte Entwicklung wird ca. 12–24 Monate in Anspruch nehmen und sollte im Idealfall folgende Teilschritte umfassen (veranschaulicht am Beispiel eines Fragebogens zur Erfassung psychosozialer Belastung pflegender Angehöriger):

1. Spezifikation eines theoretischen Rahmenkonzepts (z.B. Berücksichtigung von Theorien und Vorbefunden zu den Formen der Belastungen pflegender Angehöriger)
2. Erfassung der subjektiven Konzepte des Angehörigen bzgl. pflegebedingter Belastungen (z.B. mit 2-4 Angehörigengruppen zu jeweils 5-6 Personen diskutieren, welche psychosozialen Belastungen sie prioritär erleben)
3. Erstellung einer Version 1 des Fragebogens
4. Durchführung kognitiver Interviews (z.B. Methode des „Lauten Denkens" bei der Bearbeitung des Bogens, Durchführung bei z.B. N = 10 Personen), um zu prüfen, ob der Fragebogen verständlich und akzeptiert ist
5. Optimierung der Version 1 des Fragebogens resultiert in Version 2
6. Methodisch-statistische Prüfung von Objektivität, Reliabilität und Validität: Dieser besonders aufwendige Arbeitsschritt sollte die Vorlage des Fragebogens an zumindest N = 200 Personen (besser N = 300) mit anschließender statistischer Analyse umfassen. Dabei werden Verfahren wie Faktorenanalyse und Strukturgleichungsmodelle angewandt.

Gewisse Schritte lassen sich vereinfachen, immer jedoch auf Kosten eines höheren Risikos methodischer Defizite und damit auch einer geringeren inhaltlichen Aussagekraft.

1.3.2 Klinische Forschung

Klinische Forschung wird im Folgenden verstanden als Forschung am Menschen in vergleichenden interventionellen Studien, in denen medikamentöse, medizintechnische oder verhaltensbeeinflussende Maßnahmen an Menschen hinsichtlich ihres möglichen Nutzens und ihrer Risiken sowie der Über- oder Unterlegenheit gegenüber anderen Interventionen überprüft werden („Comparative Effectiveness Research").

In der primär auf klinische Parameter ausgerichteten klinischen Forschung haben PROs seit Beginn des 21. Jahrhunderts zunehmend an Bedeutung gewonnen (Mercieca-Bebber et al. 2018). In einem „Top-down-Approach" haben Fachgesellschaften sowie regulierende und steuernde Behörden vor allem im Bereich Onkologie die Ausweitung von erhobenen Parametern auf PROs angestoßen (z.B. European Medicines Agency [EMA] 2016; U.S. Department of Health and Human Services – Food and Drug Administration [FDA] 2009).

In den USA wurde 2010 ein Förderprogramm im Umfang von bisher 2 Milliarden US Dollar (2010–2018) für „Patient-Centered Outcomes Research (PCOR)", aufgelegt, d.h. für Forschungsvorhaben, die Patienten in die Identifizierung von Fragestellungen und in die Planung von klinischen Studien einbinden (für Fallbeispiele s. https://www.pcori.org). „Bottom up" wurde die Implementierung von PROs auch maßgeblich durch die Bewegung des „Patient Empowerment" und dem zunehmenden Einfluss von sich professionalisierenden Patientenorganisationen auf Gesundheitssysteme und Wissenschaft bewirkt. Es wurde damit die Möglichkeit eröffnet, z.B. Patientenerfahrungen mit der Behandlungserwartung abzugleichen, Versorgungslücken zu identifizieren oder distale Effekte einer Therapie zu fokussieren, die in ihrer Messbarkeit eine empirische Herausforderung darstellen. Einer Analyse von 17.000 klinischen Studien aus dem Studienregister der U.S. National Library of Medicine ClinicalTrials.gov zufolge, ist der Einsatz von PROs häufig in randomisierten, klinischen Studien der Phase III festzustellen, in denen die untersuchte Intervention verhaltensbezogen ist und von universitärer oder öffentlicher Hand gefördert wird (Scoggins u. Patrick 2009).

Wie eingangs beschrieben, kommt der sorgfältigen methodischen Erarbeitung von PROs zentrale Bedeutung zu, sollen die Ergebnisse der subjektiven Erlebenssituation der Patienten hinsichtlich Objektivierbarkeit, Reliabilität und Validität aussagekräftig sein. Um dies zu erzielen, muss bereits bei der Planung einer akademisch initiierten klinischen Studie ("Investigator Initiated Trial") ein interdisziplinäres Team aus klinischen Experten, Statistikern und betroffenen Patienten zur Entwicklung und Einbeziehung patientenrelevanter Messinstrumente und Endpunkte zusammenarbeiten. In den professionellen Strukturen der Pharmaindustrie wird dies zu Beginn der klinischen Phase zwar mitgedacht, spielt jedoch in Studien der Phasen I und II, die auf die Produktsicherheit fokussieren, noch keine so bedeutende Rolle wie in einer späteren Entwicklungsphase (Phase III) des Produkts (Gondek et al. 2007).

PROs in Methoden-Arbeitsgruppen

Die zunehmende Implementierung und Standardisierung von PROs wird auch reflektiert durch die Aufnahme des Themas in die Aktivitäten wichtiger Methoden-Arbeitsgruppen, die sich mit der Qualität klinischer Forschung auf der Ebene der Planung, Berichterstattung und Metaanalyse beschäftigen: Auf der Ebene der Studienprotokolle ist hier die Leitlinie für die Berichterstattung von Studienprotokollen SPIRIT zu nennen (www.spirit-statement.org) sowie der Ansatz von harmonisierten Endpunkten ("Core Outcome Sets") für klinische Studien in einem definierten medizinischen Feld (COMET Initiative; https://comet-initiative.org/) (Ramsey et al. 2020). Für die Berichterstattung von PROs aus randomisierten kontrollierten klinischen Studien wurde für das CONSORT Statement eine Erweiterung erarbeitet (CONSORT Patient-Reported Outcome Extension, Efficace et al. 2015). Auf der Ebene der Metaanalyse, der statistischen Zusammenführung von Ergebnissen aus Einzelstudien, hat die Cochrane Collaboration bereits zu Beginn des 21. Jahrhunderts eine Methodengruppe etabliert (https://methods.cochrane.org/pro/).

1.3.3 Individuelle Patientenbehandlung

In den letzten Jahren wurde zunehmend untersucht, ob PROs nicht auch gut geeignet sind, die individuelle Patientenbehandlung in der Routineversorgung zu unterstützen (Noonan et al. 2017). So können PROs Labordaten und klinische Assessments in vielen Bereichen sinnvoll ergänzen, wie beispielsweise als Diagnostik- bzw. Screening-Instrument zur Unterstützung des klinischen Eindrucks, als Instrument zur Kontrolle des Behandlungsfortschritts mit Vorlage zu verschiedenen Zeitpunkten im Behandlungsverlauf oder als Hilfsmittel zur Unterstützung einer effizienten und patientenorientierten Patient-Behandler-Kommunikation, indem den Patienten z. B. vor einem Gespräch ein breit angelegter Fragebogen zu psychosozialen Belastungen vorgelegt wird und der Arzt anschließend im Gespräch gezielt die für den Patienten relevanten Themen individualisiert vertieft.

Im idealen Fall erleben die Patienten die ihnen gestellten Fragen als Interesse an ihren Problemen, erleben sich stärker aktiv beteiligt an der Behandlung und verbessern

durch die bei der Beantwortung des Bogens erforderliche Introspektion ihre Selbst-
wahrnehmung, was das zukünftige Selbstmanagement unterstützen kann.

Oft behindern praktische Probleme den Einsatz von PROs in der individuellen Patientenbehandlung. Erforderlich ist die Implementierung einer Infrastruktur und einer
Prozessregelung zur Datenerhebung (wer legt wann in welcher Form den Bogen dem
Patienten oder der Patientin vor?) sowie zur Datenspeicherung und Datenanalyse
einschließlich verständlicher Datenaufbereitung mit Interpretationshilfen. Auch
wenn viele dieser Prozesse mithilfe digitaler Verfahren erleichtert werden können,
sind doch finanzielle und personelle Ressourcen erforderlich, die nicht ohne Weiteres in einer Routineversorgung zur Verfügung stehen, die keine Tradition und oft
auch keine Vergütungsgrundlage der Erfassung von PROs besitzt. Hier scheinen Veränderungen der Rahmenbedingungen erforderlich, um den Nutzen von PROs zu
realisieren.

Hinzu kommt, dass der Wert von PROs nach wie vor nicht von allen Ärzte und Therapeuten gesehen wird. Dies liegt zum einen an traditionellen Vorstellungen wie
einem stark somatisch geprägten Krankheitsverständnis und einem tendenziell pa-
triarchalischen Behandlungsstil, zum anderen aber auch daran, dass der Nutzen von
Fragebögen oft nicht differenziert genug dargestellt wird. Der Wert von PROs im
Kontext der individuellen Patientenversorgung hängt entscheidend davon ab, wie
bedeutsam das patientenseitig wahrnehmbare Konstrukt für die weitere Behandlungsplanung und das Erreichen des Behandlungsziels ist. Beispielsweise ist nach
dem Einsatz einer Knieendoprothese die vom Patienten oder der Patientin einge-
schätzte Funktionsfähigkeit im Alltag sicherlich von hoher Relevanz, nach der Entfernung des Blinddarms wird man sich bei der Erfolgsbeurteilung eher auf Indikatoren wie ungeplante Folgeeingriffe und Wundinfektionen beziehen. Hat man sich für
den Einsatz eines PROs entschieden, können Checklisten wie die von Bingham et al.
(2017, S. 140) bei der Auswahl eines Pro-Instruments im klinischen Setting helfen.

Auch wenn sich auf konzeptioneller Ebene Vorteile des Einsatzes von PROs ableiten
lassen, ist doch eine wichtige Frage, ob sich diese in empirischen Arbeiten bestätigen
lassen. Die entsprechenden Studien kann man tendenziell dahingehend zusammenfassen, dass sich der Nutzen bei Outcomes, die proximal zur Behandlung sind, belegen lässt, dass der Nutzen bei distalen Outcomes aber unsicherer ist. Proximal sind
solche Ergebnisse, die in der Wirkungskette dicht an der Intervention (hier: Vorlage
eines PRO-Fragebogens) liegen, distal solche, die weiter entfernt liegen. Haywood et
al. (2006) finden in einem systematischen Review, dass PRO-Feedback-Interventionen
die Patient-Behandler-Kommunikation sowie Diagnose und das unmittelbare Krankheitsmanagement positiv beeinflussen, bei den als Wirkung der Behandlung anzu-
sehenden Outcomes wie Patientenzufriedenheit und Gesundheitsstatus ist der Effekt
hingegen nicht klar nachweisbar. Dies liegt vermutlich auch daran, dass diese globalen Outcomes durch viele weitere Faktoren beeinflusst werden, sodass die Wirkung
von PROs nur in schwacher Form auftritt. Viele Studien zu diesem Thema weisen
jedoch – wie Ishaque et al. (2019) hervorheben – methodische Schwächen auf.

Die Bedeutung, die PROs für die Förderung der Patient-Behandler-Kommunikation
aufweisen, wird durch Arbeiten gestützt, die entsprechende Wirkmechanismen aus
der bestehenden Literatur extrahieren und somit die theoretische Basis und Plausi-
bilität des Zusammenhangs zwischen PROs und wünschenswerten Outcomes belegen
(vgl. das Review von Yang et al. 2018).

1.3.4 Qualitätssicherung

Wenn die These zutrifft, dass eine qualitativ hochwertige Gesundheitsversorgung von einem aufgeklärten Patienten – zumindest langfristig – auch wahrnehmbar sein muss, ist es naheliegend, die Integration von PROs in die Qualitätssicherung im Gesundheitswesen zu fordern. Im Bereich chronischer Erkrankungen ist dies im Kontext der rehabilitativen Versorgung schon seit langem der Fall. So werden in der Reha-Qualitätssicherung der Deutschen Rentenversicherung (DRV) seit über 20 Jahren Patientenbefragungen eingesetzt, um den subjektiven Behandlungserfolg zu erfassen (Farin-Glattacker u. Bitzer, im Druck). Im QS-Reha®-Verfahren, welches das zum Programm der DRV komplementäre Verfahren der Gesetzlichen Krankenkassen und verpflichtend für alle von der GKV hauptbelegten Rehabilitationseinrichtungen ist, werden seit dem Jahr 2000 in einem Prä-Post-Design psychometrisch getestete Fragebögen eingesetzt, die einrichtungsvergleichend und risikoadjustiert die Effekte der Rehabilitation an einer Stichprobe analysieren (Farin et al. 2009).

In der Qualitätssicherung im akutmedizinischen Bereich ist der Einsatz von PROs bisher weniger verbreitet, doch geht der Trend dahin, auch in diesem Versorgungsbereich die Wahrnehmungen der Patienten in die Qualitätsbeurteilungen von Krankenhäusern einzubeziehen. So besitzen PROs in der Arbeit des Instituts für Qualitätssicherung und Transparenz im Gesundheitswesen (IQTIG), welches im Auftrag des Gemeinsamen Bundesausschusses bundesweite Maßnahmen zur Qualitätssicherung entwickelt und implementiert, eine zunehmende Bedeutung (vgl. für aktuelle Informationen https://iqtig.org/datenerfassung/patientenbefragungen). Im aktuellen Methodenpapier des Instituts wird ausgeführt:

> „Patientenbefragungen haben sich als wesentliches Bewertungsinstrument medizinischer Behandlungen etabliert [...]. Die Qualität einer Behandlung, die für Patientinnen und Patienten durchgeführt wird, kann nicht ohne die Stimme der Patientinnen und Patienten selbst beurteilt werden." (Methodische Grundlagen V1.1, IQTIG 2019, S. 75)

Gerade im akutmedizinischen Bereich treten oft Bedenken auf, ob Patienten überhaupt in der Lage sind, zwischen der Ergebnisbeurteilung und Prozessaspekten wie der subjektiven Zufriedenheit mit Behandlungsabläufen zu differenzieren. Dies scheint jedoch der Fall zu sein, da oft nur eine geringe Korrelation zwischen beiden Facetten der Qualitätsbeurteilung gefunden wird (Black et al. 2016).

1.3.5 Strukturelle und gesundheitspolitische Entscheidungen

Der Einsatz von PROs im Kontext von gesundheitspolitischen Entscheidungen auf Systemebene wird in der Regel auf Daten basieren, die aggregiert aus den unter 1.3.1 bis 1.3.4 beschriebenen Anwendungen gewonnen wurden. Dass PROs auch in diesem Kontext zunehmend an Bedeutung gewinnen, zeigt sich z.B. darin, dass der Gemeinsame Bundesausschuss (G-BA), der innerhalb des vom Gesetzgeber vorgegebenen Rahmens festlegt, welche Leistungen der medizinischen Versorgung von der GKV übernommen werden, bezüglich dieser Arbeiten Institute beauftragt, die wiederum PROs zunehmend mehr Bedeutung beimessen. Bezüglich des vom G-BA beauftragten IQTIG wurde das oben bereits dargelegt. Ein weiteres, in diesem Zusammenhang bedeutsames Institut ist das Institut für Qualität und Wirtschaftlichkeit im Gesundheitswesen (IQWIG), welches u.a. eine evidenzbasierte Bewertung des aktuellen medizinischen Wissensstandes vornimmt, um Empfehlungen zur Finanzierung der medizinischen Versorgung über die GKV abzugeben. Im IQWIG-Methodenpapier zur Nutzenbewertung (Version 6.0 vom 05.11.2020, https://www.iqwig.de/de/methoden/methodenpapier.3020.html) wird im Kapitel zur Nutzenbewertung medizinischer Interventionen unter Verweis auf das SGB V explizit darauf hingewiesen, dass neben Mortalität und Morbidität auch gesundheitsbezogene Lebensqualität als Zielgröße berücksichtigt wird. Auch die Patientenzufriedenheit kann ergänzend einbezogen werden, wenn in der Messung gesundheitsbezogene Aspekte abgebildet werden.

International ist der Einsatz von PROs zur Unterstützung gesundheitspolitischer Entscheidungen insbesondere in den angloamerikanischen Ländern verbreitet (vgl. Mamiya et al. 2017). Oft werden nationale Surveys eingesetzt, um PROs zu erheben, die dann eine Grundlage darstellen zur Beurteilung von Versorgungsbedarf (national und spezifisch für bestimmte Regionen) sowie Krankheitslast. Eine besondere Bedeutung besitzen PROs auch auf der Ebene der Medikamentenzulassung. So hat die U.S. Food and Drug Administration (FDA), die u.a. für die Sicherheit und Wirksamkeit von Arzneimitteln zuständig ist, spezielle Empfehlungen entwickelt und publiziert, um z.B. Pharmaunternehmen den Nutzen von PROs bei der Beantragung einer Medikamentenzulassung zu verdeutlichen und die sachgemäße Nutzung von PROs anzuleiten. Dabei wird der Einsatz von PROs generell empfohlen: „Use of a PRO instrument is advised when measuring a concept best known by the Patient or best measured from the Patient perspective." (FDA 2009, S. 2). Dies trifft für viele im Kontext von Medikamenten-Nebenwirkungen relevante Konzepte zu, wie z.B. Schmerzen, Stimmungsschwankungen und Appetitverlust.

Auch wenn der gesundheitspolitische Einsatz von PROs sinnvoll ist, bestehen doch einige praktische und methodische Probleme, die bisher das Nutzenpotenzial begrenzen. So besteht oft die Notwendigkeit der Verknüpfung mehrerer Datenquellen (z.B. wenn PROs auf Länderebene erfasst werden) und es ist schwierig, angesichts der Vielzahl publizierter und eingesetzter PROs eine einheitliche Datengrundlage zu schaffen. Letzteres Problem ist aktuell ein Gegenstand umfangreicher Forschungsbemühungen, z.B. zur Entwicklung umfangreicher, generisch und international einsetzbarer PROs, die eine größere Einheitlichkeit sichern könnten (z.B. die PROMIS-Initiative, Smith u. Jensen 2019; für ein deutschsprachiges Beispiel: Farin et al. 2014) oder durch komplexe statistische Ansätze, mit denen die Daten aus unterschiedlichen Fragebögen trotz unterschiedlicher Metrik vergleichbar gemacht werden können (z.B. Prodinger et al. 2020).

Literatur

Bartlett SJ, Witter J, Cella D, Ahmed S (2017) Montreal Accord on Patient-Reported Outcomes (PROs) Use Series – Paper 6: Creating National Initiatives to Support Development and Use – the PROMIS Example. J Clin Epidemiol 89, 148–53

Bingham CO, Noonan VK, Auger C, Feldman DE, Ahmed S, Bartlett SJ (2017) Montreal Accord on Patient-Reported Outcomes (PROs) Use Series – Paper 4: Patient-Reported Outcomes Can Inform Clinical Decision Making in Chronic Care. J Clin Epidemiol 89, 136–41

Black N, Burke L, Forrest CB, Ravens Sieberer UH, Ahmed S, Valderas JM et al. (2016) Patient-Reported Outcomes: Pathways to Better Health, Better Services, and Better Societies. Qual Life Res 25(5), 1103–12

Calvert MJ, O'Connor DJ, Basch EM (2019) Harnessing the Patient Voice in Real-World Evidence: the Essential Role of Patient-Reported Outcomes. Nat Rev Drug Discov 18(10), 731–2

Efficace F, Fayers P, Pusic A, Cemal Y, Yanagawa J, Jacobs M et al. (2015) Quality of Patient-Reported Outcome Reporting Across Cancer Randomized Controlled Trials According to the CONSORT Patient-Reported Outcome Extension: A Pooled Analysis of 557 Trials. Cancer 121(18), 3335–42

European Medicines Agency (EMA) (2016) Appendix 2 to the Guideline on the Evaluation of Anticancer Medicial Products in Man: the Use of Patient Reported Outcome (PRO) Measures in Oncology Studies. London

Farin E (2014) Patientenorientierung in der Rehabilitation – Übersicht über den aktuellen Forschungsstand. Z Rheumatol 73, 35–41

Farin E, Jäckel WH, Schalaster V (2009) Das Qualitätssicherungsverfahren der GKV in der medizinischen Rehabilitation: Ergebnisse und Weiterentwicklung. Gesundheitswesen 71, 163–74

Farin E, Nagl M, Gramm L, Heyduck K, Glattacker M (2014) Development and evaluation of the PI-G: A three-scale measure based on the German translation of the PROMIS® pain interference item bank. Quality of Life Research, 23(4), 1255–1265

Farin-Glattacker E, Bitzer EM (im Druck) Qualitätssicherung. In: Meyer T, Bengel J, Wirtz MA (Hrsg.) Lehrbuch der Rehabilitationswissenschaften

Gondek K, Sagnier P-P, Gilchrist K, Woolley JM (2007) Current Status of Patient-Reported Outcomes in Industry-Sponsored Oncology Clinical Trials and Product Labels. J Clin Oncol 25(32), 5087–93

Haywood K, Marshall S, Fitzpatrick R (2006) Patient participation in the consultation process: A structured review of intervention strategies. Patient Education & Counseling 63(1–2), 12–23

Institut für Qualitätssicherung und Transparenz im Gesundheitswesen (IQTIG) (2019) Methodische Grundlagen V1.1. IQTIG Berlin. URL: https://iqtig.org/dateien/dasiqtig/grundlagen/IQTIG_Methodische-Grundlagen-V1.1_barrierefrei_2019-04-15.pdf (abgerufen am 22.02.2021)

Ishaque S, Karnon J, Chen G, Nair R, Salter AB (2019) A Systematic Review of Randomised Controlled Trials Evaluating the Use of Patient-Reported Outcome Measures (PROMs). Qual Life Res 28(3), 567–92

Lavallee DC, Chenok KE, Love RM, Petersen C, Holve E, Segal CD et al. (2016) Incorporating Patient-Reported Outcomes Into Health Care to Engage Patients and Enhance Care. Health Affairs 35(4), 575–82

Mamiya H, Lix LM, Gardner W, Bartlett SJ, Ahmed S, Buckeridge DL (2017) Montreal Accord on Patient-Reported Outcomes (PROs) Use Series – Paper 5: Patient-Reported Outcomes Can Be Linked to Epidemiologic Measures to Monitor Populations and Inform Public Health Decisions. J Clin Epidemiol 89, 142–7

Mercieca-Bebber R, King MT, Calvert MJ, Stockler MR, Friedlander M (2018) The Importance of Patient-Reported Outcomes in Clinical Trials and Strategies for Future Optimization. Patient Related Outcome Measures 9, 353–67

Neugebauer E, Farin E (2017) Die Rolle des Patienten in der Versorgungsforschung. In: Pfaff H, Neugebauer EAM, Glaeske G, Schrappe M (Hrsg.) Lehrbuch Versorgungsforschung Systematik – Methodik – Anwendung. 145–148. Schattauer Stuttgart

Noonan VK, Lyddiatt A, Ware P, Jaglal SB, Riopelle RJ, Bingham CO et al. (2017) Montreal Accord on Patient-Reported Outcomes (PROs) Use Series – Paper 3: Patient-Reported Outcomes Can Facilitate Shared Decision-Making and Guide Self-Management. J Clin Epidemiol 89, 125–35

Prodinger B, Küçükdeveci AA, Kutlay S, Elhan AH, Kreiner S, Tennant A (2020) Cross-diagnostic scale-banking using rasch analysis: Developing a common reference metric for generic and health condition-specific scales in people with rheumatoid arthritis and stroke. J Rehabil Med. 52(10), jrm00107. DOI: 10.2340/16501977-2736

Ramsey I, Eckert M, Hutchinson AD, Marker J, Corsini N (2020) Core Outcome Sets in Cancer and their Approaches to Identifying and Selecting Patient-Reported Outcome Measures: a Systematic Review. Journal of Patient-Reported Outcomes 4(1), 77

Richards T, Montori VM, Godlee F, Lapsley P, Paul D (2013) Let the Patient Revolution Begin. BMJ 346, f2614

Scoggins JF, Patrick DL (2009) The Use of Patient-Reported Outcomes Instruments in Registered Clinical Trials: Evidence from ClinicalTrials.gov. Contemp Clin Trials 30(4), 289–92

Smith AW, Jensen RE (2019) Beyond methods to applied research: Realizing the vision of PROMIS®. Health Psychology 38(5), 347–50

U.S. Department of Health and Human Services – Food and Drug Administration (FDA) (2009) Patient-Reported
Outcome Measures: Use in Medical Product Development to Support Labeling Claims. Guidance for Indus-
try. URL: https://www.fda.gov/media/77832/download (abgerufen am 22.02.2021)
Yang LY, Manhas DS, Howard AF, Olson RA (2018) Patient-Reported Outcome Use in Oncology: a Systematic
Review of the Impact on Patient-Clinician Communication. Support Care Cancer 26(1), 41–60

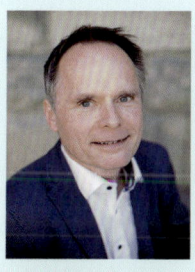

Prof. Dr. Erik Farin-Glattacker

Erik Farin-Glattacker leitet die Sektion Versorgungsforschung und Rehabilitationsforschung sowie die Koordinierungsstelle Versorgungsforschung der Medizinischen Fakultät der Universität Freiburg. Er hat Psychologie, Soziologie und
Philosophie studiert und ist seit 20 Jahren am Universitätsklinikum Freiburg
tätig. Davor war er u.a. wissenschaftlicher Mitarbeiter am Max-Planck-Institut
für Psychologische Forschung in München und Leiter der Abteilung Qualitätssicherung und Personalentwicklung einer großen Klinikgruppe.

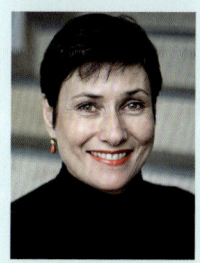

Dr. Britta Lang, M.Sc.

Britta Lang promovierte 1997 in den klassischen Altertumswissenschaften,
2006 schloss sie einen Master in Science Communcation an der Open University, UK, ab. Von 1999 bis 2017 war sie wissenschaftliche Mitarbeiterin am
deutschen Cochrane Zentrum, dann Geschäftsführende Vorständin der 2017 ge-
gründeten Cochrane Deutschland Stiftung. Seit 2018 leitet sie das Zentrum für
klinische Studien am Universitätsklinikum Freiburg. Sie hat sich schwerpunktmäßig mit evidenzbasierter Wissenskommunikation und Patienteninformation
beschäftigt sowie mit der Patienteneinbindung in die klinische Forschung. Sie
war in Deutschland an der Entwicklung eines Manuals zur Erstellung evidenzbasierter Patienteninformationen beteiligt sowie eines Konsensus-Papiers
„Gute Praxis Gesundheitsinformation". Seit 2020 ist sie im Vorstand des Netzwerks der Koordinierungszentren klinischer Studien e.V.

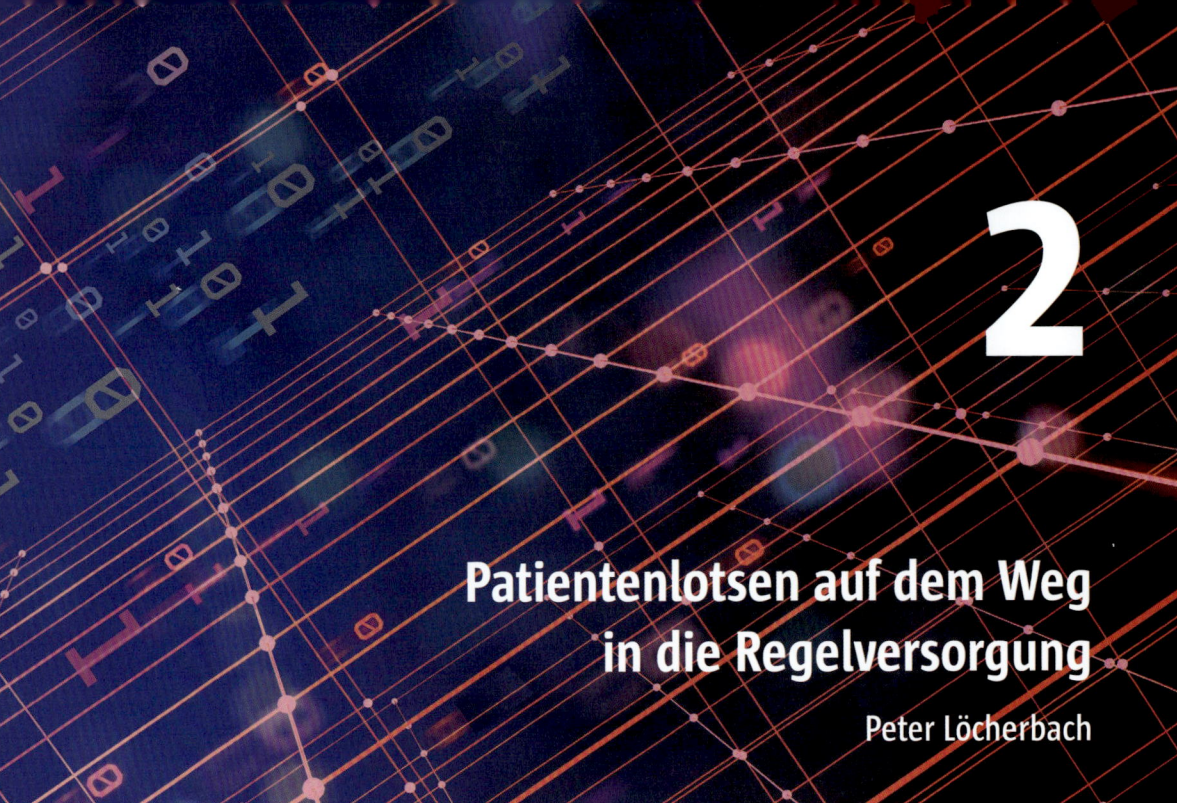

2

Patientenlotsen auf dem Weg in die Regelversorgung

Peter Löcherbach

Durch die Ausdifferenzierung von Gesundheits- und Sozialsystem wachsen die Möglichkeiten, patientenorientiert vorzugehen, Behandlungen passgenau durchzuführen und eine gute Versorgung zu sichern – zumindest theoretisch. Praktisch sieht das häufig noch anders aus. Ob nach einem Schlaganfall, nach einer Krebsdiagnose oder bei vermuteter Demenzerkrankung – immer beschäftigen Betroffene und deren Angehörige die Fragen: Wer ist zuständig? Welche Hilfen sind die richtigen? Welche Kosten entstehen? Und vor allen Dingen: Wird auf meine Vorstellungen und Wünsche Rücksicht genommen?

2.1   Ausgangssituation

Viele (chronische) Erkrankungen gleichen sich trotz aller medizinischer Unterschiede im Bewältigungsgeschehen aus Sicht der Patienten. Sobald es etwas komplizierter wird, ist eine Odyssee bei der Diagnosestellung vorprogrammiert. Termine bei Haus- und Fachärzten, ggf. Klinikaufenthalte, geprägt von Untersuchungen und Gesprächen führen zu widersprüchlichen Ergebnissen, die aber nicht offen kommuniziert werden. Informationsbeschaffung ist mühsam und Transparenz schwer herzustellen. Geeignete Behandlungsinstanzen und -methoden stehen unter Kostenvorbehalt. Bei chronischen Verläufen ist die Unsicherheit häufig das konstante Begleitmoment in der Nicht-Kalkulierbarkeit des Verlaufes. Insgesamt verlangt die Situation von den Betroffenen die Handhabung körperlicher, seelischer und sozialer Begleiterscheinungen.

Damit die Versorgung und das Umsorgen angemessen gelingt (gemeint ist die Erhaltung oder Wiederherstellung von Lebensqualität und Teilhabe), ist eine Verknüpfung von Gesundheits- und Sozialversorgung unabdingbar.

> **Wohlergehen lässt sich nicht auf gesundheitliche oder soziale Dimensionen beschränken, Wohlergehen gibt es nur in der Integration von körperlichen, seelischen und sozialen Dimensionen.**

Der Wunsch von Personen mit Unterstützungsbedarf ist es, die Selbstbestimmung zu wahren und gleichzeitig jemanden zu haben, der einen unterstützt, weil einem in vielen Dingen die Expertise fehlt. Dabei hat sich das Bild des Patienten in den letzten Jahren gewandelt. Bereits vor etwa 10 Jahren haben Schaeffer und Schmidt-Kaehler (2011) die Rollenentwicklung des „chronischen Patienten" untersucht als einen bei chronischer Krankheit über Jahre hinweg sich „selbst managenden" Patienten. Er befindet sich nicht nur in einer veränderten Patientenrolle, sondern zugleich in vielen anderen Rollen – etwa der des Konsumenten, Klienten, Versicherten, Nutzers etc. – und besitzt zudem hinreichend Gesundheitskompetenz (Health Literacy), um die Krankheit, aber auch sein Leben und seinen Alltag zu bewältigen. Letztendlich gehen damit einher eine Flut von Entscheidungen, Steuerungsaufgaben und Verantwortung. Ist das (schon) Realität? Entsprechen Menschen mit schwerwiegenden chronischen oder gar lebensbedrohlichen Erkrankungen diesem Idealbild des „neuen Patienten"? Vermutlich wird dieses Idealbild selten vorgefunden. Zu groß sind die Informationsasymmetrien zwischen Behandlern und Patienten, zu verbreitet sind die Zugangsbarrieren, die die Inanspruchnahme von Leistungen erschweren und zu häufig mangelt es an einer Regiekompetenz in der konkreten prekären Situation.

2.2 Herausforderungen

Informationsasymmetrien stellen das erste große Problem dar. Hier zeigt sich eine große Spannweite von gut informierten (mündigen) bis hin zu hilf- und orientierungslosen Patienten. Die strukturellen Unterschiede der Kommunikation zwischen Betroffenen und Experten prallen sozusagen aufeinander. Betroffene kommunizieren in der Sprache ihrer Lebenswelt, haben ihre Erfahrungen, sind ihren eigenen Werten und Normen verpflichtet und verfügen über eine Alltagskompetenz, wenn es um die Selbstsorge geht. Ganz anders das Kommunikationssystem der Versorgung. Es funktioniert über Expertensprache, über Regelwerke und Vorschriften, die mit Entscheidungsmacht verbunden ist. Und nicht zu leugnen sind dabei auch Organisationsinteressen. Ein Nicht-Verstehen von Patient und Experte ist daher eher die Regel als die Ausnahme. Auch wenn offenkundige paternalistische Vorgehensweisen seitens der Professionellen inzwischen verpönt sind, heißt das noch lange nicht, dass die „informierte Zustimmung" (Informed Consent) der Patienten gewährleistet wäre.

Nach wie vor stellen Zugangsbarrieren die zweite wichtige Hürde bei bzw. vor der Inanspruchnahme von Hilfe/Versorgung dar. Es existieren sowohl strukturelle Löcher (Unverbundenheit) zwischen den Klienten-/Patientennetzwerken und den professionellen Netzwerken (Beratungs- und Behandlungssystem) als auch zwischen relevanten professionellen Netzwerken untereinander (vgl. Hermsen u. Löcherbach 2018).

Insbesondere bei den Übergängen von einem Sektor in einen anderen (stationär/ambulant oder Sozial-/Gesundheitsbereich) kommt es dadurch zu ungewollten und wiederholten Abbrüchen.

Die dritte Herausforderung besteht darin, Personen mit Unterstützungsbedarf zu befähigen, aktiv den Genesungs- und Integrationsprozess mitzugestalten und ihnen einen Transfer der begonnenen Aktivitäten in den Alltag zu ermöglichen. Gerade wenn Menschen noch auf Hilfe angewiesen sind, besteht die große Gefahr, das Selbstbestimmungsrecht – das mehr als das Wunsch- und Wahlrecht nach gesetzlichen Vorgaben ist – zu unterminieren.

Zusammengefasst geht es darum, dass die Versorgungsgestaltung nicht allein auf die Krankheit fokussiert ist, sondern auf ein Leben abzielt, das ein Umsorgtsein in Krankheitsphasen, eine Unterstützung in den Übergängen und die Integration in den Alltag mit (chronischem) Kranksein ermöglicht.

2.3 Lotsenangebote

Im Gesundheitswesen haben sich *(Patienten-)Lotsen* etabliert, die angetreten sind, diese Herausforderungen zu meistern, indem sie durch die Klinik lotsen (z.B. in Jena), bei Formularen helfen (z.B. in Erlangen: ASB-Patientenhilfsdienst), persönlich begleiten (z.B. in Ravensburg) und Ansprechpartner für eine vernetzte und fachübergreifende Therapie (z.B. in Würzburg) sind. Sie führen eine Risikostratifizierung durch (z.B. in Mainz: DemStepCare) und nutzen einprägsame Modellnamen (z.B. in Dresden: SOS-Care). Die Vielfalt von Begriffen und Ansätzen zeigt sich in der folgenden Aufstellung (Braeseke et al. 2018; Ex et al. 2020):

- Alters-, Baby-, Cardio-, Gesundheits-, Geriatrie-, Netzwerk-, Patienten-, Rheuma-, Schlaganfall-, Senioren-, Sozial-, Versorgungs-Lotse sowie indikationsspezifische Lotse
- Patientencoach bzw. Gesundheitscoach, Patienten-Berater bzw. -Begleiter, Social Care Nurse, Pfadfinder bzw. Scout
- Patientenkoordinator, Fall- bzw. Case Manager, Netzwerkmanager

Die Studie des IGES (Braeseke et al. 2018) und die Befragung des BMC (BMC 2020; Ex et al. 2020) erlauben einen guten Einblick in die aktuelle Situation bundesdeutscher Lotsenmodelle und den Tätigkeiten der Lotsen. Die IGES-Studie umfasst neben einer (internationalen) Literaturanalyse, die ausführliche Darstellung von 13 Projekten und an der BMC-Umfrage haben sich 38 Modellprojekte (überwiegend geförderte Projekte im Innovationsfonds) beteiligt.

2.4 Klärungsbedarf

Zunächst zeigen sich Probleme, aber auch Chancen, wenn sehr verschiedene Berufe und Professionen mit unterschiedlichen Weiterbildungen und Qualifikationen das Feld „bespielen". Damit diese Vielfalt nicht zur Beliebigkeit wird, ist eine Klärung der Begrifflichkeit und eine konzeptionelle Klärung der Reichweite vonnöten.

Manche Projekte kümmern sich um eine intra-, manche auch um eine extramurale Versorgung; die Spannweite reicht von eher kurz- und mittel- bis hin zu einer langfristigen Begleitung, wobei diese punktuell, episodenhaft oder kontinuierlich angeboten wird. Die Ausrichtung der Tätigkeit ist in manchen Projekten eher personen- und in anderen überwiegend organisationsbezogen und die zu vermittelnden Angebote sind in eigenen Modellen rein Maßnahmen-orientiert und selten auch Sozialraum-orientiert. Häufig verschwimmen die Grenzen, ob es sich bei der Lotsentätigkeit um eine reine fall- und/oder auch fallunabhängige Zuständigkeit handelt. Methodisch ist zu klären, und das gilt für viele Modelle, ob es sich um reine Beratungs- und/oder Regieleistungen handelt, die Lotsen durchführen.

Diese Kriterien zur Einordnung und Bewertung von Lotsenmodellen sind dem Care und Case Management entlehnt. Interessanterweise berufen sich ja viele Lotsenmodelle auf diesen Ansatz. Care und Case Management hat sich als ein Handlungsansatz in der gesundheitlichen und sozialen Versorgung etabliert, da er gleichermaßen Beratung und Steuerung vereint.

> „Case Management ist eine Verfahrensweise in Humandiensten und ihrer Organisation zu dem Zweck, bedarfsentsprechend im Einzelfall eine nötige Unterstützung, Behandlung, Begleitung, Förderung und Versorgung von Menschen angemessen zu bewerkstelligen. Der Handlungsansatz ist zugleich ein Programm, nach dem Leistungsprozesse in einem System der Versorgung und in einzelnen Bereichen des Sozial- und Gesundheitswesens effektiv und effizient gesteuert werden können." (DGCC 2020, S. X)

In der Fallarbeit geht es um Information, Beratung, Anleitung, Planung, Koordination und Begleitung, in der Vernetzungsarbeit steht die Versorgung in einem bestimmten Anwendungsbereich im Vordergrund. Eine zentrale Frage lautet daher: Wieviel Care und Case Management steckt in den Lotsenmodellen drin bzw. wieviel wird benötigt?

2.5 Leistungsspektrum

Die Umfrage zu Patientenlotsen durch den BMC (2020) umfasst 38 Modellprojekte, in denen ca. 75.000 Patienten Leistungen von Patientenlotsen erhalten. Beim Leistungsumfang zeigt sich – zumindest sprachlich – die Nähe zum CM Ansatz: In nahezu allen Modellprojekten informieren die Lotsen zu Versorgungsleistungen (alle 38 Modellprojekte; die folgenden Angaben in den Klammern beziehen sich auf die Anzahl der Modellprojekte), koordinieren unterschiedliche Versorgungsangebote (35), unterstützen bei der Inanspruchnahme von Leistungen (35) und halten Therapie- und Versorgungsmaßnahmen nach (35). Ein Maßnahmen-/Hilfeplan wird häufig erstellt (28). Beratungen zu Leistungen im Rahmen von SGB V, XI und IX zeigen, wie relevant rechtliche Kenntnisse für Lotsen sind. Aussagen zur Netzwerkpartnern verweisen auf Haus- (33) und Fachärzte (31) sowie Krankenhäuser (30), aber auch ambulante (22) und stationäre (20) Pflegeeinrichtungen sowie Kommunen bzw. Gemeinden (20). Gelegentlich wird zudem die Selbsthilfe (7) einbezogen.

Methodische Nähe zum Case Management findet sich durch ein strukturiertes Eingangs-Assessment, das die Lotsen durchführen (33). Dabei erheben sie neben soziodemografischen Faktoren (31) insb. die medizinische Versorgungssituation (30), medizinische Parameter (29) und die Selbstmanagementkompetenz (24) der Patienten. 20 Projekte erstellen zudem eine Zielvereinbarung mit den Patienten.

Die mittlere Interventionsdauer in den Projekten beträgt 12 Monate, bei einer Bandbreite von 3–42 Monaten. Vier Projekte geben die ideale Verordnungsdauer von einem Jahr an (BMC 2020).

2.6   Profession, Qualifikation und Anstellung

Lotsentätigkeit ist nicht an einen bestimmten Beruf oder eine akademische Profession gebunden. Es findet sich ein breites Spektrum pflegerischer, gesundheitlicher, medizinischer und sozialer Grundqualifikationen (wobei ein akademischer Abschluss nicht die Regel darstellt) plus sog. einschlägige Zusatzausbildung. Nach wie vor gibt es noch keinen gemeinsamen oder verbindlichen Weiterbildungsstandard oder Curricula für die Lotsen. Als Standard wird allerdings in einigen Modellen eine zertifizierte Case Management-Weiterbildung (nach den Richtlinien der DGCC 2019) gefordert.

Die Anbindung der Lotsen ist ebenfalls sehr heterogen: Eine Anstellung im Krankenhaus oder im ambulanten gesundheits- und pflegebezogenen Sektor findet sich relativ häufig, es gibt aber auch freiberuflich tätige Lotsen.

2.7   Wirkungen

Viele der derzeit laufenden Modelle haben ihre Evaluationen noch nicht abgeschlossen. Von vielen steht die übergreifende Auswertung noch an. Dennoch zeigen sich folgende (Hinweise auf) Effekte (Braeseke et al. 2018):

- Patienten sind zufriedener, fühlen sich besser informiert, können besser mit ihrer Situation umgehen, verbessern ihren Gesundheitsstatus und erhöhen die Lebensqualität.
- Krankenhausaufenthalte werden minimiert (wo intendiert).
- Zugang zu Leistungen des Gesundheitswesens werden verbessert.
- Netzwerkstrukturen werden stimuliert.

Es kommt darauf an, neben dem Nutzen für die Patienten (Zufriedenheit, Gesundheits- und Selbstmanagement) auch die medizinischen und ökonomischen Effekte auf der Fall- und Systemebene auszuweisen.

2.8   Lotsentätigkeit als eigene Fachlichkeit

So interessant die vielfältigen Ansätze und Möglichkeiten auch sind, so spannend sich die (Zwischen-)Auswertungen der Modellprojekte auch zeigen, ist es an der Zeit, das Profil von Patientenlotsen in seinen Kernelementen zu schärfen. Abgeleitet aus dem Case Management können folgende Merkmale für Lotsentätigkeit gelten:

1. **Lotsentätigkeit ist eine Verknüpfungsaufgabe.** Lotsen verknüpfen das System der (Selbst-)Sorge mit dem System der Versorgung. Sie minimieren die Brüche in der Versorgung. Hier ergibt sich eine große Schnittstelle zum Case Management.

2. **Lotsentätigkeit ist eine Unterstützungs- und z.T. eine Regieleistung.** Lotsentätigkeit als Unterstützungsleistung erfordert unterschiedliche Beratungsmodi in der Arbeit mit Patienten und deren Angehörigen. Lotsen leisten nicht nur Informationsberatung, sondern häufig auch psychosoziale Beratung und erbringen, je nach Einsatzgebiet, eigene spezifische Fachleistungen (Psychoedukation/ Anleitung/Training). Sind die Lotsen dagegen mit der Organisation der Versorgung bei komplexen Fallkonstellationen gefordert, erbringen sie nach einer Sorgeberatung (vgl. Wendt 2012) eine *Regieleistung* (i.S. eines allgemeinen Case Management, vgl. Löcherbach 2019). Dies beinhaltet die Abstimmung von und mit allen beteiligten Akteuren durch fallbezogene Vernetzung und erfordert eine Steuerung der Aktivitäten im Rahmen von (gesetzlichen) Vorgaben (s. Tab. 1).

3. **Lotsentätigkeit ist eine Vernetzungsleistung.** Lotsen arrangieren *Vernetzung im Fall*, d.h. sie sorgen für Kooperation im konkreten Einzelfall (auf Grundlage eines Versorgungs-Plans) und organisieren die Zusammenarbeit aller Beteiligten durch Fallkonferenzen.
Lotsen sind bei der *Vernetzung im Bereich* beteiligt, stimulieren sie häufig. Das betrifft übergreifende Absprachen für häufig auftretende Fallkonstellationen, bildet den Rahmen für eine fallunabhängige Kooperation, für die Organisation der Zusammenarbeit aller relevanten Akteure im Versorgungsbereich durch Netzwerkkonferenzen.

Gerade die Unterschiede in der Netzwerkarbeit zeigen für die Praxisarbeit deutlich, dass unbedingt eine Zwei-Ebenen-Struktur von regionalen Versorgungsnetzen zu entwickeln ist. Das Modell basiert auf folgenden Strukturmerkmalen, die eine gesonderte Betrachtung und Entwicklung der beiden Vernetzungsebenen vorsieht (vgl. Fellgiebel u. Löcherbach 2020):

1. **Fallebene**: Individualisierte vernetzte Versorgung für besonders vulnerable Patienten und (pflegende) Angehörige in besonderen Krisensituationen durch ein spezialisiertes Case Management (s. Abb. 1). Lotsen müssen dafür quali-

Tab. 1   Grundkonstellationen für die Praxisarbeit, die ein abgestuftes Vorgehen indizieren

Intensitäts-stufen	Verfahren	Akteursdichte	Netzwerk/-strukturen
Stufe 1	Beratung und Begleitung ohne umfassende Koordination	wenige Akteure, wenig Abstimmung notwendig	ausschließlich etablierte Netzwerkstrukturen
Stufe 2	Beratung, Begleitung und Koordination auf Basis bestehender Versorgungspfade und Netzwerkstrukturen	mehrere Akteure in bestehenden Netz-wer-ken, Abstimmungsbedarf	überwiegend etablierte Netzwerk(e)strukturen
Stufe 3	Beratung, intensive Begleitung und individualisierte Koordination auf Basis neuer Netzwerkstrukturen	mehrere bis viele Akteure, z.T. in neuartiger Konstellation	überwiegend neu zu schaffende Netzwerk(e) strukturen

fiziert sein. Dabei kann das Case Management (in dem die Lotsen mitwirken) nicht die fehlende regionale Vernetzung (2. Ebene) ersetzen und das regionale Netzwerk nicht individualisierte Vernetzung im Sinne eines spezialisierten Case Managements (1. Ebene) übernehmen bzw. ersetzen.

2. **Regionale Ebene:** *Vernetzung* der Leistungsanbieter zur Steuerung und Qualitätskontrolle der Versorgungsprozesse, orientiert an den regionalen Besonderheiten sowie den unterschiedlichen Bedarfen von Betroffen im Erkrankungsverlauf. Es besteht die Notwendigkeit einer Einbeziehung der Perspektiven aller relevanten Akteure der regionalen Versorgung: Medizin, Pflege, Soziales, Beratung, Patienten, Angehörige, Kommune, Selbsthilfe, Ehrenamt.

Die Aufrechterhaltung und Steuerung dieser zweiten Netzwerkstruktur kann allerdings nicht automatisch durch die Lotsen übernommen werden. Die regionale Vernetzungsstruktur liegt in kommunaler Verantwortung, ist auch kein Add-on oder eine ehrenamtliche Aufgabe, sondern benötigt ein professionelles Netzwerkmanagement.

Wie stark die Vernetzungsebenen ineinandergreifen, zeigt die IGES-Studie:

„Neben dem individuellen Case-Management, das die Kenntnis regionaler Hilfs- und Unterstützungsinstitutionen auch außerhalb des medizinischen Versorgungssystems erfordert, sollen PL [Patientenlotsen] auch zur Vernetzung der regionalen Leistungserbringer und damit

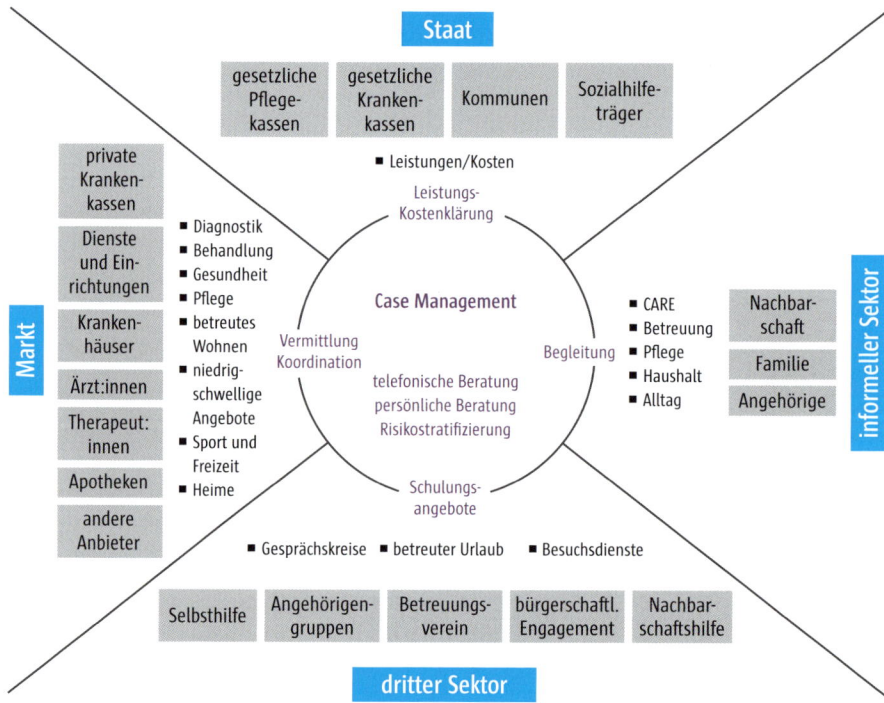

Abb. 1   Versorgungsnetz, regionaler Ansatz, individuelle Vernetzung (in Anlehnung an Fellgiebel u. Löcherbach 2020)

*zur Weiterentwicklung der Strukturen beitragen. Dies kann u.a. durch Teilnahme an Netz-
werktreffen oder Fallkonferenzen in Krankenhäusern geschehen." (Braeseke et al. 2018, S. 83)*

Allerdings kommt es darauf an, dass die Zuordnungen für die unterschiedlichen
Netzwerkstrukturen konzeptionell geschärft werden, damit die Schnittstellen von
Lotsentätigkeit und Verantwortlichkeiten im Kontext von Care und Case Management
klar sind.

2.9 Diskussion

Neben einer konzeptionellen Schärfung stehen die Finanzierung und die hiermit
verbundenen Regelungen an. Laut IGES werden von den landesweit zahlreichen Lot-
sen-Modellprojekten nur wenige langfristig fortgesetzt (Braeseke 2018). Denn die
Finanzierung der Lotsenmodelle erfolgt bisher über öffentliche Fördermittel (Kommunen, Länder), teilweise über private Geldgeber (Stiftungen etc.) und teilweise
durch Krankenkassen, Leistungserbringer und einzelne Verträge (z.B. im Rahmen
§ 140a SGB V). Sie sind i.d.R. auf die Modelllaufzeiten begrenzt. Derzeit bemühen
sich viele Projekte um Anschlussfinanzierungen. Ersten Berechnungen zufolge ist
ein jährliches Finanzierungsvolumen für den Einsatz von Patientenlotsen in Höhe
von 607 Mio. Euro (Braeseke et al. 2018) zu veranschlagen. Ob diese Schätzung einen
Case Mix (also die Verteilung der Patienten auf die drei Intensitäts-Stufen mit jeweils
unterschiedlichem Zeit-Aufwand) berücksichtigt, ist nicht klar; die Annahmen fu-
ßen auf einem durchschnittlichen Aufwand von 15 Stunden für die Case Manage-
mentfälle.

Lotsen müssen neutral sein (d.h. in der Beratung/Vermittlung handeln sie bedarfs-
und nicht angebotsorientiert). Nicht zuletzt deshalb bedarf es einer einheitlichen
Lösung bezgl. der Qualifikationsanforderungen sowie der rechtlichen Verankerung
und Finanzierung der Leistungen, die am besten durch mehrere Sozialversicherungs-
zweige erfolgen sollte. Die Vorschläge zur gesetzlichen Verankerung (Braeseke et al.
2020; Stegmaier 2020) spiegeln das Problem: Soll auf der Basis einer rechtskreisüber-
greifenden allgemeinen Norm (SGB I) ein Anspruch formuliert werden, wie etwa:
Menschen mit komplexer, andauernder Versorgungsbedürftigkeit haben Anspruch
auf eine leistungsartübergreifende, interdisziplinäre Koordination, Begleitung und
Betreuung? Das würde dem sektorenübergreifenden Ansatz des Case Management
gerecht werden. Oder sollen zunächst nur zulassungs- und finanztechnisch die Voraussetzungen im SGB V leistungsrechtlich verankert werden – mit Verweis auf die
entsprechenden Normen insbesondere in SGB IX, XI und XII (Galle u. Brinkmeier
2021)?

2.10 Perspektiven

Lotsenmodelle stehen an der Schwelle zur Implementierung in die Regelversorgung.
Gut wäre es, wenn der Diskurs bei folgenden Fragen bald zu Ergebnissen käme:

- **(Patienten-)lotsen Selbstverständnis.** Einigung auf ein am Care und Case Management ausgerichtetes Stufen-Konzept mit einer klaren Patienten- bzw. Perso-
nenorientierung.

- **Reichweite der Lotsen.** Fixierung der Beratungs-, Koordinations- und Vernetzungsaufgaben und deren Ausdifferenzierung als Beratungs- und Regieleistungen. Diese sind mit Zeitkorridoren für unterschiedliche Caseloads zu versehen. Es bedarf noch Rahmenempfehlungen für Vernetzungsaufgaben in einer zwei-Ebenen-Struktur, damit die Leistungen von fallbezogener und fallunabhängiger Netzwerkarbeit realistisch umgesetzt werden können.
- **Weiterbildung/Qualifikation von Lotsen.** Ein (Kern-)Curriculum für die Lotsentätigkeit, das sich sinnvollerweise an den DGCC-Standards orientiert wird verbindlich erstellt. Dabei ist festzulegen, welche Niveaustufe nach dem Deutschen Qualifikationsrahmen für die Lots:innen gelten soll (vgl. DQR 2013). Die Zertifikatsweiterbildung der DGCC ist auf Niveaustufe 6 verortet. Dies entspricht nach DQR-Zuordnung einem Bachelorstudium oder einer anspruchsvollen Weiterbildung.
- **Trägerschaft.** Es ist sicherzustellen, dass Lotsen sowohl bei Träger im stationären als auch im teilstationären und ambulanten Bereich angesiedelt werden. Eine neutrale, patientennahe Vorgehensweise ist zu gewährleisten. Träger können sowohl privatwirtschaftliche wie gemeinnützige Organisationen als auch Kommunen sein. Die Organisationen sollten aber zertifiziert werden. Anleihen für eine fachliche Auditierung und Organisationszertifizierung können beim Bunten Kreis (2015) sowie der DGCC (2020) genommen werden.

Die Zeit der Modellphasen für die Lotsenprojekte geht zu Ende und es werden nicht immer noch mehr Modelle/Projekte gebraucht. Wichtig ist jetzt, dass die Evaluationen zeitnah und im Hinblick auf die oben formulierten Perspektiven fokussiert wird und die Fragen der Zulassung und Finanzierung alsbald adressiert werden. Dann sollte die Überführung dieser innovativen „Versorgungsform" in die Regelversorgung gelingen.

Literatur

Braeseke G, Huster S, Pflug C, Rieckhoff S, Strötchen J, Nolting HD, Meyer-Rötz SJ (2018) Studie zum Versorgungsmanagement durch Patientenlotsen. URL: https://www.bundesgesundheitsministerium.de/fileadmin/Dateien/5_Publikationen/Praevention/Berichte/IGES_Versorgungsmanagement_durch_Patientenlotsen_042018.pdf (abgerufen am 25.02.2021)

Bundesverband Bunter Kreis e.V. (Hrsg.) (2015) Jahres- und Wirkungsbericht 2015. URL: https://www.bunter-kreis-deutschland.de/fileadmin/user_upload/files_ALT_spaeter_loeschen/Broschueren/BBK_Jahresbericht_2015_Doppelseiten.pdf (abgerufen am 25.02.2021)

Bundesverband Managed Care (BMC) (2020) Lotsenprojekte in Deutschland – Kurzauswertung einer Befragung von Modellprojekten. URL: https://www.bmcev.de/wp-content/uploads/2020-07-09-Kurzauswertung-Lotsenumfrage.pdf (abgerufen am 25.02.2021)

Bund-Länder-Koordinierungsstelle für den Deutschen Qualifikationsrahmen für lebenslanges Lernen (DRQ) (Hrsg.) (2013) Handbuch zum Deutschen Qualifikationsrahmen. Struktur – Zuordnungen – Verfahren – Zuständigkeiten. URL: https://www.kmk.org/fileadmin/Dateien/veroeffentlichungen_beschluesse/2013/130823_Handbuch_mit_nicht-barrierefreier_Anlage_MAM.pdf (abgerufen am 25.02.2021)

Deutsche Gesellschaft für Care und Case Management (DGCC) (2019) Standards und Richtlinien für die Weiterbildung Case Manager und Case Managerin DGCC. URL: https://www.dgcc.de/cm-weiterbildung/weiterbildungs-standards/weiterbildungsrichtlinien/ (abgerufen am 25.02.2021)

Deutsche Gesellschaft für Care und Case Management (DGCC) (2020) Leitlinien der DGCC zum Handlungskonzept Case Management. Medhochzwei Heidelberg

Ex P, Behmer M, Amelung V (2020) Mit Patientenlotsen Managed Care ermöglichen: Eine Übersicht der Neu-
en Versorgungsformen im Innovationsfonds. In: Monitor Versorgungsforschung (04/20), 24–29, doi:
10.24945/MVF.04.20.1866-0533.2236

Fellgiebel A, Löcherbach P (2020) Regionale Vernetzung und Case Management in der Demenzversorgung.
Case Management 17(4), 215–220

Galle G, Brinkmeier M (2020) Mut zu echter Innovation: Die Einführung von Gesundheitslotsen in Deutschland.
In: Engelhausen R, Scholz S (Hrsg.) Innovationsfonds – Transfer in die Regelversorgung. Zwischenbilanz,
Best Practice-Beispiele & Handlungsempfehlungen. 148–156. Medhochzwei Heidelberg

Hermsen T, Löcherbach P (2018): Klientnetzwerke, professionelle Netzwerke und Integrationsnetzwerke in ihrer
Bedeutung für die Pflegeberatung. ICase Management 02(19), 90–99

Löcherbach P (2019) Case Management. In: Dettmers/Bischkopf (Hrsg.) Handbuch gesundheitsbezogenen Soziale Arbeit. 81–86. Reinhardt München

Schaeffer D, Schmidt-Kaehler S (Hrsg.) (2011) Lehrbuch Patientenberatung. 2., vollständig überarbeitete und
erweiterte Auflage. Huber Bern

Stegmaier P (2020) Leistungsanspruch auf Care- und Casemanagement (01/20), 18–19, doi: 10.24945/
MVF.01.20.1866-0533.2197

Wendt WR (2012) Beratung und Case Management. Konzepte und Kompetenzen. Medhochzwei Heidelberg

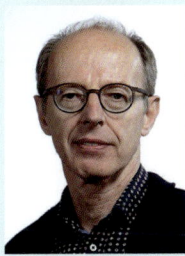

Prof. Dr. Peter Löcherbach

Peter Löcherbach ist Professor für Sozialarbeitswissenschaft an der Katholischen Hochschule Mainz, deren Rektor er sieben Jahre lang war. Er ist Vorsitzender der Deutschen Gesellschaft für Care und Case Management (DGCC) und
zertifizierter Case-Management-Ausbilder. Er führt Forschungen und Begleitun-
gen im Bereich Implementierung und Evaluation von Care und Case Management durch.

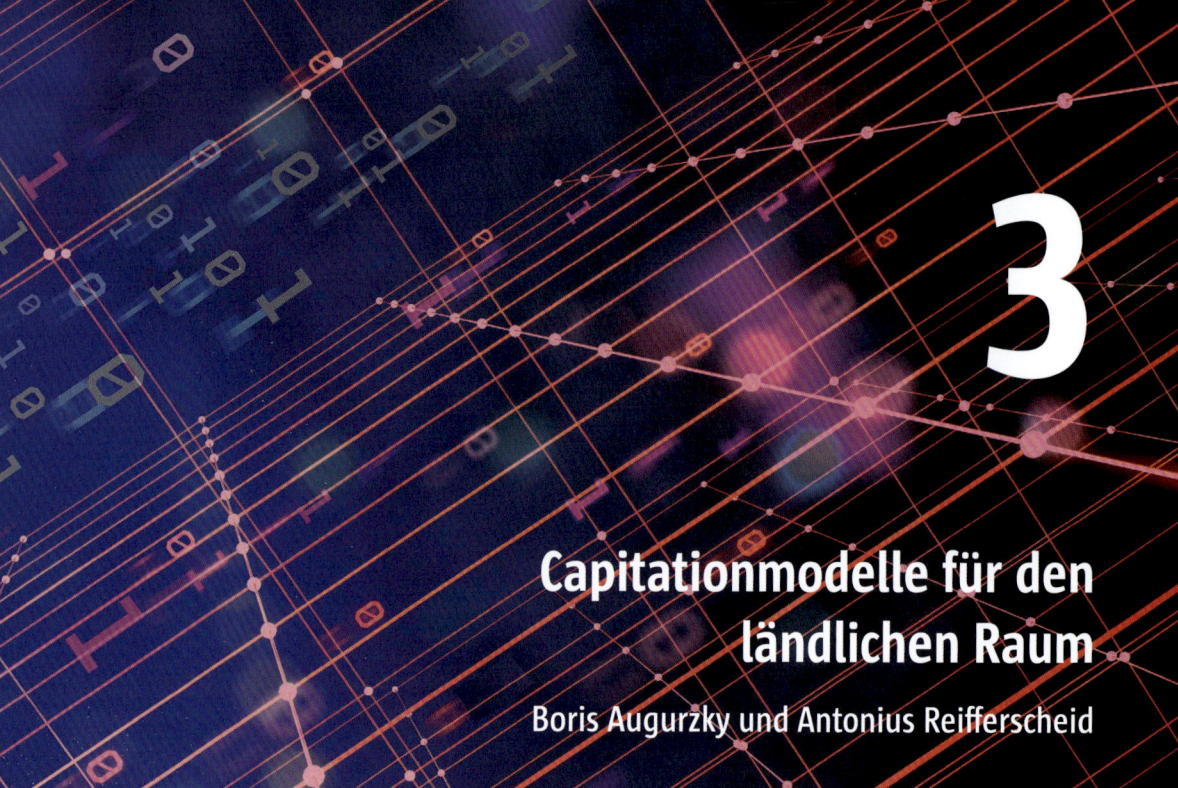

3

Capitationmodelle für den ländlichen Raum

Boris Augurzky und Antonius Reifferscheid

3.1 Einleitung

Capitationmodelle sind sektorenübergreifende, populationsbezogene und weitgehend mengenunabhängige Vergütungssysteme. Die Leistungserbringer einer Capitationregion erhalten zusammen für jeden Einwohner eine jährliche Kopfpauschale und versorgen im Gegenzug die Bevölkerung mit den erforderlichen Gesundheitsleistungen. Die Leistungserbringer übernehmen somit (teilweise) das Ausgabenrisiko der Krankenkassen. Capitationmodelle können unterschiedliche Versorgungssektoren und Anteile der Gesundheitsleistungen umfassen. Mit ihnen sind gegenüber dem DRG-System abweichende Anreizwirkungen verbunden, die einen positiven Effekt auf die intersektorale Zusammenarbeit, die Ambulantisierung, die Prävention und die Wirtschaftlichkeit der Leistungserbringung haben können. Dagegen fällt der Leistungsanreiz weg, wofür es Korrektive braucht. International werden Capitationmodelle in verschiedenen Gesundheitssystemen eingesetzt, wie z.B. in Spanien, in der Schweiz oder in Peru (Benstetter et al. 2020). In Deutschland werden sie bisher in Modellprojekten primär in der psychiatrischen Versorgung erprobt (Assheuer et al. 2020). In diesem Zusammenhang wird oft der Begriff *Regionalbudget* verwendet.

Dieser Beitrag beschreibt Capitationmodelle und ihre möglichen Anreizwirkungen im Vergleich zum DRG-System. Es folgt eine Diskussion zu ihrer möglichen Ausgestaltung und Umsetzung in ländlichen Regionen sowie zu rechtlichen Handlungsbedarfen. Der Ausblick geht auf gesundheitspolitische Aspekte ein. Capitationmodelle bieten sich besonders in ländlichen Regionen an, weil dort die Zahl der Leistungserbringer überschaubar ist und weil in manchen Regionen die Versorgungssicherheit in diesem Jahrzehnt in Gefahr gerät und daher die Sicherstellung der ambulanten und stationären Versorgung vereinter Anstrengungen bedarf. Im städtischen Raum ist mit einer deutlich höheren Dichte von Krankenhäusern und anderen Gesundheitsdienstleistern der Implementierungs- und Koordinationsaufwand von Capitationmodellen wesentlich größer.

3.2 Grundgedanke von Capitationmodellen

Der Begriff *Capitation* leitet aus dem lateinischen Wort „Capita" ab, das „Köpfe" bedeutet. Capitationmodelle basieren auf einer Vergütung pro Kopf. Diese wird prospektiv und unabhängig von der tatsächlichen Leistungsinanspruchnahme – also pauschaliert – gezahlt. In der Regel werden die Kopfpauschalen auf alle Einwohner einer Region bezogen und somit ein Populationsbezug hergestellt. Um wichtige Vorteile realisieren zu können, wie beispielsweise eine verstärkte Ambulantisierung und regionale Kooperation, ist das Capitationmodell am besten sektorenübergreifend auszugestalten. Zumindest sind die stationären, teilstationären und ambulanten Leistungsbereiche der Krankenhäuser zu inkludieren. Prinzipiell können jedoch alle weiteren Anbieter mit angrenzenden Schnittstellen berücksichtigt werden. Dies können niedergelassene Fach- und Hausärzte sein, Reha-Einrichtungen, Apotheken, Pflegedienste, Rettungsdienste und sogar der öffentliche Gesundheitsdienst.

Ein Capitationmodell sieht ein jährliches Budget gemeinsam für alle beteiligten Leistungserbringer der Region vor. Sein Volumen definiert sich über die Anzahl der Einwohner, der Region und die Höhe der Kopfpauschalen. Die Höhe der Kopfpauschale wiederum bestimmt sich über die abzudeckenden Leistungssegmente. Ein Capitationmodell kann sämtliche Erkrankungen und Gesundheitsleistungen oder nur Teilbereiche umfassen. Im ländlichen Raum bieten sich Capitationmodelle mit einem eingeschränkten Leistungsspektrum an, weil üblicherweise keine Maximalversorgungsstrukturen in Landkreisen vorgehalten werden können. In diesem Fall wären Leistungen der Basis- und der lokal erbringbaren Notfallversorgung über das Capitationmodell finanziert. Für spezialisierte Leistungen – sofern sie in der Region erbracht werden – könnte der bisherige Vergütungsmodus gelten. Alternativ könnte das Capitationmodell das volle Leistungsspektrum umfassen, mit der Maßgabe, dass die nicht in der Region vorgehaltenen Leistungen in anderen (urbanen) Regionen eingekauft werden müssen.

Innerhalb der Region muss das Budget auf die einzelnen Leistungserbringer verteilt werden. Verteilungsschlüssel und damit die Anreize zur Art der Leistungserbringung können dabei frei gewählt werden, was allerdings nicht trivial ist. Außerdem müssen übergeordnete Aufgaben wahrgenommen werden, vor allem Verhandlungen mit den Krankenkassen und Verträge mit Leistungserbringern außerhalb der Region. Primär würden sich solche Verträge für Leistungen, die in der eigenen Region (wirtschaftlich) nicht erbracht werden können, anbieten. Möglich sind aber auch Verträge für Leistungen mit höherer Qualität.

Diese Aufgaben könnten einer regionalen Gesundheitsholding übertragen werden, an der alle Akteure, die im Rahmen des Budgets eine Leistung erbringen, eine Beteiligung besitzen, je nach Ausgangslage auch Landkreise oder kreisfreie Städte. Sowohl die Gesundheitsholding als auch die einzelnen wirtschaftlich eigenständigen Leistungserbringer können Gewinne oder Verluste erwirtschaften.

>>> **Die Einwohner einer Region behalten in einem Capitationmodell die Freiheit zur Wahl des Leistungserbringers.**

Sie sollten jederzeit auch Gesundheitseinrichtungen außerhalb ihrer Region in Anspruch nehmen können. Die Kosten dafür sind aus dem Budget der Heimatregion des Patienten zu tragen. Umgekehrt kann die Heimatregion zusätzliche Erlöse erzielen, wenn sie Patienten aus anderen Regionen anzieht. Damit entsteht ein Wettbewerb zwischen Regionen um die Patienten, der für die Regionen einen Anreiz schafft, Leistung zugänglich zu machen und in hoher Qualität anzubieten. Er dient als Korrektiv dafür, dass ein festes Budget per se keinen Leistungsanreiz setzt. Ein weiteres Korrektiv bilden kontrollierbare Qualitätsziele, die mit dem Budget verknüpft werden, zum Beispiel in Form einer zusätzlichen qualitätsorientierten Budgetkomponente.

3.3 Anreizwirkungen im DRG-System und bei Capitationmodellen

Aufgrund der weitgehend direkten Koppelung der DRG-Erlöse an das stationäre Leistungsvolumen besteht für ein Krankenhaus ein starker Anreiz zur Erhöhung des Case mix über Ausweitung des Leistungsvolumens und Steigerung des Schweregrads. Die Fixkosten pro Leistungseinheit sinken mit der Menge an erbrachter Leistung und die Wirtschaftlichkeit des Krankenhauses nimmt zu. Damit zusammenhängend besteht ein Anreiz zur Konzentration von spezialisierten Leistungen. Zudem ist es vorteilhaft, eine kurze Verweildauer der Patienten anzustreben – unter Berücksichtigung von Abschlägen an der unteren Grenzverweildauer (UGVD). Dennoch ist eine Ambulantisierung von Leistungen für Leistungserbringer unvorteilhaft, weil der Vergütungssprung von einem Tag auf null Tage Verweildauer sehr groß ist. Lediglich Leistungen des AOP-Katalogs sind aufgrund der regelhaft ambulanten Vergütung auch ambulant zu erbringen.

Der AOP-Katalog

Gemäß § 115 b SGB V vereinbaren der GKV-Spitzenverband, die Deutsche Krankenhausgesellschaft (DKG) und die Kassenärztliche Bundesvereinigung (KBV) einen Katalog ambulant durchführbarer Operationen und sonstiger stationsersetzender Eingriffe sowie einheitliche Vergütungen für Krankenhäuser und Vertragsärzte. Der Vertrag nach § 115 b Abs. 1 SGB V – Ambulantes Operieren und stationsersetzende Eingriffe im Krankenhaus – (AOP-Vertrag) regelt die Grundsätze der Abrechnung.

Außerdem entsteht im DRG-System ein hoher Kontrollaufwand. Um mögliches Upcoding oder die stationäre Behandlung ambulant-sensitiver Fälle zu begrenzen, finden viele Abrechnungsprüfungen durch den Medizinischen Dienst statt. Schließlich hat die Qualität der Leistungserbringung eine eher nachrangige Bedeutung, weshalb zeitgleich zur DRG-Einführung Anforderungen an die interne und externe Qualitätssicherung definiert wurden. Durch Komplikationen können den Krankenhäusern außerdem höhere Behandlungskosten entstehen, die ggf. nicht oder nur teilweise über das DRG-System abgedeckt sind.

>>> **Im Capitationmodell wird das Jahresbudget weitgehend unabhängig von der Leistungsmenge vergütet. In diesem Fall ändern sich die Anreize komplett.**

Da die Kosten der erbrachten Leistungen aus dem gegebenen Budget finanziert werden müssen, ist es vorteilhaft, möglichst wenige teure Eingriffe zu erbringen und dem Leitsatz „ambulant vor stationär" konsequent zu folgen. Die Leistungserbringung erfolgt möglichst ressourcensparend. Auch die Delegation von Leistungen an andere Berufsgruppen und an neue Arten von Leistungserbringern erscheint naheliegend. Eine möglichst ambulante Leistungserbringung, darunter besonders präventive Maßnahmen betreffend, werden zum ureigensten Interesse der Leistungserbringer. Im Idealfall wird die Gesundheit der Bürger der Region bestmöglich erhalten und gefördert, damit der Leistungsbedarf möglichst gering ist. Unter diesen Rahmenbedingungen ist es für Krankenhäuser vorteilhaft, entsprechende Angebotsstrukturen und die dazu passenden personellen Ressourcen aufzubauen.

Wie im DRG-System wird auch im Capitationmodell eine kurze Verweildauer angestrebt, allerdings ohne Beachtung einer UGVD. Um Effektivitäts- und Effizienzverluste an den Sektorengrenzen zu vermeiden, wird verstärkt intersektoral kooperiert und eine schnelle Anschlussbehandlung sichergestellt. Grundsätzlich belohnt ein Capitationmodell auch eine hohe Versorgungsqualität, wenn damit Folgebehandlungen wie zum Beispiel Revisions-OPs reduziert, Behandlungsdauern verkürzt und eine Chronifizierung von Erkrankungen vermieden werden können. In der Summe sinken damit die Kosten und es steigt der Gewinn für die Leistungserbringer bzw. die regionale Gesundheitsholding. Eine hohe Versorgungsqualität kann außerdem Patienten aus benachbarten Regionen anziehen und damit zusätzliche Erlöse bringen.

Allerdings ist nicht auszuschließen, dass Leistungserbringer in einem Capitationmodell Leistungen verzögern bzw. sogar verweigern, wenn der Wettbewerb mit Nachbarregionen zu schwach ausgeprägt sein sollte. Denn auch durch eine medizinisch nicht gerechtfertigte Leistungseinschränkung lassen sich die Kosten verringern und Gewinne erzielen. Ein „Jahresbudget ohne Gegenleistung" muss durch geeignete Korrektive vermieden werden.

3.4 Ausgestaltung und Umsetzung von Capitationmodellen

In mehreren ländlichen Regionen treten heute bereits große Herausforderungen bei der Sicherstellung der Gesundheitsversorgung auf, in gehäufter Form in Ostdeutschland. Die Krankenhäuser der Grundversorgung sind mit abnehmenden Fallzahlen bei gleichzeitig steigenden Qualitätsanforderungen konfrontiert, stoßen auf wachsende Schwierigkeiten bei der Akquise geeigneter Fachkräfte, erzielen zum Teil ein wirtschaftlich negatives Ergebnis und können nicht ausreichend in ihre Infrastruktur investieren. Im ambulanten Bereich gibt es Nachbesetzungsprobleme und der Anteil von Ärzten vor dem Renteneintritt steigt. Zudem nimmt mit der Alterung der

Bevölkerung einerseits die Zahl älterer und multimorbider Patienten zu und es sinkt andererseits die Zahl junger Menschen, die als Fachkräfte im Gesundheitswesen tätig werden können. Es handelt sich hierbei um schleichende, aber vorhersehbare Veränderungen, die bei der Bevölkerung und bei den Mitarbeitern im Gesundheitswesen zu einer wachsenden Verstimmung führen werden. Dabei werden vermeintlich „Schuldige" gesucht, weil der Zusammenhang mit der sich verändernden Bevölkerungsstruktur nicht erkannt wird. Regionen, die absehbar auf eine solche Situation zulaufen, in der alle Leistungserbringer erkennen, dass jeder für sich keine gute Gesundheitsversorgung mehr erbringen kann, bieten sich für die Erprobung von Capitationmodellen an, weil ein hohes Maß an Bereitschaft zur intersektoralen Kooperation erforderlich ist.

> Da die wesentlichen Einsparungen im stationären Bereich durch eine verstärkte Ambulantisierung zu erwarten sind, sollte die Initiative zu Capitationmodellen stets mindestens Krankenhäuser und niedergelassene Fachärzte umfassen.

Aber auch Hausärzte würden eine wichtige Funktion übernehmen. Sie können als Koordinator der Gesundheitsversorgung des einzelnen Patienten in die Rolle des „Kümmerers" schlüpfen. Nach Möglichkeit sollten durch verstärkte ambulante ärztliche Interventionen ambulant-sensitive Krankenhausbehandlungen vermieden (Sundmacher et al. 2015) und durch Prävention der Gesundheitszustand der Bevölkerung verbessert werden. Hierbei könnte auch der Öffentliche Gesundheitsdienst eine gewichtigere Rolle spielen. Um eine ganzheitliche Notfallversorgung zu gewährleisten gehört zudem der Rettungsdienst dazu. Aufgrund der wachsenden Bedeutung der Altersmedizin sollte die Altenpflege ebenfalls ein wichtiger Baustein sein. Da allerdings die Komplexität der Koordination mit einer zunehmenden Zahl an Akteuren steigt, ist es ratsam, mit wenigen Sektoren zu beginnen und das Modell schrittweise zu erweitern.

Die vom Modell erfassten Leistungsbereiche definieren die Höhe des regionalen Gesamtbudgets, das sich aus unterschiedlichen Quellen speisen kann. Am wichtigsten ist die regionale Morbiditätsstruktur. Die jährlichen Kopfpauschalen müssen morbiditätsadjustiert sein und können sich in der Startphase beispielsweise an den Zuweisungen aus dem morbiditätsorientierten Risikostrukturausgleich der Krankenkassen orientieren. Außerdem braucht es eine jährliche Fortschreibung, die neben der Preisinflation und einer sich verändernden Altersstruktur auch flexibel auf die ersten Erfahrungswerte reagieren kann. In den Anfangsjahren dürften Lerneffekte eine große Rolle spielen. Langfristig müssen überdies Kostenvorteile, die sich im Laufe der Zeit ergeben, mit den Kostenträgern geteilt werden. Darüber hinaus braucht es Verrechnungen für die Leistungserbringung bei Patientenmigration aus anderen und in andere Regionen. Das DRG-System und der Einheitliche Bewertungsmaßstab (EBM) im ambulanten Bereich können hierzu dienen.

Als weitere Quelle bietet sich eine qualitätsorientierte Vergütung an. Wie oben erwähnt bilden Qualitätsziele ein wichtiges Korrektiv für Capitationmodelle. Ein kleiner Teil des Gesamtbudgets sollte zurückgelegt werden, um die Erfüllung von vorab definierten Qualitätszielen zu belohnen. Die Ziele können sich auf Struktur-, Prozess-, Ergebnisqualität, auf die Art der Patientenkontakte, die Zahl der Patientenbeschwerden und vieles andere beziehen. Diese Ziele müssen kontrolliert werden. Im Gegenzug entfällt die Kostenkontrolle, sodass keine Abrechnungsprüfungen mehr erforderlich sind.

Denkbar wäre sogar, dass die Region selbst Zuzahlungen für Patienten bei der Inanspruchnahme von Leistungen festlegt, ähnlich wie die einst eingeführte Praxisgebühr. Sie können ein Wettbewerbselement der Regionen sein. Bei zu hohen Zuzahlungen weichen – nach Abwägung der Qualitätsdifferenzen – Patienten in Nachbarregionen aus. Wenn auch die Altenpflege in das Capitationmodell integriert wird, sind Zuzahlungen zumindest dafür nötig, weil die Pflegeversicherung nicht die gesamten Kosten der Pflege trägt. Ähnlich verhält es sich bei Arznei-, Heil- und Hilfsmitteln. Eine weitere Quelle für das Budget können die Investitionsfördermittel des Bundeslands für Krankenhäuser sein. Pauschale Fördermittel könnten direkt dem Regionalbudget hinzugefügt werden.

Ein Regionalbudget setzt schließlich einen Anreiz, die Krankenhaus- bzw. allgemein die Versorgungsstrukturen in der Region zu optimieren, das heißt Zentren und Schwerpunkte zu bilden – sowohl ambulant als auch stationär – und sich digital zu vernetzen, um unter anderem telemedizinische Angebote vom Zentrum in die Peripherie zu bringen. Das Budget orientiert sich dabei nicht an der gegenwärtigen Versorgungsstruktur. Eine Region mit vielen kleinen Klinikstandorten bekäme kein größeres Budget als eine vergleichbare Region, die alle Krankenhauskapazitäten auf einen Standort gebündelt hat. Allerdings braucht es eine Flächenkomponente. Eine Region mit beispielsweise 250.000 Einwohnern auf kleiner Fläche braucht weniger Budget als eine Region mit gleich vielen Einwohnern auf doppelt so großer Fläche. Diese Flächenkomponente gilt es bundesweit zu konsentieren. Sollte eine Region eine starke Präferenz für viele kleine Standorte haben, kann sie die Flächenkomponente aus eigenen Mitteln aufstocken.

3.5   Rechtlicher Handlungsbedarf

Capitationmodelle für eine somatische Basisversorgung sind in der bisherigen Gesetzgebung nicht explizit vorgesehen. Dennoch erscheint eine Umsetzung als „Modellvorhaben zur Weiterentwicklung [...] der Vergütungsformen" im Zuge von §§ 63ff SGB V bereits heute möglich. In diesem Zusammenhang darf von den bestehenden rechtlichen Vorgaben (KHG, KHEntgG etc.) abgewichen werden, insbesondere wenn die (garantierten) Einsparungen den Mehraufwand ausgleichen. Auch eine Delegation von Leistungen erlaubt der gesetzliche Rahmen. Dennoch bestehen weiter verschiedene Hürden. Der Gesetzgeber sollte daher die rechtlichen Möglichkeiten dezidiert für somatische Capitationmodelle schaffen. Ein Paragraf für die somatische Versorgung in ländlichen Gebieten analog zu § 64b, der eine zeitnahe Umsetzung von mehreren Modellvorhaben anstrebt, wäre ein Fortschritt. Unbedingt sollten Modellprojekte angestrebt werden, bei denen keine individuelle Einschreibung der Versicherten erforderlich ist. Ansonsten lässt sich kein direkter Populationsbezug herstellen und zwei Finanzierungssysteme müssten parallel genutzt werden.

Eine Option könnte eine Art Öffnungsklausel für Regionen sein, deren Versorgungssicherheit absehbar gefährdet ist. Dem Bundesland könnte das Recht eingeräumt werden, in einem solchen Fall der betroffenen Region einen Sonderstatus zu gewähren, bei dem bestehende rechtliche Vorgaben ausgesetzt werden dürfen, beispielsweise im Hinblick auf die ambulant-stationäre Sektorengrenze und die Kurzzeitpflege. Auch bräuchte es ein einheitliches Vorgehen aller Krankenkassen bei der Bildung eines Regionalbudgets, am besten auch mit den privaten Krankenversicherern.

>>> **Patienten müssen in einem Capitationmodell die Leistungserbringer – auch außerhalb der eigenen Region – frei wählen dürfen.**

Eine unzureichende Versorgung in der eigenen Region muss über eine Abwanderung von Patienten zu einer Reduktion des Regionalbudgets führen. Es braucht also einen Rahmen für einen Wettbewerb zwischen Regionen. Dagegen braucht es Kooperation innerhalb der Regionen. Dazu bedarf es möglicherweise Anpassungen am Kartellrecht, zumindest aber bei seiner Auslegung. Zudem braucht es Daten, um die Qualität der Leistungserbringung in der Region nachvollziehen zu können.

3.6 Ausblick

Capitationmodelle können besonders für ländliche Regionen zahlreiche Vorteile bieten. Eine verstärkte Ambulantisierung und Prävention von Leistungen kann den Personalbedarf zur Versorgung der Region reduzieren. Positive Effekte sind für Patienten hinsichtlich der intersektoralen Zusammenarbeit und insgesamt für die Wirtschaftlichkeit der Leistungserbringung zu erwarten. In der Idealvorstellung des Capitationmodells agieren die Leistungserbringer stark patientenorientiert, sektorenübergreifend und profitieren gemeinsam von der Erhaltung der Gesundheit der Patienten. Gleichzeitig besteht ein Anreiz, Ressourcen sparsam einzusetzen. Gleichwohl muss dem Anreiz, zu wenige Ressourcen einzusetzen und damit eine ungenügende Versorgungsqualität zu liefern, entgegengewirkt werden. Korrektive sind ein starker Wettbewerb zwischen Regionen sowie die Festlegung, Kontrolle und Vergütung von Qualitätszielen.

Der Gesetzgeber bearbeitet in den Jahren 2020, 2021 und vermutlich 2022 mehrere Themen (Ambulantisierung, sektorenübergreifende Versorgung) isoliert, zu denen Capitationmodelle ebenfalls einen Beitrag leisten könnten. Kurzfristig soll über die Ausweitung des AOP-Katalogs im Jahr 2022 eine verstärkte Ambulantisierung von Leistungen erreicht werden. Allerdings wird für Krankenhäuser damit kein intrinsischer Anreiz zur verstärkten ambulanten Leistungserbringung über die gesetzlichen Vorgaben hinaus gesetzt. Die Bund-Länder-Arbeitsgruppe, die sich damit befasst, sollte daher prüfen, welche Anreize zu einer verstärkten ambulanten Leistungserbringung durch Krankenhäuser führen können. Ebenfalls werden Defizite bei der ärztlichen Kooperation und Koordination gesehen, wofür das Instrument von Koordinationspauschalen angedacht wird. Ferner erkennt die Bund-Länder-Arbeitsgruppe insbesondere im ländlichen Raum die Notwendigkeit einer patientenorientierten Koordinierung der Angebote sowohl im Bereich der intersektoralen Grundversorgung als auch speziell für chronische Erkrankungen (Bund-Länder-AG 2020).

Prinzipiell kann auf diese Handlungsbedarfe mit mehreren isolierten Maßnahmen reagiert werden. Aus unserer Sicht wäre es vorteilhaft, diese Problemlagen über ein

Capitationmodell ganzheitlich zu adressieren. Wir plädieren daher für die Erprobung von Capitationmodellen in ausgewählten Regionen. Hierfür sind rechtliche Grundlagen zu schaffen, welche den Regionen genug Freiraum zur Umsetzung solcher Modelle lassen.

Literatur

Assheuer et al. (2020) Umsetzung von Behandlungskontinuität im Versorgungsalltag – ein Vergleich zwischen zwei psychiatrischen Kliniken, Psychiatrische Praxis. DOI: 10.1055/a-1274-3792

Benstetter et al. (2020) Prospektive regionale Gesundheitsbudgets, internationale Erfahrungen und Implikationen für Deutschland. Stiftung Münch (Hrsg.) medhochzwei Verlag Heidelberg

Bund-Länder-AG (2020) Fortschrittsbericht der Bund-Länder-AG „sektorenübergreifende Versorgung". URL: https://www.bmcev.de/wp-content/uploads/2020-01-14-BLAG_S%C3%9CV_Fortschrittsbericht-%C3%9Cberarbeitung.pdf (abgerufen am 26.02.2021)

Sundmacher et al. (2015) Which hospitalisations are ambulatory care-sensitive, to what degree, and how could the rates be reduced? Results of a group consensus study in Germany. Health Policy 119, 1415–1423. DOI: 10.1016/j.healthpol.2015.08.007

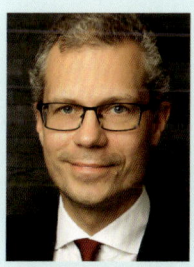

Prof. Dr. Boris Augurzky

Boris Augurzky ist Leiter des Bereichs „Gesundheit" am RWI, Geschäftsführer der hcb GmbH, Vorstandsvorsitzender der Stiftung Münch und außerplanmäßiger Professor an der Universität Duisburg-Essen. Er ist Mitglied verschiedener Ausschüsse und Beiräte, darunter bei BMC, IQM, BARMER Institut für Gesundheitssystemforschung, WIdO und Rat für Gesundheit und Medizinethik des Bistums Essen.

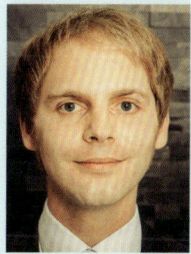

Dr. Antonius Reifferscheid

Antonius Reifferscheid ist Senior Berater bei der hcb GmbH (bis 10/2020). Davor war er als wissenschaftlicher Mitarbeiter an der Universität Duisburg-Essen und Referent bei der Sana Kliniken AG tätig.

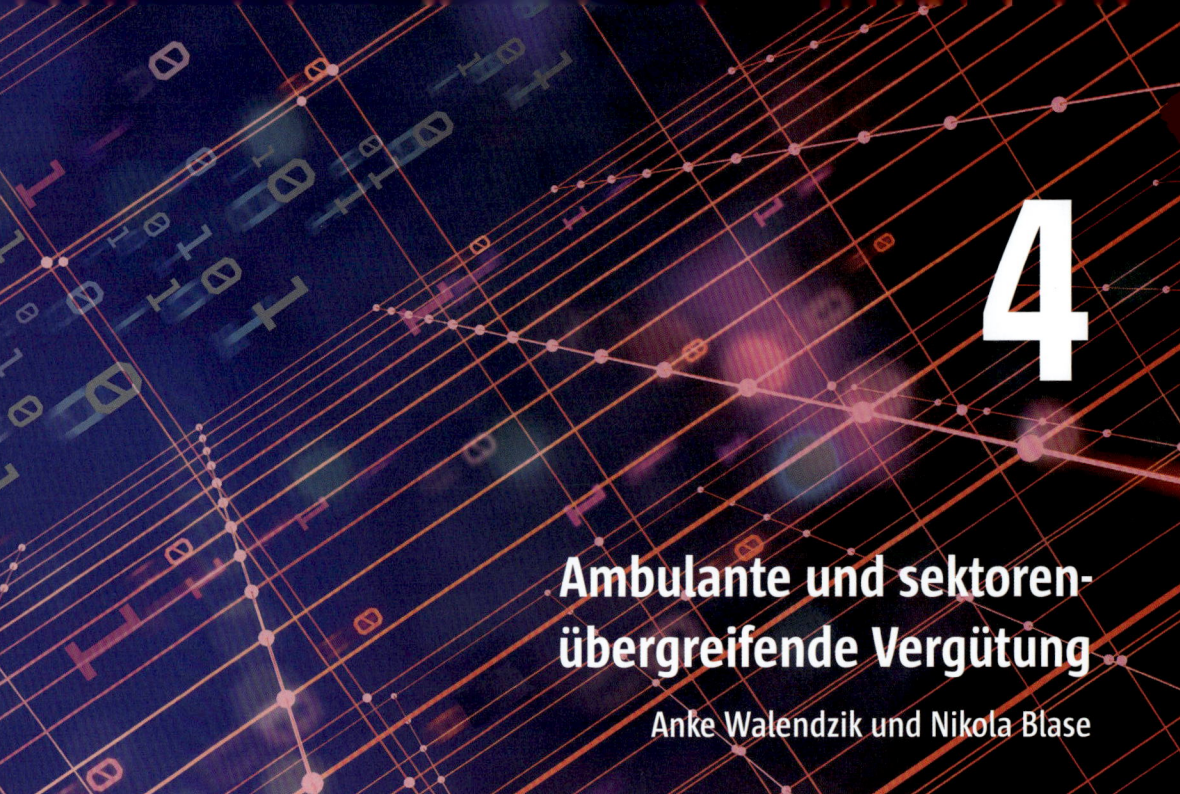

4

Ambulante und sektoren- übergreifende Vergütung

Anke Walendzik und Nikola Blase

4.1 Status quo: Altbekannte Baustellen und die Rolle der Vergütung

Zwar haben die 2020er-Jahre mit einem Paukenschlag, nämlich mit den akuten Anforderungen einer Pandemiesituation und deren Bewältigung durch das Gesundheitssystem begonnen. Dies ändert jedoch nichts daran, dass auf mittlere Sicht altbekannte Probleme bewältigt werden müssen. So sind Friktionen an der Grenze zwischen ambulantem und stationärem Sektor kein neues Problem für das deutsche
Gesundheitssystem. Fehlende Koordination in den Behandlungsabläufen führt zu
Über- und Fehlversorgung; nicht der Patient, sondern das Leistungsspektrum des
jeweiligen Behandlers steht im Vordergrund. Ambulantisierungspotenziale werden
nicht ausgeschöpft, ambulant-sensitive Krankenhausfälle werden nicht ausreichend
vermieden (Sundmacher et al. 2015).

Schon der Sachverständigenrat zur Begutachtung der Entwicklung im Gesundheitswesen (SVR Gesundheit) hat dem Wettbewerb zwischen ambulanter und stationärer
Gesundheitsversorgung 2012 ein eigenes Gutachten gewidmet (Sachverständigenrat
zur Begutachtung der Entwicklung im Gesundheitswesen 2012). Gerade im Bereich
des Krankenhauses hat die Gesundheitspolitik der vergangenen Jahrzehnte eine Vielfalt von rechtlichen Grundlagen und in der Folge Vergütungssysteme für ambulante
Leistungen hervorgebracht, wie Tabelle 1 zeigt. Unterschiedliche Formen und Höhe
von Vergütungen für die gleiche Leistung im GKV-System regen jedoch zur Auswahl
der Versorgungform nach Vergütungskonstellation statt nach Wirtschaftlichkeit an
und verzerren dabei den Wettbewerb zwischen den Sektoren.

Parallel führt das historisch gewachsene und bisher beibehaltene deutsche Sonder-
modell eines Nebeneinanders von zwei substitutiven Krankenversicherungssystemen

Tab. 1 Ambulante Versorgungsformen im Krankenhaus und ihre Vergütung (Walendzik u. Wasem 2019)

Versorgungform	Rechtsgrundlage
Im Rahmen des vertragsärztlichen Vergütungssystems (EBM) vergütete Leistungen	
Ambulantes Operieren	§ 115b SGB V
Geriatrische Institutsambulanzen	§ 118a SGB V
Ambulante Leistungen ermächtigter Krankenhausärzte	§ 116 SGB V
Ambulante Behandlung durch Krankenhäuser bei Unterversorgung	§ 116a SGB V
Ambulante Behandlung nach § 116b alt SGB V	§ 116b alt SGB V
Auf Basis eigener Vergütungsregelungen vergütete Leistungen	
Spezialfachärztliche Versorgung	§ 116b SGB
Hochschulambulanzen	§ 117 SGB V
Psychiatrische Institutsambulanzen	§ 118 SGB V
Sozialpädiatrische Zentren	§ 119 SGB V
Pädiatrische Spezialambulanzen	§ 120 Abs. 1a SGB V
Medizinische Behandlungszentren für Erwachsene mit geistiger Behinderung	§ 119c SGB V
Vor- und nachstationäre Behandlung im Krankenhaus	§ 115a SGB V
Notfallambulanzen/Portalpraxen	§ 75 Abs. 1b SGB V
Disease-Management-Programme (DMP)	§ 137 f SGB V
Auf Basis der Vergütungssysteme stationärer Versorgungsformen	
Teilstationäre Behandlung*	§ 39 SGB V
Ein-Tages-Fälle*	§ 39 SGB V
Stationsäquivalente psychiatrische Behandlung	§ 115d SGB V

* formal keine ambulante Abrechnungsform

mit unterschiedlichen Zugangsbedingungen für Versicherte zu zwei ebenfalls unterschiedlich gestalteten ambulanten Vergütungssystemen je nach Versicherungsstatus des Patienten. Auch hier entstehen Fehlanreize, die in der öffentlichen Diskussion besonders im Zusammenhang mit Unterschieden bei der Wartezeit im Zugang zur ambulanten Versorgung thematisiert werden (Walendzik u. Lüngen 2018).

Der Gesetzgeber ist sich der genannten Probleme durchaus bewusst, hat aber zunächst Expertise angefordert. So hat die Bund-Länder-AG „Sektorenübergreifende Versorgung" (2020) inzwischen einen Fortschrittsbericht zu ihren Ergebnissen vorgelegt; der Abschlussbericht der Wissenschaftlichen Kommission für ein modernes Vergütungssystem (KOMV 2019) liegt seit Ende 2019 vor und befasst sich im Schwerpunkt mit den Möglichkeiten der Vereinheitlichung der ambulanten Vergütungssysteme in PKV und GKV. Mit dem MDK-Reformgesetz liegt nun auch ein gesetzlicher Auftrag im Bereich der sektorenübergreifenden GKV-Versorgung vor:

Laut § 115b Abs. 1 SGB V soll auf Basis eines Gutachtens über einen Katalog ambulant durchführbarer Operationen, stationsersetzender Eingriffe und Behandlungen bis Januar 2022 für diese Leistungen einheitliche Vergütungen für Krankenhäuser und Vertragsärzte kollektiv vereinbart werden. Die Gutachtenvergabe hat sich allerdings bedingt durch die Pandemiesituation verzögert.

Der vorliegende Beitrag soll unter zwei Aspekten Schlaglichter auf die Diskussion werfen. In einem ersten Schritt wird die Vergütungsdiskussion in einen weiteren Zusammenhang gestellt, denn Vergütungssysteme sind in ihrer Wirksamkeit immer abhängig von Rahmenbedingungen des Gesamtsystems. Darauf folgend werden ausgewählte Einzelfragen der Gestaltung der Vergütung selbst diskutiert.

4.2   Rahmenbedingungen in den 2020er-Jahren

Die Ausführungen machen deutlich, dass die Probleme vielschichtig und die Erwartungen an eine Vergütungsreform komplex sind. Doch wie reformfähig zeigt sich das Gesundheitswesen an der Grenze zwischen dem ambulanten und stationären Sektor? Ist das korporatistisch organisierte Entscheidungssystem in der Lage, festgefahrene Stakeholder-Konflikte im Sinne innovativer und angemessener Systemgestaltungen zu lösen? Seit etlichen Jahrzehnten wird außerdem versucht, Innovationen im Versorgungsprozess über den Wettbewerb der Krankenkassen und selektivvertragliche Modelle in unterschiedlicher Regulierung, zuletzt insbesondere über die „Besondere Versorgung" nach § 140a SGB V, zu fördern. Bisher sind allerdings vorwiegend Insellösungen entstanden; positiv evaluierte Maßnahmen werden allenfalls in kleinen Teilen in die Kollektivversorgung übersetzt. Die Förderung von neuartigen Versorgungsprojekten an den Sektorengrenzen durch den Innovationsfonds verfolgt dabei das Anliegen, die zunächst modellhaft erprobten Vorhaben in die Regelversorgung zu überführen.

Neben der Schaffung eines weiteren Sektors in der Kollektivversorgung, der die ambulanten und ambulant erbringbaren Leistungen inkludiert, werden zur Überwindung der sektoralen Grenzen zunehmend weitreichendere Konzepte wie die integrierte Versorgung auf Regionalebene als Regelversorgung diskutiert (Hildebrandt et al. 2020). Durch den Zusammenschluss von Gesundheitsakteuren bei diesem auf einer populationsbezogenen integrierten Versorgung basierenden Ansatz werden neben der medizinischen Behandlung auch Anreize zur Prävention mit dem Ziel adressiert, nachhaltig in einer Kostensenkung zu münden. Qualitätsaspekte werden im Zuge eines Public Reportings berücksichtigt. Bei dieser sehr gravierenden Neugestaltung des Gesundheitswesens bleiben beim gegenwärtigen Konkretisierungsgrad des Konzeptes einige Punkte unpräzise und bedürfen einer Erläuterung (Paquet 2020). Zudem sind auch hier die Fragen des Vergütungssystems – sei es in Teilen weiter kollektiv organisiert oder vollständig intern neu konzeptioniert – zu klären.

Für jegliche Systemgestaltung in den 2020er-Jahren ist jedoch zu konstatieren, dass bei der Einführung einer sektorenübergreifenden Vergütung Anpassungen der regulativen Rahmenbedingungen Voraussetzung dafür sind, dass Vergütungsanreize nachhaltig ihre Ziele entfalten können. Hierbei sei insbesondere auf die folgenden 3 zentralen Aspekte eingegangen:

4.2.1 Bedarfs- und Kapazitätsplanung

Gegenwärtig bestehen getrennte Systeme einer ambulanten Bedarfs- und Krankenhausplanung. Durch die Einführung eines reformierten Vergütungssystems für niedergelassene Ärzte und Krankenhäuser ist jedoch mit Verlagerungen zwischen den Bereichen zu rechnen, die bei der ambulanten Bedarfs- und Krankenhausplanung einfließen müssen (Bohm et al. 2014). Eine sektorenübergreifende Vergütung, die konsekutiv eine standardisierte Kodierung der Leistung voraussetzt, würde die bedarfsorientierte Kapazitätsplanung vereinfachen (Bock et al. 2017). Als folgerichtig ist daher die Forderung nach einer sektorenübergreifenden Bedarfsplanung einzuschätzen (Sundmacher et al. 2018). Im Falle einer möglichen integrativen Versorgung auf Regionalebene und einer damit verbundenen autarken, gebietsweisen Kapazitätsplanung bliebe allerdings zu fragen, inwiefern diese mit der komplexen gesamtgesellschaftlichen Versorgungsplanung kollidieren würde.

4.2.2 Qualitätssicherung

Um sektorenübergreifend die Qualität der Versorgung durch die Leistungserbringer transparent zu machen, wurden bis dato sechs einrichtungsübergreifende Qualitätssicherungsverfahren durch den G-BA beschlossen. Bei der Etablierung eines sektorenübergreifenden Vergütungssystems kann von den Leistungserbringern bei angeglichener Vergütung ebenso eine vergleichbare Qualität abverlangt werden. Dabei sollten die Anforderungen an Struktur- und Prozessqualität unabhängig der Sektorenzugehörigkeit ausgestaltet sein, um eine Wettbewerbsverzerrung zu vermeiden. Die Indikatoren für die Ergebnisqualität gilt es dabei für die Patienten einsichtig zu gestalten. Durch die zunehmende Variation der Angebotsstruktur medizinischer Leistungserbringung hat die Netzwerkversorgung niedergelassener Ärzte zum Teil unter Einbeziehung weiterer Akteure an Bedeutung gewonnen. In diesen neuen Versorgungskonzepten ist bisher die Frage unbeantwortet, wer die Verantwortung für die Qualitätsentwicklung innehat. Entsprechende Konzepte zur Abbildung der Ergebnisse von Kooperationsleistungen sehen die Verwendung populationsbezogener Qualitätskriterien vor (Döbler et al. 2018). Einschränkend ist hierbei anzumerken, dass eine systematische und umfassende sektorenübergreifende Qualitätssicherung anhand von Routinedaten erst mit Einführung einer einheitlichen und validen Kodierung zu gewährleisten ist (Bock et al. 2017).

4.2.3 Innovationszugang

Der Erlaubnisvorbehalt in der vertragsärztlichen Versorgung steht dem Verbotsvorbehalt im stationären Bereich gegenüber. Bei einer ansonsten identischen Leistungserbringung sind die gravierenden Unterschiede des Innovationszugangs nicht zu plausibilisieren. Eine Orientierung an der Strukturqualität des Leistungserbringers unabhängig des Versorgungssektors, z.B. an persönlichen Weiterbildungsbefugnissen, ermöglichte hingegen, dass Patienten schnell und niederschwellig von neuen Methoden profitieren könnten und würde außerdem Wettbewerbsverzerrungen zwischen den Sektoren beseitigen.

4.3 Aspekte der Gestaltung eines sektorenübergreifenden Vergütungssystems für ambulante und ambulant erbringbare Leistungen

Im Folgenden sollen nun einige aus Sicht der Autorinnen besonders relevante Aspekte der Gestaltung eines sektorenübergreifenden Vergütungssystems für ambulante und ambulant erbringbare Leistungen aufgegriffen werden.

4.3.1 Vergütungsformen

Zu den Anreizwirkungen verschiedener Formen von (ärztlicher) Vergütung existiert seit Jahrzehnten eine umfangreiche wissenschaftliche Literatur (Chalkley u. Malcolmson 2000; Christianson u. Conrad 2011). Die tatsächliche Reaktionsweise der ärztlichen Leistungserbringer bzw. die Stärke der ausgelösten Reaktion ist allerdings immer abhängig davon, inwieweit ihre ärztliche Tätigkeit durch finanzielle Nutzenerwägungen motiviert ist – hier setzt die Ökonomisierungsdiskussion an.

Die Gestaltung eines Vergütungssystems orientiert sich meist an drei grundsätzlichen Vergütungsformen: der Einzelleistungsvergütung, der Fallpauschale und der Kopfpauschale. Bietet die Einzelleistungsvergütung den Vorteil, leichter modifizierbar zu sein und damit flexibler insbesondere auf Innovationen reagieren zu können, so birgt sie auch die Gefahr des Anreizes zur Leistungsausweitung und damit zur Überversorgung. Auf eine effiziente Leistungserbringung zielen hingegen die Fallpauschalen ab, nachteilig kann sich dabei die Tendenz zur Unterversorgung durch Vorenthalten von Leistungen oder eine Risikoselektion zu Ungunsten von Patienten mit komplexeren Behandlungsbedarfen auswirken. Eine Ausweitung der Vergütung auf eine Kopfpauschale, bei der für eine definierte Versichertengruppe eine vorab am Ausgaberisiko adjustierte Pauschale vereinbart wird, erhöht zusätzlich den Anreiz, auch Präventionsmaßnahmen anzubieten. Bei den pauschalierten Vergütungsformen stellt die Risikoadjustierung zur Vermeidung von Anreizen zur Risikoselektion eine große Herausforderung dar und setzt eine hohe Kodierqualität sowie eine angemessene Differenzierung der Pauschalen voraus. Den genannten traditionellen Vergütungsformen ist gemein, dass sie nicht direkt die Frage der Leistungsqualität adressieren, sodass Qualitätssicherungsmaßnahmen zielgerichtet etabliert werden müssen. Bei den Pay-for-Performance-(P4P)-Modellen wird indes die Vergütung an das Erreichen von Qualitätsindikatoren gebunden. Die Evidenz der Effekte wird in der Literatur jedoch uneinheitlich bewertet (Veit et al. 2012; Dragosits 2016; Schmacke 2019). Besonders bei Festlegung der Vergütung nach Ergebnisindikatoren können sich auch hier Anreize zur Risikoselektion ergeben, wenn einerseits die Indikatoren nicht risikoadjustiert sind und/oder andererseits es sich um Ergebnisse handelt, die stark vom Verhalten des Patienten abhängen. Die Vertreter regionaler populationsbezogener Versorgungsmodelle sehen den Vorzug ihres Ansatzes auch darin, dass durch den Populationsbezug bei pauschalierten oder P4P-Modellen diese Probleme auf der Ebene der Region entfallen (Hildebrandt et al. 2020). Es verbleibt allerdings das Problem, die Anreize auf die Ebene der einzelnen Leistungserbringer zu übersetzen.

Aufgrund der häufig gegenläufigen Anreizwirkungen werden in der Regel verschiedene Vergütungsformen kombiniert. Bezogen auf die sektorenübergreifende Versorgung sind einerseits ausreichend differenzierte Fallpauschalen, ergänzt um Einzelleistungsvergütungen denkbar. Andererseits werden grundsätzlich auch stärker Einzelleistungs-orientierte Modelle diskutiert, die mit Ansätzen der Fixkostendegression die Mengenanreize dieser Vergütungsform teilweise ausgleichen (Neumann et al. 2014).

4.3.2 Förderung von Kooperation: Welche Wege führen weiter?

Ein wesentlicher Mangel im bisherigen System ist, wie oben angesprochen, die fehlende Koordination in der Behandlung durch unterschiedliche Leistungserbringer. Einerseits erfordert die Behandlung komplexer Krankheitsbilder die Kooperation zwischen verschiedenen fachärztlichen Behandlungen, d.h. innerhalb eines möglichen neuen Sektors für ambulant erbringbare Leistungen. Andererseits geht aber der Bedarf an Koordination weit darüber hinaus und bezieht gerade bei chronischen Erkrankungen den Hausarzt und seine potenziell steuernde Rolle in der Versorgung mit ein. Weitergedacht, wird in vielen Fällen auch die Abstimmung mit Versorgungsträgern über das Krankenversicherungssystem hinaus vonnöten sein, so mit der Langzeitpflege im Bereich der Pflegeversicherung aber auch mit weiteren Sozialleistungsträgern und Beratungseinrichtungen.

> Das Vergütungssystem kann Koordination auf verschiedene Weise anreizen. Der konventionellste Weg sind hier Einzelleistungsvergütungen oder auch Komplexpauschalen für entsprechende Leistungen, wie auch schon in einigen Fällen im kollektivvertraglichen System genutzt.

Denkbar ist es jedoch gleichermaßen, als Vergütungsadressaten Netzwerke statt Einzelakteure zu etablieren, z.B. aufsetzend auf den Leistungsbereich der bisherigen ambulanten spezialfachärztlichen Versorgung. Dies würde auch durch den generellen Trend innerhalb der vertragsärztlichen Versorgung zu kollektiven Praxisformen unterstützt. Wenn solche Netzwerke aber auf den Leistungsumfang der sektorenübergreifend erbringbaren ambulanten Leistungen begrenzt sind, können neue Schnittstellenprobleme entstehen. Ein Großteil des Problems der ambulant-sensitiven Krankenhausfälle wird indes so gar nicht adressiert, denn Maßnahmen zur Vermeidung von Krankenhausaufenthalten sind schon im Vorfeld der spezialisierten fachärztlichen Leistungen, oft im hausärztlichen Bereich, vonnöten. Insofern wäre es wünschenswert, Netzwerkvergütungen auch unter Einbezug insbesondere von Hausärzten zu konzipieren – also in eine Reform auch die reguläre vertragsärztliche Versorgung einzubeziehen.

Vertreter von größeren Netzwerkkonzepten wie der oben erwähnten integrierten Versorgung auf Regionalebene zielen von vornherein eine weitergehende Kooperation im gesamten medizinischen und teilweise sogar sozialen Versorgungsprozess an. Auf Netzwerkebene soll dies durch eine Vergütung auf Populationsebene angestrebt werden, die sowohl Wirtschaftlichkeits- als auch Qualitätsanreize setzen soll. Auch hier müssen die Anreize jedoch auf die Ebene der einzelnen Leistungserbringer transportiert werden, sodass letztlich genauso das Problem der fehlenden Vergütungsanreize zur Kooperation gelöst werden muss.

4.3.3 Normative vs. empirisch basierte Kalkulation?

Die Vergütungsrelationen oder auch die konkrete Höhe der Vergütung einzelner Leistungen oder Leistungskomplexe lassen sich durch zwei unterschiedliche Verfahren festlegen: *normativ*, bzw. im Falle der GKV konsensual-korporativ (EBM – Einheitlicher Bewertungsmaßstab), oder *empirisch* per Kostenerhebung, wie dies beim DRG-System erfolgt. Vorteil der diskretionären Festlegung ist die Einbindung zumindest der in den entsprechenden Gremien beteiligten relevanten Stakeholder, jedoch ist die Entscheidung oft abhängig von der mehr oder weniger großen Möglichkeit der betroffenen Gruppen, Einfluss auf die Verhandlungspartner zu nehmen. Die Bündelung von Entscheidungen über verschiedene Gebührenordnungspositionen kann über Kompromisslösungen zu zusätzlichen internen Verzerrungen des Vergütungssystems führen. Deshalb wird seitens der Autorinnen, ähnlich wie auch die KOMV (2019) vorschlägt, bei der Etablierung einer sektorenunabhängigen Vergütung eine empirische Kalkulationsgrundlage als Basis präferiert. Zur Gewährleistung einer ausreichend großen Kalkulationsstichprobe ist dieses Vorgehen im Kollektivsystem (im Vergleich zu Pilotprojekten) leichter realisierbar. Es bedingt jedoch eine unabhängige Kalkulationsinstitution (zum Beispiel durch Fusionierung von InBA und InEK) und für die Akteure verbindliche und einheitliche Dokumentations- und Kodiervorgaben. Einerseits führt dies zu langen Übergangsphasen mit höheren assoziierten Kosten, andererseits entsteht im Ergebnis aber eine zeitgemäße, transparente, nachhaltige und für die Leistungserbringer verlässliche Vergütung.

Bei der Kalkulation der Kosten müssen systemimmanente Aspekte wie die duale Finanzierung der Krankenhäuser oder der Sicherstellungsauftrag mit daraus resultierenden Vorhaltekosten berücksichtigt und ggf. Anpassungen hinsichtlich der Finanzierung vorgenommen werden. Des Weiteren sollte unabhängig der kalkulatorischen Grundlage dem Vergütungssystem ausreichende Flexibilität erlaubt werden, um regionale Gegebenheiten und die Förderung besonderer Leistungen sicherstellen – hier ist exemplarisch die Finanzierung einer bedarfsgerechten medizinischen Versorgung in ländlichen Gegenden zu nennen.

4.4 Gemeinsames ambulantes Vergütungssystem auch für GKV-Versicherte und Privatpatienten?

Eine Vereinheitlichung des ambulanten ärztlichen Vergütungssystems für die beiden Versicherungssysteme in Deutschland und damit auch die Übertragung einer Reform für die Vergütung der sektorenübergreifend erbrachten Leistungen erweist sich, zumindest in isolierter Form, immer wieder als Quadratur des Kreises. Die KOMV versucht sich daran, indem sie eine partielle Harmonisierung vorschlägt, was einerseits zu einem relativ komplizierten und mehrstufigen in Teilen neuen Institutionensystem führen würde, andererseits die Unterschiede im Niveau der Vergütung und möglicherweise auch in den Vergütungsformen aufrechterhalten würde (KOMV 2019). Dies würde jedoch gerade die unterschiedlichen Anreizwirkungen in den Systemen und insbesondere die Anreize im Bereich des Leistungszugangs nicht adressieren. Führt man jedoch die Vergütungssysteme vollständig zusammen, so ist dies vermutlich nicht möglich, ohne das Vergütungsniveau im gemeinsamen System so zu gestalten, dass die Ärzteschaft zumindest insgesamt keine Einnahmeneinbußen erfährt. In Folge würde sich bei Beibehaltung des dualen Versicherungssystems die durch die GKV zu finanzierende Vergütung erhöhen mit zudem regional und kassenspezifisch unterschiedlichen Auswirkungen (Wasem et al. 2013). Die hiermit verbundenen Finanzierungs- und Verteilungsprobleme dürften eine solche isolierte Lösung unwahrscheinlich machen. Insofern bleibt die Frage weiterhin offen, inwieweit Deutschland auch auf längere Sicht den Weg zweier substitutiver Versicherungssysteme beschreiten will. Erst im Falle einer Entscheidung für ein einheitliches Krankenversicherungssystem kann vermutlich die Gestaltung eines vollständig vereinheitlichten Vergütungssystems für ambulante und ambulant erbringbare Leistungen angegangen werden.

4.5 Fazit

Betrachtet man die derzeitige politische Landschaft, so erscheint auf kürzere Sicht die Einführung eines sektorenübergreifenden Vergütungssystems für ambulante und ambulant erbringbare Leistungen am wahrscheinlichsten. Hier ist darauf zu achten, dass sowohl Rahmenbedingungen der Bedarfs- und Kapazitätsplanung und Qualitätssicherung angepasst werden als auch die Koordinationserfordernisse insbesondere mit der hausärztlichen und der fachärztlichen Grundversorgung nicht übersehen werden. Für die Vereinheitlichung der Vergütung ambulanter Leistungen an Patienten aus unterschiedlichen Versicherungssystemen zeichnet sich ohne eine Veränderung des dualen Systems selbst nur die Möglichkeit eher halbherziger Lösungen ab. Es stellt sich – nicht nur in dem Zusammenhang – die Frage, inwieweit mittelfristig auch Problembereiche der grundsätzlichen Systemsteuerung angegangen werden. Dies wird in hohem Maße abhängig sein von den politischen Konstellationen des kommenden Jahrzehnts. Es steht zu hoffen, dass sich in Vorbereitung darauf eine kritische Diskussion mit ausreichendem Weitblick entwickelt.

Literatur

Bock J-O, Focke K, Busse R (2018) Ein einheitliches Vergütungssystem für ambulant und stationäre ärztliche Leistungen – Notwendigkeit und Entwicklung. Gesundheits- und Sozialpolitik, 6/2018

Bohm S, Priess H-W, Schrader WF (2014) Quantifizierung von kleinräumigen Verlagerungseffekten mit Blick auf die Budgetverhandlungen mit einzelnen Krankenhäusern. Endbericht. AGENON Berlin

Bund-Länder-AG „sektorenübergreifende Versorgung" (2020) Fortschrittsbericht der Bund-Länder AG „sektorenübergreifende Versorgung". Berlin

Chalkley M, Malcolmson J (2000) Government Purchasing of Health Services. Handbook of Health Economics A.J. Culyer and N.J. Amsterdam

Christianson JB, Conrad D (2011) Provider Payment and Incentives. The Oxford Handbook of Health Economics. S. Glied and P.C. Smith Oxford

Döbler K et al. (2018) Qualität in einem sektorenübergreifenden Gesundheitswesen. Über die Bedeutung der Qualität für eine gute gesundheitliche Versorgung. Wiso Diksurs 22. Friedrich-Ebert-Stiftung Berlin

Dragosits A (2016) Pay-for-Performance im Gesundheitswesen: Wissenschaftliche Evidenz zur Wirksamkeit. H. d.Ö. Sozialversicherungsträger Wien

Hildebrandt H et al. (2020) Integrierte Versorgung als nachhaltige Regelversorgung auf regionaler Ebene – Teil 1. Hamburg

Neumann K et al. (2014) Reform der ärztlichen Vergütung im ambulanten Sektor. Prüfung der Machbarkeit. IGES Berlin

Paquet R (2020) Neuausrichtung des deutschen Gesundheitssystems auf regionaler Ebene – Der Vorschlag einer Autorengruppe um Helmut Hildebrandt. URL: https://observer-gesundheit.de/neuausrichtung-des-deutschen-gesundheitssystems-auf-regionaler-ebene/ (abgerufen am 21.01.2021)

Sachverständigenrat zur Begutachtung der Entwicklung im Gesundheitswesen (SVR Gesundheit) (2012) Wettbewerb an der Schnittstelle zwischen ambulanter und stationärer Gesundheitsversorgung: Sondergutachten 2012. Bonn

Schmacke N (2019) Pay for Performance (P4P). Bilanz einer gesundheitsökonomischen Ideologie. Ein narrativer Review. In: Bolte G, Wolf-Ostermann K, Gerhardus A (Hrsg.) Schriftenreihe des Instituts für Public Health und Pflegeforschung (IPP) der Universität Bremen. Institut für Public Health und Pflegeforschung (IPP) der Universität Bremen

Sundmacher L et al. (2015) Krankenhausaufenthalte infolge ambulant-sensitiver Diagnosen in Deutschland. Ludwig-Maximilians-Universität München, Fachbereich Health Services Management, München

Sundmacher L et al. (2018) Gutachten zur Weiterentwicklung der Bedarfsplanung i.S.d. §§ 99ff. SGB V zur Sicherung der vertragsärztlichen Versorgung. Gemeinsamer Bundesausschuss Berlin. URL: https://www.g-ba.de/downloads/17-98-4678/2018-10-15_Vorstellung-Gutachten-BPL_Sundmacher_LMU.pdf (abgerufen am 21.01.2021)

Veit C et al. (2012) Pay-for-Performance im Gesundheitswesen: Sachstandsbericht zu Evidenz und Realisierung sowie Darlegung der Grundlagen für eine künftige Weiterentwicklung. Institut für Qualität & Patientensicherheit Hamburg

Walendzik A Lüngen M (2018) „Ökonomische Fundierung des Vergütungssystems" oder „Ökonomisierung" der Medizin. Gesundheits- und Sozialpolitik 72, 4–5

Walendzik A, Wasem J (2019) Vergütung ambulanter und ambulant erbringbarer Leistungen: Gesundheitspolitisch zielgerechte Integrationsmodelle über sektorale Leistungsträger und Finanzierungssysteme. Bertelsmann Stiftung Gütersloh

Wasem J et al. (2013) Ambulante ärztliche Vergütung in einem einheitlichen Versicherungssystem. Kompensation ärztlicher Einkommensverluste in der Konvergenz? Baden-Baden Nomos

Wissenschaftliche Kommission für ein modernes Vergütungssystem (KOMV) (2019) Empfehlungen für ein modernes Vergütungssystem in der ambulanten ärztlichen Versorgung. Berlin

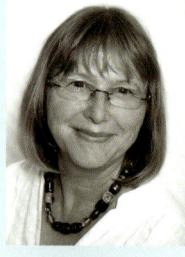

Dr. Anke Walendzik

Anke Walendzik studierte Volkswirtschaftslehre und Politikwissenschaften an den Universitäten Köln und Warschau von 1978 bis 1984. Von 1986 bis 2008 war sie bei der Bundesagentur für Arbeit tätig, seit 2008 ist sie wissenschaftliche Mitarbeiterin am Lehrstuhl für Medizinmanagement von Prof. Dr. Jürgen Wasem an der Universität Duisburg-Essen. Sie leitet gemeinsam mit Dr. Nikola Blase seit 2020 die Arbeitsgruppe „Gesundheitspolitik, Gesundheitssystem und Krankenhaus".

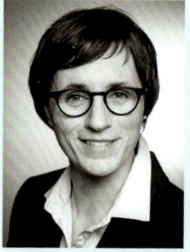

Dr. Nikola Blase

Nikola Blase studierte Humanmedizin an der Ruhr-Universität Bochum. Nach einigen Jahren klinischer Tätigkeit wechselte sie im Jahr 2010 ins Medizincontrolling der Universitätsklinikum Knappschaftskrankenhaus GmbH und hat im Verlauf die Leitung der Abteilung übernommen. Am Lehrstuhl für Medizinmanagement der Universität Duisburg-Essen von Prof. Dr. Jürgen Wasem leitet sie gemeinsam mit Dr. Anke Walendzik seit 2020 die Arbeitsgruppe „Gesundheitspolitik, Gesundheitssysteme und Krankenhaus".

5

Bedarfsgerechte Gestaltung der Krankenhausvergütung – Reformvorschläge für die kommende Dekade

Jonas Schreyögg und Ricarda Milstein

5.1 Einleitung

Das 2003 eingeführte und seit 2005 budgetrelevante Fallpauschalensystem war die Konsequenz nur bedingt erfolgreicher Versuche, das deutsche Krankenhauswesen durch eine Kombination aus Tagessätzen (per-diem-Vergütung), Fallpauschalen, Sonderentgelten und Pflegesätzen nach den Kriterien der Effizienz, Transparenz und Wirtschaftlichkeit auszurichten. Der vorherige Ansatz, dies durch eine Mischform aus verschiedenen Vergütungssystemen zu erreichen, galt als unzureichend.

Das Fallpauschalensystem gibt eine klare Marschrichtung vor. Es knüpft die Vergütung an die Fallzahl und setzt für Krankenhäuser somit den Anreiz zu einer hohen Aktivität. Es hält Krankenhäuser dazu an, durch innovative Prozesse, einen geringeren Personaleinsatz, eine Verkürzung der Verweildauer und die Vermeidung unnötiger Prozeduren unterhalb des Durchschnittspreises pro Diagnose zu bleiben. Die Anreizstruktur dieser Vergütungsart ist attraktiv für Länder, die ein unzureichendes Aktivitätsniveau ihres stationären Sektors, hohe Wartezeiten und lange Verweildauern bemängeln. Diese Ausgangslage traf im letzten Jahrtausend auf nahezu alle OECD-Länder zu, die bis dato überwiegend nach Budgets vergüteten und sich nun dem Fallpauschalensystem als Ausweg zuwandten. Folglich fand sich Deutschland mit seiner Umstellung in bester Gesellschaft wieder.

Knapp 20 Jahre nach offizieller Einführung hat das Fallpauschalensystem Risse bekommen und einige negative Begleiterscheinungen treten zutage (Sachverständigenrat zur Begutachtung der Entwicklung im Gesundheitswesen 2018; Milstein u. Schreyögg 2020). Diese Erkenntnis trifft sowohl auf das Fallpauschalensystem allgemein als auch auf die deutsche Ausgestaltung dessen zu. Zum einen ist fraglich, ob die klare

Zielausrichtung nach Effizienz, Transparenz und Wirtschaftlichkeit, welche beispielsweise die Qualität der Leistungserbringung weitestgehend außer Acht lässt, noch zeitgemäß ist. Zum anderen wird deutlich, dass der puristische deutsche Ansatz, der das Fallpauschalensystem zum nahezu alleinigen Vergütungssystem erhebt und alle Krankenhäuser gleichbehandelt, über das Ziel hinausgeschossen sein mag.

Die Corona-Pandemie hat aufgezeigt, wie eine bedarfsgerechtere Gesundheitsversorgung ausgestaltet werden könnte. Diese kann durch das Vergütungssystem mitgestaltet werden. Die Pandemie hat einmal mehr unterstrichen, dass der Anreiz der primären Honorierung einer Fallzahlausweitung zu eindimensional ist. Im bisherigen System werden Krankenhäuser dazu angehalten, möglichst viele Patient:innen aufzunehmen und zu behandeln. Corona hat diesen Automatismus unterbrochen. Zudem hat die Corona-Krise, u.a. durch Verlegungen und Telemedizin, eine Arbeitsteilung zwischen Grundversorgern und Maximalversorgern aufgezeigt, die auch außerhalb der Pandemie, beispielsweise für Schlaganfall- und Herzinfarktpatient:innen, wünschenswert wäre. Gleichzeitig hat die Gewährung von Freihaltepauschalen bereits die Notwendigkeit angemahnt, dass eine einheitliche Pauschale die Kostenunterschiede der Krankenhäuser nicht nachzeichne und somit die Verwerfungen, die durch das Fallpauschalensystem entstanden sind, fortschreiben könnte.

Die kommende Dekade steht unter der Herausforderung, auf der einen Seite Strukturen sicherzustellen, ohne in die Selbstkostendeckung der 1980er-Jahre zurückzufallen, und auf der anderen Seite die negativen Effekte des Fallpauschalensystems abzubauen, dabei allerdings die positiven Effekte zu erhalten. Hierfür kann Deutschland erstens korrigierend in das bestehende System eingreifen, um dessen Fehlanreize zu reduzieren. In diesem Fall bleibt die Zielvorgabe weitestgehend erhalten. Zweitens kann es sich Elementen anderer Vergütungssysteme bedienen, um eine Neuordnung voranzutreiben. Das Vergütungssystem könnte in diesem Fall dazu dienen, sowohl die Aufgabenteilung *innerhalb* des stationären Sektors, als auch *zwischen* den Sektoren zu optimieren.

Wo genau sich Deutschland in diesem Spektrum einordnen will, und welche Rolle dem Vergütungssystem dabei zukommen soll, ist davon abhängig, welche politische Stoßrichtung es verfolgt. Der vorliegende Beitrag skizziert Optionen für beide Richtungen. Die Erfahrungen anderer Länder können Deutschland bei der Suche nach der richtigen Balance helfen.

5.2   Reformen innerhalb des bestehenden Systems

5.2.1   Berücksichtigung von Vorhaltekosten in der Vergütung

Deutschland vergütet derzeit fast ausschließlich auf der Basis von Fallpauschalen. Diesem System folgend übersetzt sich nur ein gefülltes Bett in Erlöse. Umgekehrt macht ein Krankenhaus mit einem leeren Bett Verluste. Dies kann sich für Krankenhäuser zur Herausforderung entwickeln. Bedarfsnotwendige ländliche Krankenhäuser können in bestimmten Fachabteilungen oftmals keine ausreichende Kapazitätsauslastung erreichen, um kostendeckend zu arbeiten. Sie stehen damit vor der Entscheidung zwischen einem finanziellen Verlust durch Bettenleerstand, oder der Aufnahme von Fällen, für die sie medizinisch nur bedingt ausgestattet sind. Krankenhäuser, die sich umfangreich an der Notfallversorgung beteiligen und urbane Krankenhäuser mit spezialisierten Abteilungen für seltene Erkrankungen stehen vor einer ähnlichen Herausforderung. Sie halten Strukturen für Patient:innen vor, um ihnen jederzeit eine hochwertige Versorgung bieten zu können. Diese können allerdings nicht immer kostendeckend mit Patient:innen gefüllt werden. Folglich riskiert das Krankenhaus finanzielle Einbußen, die es durch hohe Fallzahlen in anderen Leistungsbereichen kompensieren muss.

Beispiel Frankreich

Frankreich gewährt Zuschläge für ausgewählte Leistungsbereiche, beispielsweise die Notfallversorgung und die Transplantationsmedizin sowie für ländliche Krankenhäuser. Je geringer die Fallzahl ist, desto höher ist in der Regel der Zuschlag. Die jährliche Pauschale für Notaufnahmen beträgt 730.000 € für öffentliche Krankenhäuser mit weniger als 9.000 Besuchen in der Notaufnahme pro Jahr, 943.292 € für 9.000 bis 11.500 Besuche und weitere 163.292,18 € je weitere 2.500 Besuche. Dies ergänzt sich um 25.30 € pro Besuch plus diagnostische Kosten, wie beispielsweise bildgebende Verfahren. Ländliche Krankenhäuser erhalten seit 2015 eine zusätzliche Förderung in Form von jährlichen Budgets, wenn die Fallzahl unter ein bestimmtes Niveau fällt[1]. Dabei muss der Mindestabstand zum nächsten Leistungserbringer 30 bis 60 Minuten betragen und die Bevölkerungsdichte darf nicht höher als 45 Einwohner pro Quadratkilometer sein. Zudem müssen sie der Hauptleistungserbringer einer Region sein. Je nach Leistungsbereich erhalten sie eine jährliche Pauschale zwischen 35.000 € und 1.400.000 € pro Kategorie.

Andere Länder gewähren finanzielle Zuschläge für Vorhaltekosten, um diesen Mechanismus zu durchbrechen (siehe Beispiel Frankreich). Deutschland hat den Weg der pauschalen Vergütung von Vorhaltekosten, beispielsweise durch Sicherstellungszuschläge, sowie finanzielle Zuschläge für Notfallstufen und Zentren, bereits beschritten. Die pauschale Förderung von 400.000 € pro Krankenhaus im Rahmen der Sicherstellungszuschläge erweist sich im internationalen Vergleich jedoch als überaus gering. Es ist fraglich, ob sie den Fallzahlenanreiz ausreichend durchbricht. Ein angemessener finanzieller Ausgleich stellt hingegen sicher, dass Krankenhäuser weniger stark dem Anreiz ausgesetzt sind, Patient:innen aufzunehmen, um ihre Existenz zu sichern, selbst wenn die medizinischen Strukturen keine optimale Versorgung ermöglichen. Vorhaltepauschalen könnten auf den bereits existierenden Zuschlägen aufbauen, die bereits Vorgaben, beispielsweise der Erreichbarkeit, strukturellen und personellen Ausstattung des Krankenhauses sowie Mindestvolumina enthalten (Gemeinsamer Bundesausschuss 2017; 2018). Die Einführung von Vorhalte-

---

1   Décret no 2015-186 du 17 février 2015 relatif aux modalités dérogatoires de financement des activités de soins des établissements de la sante répondant à des critères d'isolement géographique [Verordnung Nr. 2015-186 vom 17. Februar 2015 bezüglich der Ausnahmeregelungen der Finanzierung von Gesundheitsleistungen der Gesundheitseinrichtungen, die den Kriterien der geografischen Isolierung entsprechen] (JORF no 0042 du 19 février 2015).

pauschalen bietet die Chance, bedarfsnotwendige Krankenhäuser und Fachabteilungen zu definieren, deren Vorhaltestrukturen sich für eine Förderung qualifizieren. Hier bedarf es einer Überprüfung und Rechtfertigung der Bundesländer, welche dieser Kapazitäten für eine angemessene Versorgung zukünftig notwendig sind. Darüber hinaus ist die Einführung von Strukturvorgaben durch den Gesetzgeber, beispielsweise für Geburtsabteilungen und Stroke Units, die ein Krankenhaus für die finanzielle Förderung seiner Vorhaltestrukturen vorweisen muss, anzuraten. Dadurch wird die Qualität der Leistungserbringung gestärkt, da Krankenhäuser Kriterien erfüllen müssen, die sie zur qualitativ hochwertigen Leistungserbringung befähigen. Gleichzeitig werden keine qualitativ unterdurchschnittlichen Doppelstrukturen mitfinanziert.

Bei der Ausgestaltung könnte Deutschland dem französischen Vorbild folgen und Krankenhäusern mit geringerer Fallzahl, beziehungsweise in Regionen mit niedriger Bevölkerungsdichte höhere Pauschalen gewähren, um eine stärkere Entkopplung von der Mengendynamik vorzunehmen. Sie sollten zudem ein substanzielles finanzielles Volumen aufweisen, um ihren Effekt entfalten zu können. Die Finanzierung könnte von den Krankenkassen anteilig in Abhängigkeit der von ihnen versicherten Patient:innen und ihrer Morbidität aufgebracht werden. Diese Variante wird bei der Finanzierung der ausgegliederten Pflegekosten bereits pilotiert und hält einen fairen Kassenwettbewerb aufrecht.

5.2.2 Berücksichtigung unterschiedlicher Kostenstrukturen in der Vergütung

Das deutsche Fallpauschalensystem folgt derzeit einem „Einhausansatz" (Schreyögg et al. 2006). Es geht davon aus, dass alle Krankenhäuser denselben Bedingungen unterliegen und diese auch unter ihrer Kontrolle haben (Roeder et al. 2008). Diese Annahme hält der Realität nur bedingt Stand. Im bisherigen System wird angenommen, dass ein Universitätskrankenhaus in München die gleichen Kostenstrukturen hat wie beispielsweise ein Grundversorger in Oberfranken. Diese Annahme begünstigt Krankenhäuser in Regionen mit niedrigem Lohnniveau und geringen Infrastrukturkosten. Gleichzeitig stellt sie eine Herausforderung für Krankenhäuser in urbanen Zentren mit hohem Lohnniveau, beispielsweise Universitätskliniken, dar. Der Ansatz verkennt zudem, dass sich fixe Kosten, beispielsweise für Löhne und Immobilien, nicht kurzfristig von Krankenhäusern beeinflussen lassen (Childers u. Maggard-Gibbons 2018; Roberts et al. 1999). Krankenhäuser, deren Kosten unzureichend im Fallpauschalensystem berücksichtigt werden, stehen finanziell unter besonderen Herausforderungen und müssen diesen durch eine Erhöhung der Fallzahlen begegnen.

Andere Länder berücksichtigen die unterschiedlichen Kostenstrukturen in der Vergütung und tragen damit der Tatsache Rechnung, dass Krankenhäuser nicht alle Kostenbereiche beeinflussen können. Hierbei nehmen sie zwei Anpassungen vor. Erstens passen Länder die Preise an verschiedene externe Gegebenheiten an und korrigieren die Vergütung für Kosten, die außerhalb der Kontrolle eines Krankenhauses liegen (siehe Beispiel England).

Beispiel England

England verwendet den „Market Forces Factor" (NHS Improvement und NHS England 2019), um die unterschiedlichen Kostenstrukturen zu berücksichtigen. Hierfür gehen fünf Faktoren in eine Gesamtgewichtung ein (NHS Improvement und NHS England 2019):

- nichtmedizinisches Personal (47,9%)
- medizinisches Personal (15,2%)
- Grundstückskosten (0,2%)
- Gebäudekosten (2,6%)
- Geschäftskosten (0,5%)
- weitere Faktoren (33,6%)

Der Wert entspricht 1, wenn ein Krankenhaus keine zusätzlichen, nicht vermeidbaren Kosten hat. Im Jahr 2019/2020 rangierte der Faktor zwischen 1,0014 in Cornwall und 1,2769 für den Trust der Krankenhäuser des University Colleges London (NHS Improvement und NHS England 2019). Letzteres übersetzt sich in einen um 27,69% höheren Preis als ohne „Market Forces Factor".

Zweitens passen Länder ihre Fallpauschalen an die Versorgungsstufe des Krankenhauses an. Die Kostenstruktur variiert in Abhängigkeit der Versorgungsstufe. Universitätskrankenhäuser beispielsweise haben selbst bei optimalem Management und Anpassung der Preise an geografische Kriterien eine andere Kostenstruktur.

Für Deutschland empfiehlt sich eine Gewichtung der Preise sowohl für geografische Charakteristika, zum Beispiel anhand eines „Market Forces Factors", sowie anhand der Versorgungsstufen. Die Gewichtung mit einem „Market Forces Factor" kompensiert ein Krankenhaus für *extern bedingte* Unterschiede in den Kostenstrukturen. Die Landesbasisfallwerte sind für diesen Zweck zu grob. Zur Verwendung eines regionalen Preisindex könnte analog zu England ein „Warenkorb" genutzt werden, der die Vergütung an direkte medizinische Löhne, nicht-medizinische Gehälter und laufende Infrastrukturkosten anpasst. Hiermit könnte das InEK oder das Statistische Bundesamt betraut werden. Gleichzeitig darf der regionalisierte Preisindex nicht zu kleinräumig sein, da ansonsten die Gefahr bestünde, bestimmte Krankenhäuser für eine effiziente Organisation verbunden mit geringen Einkaufspreisen, beispielsweise für Operationszubehör, zu bestrafen. Eine Bündelung homogener Landkreise kann dies vermeiden (Schreyögg 2017).

Beispiel Österreich

Österreich hat sein Fallpauschalensystem in einen bundeseinheitlichen Kernbereich und einen bundeslandeigenen Steuerungsbereich aufgeteilt. Für letzteren Anteil können Länder ihre Relativgewichte an vier Versorgungsstufen (Zentralversorgung, Schwerpunktversorgung, Krankenanstalten mit speziellen fachlichen Versorgungsformen, Krankenanstalten mit speziellen regionalen Versorgungsformen) anpassen.[2] Tirol erhält für sein Universitätskrankenhaus einen Zusatzfaktor von 1,2 und die Steiermark einen Faktor von 1,3, beziehungsweise von 1,05 für Krankenhäuser der Schwerpunktversorgung (Gesundheitsfonds Steiermark 2018; Land Tirol 2021).

Die Gewichtung anhand der Versorgungsstufen kompensiert ein Krankenhaus für *intern bedingte* Unterschiede in den Kostenstrukturen, die jedoch nicht aus einem schlechten Management, sondern beispielsweise der Versorgung eines umfassenden Leistungsspektrums resultieren. Wie Österreich könnte Deutschland die Fallpauschalen in Abhängigkeit der Versorgungsstufe und daraus resultierenden Kostenunterschiede gewichten. Dies bietet die Gelegenheit einer bundeseinheitlichen Neuklassifikation von Krankenhäusern nach Versorgungsstufen, die derzeit äußerst heterogen ist und 16 unterschiedlichen Ansätzen folgt (Sachverständigenrat zur Begutachtung der Entwicklung im Gesundheitswesen 2018). Sie kann eine medizinisch sinnvolle Aufgabenverteilung zwischen den Krankenhäusern durch eine aufwandsgerechte Vergütung nachzeichnen. Hierbei würden Universitätskliniken mit medizinisch komplexen Fällen betraut und aufwandsgerecht entlohnt, während Krankenhäuser einer mittleren Versorgungsstufe primär Routineeingriffe behandeln könnten. Der Gemeinsame Bundesausschuss hat mit dem gestuften System zu Notfallstrukturen in Krankenhäusern bereits einen möglichen Weg vorgezeichnet.

5.3 Reformen jenseits des Systems

Das Fallpauschalensystem honoriert Krankenhäuser für eine aktive Leistungserbringung innerhalb des stationären Sektors. Diese reine Fokussierung auf das Fallpauschalensystem hat sich allerdings als zu einseitig herausgestellt. Das Vergütungssystem kann eine Neuausrichtung der Leistungserbringung innerhalb und über die Grenzen des stationären Sektors hinaus unterstützen und entwickelt die Rolle des stationären Sektors weiter.

5.3.1 Finanzielle Anreize für sektorengleiche Leistungen

Deutschland kann das Vergütungssystem nutzen, um die Aufgabenteilung zwischen ambulantem und stationärem Sektor neu zu ordnen. Das bisherige Fallpauschalensystem setzt einen Anreiz für Krankenhäuser, Patient:innen stationär aufzunehmen, auch wenn ihr medizinischer Zustand eine ambulante Behandlung ermöglichen würde. Dies führt zu einer unnötigen Belastung des stationären Sektors und lenkt Krankenhäuser von ihrer eigenen Aufgabe, medizinisch komplexe Patient:innen zu behandeln, ab. Eine identische Vergütung der ambulanten und stationären Leistungserbringung für ausgewählte Leistungsbereiche kann diesen Anreiz umkehren.

Dabei kann Deutschland seinen Nachbarn, wie Dänemark, Frankreich und England folgen. Diese Länder haben die Vergütung ambulanter und stationärer Eingriffe auf

---

2 Art. 18 Abs. 8 der Vereinbarung gemäß Art. 15a B-VG über die Neustrukturierung des Gesundheitswesens und der Krankenanstaltenfinanzierung i.d.F. der Bekanntmachung vom 26.01.2020.

eine Stufe gestellt. In England und Dänemark ist die Vergütung komplett vom Sektor entkoppelt worden (Sundhedsdatastyrelsen 2018). In Frankreich ist sie überwiegend auf die chirurgische Leistungserbringung beschränkt und erweitert sich gerade sukzessive auf weitere Leistungsbereiche.

Auch für Deutschland empfiehlt sich eine Gleichsetzung der Vergütung. Mit der Einführung des ambulanten Operierens nach § 115b SGB V hat Deutschland bereits einen Rahmen hierfür geschaffen, diesen jedoch noch nicht mit finanziellen Anreizen ausgekleidet. Deutschland kann anderen Industrienationen folgen, und Leistungsbereiche mit hohem Volumen, geringem Schweregrad, kurzer Verweildauer und hohem Ambulantisierungspotenzial identifizieren und das Fallpauschalensystem für diese Bereiche auf die ambulante Behandlung ausdehnen. Die Leistungsbereiche können schrittweise ausgebaut werden. Diese Herangehensweise führt bei gemeinsamer Kostenkalkulation in den ersten Jahren zu einer Überfinanzierung ambulanter Leistungen, die Chancen zur Entwicklung neuer Strukturen bietet.

5.3.2   Performanzorientierte Vergütung von Krankenhausleistungen

Fallpauschalensysteme setzen in ihrem Kern einen Anreiz zur Mengenausweitung. Dieses bleibt auch bei Anpassungen durch Reformen des Fallpauschalensystems erhalten. Die Einführung einer pauschalisierten Vergütung von Vorhaltekosten kann den Anreiz zur Fallzahlausweitung bereits reduzieren. Dieser Ansatz kann jedoch weitergedacht werden.

Eine Kombination aus verschiedenen Vergütungssystemen ermöglicht eine Ausrichtung der stationären Leistungserbringung an verschiedenen Zielen. Andere OECD-Länder haben bereits begonnen, eine Mischform verschiedener Vergütungsformen zu etablieren. Norwegen setzt Globalbudgets und Fallpauschalen in ein hälftiges Verhältnis zueinander, Dänemark orientiert seine Vergütung an acht nationalen Gesundheitszielen und baut sein System in Richtung Budgets, Qualitätsbudgets und Zielvorgaben um (Region Sjælland 2016; Region Hovedstaden 2018; Højgaard et al. 2016). England und Frankreich gesellen sich zu dieser Gruppe, wenngleich der Umbau noch im Entstehen ist (Ministère des Solidarités et de la Santé 2019d; National Audit Office 2018).

Der Umbau des Fallpauschalensystems zu einer Kombination verschiedener Vergütungssysteme – einer performanzorientierten Krankenhausvergütung – ermöglicht eine Diversifizierung der Zielvorgaben. Auf der einen Seite soll ein Vergütungssystem den Leistungserbringern und Kostenträgern eine Planbarkeit zusichern, die Kostensteigerung dämpfen und das Mengenwachstum reduzieren. Eine Vergütung über Budgets ist das korrespondierende Vergütungssystem der Wahl. Gleichzeitig soll ein Anreiz zur effizienten, raschen Leistungserbringung und zur Verweildauersenkung gewahrt werden und nicht in die Selbstkostendeckung der 1980er-Jahre zurückzufallen. Das Fallpauschalensystem dient dem Erhalt dieser Anreize. Zur Ausbalancierung der Gegensätze bietet sich für Deutschland eine Modulation aus Grundbetrag durch ein jährliches Budget an, das an die Bereithaltung von bedarfsnotwendigen Strukturen, z.B. spezifische Vorhaltekosten und die Zusammensetzung der Bevölkerungsstruktur und ihrer Morbidität geknüpft ist, und an dem sich die Kassen analog zum Pflegebudget entsprechend ihres Patientenanteils beteiligen einerseits, und einem Fallpauschalenanteil andererseits an, der die im Kern sinnvollen Anreize zu effizien-

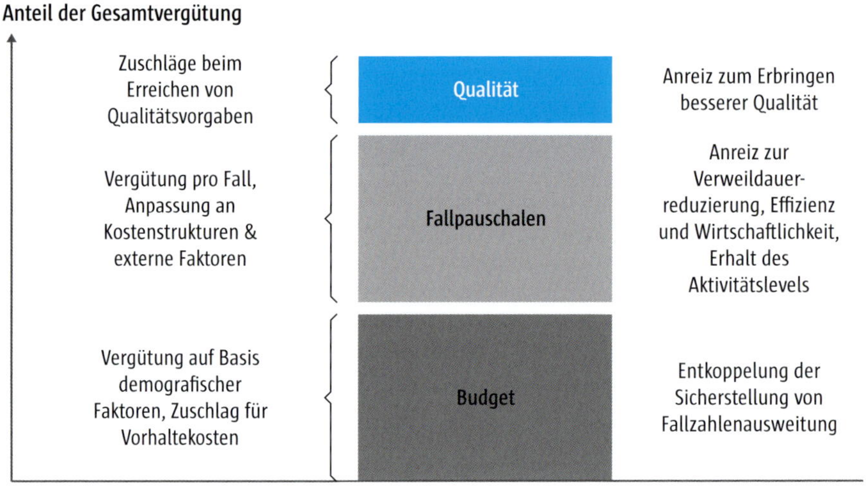

Anteil der Gesamtvergütung

Zuschläge beim Erreichen von Qualitätsvorgaben	Qualität	Anreiz zum Erbringen besserer Qualität
Vergütung pro Fall, Anpassung an Kostenstrukturen & externe Faktoren	Fallpauschalen	Anreiz zur Verweildauer-reduzierung, Effizienz und Wirtschaftlichkeit, Erhalt des Aktivitätslevels
Vergütung auf Basis demografischer Faktoren, Zuschlag für Vorhaltekosten	Budget	Entkoppelung der Sicherstellung von Fallzahlenausweitung

Abb. 1   Mögliche Zusammensetzung einer performanzorientierten Krankenhausvergütung (Schreyögg u. Milstein 2020)

ter Leistungserbringung erhält (s. Abb. 1). Je nachdem, wie Deutschland Planbarkeit und Sicherstellung ins Verhältnis zu aktiver Leistungserbringung setzt, kann es den Anteil der Budgets an der Gesamtvergütung anheben oder senken. Ein Teil einer derartigen performanzorientierten Vergütung kann zudem an Qualitätsparameter geknüpft werden, bei deren Erfüllung Zuschläge gezahlt werden. Dies fördert eine leitlinienkonforme Leistungserbringung und beantwortet die Kritik der mangelnden Integration von Qualität in der deutschen Vergütung.

5.3.3   Finanzielle Anreize für sektorenübergreifende Leistungen (Bundled Payments)

Das deutsche Gesundheitswesen ist von einer starken Sektorentrennung gekennzeichnet, welche auch die stationäre Versorgung betrifft. Diese wird der Inanspruchnahme von Leistungen durch Patient:innen nicht gerecht, die zwischen den Versorgungssektoren hin- und herwandern. Mit der Einführung der integrierten, beziehungsweise besonderen Versorgung Anfang der 2000er-Jahre sowie einer qualitätsübergreifenden Qualitätssicherung hat Deutschland bereits einige Schritte übernommen, um diese Sektorengrenzen zu überwinden (Milstein u. Blankart 2016). Diese Maßnahmen haben die Sektoren bisher aber nur unzureichend zusammengeführt.

Die Zusammenfassung von Leistungserbringern zu einer Einheit zeichnet die reale Inanspruchnahme von Patient:innen nach und schafft ein gemeinsames Verständnis der Leistungserbringer. Hierbei kann Deutschland anderen Ländern, wie beispielsweise Frankreich und den Vereinigten Staaten, folgen.

Beispiele episodenbasierte Vergütung

Frankreich pilotiert seine episodenbasierte Vergütung gerade für die Leistungsbereiche Hüft-, Knie-TEP und Kolotomie bei Darmkrebs. Der Behandlungspfad beginnt 45 Tage vor, und endet 90, beziehungsweise 180 Tage nach dem stationären Aufenthalt. Zur Abbildung der Qualität erhalten Krankenhäuser einen Zuschlag von bis zu 10%, beziehungsweise einen Abschlag von bis zu 3% (Ministère des Solidarités et de la Santé 2019a; 2019b; 2019c). Die Vereinigten Staaten haben ihre Bundled Payment Care Initiative 2018 neu aufgelegt. Die Behandlungsperiode umfasst 90 Tage nach stationärem Aufenthalt, und die Qualität in den ersten 30 Tagen nach Entlassung kann zu einer Modulierung der Vergütung um bis zu 10% führen (Centers for Medicare & Medicaid Services 2019a, 2019b). Die ersten Evaluationen sind vielversprechend und wiesen für den Leistungsbereich des Gelenkersatzes eine 20-prozentige Einsparung bei gleichbleibender Qualität auf (Dummit et al. 2016; Navathe et al. 2017).

Auch für Deutschland bietet die Einführung einer episodenbasierten Vergütung das Potenzial, unterschiedliche Sektoren zusammenzuführen und somit die reale Inanspruchnahme von Patient:innen nachzuzeichnen. Wie im französischen Fall könnte Deutschland ausgewählte Leistungsbereiche identifizieren, die sich für eine episodenbasierte Vergütung qualifizieren. Der Einführung der Pflegebudgets folgend könnte Deutschland zur Wahrung wettbewerblicher Strukturen des Krankenkassenmarktes den finanziellen Anteil der Patient:innen und ihrer Morbidität an der Gesamtleistungserbringung ermitteln und anteilig auf die Krankenkassen umlegen.

5.4 Zusammenfassung

Vergütungssysteme setzen klare Anreize zur Gestaltung der Leistungserbringung in Deutschland. Die Zielvorgabe der „Effizienz, Transparenz und Wirtschaftlichkeit", die durch das Fallpauschalensystem erreicht werden sollte, resultierte in einer deutlichen Fallzahlsteigerung. Zudem werden Krankenhäuser motiviert, Leistungen zu erbringen, die nicht ihren Strukturen entsprechen (Sachverständigenrat zur Begutachtung der Entwicklung im Gesundheitswesen 2018).

Wenn Deutschland von der vom Fallpauschalensystem vorgegebenen Maxime abweichen möchte, kann es sich die gestalterische Wirkung von Vergütungssystemen zunutze machen. Derzeit kristallisieren sich Maximalversorger, beispielsweise Universitätskliniken, und kleinere Krankenhäuser im ländlichen Raum aus unterschiedlichen Gründen als Verlierer heraus. Das Fallpauschalensystem gleicht die Kosten urbaner Maximalversorger, die durch ungünstige Kostenstrukturen und hohe Infrastrukturkosten entstehen, unzureichend aus. Krankenhäuser in ländlichen Regionen haben durch eine nicht planbare Kapazitätsauslastung in bestimmten Fachabteilungen Nachteile. Eine Reform des Fallpauschalensystems durch eine pauschale Vergütung und eine Gewichtung der Vergütung anhand von geografischen Charakteristika und Versorgungsstufen sorgt für eine Kompensation dieser nachteiligen Ausgangslage und erhöht damit die Bedarfsgerechtigkeit und Fairness *innerhalb* des Systems. Je nach Reformwille kann Deutschland das Potenzial des Vergütungssystems allerdings auch nutzen, um die Versorgung *jenseits* des bestehenden Systems bedarfsgerechter auszurichten. Die Einführung einer performanzorientierten Vergütung ermöglicht eine Diversifizierung der Zielvorgaben und erhöht die Planbarkeit der stationären Versorgung. Eine Gleichsetzung ambulanter und stationärer Vergütung in ausgewählten Leistungsbereichen ermöglicht eine Rückführung von Patient:innen in den ambulanten Sektor und entlastet damit stationäre Leistungserbringer. Die Einführung einer episodenbasierten Vergütung schafft ein gemeinsames Verständnis von ambulanten und stationären Leistungserbringern und vermag es, die vielfach gescholtenen Sektorengrenzen zu überwinden.

Literatur

Centers for Medicare & Medicaid Services (2019a) BPCI Advanced Model Year 3. Model Overview Fact Sheet – Model Year 3 (MY3). Baltimore

Centers for Medicare & Medicaid Services (2019b) BPCI Advanced Model Year 3. Pricing Methodology. Frequently Asked Questions (FAQ). Baltimore

Childers CP, Maggard-Gibbons M (2018) Understanding Costs of Care in the Operating Room. JAMA Surg 153(4), e176233-e176233. DOI: 10.1001/jamasurg.2017.6233

Dummit LA, Kahvecioglu D, Marrufo G, Rajkumar R, Marshall J, Tan E et al. (2016) Association Between Hospital Participation in a Medicare Bundled Payment Initiative and Payments and Quality Outcomes for Lower Extremity Joint Replacement Episodes. JAMA 316(12), 1267–1278. DOI: 10.1001/jama.2016.12717

Gemeinsamer Bundesausschuss (2017) Regelungen des Gemeinsamen Bundesausschusses für die Vereinbarung von Sicherstellungszuschlägen gemäß § 136c Absatz 3 des Fünften Buches Sozialgesetzbuch (SGB V). Sicherstellungszuschläge-Regelungen, vom 24.11.2016. Fundstelle: BAnz AT 21.12.2016 B3

Gemeinsamer Bundesausschuss (2018) Regelungen des Gemeinsamen Bundesausschusses zu einem gestuften System von Notfallstrukturen in Krankenhäusern gemäß § 136c Absatz 4 des Fünften Buches Sozialgesetzbuch (SGB V). Vom 19.04.2018, in Kraft getreten am 19.05.2018. In: BAnz AT 18.05.2018 B4

Gesundheitsfonds Steiermark (2018) Jahresbericht 2018. Graz

Højgaard B, Wolf RT, Bech M (2016) Alternative Styrings- og Afregningsmodeller for Sygehuse med Afsæt i Værdibaseret Styring. En Kortlægning af Regionale Forsøg og Ordninger. KORA København

Land Tirol (2021) Richtlinien des Tiroler Gesundheitsfonds (TGF) für das Jahr 2021. Innsbruck. URL: https://www.tirol.gv.at/gesundheit-vorsorge/krankenanstalten/downloads/ (abgerufen am 25.02.2021)

Milstein R, Blankart CR (2016) The Health Care Strengthening Act: The Next Level of Integrated Care in Germany. Health Policy 120(5), 445–451. DOI: 10.1016/j.healthpol.2016.04.006

Milstein R, Schreyögg J (2020) Empirische Evidenz zu den Wirkungen der Einführung des G-DRG-Systems. In: Klauber J, Geraedts M, Friedrich J, Wasem J, Beivers A (Hrsg.) Krankenhaus-Report 2020: Finanzierung und Vergütung am Scheideweg. 25–39. Springer Berlin Heidelberg

Ministère des Affaires Sociales et de la Santé (2018) Rapport Task Force „Réforme du Financement du Système de Santé". Réformes des Modes de Financement et de Régulation. Vers un Modèle de Paiement Combiné. Paris

Ministère des Affaires Sociales et de la Santé; Assurance Maladie (2019a) Cahier des Charges. Expérimentation d'un Paiement à l'épisode de Soins pour des Prises en Charge Chirurgicales (EDS). Chirurgie Viscérale et Digestive: Colectomie pour cancer

Ministère des Affaires Sociales et de la Santé; Assurance Maladie (2019b) Cahier des Charges. Expérimentation d'un Paiement à l'épisode de Soins pour des Prises en Charge Chirurgicales (EDS). Orthopédie – Prothèse Totale de Genou. Paris

Ministère des Affaires Sociales et de la Santé; Assurance Maladie (2019c) Cahier des Charges. Expérimentation d'un Paiement à l'épisode de Soins pour des Prises en Charge Chirurgicales (EDS). Orthopédie – Prothèse Totale de Hanche Programmée. Paris

Ministère des Solidarités et de la Santé (2019d) Rapport Task Force „Réforme du Financement du Système de Santé". Réformes des Modes de Financement et de Régulation. Vers un Modèle de Paiement Combiné. Paris. URL: https://solidarites-sante.gouv.fr/ministere/documentation-et-publications-officielles/rapports/sante/article/rapport-reforme-des-modes-de-financement-et-de-regulation (abgerufen am 25.03.2021)

National Audit Office (2018) Sustainability and transformation in the NHS. Report by the Comptroller and Auditor General. London URL: https://publications.parliament.uk/pa/cm201719/cmselect/cmpubacc/793/793.pdf (abgerufen am 25.02.2021)

Navathe AS, Troxel AB, Liao JM, Nan N, Zhu J, Zhong W, Emanuel EJ (2017) Cost of Joint Replacement Using Bundled Payment Models. JAMA Intern Med 177(2), 214–222. DOI: 10.1001/jamainternmed.2016.8263

NHS Improvement; NHS England (2019) A Guide to the Market Forces Factor. A Joint Publication by NHS England and NHS Improvement. London. URL: https://www.nao.org.uk/report/sustainability-and-transformation-in-the-nhs/ (abgerufen am 25.02.2021)

Region Hovedstaden (2018) En Region for Fremtiden. Budgetaftale 2019. Hillerød. URL: https://www.regionh.dk/om-region-hovedstaden/oekonomi/Budget/Documents/Budget%202019/rh_budgetaftale_2019_pdfa.pdf (abgerufen am 25.02.2021)

Region Sjælland (2016) Budgetaftale 2017. Region Sjælland Sorø. URL: https://www.regionsjaelland.dk/omregionen/oekonomi/budgetter-og-noegletal/Documents/Budget2017.pdf (abgerufen am 25.02.2021)

Roberts RR, Frutos PW, Ciavarella GG, Gussow LM, Mensah EK, Kampe LM et al. (1999) Distribution of Variable vs Fixed Costs of Hospital Care. JAMA 281(7), 644–649. DOI: 10.1001/jama.281.7.644

Roeder N, Bunzemeier H, Fiori W (2008) Ein lernendes Vergütungssystem. Vom Budgetierungsinstrument zum deutschen Preissystem. In: Klauber J, Robra B-P, Schellschmidt H (Hrsg.) Krankenhaus-Report 2007. Krankenhausvergütung – Ende der Konvergenzphase? Schattauer Stuttgart

Sachverständigenrat zur Begutachtung der Entwicklung im Gesundheitswesen (2018) Bedarfsgerechte Steuerung der Gesundheitsversorgung. Gutachten 2018. Medizinisch Wissenschaftliche Verlagsgesellschaft Berlin

Schreyögg J (2017) Vorschläge für eine anreizbasierte Reform der Krankenhausvergütung. In: Klauber J, Geraedts M, Friedrich J, Wasem J (Hrsg.) Krankenhaus-Report 2017. Zukunft gestalten. 13–24. Schattauer Stuttgart

Schreyögg J, Milstein R (2020) Bedarfsgerechte Gestaltung der Krankenhausvergütung – Reformvorschläge unter der Berücksichtigung von Ansätzen anderer Staaten. Im Auftrag der Techniker Krankenkasse (TK). Hamburg

Schreyögg J, Stargardt T, Tiemann O, Busse R (2006) Methods to Determine Reimbursement Rates for Diagnosis Related Groups (DRG): A Comparison of Nine European Countries. Health Care Management Science 9(3), 215–223. DOI: 10.1007/s10729-006-9040-1

Sundhedsdatastyrelsen (2019) Takstsystem 2019. Vejledning. Sundhedsdatastyrelsen København

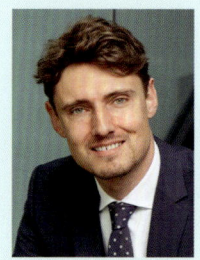

Prof. Dr. Jonas Schreyögg

Jonas Schreyögg ist Inhaber des Lehrstuhls für Management im Gesundheitswesen an der Universität Hamburg und wissenschaftlicher Direktor des Hamburg Center for Health Economics (HCHE). Er ist Mitglied des Sachverständigenrates zur Begutachtung der Entwicklung im Gesundheitswesen und Mitglied in verschiedenen wissenschaftlichen Beiräten. Er erhielt zahlreiche Preise und Forschungsstipendien und verbrachte Lehr- und Forschungsaufenthalte in Norwegen, Singapur, Taiwan und den USA.

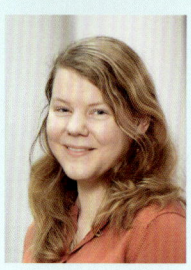

Dr. Ricarda Milstein

Ricarda Milstein ist wissenschaftliche Mitarbeiterin am Lehrstuhl für Management im Gesundheitswesen von Herrn Professor Dr. Jonas Schreyögg. Vor ihrer Promotion absolvierte sie ein Masterstudium der Public Policy an der Hertie School of Governance in Berlin sowie der Chinastudien an der Zhejiang University in Hangzhou. Schwerpunkte ihrer Forschung liegen unter anderem auf der Qualität im Gesundheitswesen, der Finanzierung von Krankenhausleistungen und internationalen Gesundheitssystemanalysen.

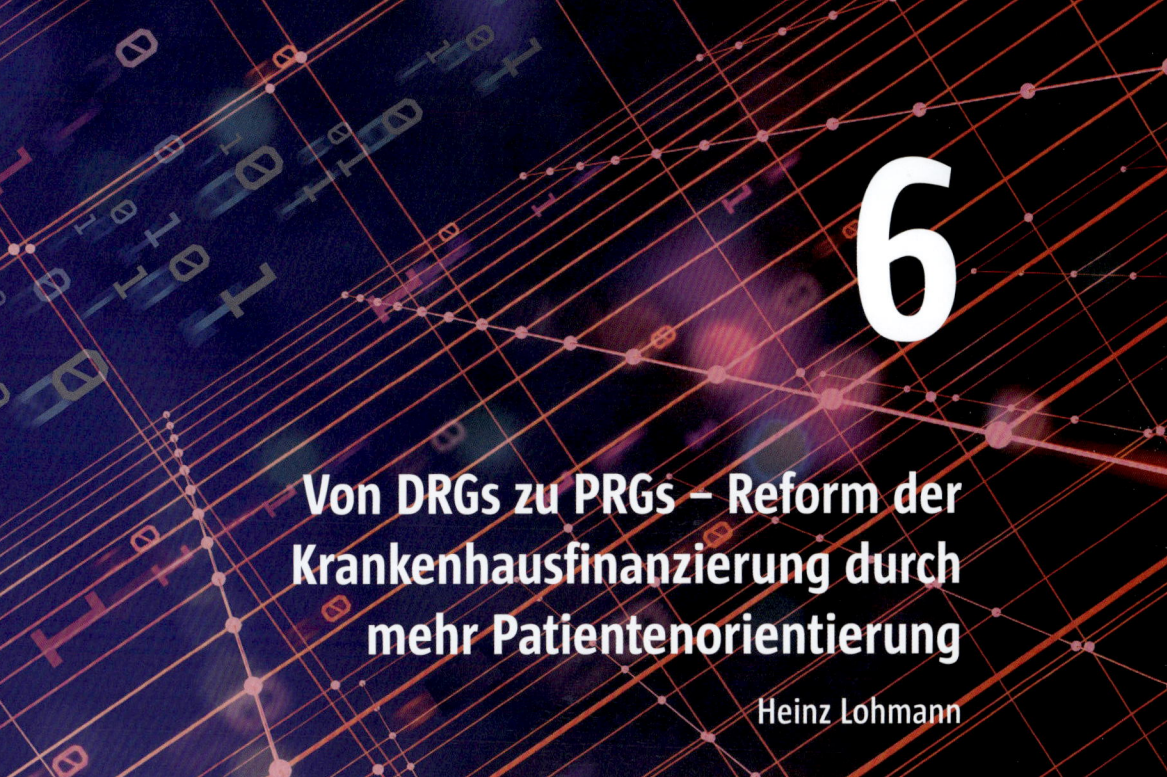

6 Von DRGs zu PRGs – Reform der Krankenhausfinanzierung durch mehr Patientenorientierung

Heinz Lohmann

6.1 Medizin versus Ökonomie

Seit der Errichtung von Krankenanstalten ist deren Finanzierung Gegenstand öffentlicher Diskussionen. Immer wieder ging es dabei um knappe Ressourcen auf der einen Seite und unbegrenzte finanzielle Erwartungen von medizinischen und pflegerischen Akteuren andererseits. Im Sozialstaat haben sich diese Auseinandersetzungen mehr und mehr verschärft. Aktuell wird immer wieder die Ökonomisierung der Medizin beklagt. Die Kritik ist in den letzten Jahren lauter und eindringlicher geworden. Ganz im Zentrum steht dabei durchgängig die Krankenhausfinanzierung auf Basis des DRG-Systems (Diagnosis-related Groups). Gefordert wird inzwischen ganz unverhohlen mehr Geld und weniger Einfluss der Ökonomen. „Rettet die Medizin!" ist die eingängige Parole der Protagonisten. Mitten in der Corona-Krise wird der Druck auf die Politik noch einmal verstärkt. Nur wegen der vielen Krankenhausbetten sei Deutschland bisher glimpflich davongekommen. Diese gelte es jetzt, dauerhaft mit ausreichend Geld auszustatten. Da sei eine leitungsbezogene Finanzierung nicht weiter akzeptabel. Das im Jahr 2002 eingeführte DRG-System müsse deshalb der Wiedereinführung des Selbstkostendeckungsprinzips weichen. Die Ausgliederung der Pflege sei ein erster Schritt in die richtige Richtung.

Richtig ist, dass die Krankenhausstruktur einer Korrektur bedarf, weil künftig immer mehr Anbieter von Gesundheitsleistungen in eine wirtschaftliche Schieflage geraten werden. Da spielt das Finanzierungssystem eine zentrale Rolle, weil es für die Zukunft die entscheidenden Anreize setzt. Dies gilt auch für die Verknüpfung von ambulanter und stationärer Leistungserbringung. An einem Zusammenrücken der bisher getrennten Entgeltsysteme geht kein Weg vorbei. Da die Ambulantisierung mit großen Schritten voranschreitet, ist durchaus Eile geboten. Zudem tritt der Patient aktiv mit auf die Bühne. Er hat als Akteur in der Vergangenheit keine Rolle gespielt und deshalb mussten seine Interessen immer wieder hinter denen der Behandelnden im System zurückstehen. Für Patienten sind die medizinische Qualität und die durchgängige Betreuung von besonderer Bedeutung. Deshalb muss ein Finanzierungssystem, das den Ansprüchen der Zukunft genügen soll, die Erfüllung der Patientenerwartungen als wichtigen Einflussfaktor beinhalten.

6.2 Kritik am DRG-System

Das DRG-System ist in den letzten Jahren immer differenzierter ausgestaltet worden. Die anfängliche grobe Pauschalierung einer überschaubaren Anzahl von Leistungsgruppen musste im Laufe dieses Entwicklungsprozesses auf Basis der Forderungen diverser medizinischer Fachgesellschaften einer kleinteiligen Vielfältigkeit weichen. Daraus ist ein bürokratisches Monster entstanden. Es gibt deshalb berechtigte Kritik am DRG-System. So treibt es unbestreitbar die Mengenausweitung. Das war aber bereits vor der Einführung klar, weshalb in der damaligen Debatte auch immer begleitende Elemente, wie Zweit-Meinungsverfahren und überhaupt Transparenz, eingefordert wurden. Die DRG-Finanzierung alimentiert schließlich nicht mehr die Institution Krankenhaus, sondern das Geld hängt an der Diagnose des Patienten. Und ja, Fallpauschalen senken die Verweildauer. Das war auch gewollt, vor allem im Interesse der Patienten. Die Kritiker sprachen gern von „blutiger Entlassung" und beklagten den Leistungsdruck auf die Ärzte und die Krankenpflegekräfte. Diverse Studien belegen, dass die Vorwürfe gegenüber dem DRG-System in weiten Teilen ungerechtfertigt sind und bereits vor dessen Einführung immer wieder öffentlich vorgetragen wurden.

In der Corona-Krise kam jetzt hinzu, dass massiv auf die Nichtfinanzierung von Vorhaltekosten verwiesen wurde. Personal und Sachmittel für den Fall der Fälle parat zu halten, erfordere eine leistungsunabhängige Mittelausstattung. Nicht wenige Kritiker gehen inzwischen soweit, die private Leistungserbringung überhaupt infrage zu stellen und fordern deshalb ein ausschließlich öffentliches Gesundheitssystem.

6.3 Selbstkostendeckung als Lösung?

Alles Übel dieser Welt kommt, glaubt man den Argumenten der Kritiker, vom DRG-System. Die leistungsorientierte Krankenhausfinanzierung steht unter lobbyistischem Dauerbeschuss. Viele Akteure verlangen deshalb lautstark eine Wiedereinführung des vor rund 20 Jahren abgeschafften Selbstkostendeckungsprinzips. Ganz vorn auf der Liste der mit dieser Forderung verbundenen Erwartungen steht ein Zurückdrängen des allgemein konstatierten ökonomischen Einflusses. Ja, es wird die Hoffnung in den Raum gestellt, damit das Ende der Knappheit erreichen zu können. Verschwiegen wird in dieser erhitzten Debatte, dass schon in den 1980er- und 1990er-Jahren, zu Zeiten der Selbstkostendeckung, ein Kostendämpfungsgesetz das nächste jagte. In dieser Zeit wurde detailliert mit Gesetzen und Verordnungen in die Arbeitsweisen der Krankenhäuser vonseiten des Bundes und der Bundesländer eingegriffen. Zu Recht wurde die Überbürokratisierung immer wieder beklagt. Der daraus resultierende Streit zwischen den Krankenkassen und den Krankenhäusern spiegelte sich in kontroversen Gutachten, Schiedstellenverfahren und gerichtlichen Auseinandersetzungen wider. Gemessen daran, geht es seit Einführung der DRGs insgesamt gemächlich zu.

Ein „weiter so" kann es allerdings auch nicht geben. Die Reaktion der Politik auf die massive Kritik an den Zuständen in der Pflege macht deutlich, dass den Krankenhausmanagern kaum noch Kredit eingeräumt wird. So wird den Klinikverantwortlichen nicht mehr zugetraut, die Herausforderungen eigenständig in den Griff zu bekommen. Deshalb hat die Politik unmittelbar massiv regulierend eingegriffen und die Spielräume der Manager mit der Wiedereinführung des Selbstkostendeckungsprinzips in der Pflege rigoros begrenzt. Weitere Interessengruppen in den Kliniken, allen voran die Ärzte, sind dabei, sich ebenfalls unter das Dach der staatlichen Obhut zu flüchten. Am Ende stünde ein strikt administratives System ohne eigene Gestaltungskraft bei den Krankenhausleitungen. Manager wären dann überflüssig und können, wie noch in den 1980er-Jahren üblich, durch Administratoren ersetzt werden. Mut zum Wandel ist deshalb unerlässlich.

> **Der Patient muss vorbehaltlos zum Maß des Handelns in Gesundheitsunternehmen werden.**

Es geht darum, die Behandlungsprozesse ohne Wenn und Aber auf die Patienteninteressen auszurichten. Die Strukturierung und Digitalisierung der Arbeitsabläufe stehen dabei ganz im Vordergrund. Das leider immer noch allzu häufig anzutreffende „Improvisationstheater" mit überforderten Akteuren, ausgestattet mit Bleistift, Papier und Radiergummi, darf es im Interesse der Patienten, aber auch der Mitarbeiter, nicht länger geben. Unendlich viel Zeit gibt es nicht mehr. Es gilt, das Ruder herumzureißen. Das Management ist aufgefordert, gemeinsam mit den Ärzten und Pflegekräften die betrieblichen Gestaltungsräume voll auszuschöpfen und dabei das Patientenerlebnis in den Mittelpunkt zu stellen.

Das Selbstkostendeckungsprinzip ist zuallererst ein intransparentes System, da es den Leistungsbezug ausklammert und der Patient somit als Marktteilnehmer keine wesentliche Rolle spielt. Seine Präferenzen wirken sich auf Erfolg oder Nichterfolg der Kliniken nicht aus. Zudem ist die Selbstkostendeckung zutiefst ungerecht, da die Entgelte für gleiche Leistungen in starker Weise differenzieren. Das hat in der Vergangenheit einen über viele Jahre erbittert geführten Streit zwischen den Krankenhäusern und den Krankenversicherungen ausgelöst. Eine große Zahl von Wirtschaftlichkeitsgutachten und Streitverfahren waren die Folge. Auch untereinander haben die Kliniken öffentlichkeitswirksame Auseinandersetzungen um die Berechtigung von Budgetunterschieden geführt. Ganz zu schweigen von den Folgen der Abrechnungssystematik auf Grundlage der tagesgleichen Pflegesätze für die Verweildauern in den deutschen Krankenhäusern. Bis heute ist das internationale Niveau immer noch nicht vollständig erreicht.

6.4 DRGs müssen zu PRGs erweitert werden

Die mühsam in den 1980er- und 1990er-Jahren vorangetriebene Abkehr vom Selbstkostendeckungsprinzip in der Krankenhausfinanzierung durch Pflexit und Äxit rückgängig zu machen, wäre ein Schlag ins Gesicht der Patienten. Ihr Einfluss würde ausgerechnet in einer Zeit verstärkter Patientensouveränität blockiert. Richtig ist allerdings, dass der ausschließliche Bezug auf die Diagnose nicht mehr zeitgemäß ist. Zudem haben die Akteure durch ständige Forderungen nach immer kleinteiligerer Differenzierung der Leistungen für ein völlig überzogenes bürokratisches Monster gesorgt. Deshalb muss die künftige Entwicklung der Finanzierung von Gesundheitsleistungen zwei Grundlinien folgen. Zum einen gilt es, wieder zu einem mehr pauschalisierten System zu kommen und zum anderen, insbesondere den Patientenbezug zu stärken. Letzteres kann geschehen, indem das Patientenwohl zu einem weiteren entscheidenden Maßstab der Klassifizierung wird. Dabei geht es auch um gezielte Anreize für die Qualität.

> Nicht die Komplexität von Prozeduren darf künftig bei der Finanzierung maßgeblich sein, sondern Value-based Medicine, die sich an der Lebensqualität des Patienten und am Ergebnis orientiert, muss sich entscheidend auswirken.

Die Berücksichtigung solcher Kriterien innerhalb der bestehenden DRG-Systematik ist relativ einfach zu bewerkstelligen. Schon heute sind Qualitätsparameter, wie etwa Komplikationsraten, enthalten, führen aber, da Aufwand erhöhend, zu einer Steigerung der Vergütung. Weitere Kriterien, wie etwa Schmerzlinderung, Einschätzung über den Gesundheitszustand, Mobilität u.ä. sind unabhängig vom Scalenniveau integrierbar und können über den Mechanismus der DRG-Gruppenbildung zur Vergütungsdifferenzierung genutzt werden. Voraussetzung ist lediglich die zeitnahe Erfassung am Anfang und am Ende eines Krankenhausaufenthaltes. DRGs werden dann zu PRGs (Patient-related Groups). Zudem kann die Arbeitnehmerzufriedenheit, insbesondere bei den Pflegekräften, berücksichtigt werden. Auch müssen patientennahe Investitionen Teil der neuen Krankenhausfinanzierung werden. Und weil die Menschen die wachsenden Möglichkeiten, sie ambulant zu versorgen, überaus schätzen, müssen die Entgeltsysteme der Sektoren harmonisiert werden, auch um die bestehenden Fehlanreize endlich zu überwinden.

Die politische Sofortmaßnahme, die Pflege auf das längst gescheiterte Selbstkostendeckungsprinzip zurückzuwerfen, muss zudem schnell überwunden werden. Die Pflegenden gehören ins Behandlungsteam! Deshalb müssen sie baldmöglichst in ein erneuertes qualitäts- und leistungsbezogenes Entgeltsystem mit direktem Bezug zum Patientenwohl integriert werden. Die Einführung von institutionenbezogenen Strukturförderungen in ein weiterzuentwickelndes Krankenhausfinanzierungssystem muss hingegen eingehend geprüft werden. Solche Komponenten führen auf längere Sicht schnell zu leichtfertigen Defizitausgleichen und damit zur Zementierung der überkommenen Krankenhausstrukturen. Probates Mittel für die Finanzierung medizinischer Grundleistungen sind Gesundheitspauschalen pro Versicherten. Vorläufer solcher Capitation-Lösungen werden seit Jahren im Rahmen der Regelungen zur integrierten Versorgung an verschiedenen Orten erprobt. Diese Ansätze sind allerdings im Gesundheitssystem insgesamt Randerscheinungen. Sie müssen tatkräftig gefördert werden und verdienen gegenüber der Lobby der Bewahrer nachhaltige Unterstützung. Kopfpauschalen können auch die bisherige Trennung der Sektoren überwinden helfen. Ambulante und stationäre Medizin wird dann aus einem Topf finanziert und der Patient steht tatsächlich im Mittelpunkt, weil ihm das Geld folgt. Der berechtigten Kritik, dass der bisher ausschließliche Leistungsbezug Defizite bei den Vorhaltungen für Notfälle, insbesondere auch in der Krise, bedingt, muss mit gestuften Zuschlägen begegnet werden.

6.5 Patientenorientierung hat Vorfahrt

Die Gesundheitswirtschaft ist nach wie vor ein Bereich unserer Gesellschaft mit starker Expertendominanz. Die Nachfrageseite ist aufgrund der bisherigen Intransparenz immer noch äußerst schwach. Expertensysteme weisen ganz grundsätzlich eine weitgehende Institutionenorientierung auf. Das prägt die Praxis, aber spiegelt sich auch im Rechts- und Finanzierungssystem wider. In vielen anderen Branchen haben sich inzwischen die Konsumenten durchgesetzt. Ihre Interessen sind immer primär auf das Produkt oder im Dienstleistungssektor auf den Prozess ausgerichtet. Die Gesundheitswirtschaft zieht in diesem Punkt jetzt Schritt für Schritt nach.

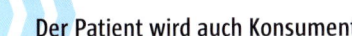 **Der Patient wird auch Konsument.**

Nicht zuletzt das Internet sorgt für mehr Transparenz und damit für eine Stärkung der Patientensouveränität. Diese Entwicklung steht noch ganz am Anfang, nimmt aber immer mehr Fahrt auf. Deshalb richtet sich der Blick auch hier zunehmend von der Institution auf den Prozess. Es wäre fatal, wenn ausgerechnet in einer solchen Situation das Finanzierungssystem zur Alimentierung von Krankenhäusern zurückkehren würde. Vielmehr ist ein mutiger Schritt nach vorn erforderlich, der die Rolle des Patienten uneingeschränkt stärkt.

Weiterführende Literatur

Berger W (1972) Das St.-Georgs-Hospital zu Hamburg. Hans Christians Verlag Hamburg

Gigerenzer G, Muir Gray JA (2013) Bessere Ärzte, bessere Patienten, bessere Medizin. Aufbruch in ein transparentes Gesundheitswesen. Medizinisch Wissenschaftliche Verlagsgesellschaft Berlin

Lehmann G, Manthey J (2020) Hybrid-DRG – neue Wege im Gesundheitswesen. In: Hahn U, Kurscheid C (2020) Intersektorale Versorgung. Best practices – erfolgreiche Versorgungslösungen mit Zukunftspotential. 263–276. Springer Gabler Wiesbaden

Lohmann H (2004) Mut zum Wandel. Texte zur Entwicklung der Gesundheitswirtschaft. 73–82. Bibliomed Melsungen

Lohmann H (2006) Neupositionierung der Gesundheitsanbieter. In: Rebscher H (2006) Gesundheitsökonomie und Gesundheitspolitik. im Spannungsfeld zwischen Wissenschaft und Politikberatung. 761–768. Economica Heidelberg

Lohmann H, Kehrein, I, Rippman K (2016) Markenmedizin für informierte Patienten: Strukturierte Behandlungsabläufe auf digitalem Workflow. medhochzwei Heidelberg

Milstein R, Schreyögg J, Universität Hamburg (Hrsg.) (2020) Techniker Krankenkasse (Auftraggeb.). Bedarfsgerechte Gestaltung der Krankenhausvergütung. Reformvorschläge unter der Berücksichtigung von Ansätzen anderer Staaten. URL: https://www.tk.de/resource/blob/2090886/90a4ec1624cb79d28da08e0e-dab46328/gutachten-der-krankenhausfinanzierung-2020-data.pdf (abgerufen am 17.02.2021)

Schleswig-Holstein, Ministerium für Soziales, Gesundheit, Jugend, Familie und Senioren (Hrsg.) (2020) Zukunft sicher. Krankenhausfinanzierung reformieren für eine flächendeckende, hochwertige Versorgung. URL: https://www.schleswig-holstein.de/DE/Landesregierung/VIII/Presse/PI/2020/200128_VIII_Zukunft_Krankenhaus.html (abgerufen am 17.02.2021)

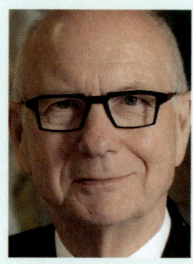

Prof. Heinz Lohmann

Heinz Lohmann ist Gesundheitsunternehmer, u.a. bei LOHMANN konzept GmbH, WISO HANSE management GmbH und Lohmannmedia.tv GmbH. Er ist Professor an der Hochschule für Angewandte Wissenschaften Hamburg und Autor zahlreicher Publikationen. Zusammen mit seiner Frau sammelt und fördert er Gegenwartskunst.

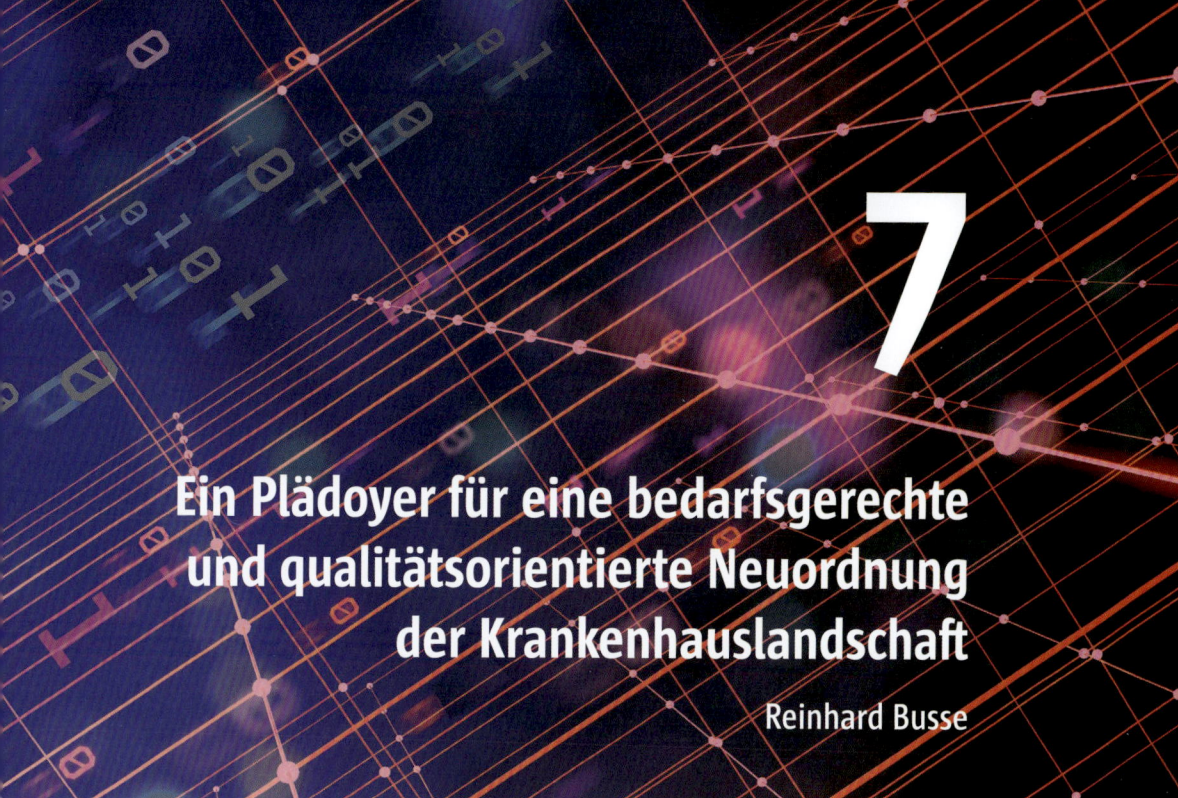

Ein Plädoyer für eine bedarfsgerechte und qualitätsorientierte Neuordnung der Krankenhauslandschaft

Reinhard Busse

7.1 Wie viele Krankenhäuser gibt es eigentlich?

Bevor man sich der Frage zuwendet, wie viele Krankenhäuser wir eigentlich bei einer bedarfsgerechten und qualitätsorientierten Krankenhauslandschaft bräuchten (und wie diese aussähe), sollte man die Frage beantworten können, wie viele Krankenhäuser es eigentlich derzeit gibt.

Die Antwort in kurz: Kommt drauf an. Eine einfache und vermeintlich exakte Antwort bietet zwar das Statistische Bundesamt (2021): Danach gab es 2019 exakt 1.914 Krankenhäuser mit 494.326 Betten. Dazu muss man allerdings wissen, dass diese Zahl auch die etwa 60 reinen Tages- und Nachtkliniken mit jeweils 0 Betten und die etwa 280 Krankenhäuser zur reinen psychiatrischen und psychotherapeutischen Versorgung enthält, sodass weniger als 1.600 „allgemeine Krankenhäuser" verbleiben. Allerdings sind nicht alle dieser Krankenhäuser Universitätskliniken, Plankrankenhäuser und Krankenhäuser mit Versorgungsvertrag, in denen GKV-Versicherte behandelt werden können. Wenn wir uns also auf die Krankenhäuser konzentrieren, die nach dem DRG-System allgemeine, d.h. nicht psychiatrische Leistungen mit den Krankenkassen abrechnen, berichtet das Institut für das Entgeltsystem im Krankenhaus (InEK) für 2019 von 1.447 Krankenhäusern mit rund 420.000 Betten (d.h. im Schnitt 290). Rechnerisch versorgt jedes dieser Krankenhäuser also eine Bevölkerung von rund 57.000 Einwohnern und ein Gebiet von 247 km², was einem Kreis mit einem Radius von weniger als 9 km entspricht.

Diese Rechnung verkennt allerdings, dass sowohl beim Statistischen Bundesamt als auch beim InEK als „ein Krankenhaus" eine Institution gezählt wird, wenn sie ein Institutionskennzeichen hat und dementsprechend eine Budgetverhandlung mit den

Krankenkassen führt. Danach ist Vivantes mit über 3.500 DRG-relevanten Betten Deutschland größtes Krankenhaus, gefolgt von der Charité mit über 2.700 Betten, dem Universitätsklinikum Schleswig-Holstein (UKSH) mit fast 2.200 Betten und dem Klinikum Nürnberg mit über 2.000 Betten. Aber jeder weiß, dass Vivantes eher 8 Krankenhäuser sind, die Charité 3 und das UKSH 2 (mit 90 km Distanz dazwischen). Auch das Gemeinschaftsklinikum Mittelrhein mit 1.142 Betten sind eigentlich fünf Krankenhäuser in vier verschiedenen Orten. Somit sollten eher die Standorte der Krankenhäuser gezählt werden; dies sind für die DRG-Krankenhäuser insgesamt etwa 1.750, d.h. 1,2 pro Krankenhaus und 240 Betten pro Standort. Daraus ergibt sich eine durchschnittlich versorgte Bevölkerung von 47.000 Personen und ein Radius von 8 km.

7.2   Sind alle „Krankenhäuser" eigentlich echte Krankenhäuser?

Kurz und knapp: Nein, aber trotzdem tun sie als ob. In Deutschland gibt es nämlich keine Untergrenze für ärztlich und pflegerisch betreute Betten in einem Gebäude, um es „Krankenhaus" zu nennen. Selbst von den Häusern, die laut InEK DRG-Leistungen mit den Krankenkassen abrechnen, gibt es welche mit 3 oder 4 oder 6 Betten. Gar 50 von solchen in Deutschland fallen unter die japanische Mindestgrenze von 20 Betten – hier von „Krankenhäusern" zu sprechen, die es zum Aufrechterhalten der wohnortnahen Versorgung braucht, dürfte selbst hartgesottenen Befürwortern kleiner Krankenhäuser schwerfallen. Wenn alle Krankenhäuser bis 49 Betten betrachtet werden, sind es schon 170, bis 149 Betten 542 und bis 299 Betten sogar 929 oder rund zwei von drei Krankenhäusern. Anders herum: Nur 510 Krankenhäuser (35%) haben mindestens 300 Betten; auf sie entfallen rund 70% aller Betten (bei den Intensivbetten 75%) und 73% aller Fälle (2019). Gäbe es nur diese Krankenhäuser, läge die Akutbettendichte pro 100 Einwohnern nicht bei 5,1, sondern bei 3,6 und damit deutlich näher am europäischen Mittelwert.

Aber natürlich ist die reine Bettenanzahl nicht das ausschlaggebende Kriterium, ob ein Krankenhaus die Ansprüche der Bevölkerung (und der Politiker) gerecht wird. Die hohe Zahl an Krankenhäusern wird ja damit begründet, dass eine wohnortnahe Versorgung insbesondere bei Notfällen sichergestellt werden soll. Das setzt aber voraus, dass eine entsprechende Ausstattung vorhanden ist, die etwa Intensivbetten, Computer-Tomograph, Linksherzkatheter und eine Stroke Unit umfasst, um Patienten mit den häufigsten Notfällen Schlaganfall und Herzinfarkt adäquat versorgen zu können (wofür natürlich auch eine entsprechende personelle Ausstattung notwendig ist). Je nach Datenquelle ist dies für diese Ausstattungsmerkmale bei nur 37% bis 76% der Fall – wobei die entsprechenden Werte auf Standortebene entsprechend niedriger liegen (s. Tab. 1).

> **Die fehlende Ausstattung hindert Krankenhäuser jedoch nicht daran, die Patienten, die sie eigentlich nicht adäquat behandeln können, trotzdem zu behandeln.**

Es ist legal und wird auch vergütet: So behandeln die adäquat ausgestatteten Krankenhäuser zwar im Schnitt mehr Patienten als die nicht ausgestatteten, aber 2018

Tab. 1   Anzahl der DRGs abrechnenden Krankenhäuser mit Charakteristika echter
         Akutkrankenhäuser (2018)

	Laut Stat. Bundesamt (2020)	Laut InEK**	Laut WIdO (Drogan u. Günster 2020a)	% aller Krankenhäuser
Mind. 1 Intensivbett	1.105	10.52	–	73–76%
Mind. 10 Intensivbetten	–	757	–	52%
Computer-Tomograph	948*	–	–	66%
Linksherzkatheter	570*	–	760***	39–53%
Stroke Unit	–	–	531***	37%

* liegt nur für alle Krankenhäuser vor, d.h. ist insb. bei CT eine Überschätzung; ** 2019; *** berücksichtigt auch Krankenhäuser mit mind. 10 PCI/Jahr bzw. 10 neurologischen Komplexbehandlungen/Jahr

wurden trotz 531 Stroke Units (d.h. 1 pro 156.000 Einwohner) von den Schlaganfallfällen 16,6% in Krankenhäusern ohne Stroke Unit oder mindestens 10 neurologischen Komplexbehandlungen und von den Herzinfarktfällen 9,5% in Krankenhäusern ohne Linksherzkatheter oder mindestens 10 perkutane coronare Interventionen (PCI) behandelt. Zusammengenommen waren dies 70.000 Patienten, bei denen der Verdacht auf eine primäre Fehlbelegung naheliegt.

Deutlich schlechter sieht es bei Krebsfällen aus: Zwar waren mit Stand 31.12.2019 von der Deutschen Krebsgesellschaft (2020) 285 Darmkrebszentren und 243 Brustkrebszentren zertifiziert (d.h. eines auf 300.000 bzw. 350.000 Einwohner), doch wurden 2019 56% der Darmkrebspatienten und 20% der Brustkrebspatientinnen außerhalb dieser Zentren behandelt. Über alle Krebsarten lag der Prozentsatz der Behandlungen außerhalb der Zentren bei 55% – in absoluten Zahlen: bei 260.000 von 475.000 Patienten. Bei Bauchspeicheldrüsenkrebs waren es sogar 69 %, und das, obwohl es sich hierbei um einen sehr anspruchsvollen Eingriff mit entsprechenden Folgen handelt, wenn er nicht von einem erfahrenen Team durchgeführt wird.

7.3   Hat so eine katastrophale Situation nicht den Gesetzgeber auf den Plan gerufen?

In kurz: Ja, aber mit wenig Konsequenzen für die Versorgung. Das älteste Beispiel für den Versuch einer Steuerung sind die Mindestmengen, die lange Zeit geflissentlich ignoriert wurden, da die Nichteinhaltung auch nicht sanktioniert war und die Vergütung der Leistungen trotzdem stattfand. Noch 2016 führten 618 Krankenhäuser komplexe Eingriffe an der Bauchspeicheldrüse und 402 an der Speiseröhre durch, davon 279 (45%) bzw. 274 (68%) unterhalb der Mindestmenge von jeweils 10 pro Jahr (Vogel et al. 2019). Inzwischen ist die Regulierung verschärft und Krankenhäuser, die die Mindestmenge perspektivisch nicht erreichen, sollen die entsprechenden Leistungen auch nicht mehr vergütet bekommen. Unterlaufen wird dies nun von den Ländern, die eine erstmalige oder erneute Leistungserbringung genehmigen können: Die Mindestmengen-Transparenzliste 2021 (AOK Bundesverband 2020) zeigt auf, dass diese bei den komplexen Eingriffen an der Speiseröhre 38-mal und bei der Bauchspeicheldrüse 32-mal Gebrauch gemacht haben.

> So gibt es jetzt etwa in **Gütersloh, Recklinghausen, Krefeld oder Nürnberg** jeweils ein zweites Krankenhaus, das Speiseröhreneingriffe vornimmt, in Bielefeld und Magdeburg jeweils ein drittes, in Leipzig ein viertes oder in Hamburg ein siebtes.
>
> Und in Finsterwalde im 100.000 Einwohner zählenden **Elbe-Elster-Kreis** sind in 60 km Entfernung zu Cottbus (mit entsprechendem Krebszentrum und 52 solcher Eingriffe im Jahr 2019) nunmehr auch Bauchspeicheldrüseneingriffe vom Gesundheitsministerium genehmigt, obwohl 2019 in ganz Brandenburg gerade einmal 228 solcher Eingriffe an 13 Krankenhäusern stattgefunden haben.

Neuer ist der Versuch der Steuerung bei der Notfallversorgung: So sind seit Ende 2020 alle 1.750 Krankenhausstandorte je nach Ausstattung für die Versorgung von Notfällen in vier Stufen einteilt, nämlich

- „umfassende Notfallversorgung" (Stufe 3),
- „erweiterte Notfallversorgung" (Stufe 2),
- „Basisnotfallversorgung" (Stufe 1) und
- ohne Teilnahme an der allgemeinen Notfallversorgung (Stufe 0).

Ein Computer-Tomograph und mindestens 6 Intensivbetten sind ab Stufe 1 erforderlich, ein Linksherzkatheter mit PCI-Möglichkeit ab Stufe 2. Knapp 10% aller Standorte sind der Stufe 3 zugeordnet, 15% der Stufe 2, 36% der Stufe 1 und die größte Anzahl, nämlich fast 680 oder 39% der Stufe 0. Die Versorgungsanteile, gemessen in stationären Fallzahlen 2019, lagen hingegen bei 31% (Stufe 3), 26% (Stufe 2), 32% (Stufe 1) und 11% (Stufe 0). Die Krankenhäuser erhalten jetzt je nach Stufe pauschale Zuschläge, eine steuernde Wirkung ist jedoch (bisher?) nicht klar erkenntlich – ganz im Gegenteil, der G-BA schreibt auf seiner Webseite, dass „unabhängig vom Notfallstufensystem [...] die allgemeine Pflicht zur Hilfeleistung im Notfall" gelte.

7.4 Wie sieht die Planung und Koordinierung der Krankenhausversorgung im regionalen Kontext aus?

In kurz: Die Planung ist nicht am Bedarf orientiert und die Versorgung nicht an der Qualität. Neben der wirtschaftlichen Sicherung der Krankenhäuser benennt § 1 KHG zwar als Zweck des Gesetzes die „qualitativ hochwertige, patienten- und bedarfsgerechte Versorgung der Bevölkerung", die durch die Krankenhauspläne nach § 6 KHG erreicht werden soll, aber ein Blick in die Versorgungslandschaft zeigt, dass dies nicht der Fall ist. Weder erfolgt die Planung bedarfsgerecht noch die Versorgung qualitätsorientiert. Dies sei am Beispiel des bereits genannten Elbe-Elster-Kreises erklärt:

> Im **Elbe-Elster-Kreis** gibt es in den drei ehemaligen Kreisstädten jeweils ein Krankenhaus, für das die Krankenkassen sogenannte Sicherstellungszuschläge von 400.000 € pro Haus zahlen, da bei Schließung mindestens 5.000 Personen weiter

als 30 min vom nächsgelegenen Krankenhaus entfernt wären. Das verkennt jedoch, dass hiermit erstens keineswegs eine adäquate Versorgung etwa bei Herz-
infarkten sichergestellt wird, da keines der drei Häuser über einen Linksherzkatheter verfügt (und 2018 immerhin 46 + 66 + 59 = 171 Herzinfarktfälle behandelt wurden) und zweitens nur ein zentraler Standort den ganzen Kreis abdecken könnte.

Noch unverständlicher ist die Lage im **Spree-Neiße-Kreis,** ebenfalls in der Lausitz:
obwohl die kreisfreie Stadt Cottbus mit Linksherzkatheter und Stroke Unit maximal 40 min entfernt liegt, haben die drei Krankenhäuser in Forst, Guben und
Spremberg – alle ohne solche Ausstattung – 2018 zusammen 92 Patienten mit
Herzinfarkt und 139 Patienten mit Schlaganfall behandelt (Drogan u. Günster
2020b).

7.5   Warum ist eine solche Krankenhauslandschaft problematisch?

In kurz: Weil dadurch Patienten unnötig sterben. In Deutschland bestehen sehr große Qualitätsunterschiede zwischen Krankenhäusern mit hohen vs. niedrigen Fallzahlen pro Indikation, und zwar nicht nur bei den wenigen Indikationen, für die es
in Deutschland Mindestmengen gibt. Eine 2017 publizierte Auswertung der Kranken-
haussterblichkeit von mehr als 13 Mio. Patienten in den Jahren 2009–2014 (Nimptsch
u. Mansky 2017), die wegen 25 häufigen Indikationen stationär behandelt wurden,
ergab einen deutlichen Zusammenhang zwischen der Fallzahl pro Krankenhaus und
der risikoadjustierten Sterblichkeit. Für diese Analyse wurden die jeweils behandelnden Krankenhäuser in fünf Gruppen eingeteilt. Dabei zeigte sich, dass in Krankenhäusern mit den meisten Patienten (Gruppe 4 bzw. 5) gegenüber den Krankenhäusern
mit den wenigsten Patienten (Gruppe 1) im Schnitt 17 bzw. 26 % weniger Patienten
versterben (bei Herzinfarkt 27 bzw. 31 %, bei Dickdarmkrebs 20 bzw. 26 % und bei
Bauchspeicheldrüsenkrebs sogar 46 bzw. 54 %). Statistisch signifikant ist dieser Zusammenhang bei 18 bzw. 19 der 25 Indikationen. Gruppe 1 umfasst übrigens beim
Herzinfarkt 65 % aller die jeweiligen Patienten behandelnden Krankenhäuser, bei
Dickdarmkrebs 47 % – und beim Schlaganfall sogar über 70 %. Diese Verteilung dürfte
auch Deutschlands nur mittelmäßige Position bei internationalen Mortalitätsver-
gleichen erklären: Im neuesten OECD-Vergleich (OECD 2019) liegt Deutschland beim
Herzinfarkt auf Platz 27 (von 32; konkret: Deutschland 8,5 %, Dänemark 3,2 %) und
beim Schlaganfall auf Platz 12 (von 33).

Die Qualitätsprobleme hängen auch mit dem Mangel an Fachpersonal, bzw. genauer der Verteilung und Verfügbarkeit zusammen. So fordert der G-BA von den Krankenhäusern mit Notfallstufe nur, dass Fachärzte und Hebammen innerhalb von 30
min im Krankenhaus sein müssen. Konkret bedeutet dies, dass außerhalb der Kern-
arbeitszeiten die sofortige Verfügbarkeit nicht gefordert wird. Viel diskutiert wird
auch der vermeintliche Mangel an Pflegefachkräften. Eine genauere Betrachtung
zeigt aber: Deutschland hat pro 1.000 Einwohner *mehr* Pflegekräfte als im europäischen Schnitt, d.h. die Aussage, es gäbe „zu wenig" Pflegepersonal trifft nur auf die
Betrachtung pro Fall bzw. Belegungstag zu. Wegen der hohen stationären Fall- und
Belegungstagezahlen in Deutschland hat Dänemark 3,0-mal so viele Ärzte und 3,5-
mal so viel Pflegefachpersonal und die Niederlande 2,6- bzw. 3,6-mal so viel pro Belegungstag (Augurzky et al. 2020b). Hätte Deutschland weniger Krankenhausbetten,

weniger stationäre Fälle und weniger Belegungstage, wäre dies das größte und wirkmächtigste Personalverstärkungsprogramm.

> **Dass wir so viele Betten haben, wird ja häufig mit den hohen Fallzahlen begründet – in Wahrheit dürfte der Zusammenhang primär umgekehrt sein, d.h. die vielen Betten führen zu vielen Fällen und Belegungstagen.**

Dies ist insbesondere bei Fällen sichtbar, die ambulant operiert werden könnten, aber auch bei den sogenannten ambulant-sensitiven Krankenhausfällen (auch „potenziell vermeidbare" Krankenhausfälle genannt). Diese gelten international als Indikator für eine unzureichende ambulante Behandlung, da sie primär bei entweder unzureichender ambulanter Behandlung oder vermeidbaren Komplikationen auftreten sollten. Sie können aber auch als ein Indikator für genutzte Überkapazitäten des stationären Sektors dienen. Die OECD zählt zu dieser Gruppe Diabetes, Bluthochdruck, Herzinsuffizienz, COPD und Asthma (jeweils als Hauptdiagnose). Innerhalb der EU lag Deutschland 2015 mit 6,3% ambulant-sensitiven als Anteil an allen Krankenhausfällen hinter Bulgarien, Rumänien und Polen an vierter Stelle (bezogen auf die Bevölkerung hinter Bulgarien und Rumänien auf Platz 3; OECD 2018).

Da stellt sich die Frage, wie die Patienten zur stationären Behandlung ins Krankenhaus kommen. Die Anzahl der Patienten, die in die Notaufnahmen kommen, ist in Deutschland etwa so hoch wie im europäischen Durchschnitt. Deutlich höher ist in Deutschland allerdings der Prozentsatz der Patienten, die aus der Notaufnahme stationär aufgenommen werden, nämlich rund 45%.

7.6 Was sollte also passieren?

Eigentlich sollte es ganz einfach sein: Krankenhäuser behandeln nur die Erkrankungen, für die sie personell und technisch qualifiziert sind. Der Bund sollte bei der Regelung der Vergütung sicherstellen, dass Krankenhäuser auch nur für solche Leistungen vergütet werden können – und die Länder fangen endlich an, ihre Krankhauslandschaft so zu planen, dass sie sich am Bedarf und der Qualität orientiert. In der Realität mangelt esder deutschen Krankenhaus- und Versorgungslandschaft, wie ausgeführt, daran: De facto kann jedes Krankenhaus machen was es will und es gibt keine Versorgungssteuerung. Stattdessen finden viele Patientenbehandlungen ohne adäquate Ausstattung statt und selbst komplexeste Eingriffe werden in viel zu vielen (kleinen) Krankenhäusern durchgeführt. Das heißt, dass der „gute Zugang" in Deutschland auf einer Milchmädchenrechnung beruht, denn es sollte nicht die Erreichbarkeit des *nächsten* Krankenhauses zählen, sondern die des *nächst geeigneten* Krankenhauses (SVR Gesundheit 2014).

Da die Anzahl an Patienten bzw. die Erfahrung mit ihrer Behandlung ein ganz wesentlicher Faktor ist, ist Basiswissen in Epidemiologie Voraussetzung für Krankenhausplanung und -politik: Als erstes muss die Betrachtungseinheit von „stationären Fällen" auf Patienten umgestellt werden, d.h. verlegte und/oder mehrfach behandelte Fälle dürfen nicht mehrfach zählen. Eklatant ist dieser Fehler beim Beispiel Krebs zu sehen: Es gibt knapp 500.000 Neuerkrankungen an Krebs, aber fast 2 Millionen stationärer Krebsfälle, d.h. jeder neue, inzidente Krebsfall („Primärfall" in der Terminologie der Deutschen Krebsgesellschaft) wird in Deutschland im Schnitt viermal stationär behandelt, im EU-12-Schnitt jedoch nur zweimal (OECD 2020). Pro Tag haben etwa 500 Personen einen Herzinfarkt, die wir derzeit auf über 1.300 Krankenhäuser (und noch mehr Krankenhausstandorte) verteilen; für die Planung wäre es als Kalkulationsgrundlage wichtig zu wissen, dass 500 pro Tag bedeutet „ein Fall pro 160.000 Einwohner". Dass somit drei Krankenhäuser pro 100.000 Einwohner wie im Elbe-Elster-Kreis für die Versorgung des neben dem Schlaganfall häufigsten Notfalls keinen Sinn machen, dürfte unmittelbar einleuchten sein.

Wie viele es stattdessen sein müssen, darüber lässt sich vortrefflich streiten: Wenn die Erreichbarkeit das ausschlaggebende Kriterium für „echte" Krankenhäuser (also solche, die die wesentlichen Notfälle versorgen können) ist, würden laut der Berechnung von Augurzky et al. (2020a) 337 Krankenhausstandorte reichen. Damit könnten 99,0% der Bevölkerung eines dieser Krankenhäuser erreichen, und sogar 99,8% innerhalb von 35 min. Wollte man die Erreichbarkeit nur mit vorhandenen Standorten sicherstellen, so kommen sie auf 736 existierende Standorte, wobei etliche Standorte – siehe das Beispiel Elbe-Elster – zu klein wären, um sie alle entsprechend auszustatten. Die optimale, und umsetzbare, Lösung dürfte also irgendwo dazwischen liegen.

Aber auch mit deutlich weniger Standorten sollte nicht jedes Krankenhaus alles machen dürfen. Notwendig dafür ist die Umstellung der Krankenhausplanung weg von „Betten" bzw. „Abteilungen" hin zu einer klaren Definition von Leistungsbereichen bzw. Leistungsgruppen (LG), für die jeweils klare, an der Qualität orientierte Mindestvorgaben an Technik und Personal definiert werden, die aber auch das Vorhandensein grundlegender Kompetenzen voraussetzen. Um nämlich beispielsweise die LG Pankreas- und Lebereingriffe erbringen zu dürfen, müssen die LG Allgemein- und Viszeralchirurgie und die LG Gastroenterologie ebenfalls erbracht werden dürfen (Vogel et al. 2020). Aber auch hierbei sollte neben der Qualitätsorientierung der Bedarf nicht aus den Augen verloren werden, wie dies derzeit bei der Zentrenbildung der Fall ist: Denn warum braucht Wiesbaden 3 Brustkrebszentren mit DKG-Zertifikat für unter 300.000 Einwohner und damit einer Neuerkrankung pro Werktag? Und Dortmund oder Düsseldorf je 4 Darmkrebszentren für eine Neuerkrankung pro Tag? Und Dresden oder Frankfurt a.M. sogar je 3 Pankreaskrebszentren?

> In kurz: Unsere Krankenhauslandschaft muss bedarfsgerecht qualitätsorientiert geplant, gesteuert und vergütet werden – nur dann wird ein Schuh draus!

Literatur

AOK-Bundesverband (2020) Mindestmengen-Transparenzliste 2021. URL: https://www.aok-bv.de/imperia/md/aokbv/engagement/mindestmengen/mindestmengen-transparenzliste_2021.pdf (abgerufen am 05.03.2021)

Augurzky B, Beivers A, Haering A (2020a) Zentralisierung der Notfallversorgung: Wie garantieren wir die Erreichbarkeit? In: Dormann F, Klauber J, Kuhlen R (Hrsg.) Qualitätsmonitor 2020. 63–74. Medizinisch Wissenschaftliche Verlagsgesellschaft Berlin

Augurzky B, Busse R, Gerlach F, Meyer G (2020b) Richtungspapier zu mittel- und langfristigen Lehren, Zwischenbilanz nach der ersten Welle der Corona-Krise 2020. BARMER Institut für Gesundheitssystemforschung/Robert Bosch Stiftung/Bertelsmann Stiftung Berlin/Stuttgart/Gütersloh

Deutsche Krebsgesellschaft (2020) Jahresbericht 2020 der zertifizierten onkologischen Zentren. URL: https://www.krebsgesellschaft.de/jahresberichte.html?file=files/dkg/deutsche-krebsgesellschaft/content/pdf/Zertifizierung/Jahresberichte%20mit%20DOI%20und%20ISBN/2020_jahresbericht-oz-de-A1_200708.pdf&cid=86234 (abgerufen am 05.03.2021)

Drogan D, Günster C (2020a) Eckdaten stationärer Versorgungsstrukturen für ausgewählte Behandlungsanlässe in Deutschland. In: Dormann F, Klauber J, Kuhlen R (Hrsg.) Qualitätsmonitor 2020. 263–318. Medizinisch Wissenschaftliche Verlagsgesellschaft Berlin

Drogan D, Günster C (2020b) Krankenhausmonitor 2020. In: Dormann F, Klauber J, Kuhlen R (Hrsg.) Qualitätsmonitor 2020. 319–412. Medizinisch Wissenschaftliche Verlagsgesellschaft Berlin

Nimptsch U, Mansky T (2017) Hospital volume and mortality for 25 types of inpatient treatment in German hospitals: observational study using complete national data from 2009 to 2014. BMJ open 7(9), e016184

OECD (2018) Health at a Glance Europe. OECD Paris

OECD (2019) Health at a Glance Europe. OECD Paris

OECD (2020) OECD Health Statistics: Health Care Utilisation: Hospital discharges by diagnostic categories. URL: https://stats.oecd.org/Index.aspx?DataSetCode=HEALTH_PROC# (abgerufen am 05.03.2021)

Sachverständigenrat für die Begutachtung der Entwicklung im Gesundheitswesen (SVR Gesundheit) (2014) Bedarfsgerechte Versorgung – Perspektiven für ländliche Regionen und ausgewählte Leistungsbereiche. URL: https://www.svr-gesundheit.de/fileadmin/user_upload/Gutachten/2014/SVR-Gutachten_2014_Langfassung.pdf (abgerufen am 05.03.2021)

Statistisches Bundesamt (2020) Grunddaten der Krankenhäuser 2018. Fachserie 12, Reihe 6.1.1. Statistisches Bundesamt Wiesbaden

Statistisches Bundesamt (2021) Krankenhäuser: Einrichtungen, Betten und Patientenbewegung. URL: https://www.destatis.de/DE/Themen/Gesellschaft-Umwelt/Gesundheit/Krankenhaeuser/Tabellen/gd-krankenhaeuser-jahre.html (abgerufen am 05.03.2021)

Vogel J, Letzgus P, Geissler A (2020) Paradigmenwechsel in der Krankenhausplanung – hin zu Leistungs-, Bedarfs- und Qualitätsorientierung für einen höheren Patientennutzen. In: Klauber J, Geraedts M, Friedrich J, Wasem J, Beivers A (Hrsg.) Krankenhaus-Report 2020: Finanzierung und Vergütung am Scheideweg. 327–358. Springer Berlin/Heidelberg

Vogel J, Polin K, Pross C, Geissler A (2019) Implikationen von Mindestmengen und Zertifizierungsvorgaben: Auswirkungen verschiedener Vorgaben auf den deutschen Krankenhaussektor. In: Dormann F, Klauber J, Kuhlen R (Hrsg.) Qualitätsmonitor 2019. 63–87. Medizinisch Wissenschaftliche Verlagsgesellschaft Berlin

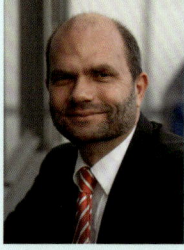

Prof. Dr. Reinhard Busse

Reinhard Busse hat Public Health studiert und habilitierte 1999 in Epidemiologie, Sozialmedizin und Gesundheitssystemforschung an der Medizinischen Hochschule Hannover. Reinhard Busse ist Professor für Management im Gesundheitswesen an der Technischen Universität Berlin. Er ist Co-Director des European Observatory on Health Systems and Policies und Fakultätsmitglied der Charité – Universitätsmedizin Berlin. Seine Forschungsschwerpunkte sind Gesundheitssystemforschung, Versorgungsforschung, Gesundheitsökonomie sowie Health Technology Assessment (HTA).

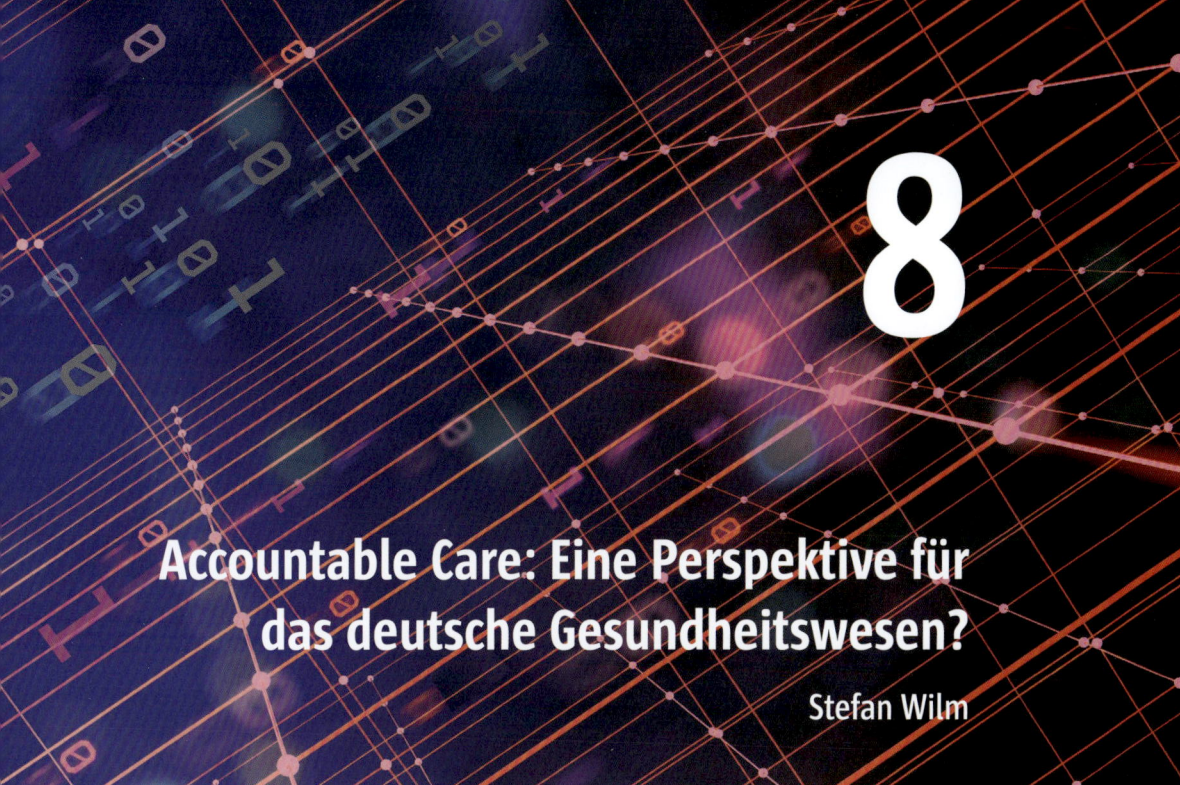

8

Accountable Care: Eine Perspektive für das deutsche Gesundheitswesen?

Stefan Wilm

8.1 Was bedeutet „Accountable Care"?

Der englische Begriff „accountable" lässt sich als Adjektiv am ehesten mit „verant-wortlich", aber auch mit „nachvollziehbar" übersetzen. „Verantwortliche Versor-gung"? Jede und jeder Professionelle im Gesundheitswesen wird sich für die Versor-gung der individuellen Patienten und Patientinnen, mit denen sie/er arbeitet, ver-antwortlich fühlen. Alle werden bemüht sein, durch die im Gesundheitssystem üb-liche Kommunikation innerhalb des jeweiligen Sektors und zwischen dem ambulanten und dem stationären Sektor (Briefe, Konsilscheine, Befunde, Ein-/Über-weisungen, Verordnungen, Überleitungsbögen etc.) die Kooperation bestmöglich zu fördern. Persönliche oder telefonische/videogestützte Gespräche der verschiedenen Leistungserbringenden untereinander über ihre Patientinnen und Patienten kom-men innerhalb des stationären Sektors häufiger, sektorenübergreifend und im am-bulanten Sektor selten hinzu.

Trotzdem beobachten wir an den zahlreichen Schnittstellen (die ja eigentlich besser „Naht-"stellen heißen sollten) und Sektorengrenzen Qualitäts- und Effizienzdefizite sowie Versorgungsbrüche – zulasten der Patientinnen und Patienten, besonders der chronisch erkrankten Menschen. Seit Jahrzehnten diskutieren wir etwa über Über-versorgung durch Gewinnstreben in den einzelnen Sektoren, über fehlende digitale Vernetzung, Medikationsmanagement und Polypharmazie, über Doppel- und Paral-lelstrukturen, Inanspruchnahme von fachärztlichen Leistungen ohne Überweisung koordinierender Primärversorger, vermeidbare Klinikaufenthalte und unzureichen-de Weiterversorgung nach Klinikentlassung.

„Accountable Care" meint mehr als individuelle Verantwortlichkeit für die Versorgung individueller Erkrankter:

> „Eine Accountable Care Organization ist ein horizontal oder vertikal integrierter Zusammenschluss von Leistungserbringern, welcher sich formal verpflichtet, die Gesundheitsversorgung einer definierten Population durch verstärkte Kooperation in der Leistungserbringung zu verbessern, wobei ein Teil der populationsorientierten Vergütung an Effektivitäts- und Effizienzziele geknüpft wird, deren Erreichung mittels eines Sets von Leistungskennzahlen geprüft wird." (Schulte 2015)

Accountable Care Organizations als populationsorientiertes Modell der Integrierten Versorgung (Schulte et al. 2017) entstanden nach der Jahrtausendwende in den USA. Sie wurden als Weiterentwicklung von Managed Care und Health Maintenance Organizations (HMOs; Barnes et al. 2014) ab 2010 landesweit in verschiedenen Varianten etabliert (s. Abschnitt 8.2). Ein regionaler Zusammenschluss von direkt am Versorgungsprozess beteiligten Akteuren innerhalb eines Sektors (horizontale Integration) oder zwischen den Sektoren (vertikale Integration) übernimmt die Verantwortung für Qualität und Wirtschaftlichkeit der Versorgung ihrer Patientinnen und Patienten. Die Zusammenschlüsse schließen mit einem/mehreren Kostenträgern Verträge, in denen sie sich zur Intensivierung der sektorenübergreifenden kooperativen Gesundheitsversorgung einer definierten Population und ihrer Kommunikation verpflichten. Ziele sind u.a. die richtige Versorgung der (chronisch) Erkrankten zum richtigen Zeitpunkt, die Vermeidung von Doppeluntersuchungen und medizinischen Fehlern (CMS 2021). Ein Grundprinzip ist die Orientierung an qualitäts- statt mengenorientierter Vergütung im System. In begrenztem Umfang und meist erst nach einer Anlaufphase übernehmen die Verbünde Finanzierungsrisiken, geknüpft an Qualitätsziele. Bei der Versorgung der Population müssen die Leistungserbringer also gleichermaßen Ausgaben- und Qualitätsziele erreichen, damit eine zusätzliche Vergütung verdient werden kann (Schulte 2015). Dies setzt verlässliche, präzise Messung und Rückmeldung der Effekte ihrer Arbeit voraus, um den Zusammenhang von Kosten(-ersparnissen) und Verbesserung der Versorgung zeigen und Anreize zu verstärkter Kooperation setzen zu können (McClellan et al. 2010). Die Leistungserbringer sind damit verantwortlich sowohl der versorgten Population als auch den Kostenträgern gegenüber.

Seit 25 Jahren haben die gesetzlichen Krankenkassen in Deutschland die Möglichkeit, innovative Versorgungsverträge und neue Vergütungsformen mit interessierten Leistungserbringern zu vereinbaren (§§ 63, 73a, 73c, 116b und 140a SGB V) (Baas 2017). Insbesondere seit 2000 zielen diese Vertragsformen auf die integrierende Überwindung der strikten sektoralen Trennung im deutschen Gesundheitswesen, seit 2004 auch im Sinne einer Ergänzung kollektivvertraglicher durch selektivvertragliche Vereinbarungen. 2015 trat der Innovationsfonds beim Gemeinsamen Bundesausschuss (G-BA) als Instrument zur Förderung und wissenschaftlichen Evaluation der Integrierten Versorgung und der Versorgungsforschung hinzu. Die Integrierte Versorgung ist in Teilen Managed Care vergleichbar und zielt wie Accountable Care auf Transparenz, Kontinuität, Qualität und Effizienz (sprich: Kostenreduktion) der Versorgung.

8.2 Accountable Care Organizations in den USA

Im Zuge des Patient Protection and Affordable Care Act („Obamacare") wurde in den USA 2010/11 ein Fokus der Reformbestrebungen auf die Förderung von Accountable Care Organizations (ACOs) gesetzt (Schulte et al. 2017). In erster Linie versorgen ACOs Versicherte von Medicare (öffentliche Krankenversicherung für Bürger ab 65 und behinderte Menschen), und der Kostenträger ist Medicare; es gibt aber auch zunehmend private und Arbeitgeber-Krankenversicherungen, die ACOs finanzieren. Die Patientinnen und Patienten haben in der Regel freie Arztwahl über die ACO hinaus (Berenson u. Burton 2011). Sie werden in der ACO über Routinedatenanalysen passiv dem Leistungserbringer zugeordnet, den sie am häufigsten aufgesucht oder bei dem sie die meisten Kosten verursacht haben. Eine Mindestgröße von 5.000 Versicherten für die ACO-Modelle hat sich als stabil herausgestellt. Die Mehrzahl der ACOs sind ausschließlich ambulant-ärztlich geführte Organisationen (Schulte et al. 2017).

Für die beteiligten Krankenhäuser und insbesondere die niedergelassenen Ärztinnen und Ärzte (Gruppenpraxen, Ärztenetze, Independent Practice Associations [IPA] u.a.) bedeutet der Einstieg in ACOs einen Ausbau ihrer Digitalisierung für Datentransparenz, zeitnahes Feedback, Qualitätsmanagement und Budgetkalkulation. Hinzu treten hohe initiale Kosten für die Schaffung der kooperativen und Management-Strukturen sowie fortlaufende Aufwendungen. Besonders in ländlichen Regionen werden sie in der Anfangsphase hierbei durch Medicare unterstützt.

> Berichtet werden für die US-amerikanischen ACOs teilweise signifikante Kostenreduktionen, vor allem aber Verbesserungen der Qualität der Versorgung und der Patientenzufriedenheit.

Einflüsse auf die Gesundheit der versorgten Population sind bislang nur in wenigen Studien nachgewiesen (Peiris et al. 2018). Ähnliche Accountable-Care-Modelle gibt es in Europa u.a. in Dänemark, Frankreich, Großbritannien, den Niederlanden, Schweden und Spanien.

8.3 Vergleichbare Ansätze in Deutschland

Verträge zur Integrierten Versorgung (IV) der Krankenkassen in Deutschland beinhalten durchaus Elemente von Accountable Care. Da sie im ambulanten Bereich nur neben dem dominanten Kollektivvertrag mit den Kassenärztlichen Vereinigungen (KVen) bestehen, bleiben sie aber bislang im erlebten Alltag der Versorgung randständig.

Auf der Leistungserbringerseite haben sich seit 1997 zunehmend Arztnetze/Praxisnetze etabliert, in denen fachgruppengleich (oft Hausärzt:innen) oder fachgruppenübergreifend Praxen zusammengeschlossen sind, vereinzelt auch mit anderen Leistungserbringern. Die Agentur deutscher Arztnetze spricht von ca. 400 Netzen mit schätzungsweise rund 30.000 Ärzt:innen (Agentur deutscher Arztnetze 2021). Die KVen können die Praxisnetze nach § 87b SGB V anerkennen und fördern. Beim Vergleich der Versorgungsqualität mit anderen Netzen und mit dem landesweiten Durchschnitt unterstützt z.B. das Projekt QuATRo (Qualität in Arztnetzen – Transparenz mit Routinedaten, URL: https://www.aok.de/gp/aerzte-psychotherapeuten/versorgungsqualitaet-aerzte/quatro). Aber nur die deutliche Minderzahl dieser Netze (z.B. das Gesundheitsnetz QuE Nürnberg; Wambach u. Lindenthal 2015) hat bislang eine Organisations- und Managementstruktur erreicht, die neben der Verbesserung der Bedingungen für die beteiligten Leistungserbringer tatsächlich auch eine Verantwortlichkeit für die Gesundheitsversorgung der regionalen Population mit Elementen der Accountable Care ermöglicht.

Weitergehend setzt die regionale integrierte Versorgung „Gesundes Kinzigtal" Merkmale von Accountable Care um. 2005/06 als sektorenübergreifende, populationsbasierte IV nach § 140a SGB V von lokalen Arztnetzen und einer Managementgesellschaft gegründet, umfasst sie mittlerweile ca. die Hälfte der regionalen Einwohnerschaft mit Zugehörigkeit zu verschiedenen Krankenkassen und ca. die Hälfte der niedergelassenen Haus-, Fachärzt:innen und Psychotherapeut:innen (Pimperl et al. 2017; Schubert et al. 2019).

Eine institutionelle Integration von einer Krankenkasse als Kostenträger mit Leistungserbringern ist aus rechtlichen Gründen nur der Knappschaft möglich. In ihrem 1999 etablierten Gesundheitsnetz prosper/proGesund sind deutschlandweit in acht Regionen über 230.000 Versicherte, rund 2.200 Haus- und Fachärzt:innen, 19 Krankenhäuser und zwei angeschlossene Rehabilitationskliniken zusammengeschlossen (https://www.knappschaft.de/DE/ExpertenService/ProsperProGesund/meinregionalesnetz_node.html). Patientenzentrierung, Kostenreduktion und Qualitätsverbesserung werden realisiert, Teile der eingesparten Kosten an Versorger und Versicherte ausgeschüttet (Baas 2017).

Die Hausarztzentrierte Versorgung (HzV) nach § 73 SGB V adressiert zwar die gleichen in Kapitel 1.1 beschriebenen Probleme, enthält aber als Organisationsform nur einzelne Elemente von Accountable Care.

8.4 Das Innovationsfonds-geförderte Projekt „Accountable Care in Deutschland"

Ausgehend von der Annahme, dass innerhalb einer Region oftmals ein informelles Versorgungsnetz aus mehreren ärztlichen und psychotherapeutischen Versorgern an der Behandlung der individuellen Patientinnen und Patienten beteiligt ist, hat sich das Forschungsprojekt „Accountable Care in Deutschland" (ACD) die Förderung der regionalen Zusammenarbeit zwischen den Praxen sowie den Krankenhäusern zum Ziel gesetzt. Durch transparente, aktive Vernetzung der Haus- und Fachärzt:innen sowie weiterer Akteure des Gesundheitswesens soll die kontinuierliche, koordinierte Versorgung gemeinsam behandelter Menschen gestärkt werden. Der Innovationsfonds fördert das Projekt von 2017 bis 2021 (G-BA 2017). Konsortialpartner sind Universitäten, Kassenärztliche Vereinigungen und Zentralinstitut sowie Krankenkassen (https://acd-projekt.de/).

Für die Durchführung der Intervention der prospektiven, unverblindeten, clusterrandomisierten Studie werden in den vier KV-Regionen Hamburg, Schleswig-Holstein, Westfalen-Lippe und Nordrhein auf Basis von pseudonymisierten KV-Routinedaten jeweils ca. 25 empirische Netzwerke von ambulanten Behandlern identifiziert.

Zusammen sind es ca. 100 Netzwerke aus ca. 6.500 Ärzt:innen, sehr viele davon aus Hausarztpraxen. In den sogenannten informellen Netzwerken versorgen Behandlende regelmäßig gemeinsam – oft ohne voneinander zu wissen – und verantwortlich (accountable) eine relevante Anzahl (mindestens 20) von Patient:innen mit bestimmten häufigen, mehrheitlich chronischen Erkrankungen. (DuGoff et al. 2018; von Stillfried et al. 2017). Ein Netzwerk umfasst ca. 20–120 Versorger; alle Netzwerke zusammen versorgen ca. 780.000 Menschen.

Die Behandler werden zu regelmäßigen halbjährlichen, von trainierten ärztlichen niedergelassenen Kolleginnen und Kollegen manual-gestützt moderierten Netzwerktreffen eingeladen, um sich über die konkrete Versorgung in ihrem lokalen Netzwerk auszutauschen und spezifische Behandlungspfade für sich zu entwickeln („informierter Dialog"). Als Unterstützung für die interdisziplinäre Zusammenarbeit erhalten die Netzwerkmitglieder postalisch vierteljährlich Netzwerk- und Versorgerspezifische Informationen zu verschiedenen Qualitätsindikatoren in Form von Feedback-Berichten. Sie vergleichen ihre Daten mit den Daten aller ACD-Patientinnen und -Patienten aus der jeweiligen KV-Region. Diese Indikatoren werden risikoadjustiert und indikationsspezifisch auf der Ebene der Netzwerke aus KV- und Krankenkassen-Routinedaten erhoben. Für die individuellen Netzwerktreffen werden aus den Routinedaten typische Behandlungsmuster und empirische Versorgungssequenzen identifiziert, etwa zur Betrachtung von Hospitalisierungs- und Wiedereinweisungsraten (Sundmacher et al. 2015).

Das Projekt untersucht also aus den Accountable Care-Merkmalen die Vernetzung ambulanter vertragsärztlicher und -psychotherapeutischer Versorger, den Bezug zu einer lokalen Patientenpopulation, die passive Attributierung der Erkrankten über Routinedaten, die Datentransparenz und zeitnahes Feedback. Es misst seinen Erfolg primär an der Zahl ambulant-sensitiver Krankenhausfälle in Interventions- und Kontrollgruppe (Intention-To-Treat-Auswertung). Prozess- und gesundheitsökonomische Evaluation begleiten die Forschung.

Wie in einem Mikrokosmos spiegeln sich auch in der Durchführung dieses Forschungsprojektes die Beharrungskräfte im deutschen Gesundheitswesen. Erste Eindrücke zeigen, dass das konkrete Interesse der niedergelassenen Versorger an dieser – trotz in der Breite vorhandener Qualitätszirkel – ungewohnten Form des informierten Dialogs begrenzt ist. Der Umgang mit Feedbackberichten ist in einigen KV-Regionen aus den Disease-Management-Programmen zwar bekannt, in dieser Form der Verdichtung auf Qualitätsindikatoren gemeinsamer Verantwortlichkeit aber neu, und benötigt Motivation, Vertrauen, Anleitung und Zeit.

8.5 Bedingungen für die Etablierung von Accountable Care im deutschen Gesundheitswesen

Um den Herausforderungen für das deutsche Gesundheitswesen in den 2020er-Jahren erfolgreich begegnen zu können und das Gesundheitswesen zukunftsfest zu machen, ist Accountable Care eine interessante und in vielen anderen Ländern bereits erprobte Perspektive. Aus den bisherigen Erfahrungen können für die Gesundheitspolitik verschiedene Bedingungen abgeleitet werden, die für eine Etablierung erforderlich scheinen:

- Eine grundlegende Neustrukturierung des Gesundheitswesens als Antwort auf die lange bekannten Probleme wird wegen der ebenfalls lange bekannten Beharrungskräfte und vielfältigen Partikularinteressen nicht gelingen. Damit Evolution (Baas 2017) möglich wird, braucht es im ambulanten Bereich ausreichend Raum und sowohl substanzielle finanzielle Förderung als auch strukturelle Erleichterung neben dem Kollektivvertrag. Dies betrifft auch die Verhandlungen zwischen Krankenkassen und KVen über die Budgets.

- Die Vernetzung und die managementbezogene Professionalisierung der Leistungserbringer zu horizontal oder vertikal integrierten Zusammenschlüssen müssen motiviert gefördert und vorangetrieben werden. Dabei müssen insbesondere die mit Patientenbezug arbeitenden Ärzt:innen in unabhängige, verantwortliche Entscheidungspositionen gegenüber den Kostenträgern und Kommunen gebracht werden. Oligomonopolistische Zusammenschlüsse von fachärztlichen Praxen (z.B. in der Nephrologie) durch Konzerne sind aus Accountable-Care-Sicht aber eine Fehlentwicklung.

- Tragendes Element von Accountable Care ist eine starke ambulante Primärversorgung als niedrigschwellige, vertraute Kontaktstelle der Patientinnen und Patienten mit dem Gesundheitssystem. Sie muss weiterentwickelt und gestärkt werden. Die Hausarztpraxis als Teampraxis muss sich stärker an Familienmedizin und Gemeindebezug ausrichten, um über eine individuelle, kontinuierliche Versorgung von Erkrankten hinaus als „Hausarztpraxis von morgen" (Veit et al. 2021) in der Vernetzung und Kooperation mit anderen Berufsgruppen im Gesundheits- und Sozialwesen (ambulante Pflege, Physiotherapie, Apotheken, Sozialarbeit u.a.) eine Haltung der Verantwortlichkeit für die Region und ihre ganze Population (also alle Bürger:innen) (Casalino et al. 2015) einnehmen zu können. Dafür müssen entsprechende Anreize gesetzt werden.

- Kooperation und Integration brauchen Kommunikation. Treffen von bereits existierenden Praxisnetzen und Qualitätszirkel von Leistungserbringern können stärker am informierten Dialog (wie im ACD-Projekt) ausgerichtet werden, brauchen dafür aber die Bereitstellung von präziseren und zeitnäheren Rückmeldungen über ihre tägliche Arbeit. Die Qualität der in Kapitel 1.1 skizzierten intra- und intersektoralen Kommunikation, insbesondere der Über-/ Einweisungen, Befundberichte und Arztbriefe, muss deutlich besser werden (und die Kommunikation schneller). Dies braucht auch zusätzliche Anstrengungen in interprofessioneller Aus-, Weiter- und Fortbildung.

- Die verlässliche, transparente, einvernehmliche, präzise, zeitnahe Messung und Rückmeldung der Qualität und Wirtschaftlichkeit der Versorgung, die über Mitteilungen zu Veränderungen der erbrachten Leistungs- und Verordnungsmengen weit hinausgeht, sowie die Verbesserung der Kommunikation brauchen eine Weiterentwicklung der digitalen Transformation, die die Bedürfnisse und Vorbehalte der Nutzenden aufnimmt.

- Alle Beteiligten – Leistungserbringer, Kostenträger, Kommunen, Verwaltung und Bürger:innen – müssen für die Etablierung von Accountable Care im deutschen Gesundheitswesen ihre Haltung und ihr Handeln ändern. Ein solcher Kulturwandel (Baas 2017) braucht einen sehr langen Atem.

Literatur

Agentur deutscher Arztnetze e.V. (2021) Was sind Praxisnetzwerke? URL: https://arztnetze.info/praxisnetzwerke/was-sind-arztnetze (abgerufen am 25.02.2021)

Baas J (2017) Kooperation und Integration. Herausforderungen und Chancen aus Sicht einer Krankenkasse (II). In: Brandhorst A, Hildebrandt H, Luthe EW (Hrsg.) Kooperation und Integration – das unvollendete Projekt des Gesundheitssystems. 303–16. Springer Wiesbaden

Barnes AJ, Unruh L, Chukmaitov A, van Ginneken E (2014) Accountable Care Organizations in the USA: Types, Developments and Challenges. Health Policy 118, 1–7

Berenson RA, Burton RA (2011) Accountable Care Organizations in Medicare and the Private Sector: a Status Update. Timely Analysis of Immediate Health Policy Issues November, 1–12

Casalino LP, Erb N, Joshi MS, Shortell SM (2015) Accountable Care Organizations and Population Health Organizations. J Health Politics Policy Law 40(4), 819–35

CMS/Centers for Medicare & Medicaid Services (2021) Accountable Care Organizations (ACOs): General Information. URL: https://innovation.cms.gov/innovation-models/aco (abgerufen am 25.2.2021)

DuGoff EH, Fernandes-Taylor S, Weissman GE, Huntley JH, Evan Pollack C (2018) A Scoping Review of Patient-Sharing Network Studies Using Administrative Data. TBM 8, 598–625

G-BA/Gemeinsamer Bundesausschuss (2017) ACD – Accountable Care in Deutschland – Verbesserung der Patientenversorgung durch Vernetzung von Leistungserbringern und informierten Dialog. URL: https://innovationsfonds.g-ba.de/projekte/versorgungsforschung/acd-accountable-care-in-deutschland-verbesserung-der-patientenversorgung-durch-vernetzung-von-leistungserbringern-und-informierten-dialog.45 (abgerufen am 25.02.2021)

McClellan M, McKethan AN, Lewis JL, Roski J, Fisher ES (2010) A National Strategy to Put Accountable Care into Practice. Health Aff 29(5), 982–90

Peiris D, News M, Nallaiah K (2018) Accountable Care Organisations: an Evidence Check Rapid Review Brokered by the Sax Institute for the NSW Agency for Clinical Innovation. Sax Institute Australia

Pimperl A, Schulte T, Mühlbacher A, Rosenmöller M, Busse R, Groene O, Rodriguez HP, Hildebrandt H (2017) Evaluating the Impact of an Accountable Care Organization on Population Health: the Quasi-Experimental Design of the German Gesundes Kinzigtal. Population Health Management 20(3), 239–48

Schubert I, Siegel A, Graf E, Farin-Glattacker E, Ihle P, Köster I, Stelzer D, Mehl C, Schmitz J, Dröge P, Günster C, Klöss A, Vach W, Geraedts M (2019) Study Protocol for a Quasi-Experimental Claims-Based Study Evaluating 10-year Results of the Population-Based Integrated Healthcare Model ‚Gesundes Kinzigtal' (Healthy Kinzigtal): the INTEGRALstudy. BMJ Open 9, e025945

Schulte T (2015) Analyse von Accountable Care Organizations in den USA und Diskussion der Übertragbarkeit von Elementen des Versorgungsmodells im Rahmen der Integrierten Versorgung in Deutschland. Universität Hamburg. https://optimedis.de/files/Publikationen/Fachartikel/2015/Schulte_Analyse_von_ACOs.pdf (abgerufen am 25.02.2021)

Schulte T, Pimperl A, Hildebrandt H, Bohnet-Joschko S (2017) USA: Accountable Care Organizations als neue Form der Kooperation mit Verantwortungsübernahme. In: Brandhorst A, Hildebrandt H, Luthe EW (Hrsg.) Kooperation und Integration – das unvollendete Projekt des Gesundheitssystems. 535–52. Springer Wiesbaden

Stillfried D von, Ermakova T, Ng F, Czihal T (2017) Virtuelle Behandlernetzwerke – Neue Ansätze zur Analyse und Veränderung räumlicher Versorgungsunterschiede. Bundesgesundheitsbl 60, 1356–71

Sundmacher L, Fischbach D, Schuettig W, Naumann C, Augustin U, Faisst C (2015) Which Hospitalisations are Ambulatory Care-Sensitive, to What Degree, and How Could the Rates be Reduced? Results of a Group Consensus Study in Germany. Health Policy 119(11), 1415–23

Veit I, Kamps H, Huenges B, Schütte T (2021) Die Hausarztpraxis von morgen – Komplexe Anforderungen erfolgreich bewältigen. Kohlhammer Stuttgart

Wambach V, Lindenthal J (2015) Den Kinderschuhen entwachsen – Arztnetze in Deutschland leisten wertvollen Beitrag zur Optimierung der lokalen Versorgungssituation. Bundesgesundheitsbl 58, 374–82

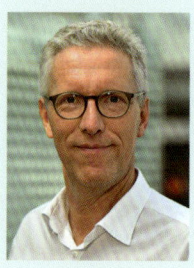

Univ.-Prof. Dr. Stefan Wilm

Stefan Wilm ist der Direktor des Instituts für Allgemeinmedizin (ifam) und der Sprecher des Centre for Health and Society (chs) an der Heinrich-Heine-Universität Düsseldorf. Daneben arbeitet er als Hausarzt in einer Gemeinschaftspraxis in Köln. Seine Forschungsschwerpunkte liegen im Bereich der Versorgungsforschung, der Patient-Arzt-Kommunikation und der Familienmedizin.

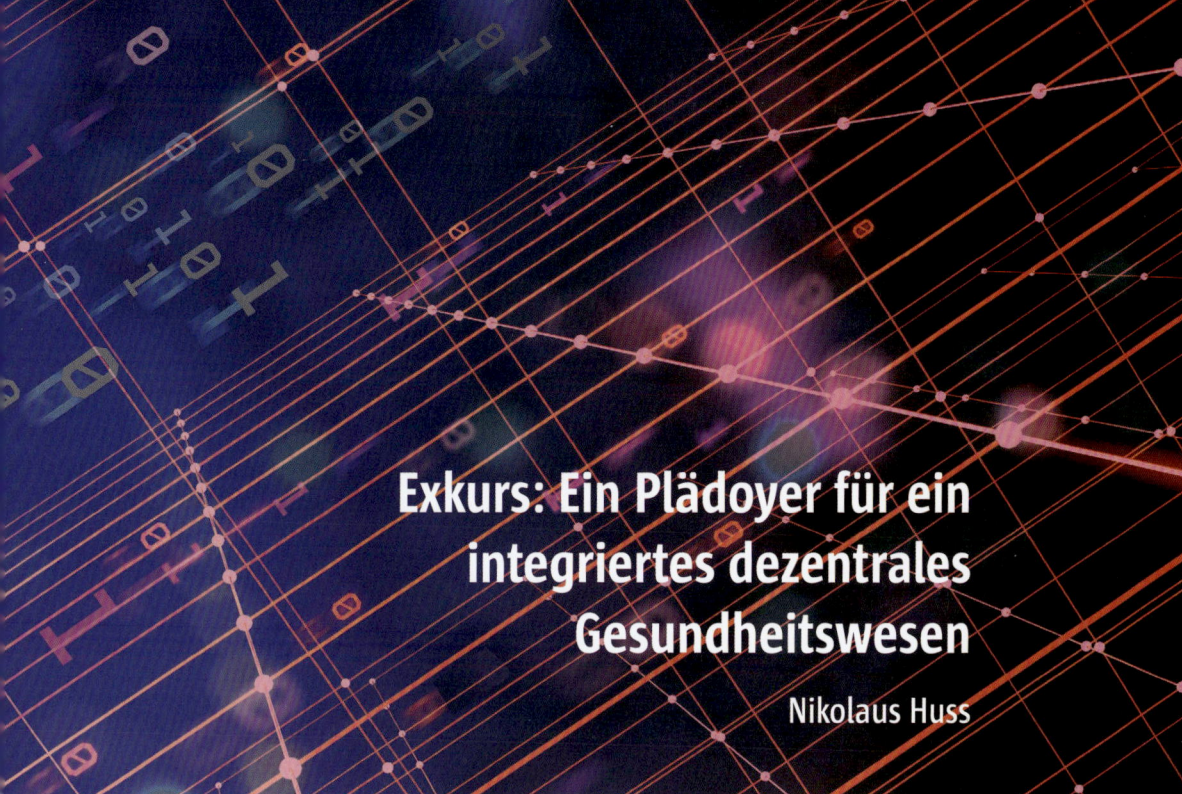

Nikolaus Huss

Exkurs: Ein Plädoyer für ein integriertes dezentrales Gesundheitswesen

Es war einmal eine gut gemeinte Idee der Politik, von Grünen und SPD vorangetrieben, zersplitterte Bereichsverbände im Gesundheitswesen in Spitzenverbänden zusammenzuführen, um sie gegenüber der Politik gesprächsfähig zu machen. Es war auch mal eine gute Idee der Politik, eminenzbasierte Medizin durch die Idee der Evidenzbasierung zu ersetzen.

Aus der guten Idee wurde die zentrale Doppelstruktur von Politik und Selbstverwaltung, letztere mit allerhand wissenschaftlichen Instituten im Begleitzug, die das Gesundheitswesen wissenschaftlich fundiert und demokratisch legitimiert in eine bessere Zukunft führen sollte.

Der Alltag der Gesundheitspolitik definiert sich inzwischen so, dass regelmäßig Defizite in der Gesundheitsversorgung identifiziert und lauthals beklagt werden. Oftmals über Jahrzehnte. Und egal, wen man fragt, wer was ändern sollte, die Politik, einzelne Berufsgruppen, Unternehmen, immer sind die anderen schuld.

So wissen wir seit 20 Jahren, dass die demografische Entwicklung die Menschen älter werden lässt, die Versicherten/Patienten ebenso wie die Ärzte und Pfleger, dass das erstere die Kosten enorm nach oben treibt, zweiteres dazu führt, dass wir auf einen erheblichen personellen Engpass zusteuern. Ärztekammerpräsident Reinhardt verlautbarte bei der Vorstellung der Ärztestatistik zum 31.12.2020, dass „rund 20 Prozent der berufstätigen Ärzte werden also voraussichtlich bald aus dem Berufsleben ausscheiden. Darüber hinaus sind aufgrund der geburtenstarken Jahrgänge in den 1950er- und 1960er-Jahren überproportional viele Ärzte im Alter zwischen 50 und 60 Jahren alt. Sie werden wahrscheinlich zeitgleich mit vielen gleichaltrigen Mitbürgern in anderen Berufen in den Ruhestand gehen." Und von den jungen Medizinern wissen wir, dass sie keine Unternehmer werden wollen und am liebsten in Großstädten verbleiben.

Auch die Defizitanalyse der Krankenhauslandschaft ist seit Jahrzehnten bekannt. Zu viele zu schlecht ausgestattete Krankenhäuser, weil die von den Bundesländern zu verantwortende Krankenhausplanung notwendige Schließungen vermieden hat und die für den Erhalt der Krankenhäuser notwendigen Investitionen nicht geleistet hat.

Dann gibt es noch die Digitalisierung. Was für phantastische Welten auf Kongressen da gezeichnet werden. Eine Patientenakte für jede Person, keine Doppeluntersuchungen, keine fehlenden Informationen, Echtzeitauswertungen von Diagnosen und Therapien könnten zu einer just in time Anpassung von Therapieempfehlungen führen. Online-Sprechstunden könnten Arztpraxen entlasten, Ärzte könnten also für schwere und „echte" Fälle als Gesprächspartner zur Verfügung stehen. Apps könnten Diagnosen oder Therapien unterstützen, Künstliche Intelligenz hilft, Krankheitsmuster zu erkennen, alles schön. Auf dem Papier.

In der Realität kommt davon nichts an. Einfache Ursache: „Reparatur", nicht Krankheitsvermeidung schafft Einkommen, Gesetze verhindern, dass sich Institutionen verändern, von sich aus Leistungen, Apps, Online-Sprechstunden in ihr Leistungsportfolio integrieren und deswegen effektiver und effizienter Medizin anbieten.

Wir leben in besonderen Zeiten. Fasziniert betrachtet man das Wirken von Jens Spahn und seiner aufs heftigste arbeitenden „Gesetzesfactory". Mehr Output war nie. Gut, das hat die typische Lobbystrategie, alles auszusitzen, zerschossen. Gut auch, die Digitalisierungstruppe in und rund um das Ministerium hat ganze Arbeit geleistet.

Was schlecht ist, zeichnet sich jetzt langsam ab: Mehr Staat war nie. Mehr Kompetenz- und Rollenvermischung war nie! Mehr Pauschalität war nie! Die Spahn'sche Politik hat dem Reden über digitale Gesundheit einen großen Schub gegeben. Es hat auch zur Refinanzierung mancher Gesundheits-Apps geführt. Nachhaltig wird sie die Gesundheitsrealität nur ändern, wenn man die Weichen anders stellt.

Dezentral. Nachhaltig. Wenn man bei der Reorganisation des Gesundheitswesens da ansetzt, wo die Probleme anfangen. Vor Ort. Für eine Dezentralisierung der Gesundheitspolitik gibt es gute Gründe:

Den Flaschenhals Politik und Selbstverwaltung entlasten. Die zentralisierten Strukturen, Politik/Dachverbände/G-BA/wissenschaftliche Dienstleistungsinstitute haben sich, vielleicht mit Ausnahme der Nutzenbewertung von Arzneimitteln, als Flaschenhals und organisierte Widerstandsorganisation der beteiligten Institutionen erwiesen. Veränderungen erfolgen nur in kleinsten Schritten. Wer sich mit der Frage erfolgreicher Innovationsstrategien beschäftigt, der weiß, dass Innovationen nicht von Anfang an funktionieren, sondern das institutionelle Setting Experimentierräume zulassen muss. Und Zeiträume von 8–12 Jahren, in denen sich das Ganze „zurechtruckeln kann". Deutschland braucht also Rahmenbedingungen, in denen sich eine Innovationspipeline entwickeln kann.

Keine fixen Pläne festschreiben, sondern den Mut fördern, die wichtigen Dinge anzupacken. Angesichts veränderter Herausforderungen und neuer Lösungsmöglichkeiten geht es vorrangig darum, das Gesundheitssystem flexibler und anpassungsfähig zu machen, damit für die demografische Herausforderung Lösungen gefunden werden können, Akteure vor Ort den Mut, die Kompetenz und Investitionskraft haben, neue Lösungen einzuführen und ergebnisbezogene Zusammenarbeit zwischen allen Berufsgruppen auch zu organisieren.

Nicht zentrale Standardlösungen finden, sondern vor Ort passende Lösungen finden lassen. Vor Ort treten die Probleme jeweils ganz anders auf. Und zu anderen Zeitpunkten. Die Politik der 20. Legislaturperiode muss also die Weichen dafür stellen, dass die Probleme da gelöst werden können, wo sie auftreten. Und zu dem Zeitpunkt, an dem sie auftreten. Deswegen Öffnungsklauseln für Modelle anderer, strukturierter Gesundheitsversorgung.

Eine Politik mit Mut zur Rahmensetzung machen! Strukturelle Veränderungen „denken" ist ein komplexes Anliegen, zumal, wenn der breiten Bevölkerung immer „Sicherheit", „Weiter so" und „Alle Leistungen für alle" versprochen wird. Eine gute Orientierung bietet hier der Erfinder der „schwarzen Schwäne", Nassim Nicholas Taleb. Sein neuestes Buch lautet: „Skin in the Game!", auf Deutsch in etwa: Die eigene Haut riskieren. Das Argument: Nur, wer selbst ins Risiko geht, ist glaubwürdig. Für das Gesundheitswesen hieße das meines Erachtens, dass man einer verantwortungsfähigen Institution vor Ort die Kompetenz geben muss, die Gesundheitsversorgung institutionell zu organisieren. Verantwortungsfähig heißt, dass sie genügend Spielraum haben muss, Dinge zu organisieren, eigene Investitionsmittel einzusetzen, gegenüber den Verhandlungspartnern „Beinfreiheit" besitzt, Vertragskompetenz, Spielraum in der Honorarstrukturierung zum Beispiel sowie Spielraum, digitale und andere Instrumente, natürlich im Rahmen des gesetzlich erlaubten (Datenschutz, Zustimmung der Betroffenen) einzusetzen. Und eine wesentliche Voraussetzung: Die Regulierungswut des SGB V und XII entrümpeln.

Funktionalität vor Legitimität setzen. Gesundheitsangelegenheiten werden in Deutschland vorrangig unter dem Gesichtspunkt der Legitimation diskutiert. Das ist fatal. Denn erst einmal müssen die Dinge zum Laufen gebracht werden. Typischerweise funktioniert das nicht sofort, sondern erst nach einem Zeitraum von einigen Jahren. Diesen Spielraum, Neues einzuführen und zu optimieren, benötigen verantwortliche Entscheider. In zentralen, aber auch in dezentralen Strukturen, um schon mal über eine Schwachstelle in vielen dezentralen Konzepten zu sprechen.

In einem dezentralisierten Gesundheitswesen glauben viele an die Steuerungskraft von Gesundheitskonferenzen. Das ist zu bezweifeln. Multi-Stakeholder-Gremien können maximal grobe Linien abstecken und die Umsetzung neuer Ansätze begleiten. Sie können aber keine Verantwortung übernehmen. Gremien kommen für zwei-, maximal dreistündige Meetings zusammen, oftmals unvorbereitet, jeder betont die Dinge, die ihm wichtig sind. Aber Verantwortung für den Gesamtprozess übernehmen? Das können sie nicht. Und noch eine Lehre aus den zumeist gescheiterten PPP-Projekten können wir mitnehmen: Wenn das Verhältnis von Legitimationsgremien und Managementverantwortlichen lediglich von Misstrauen geprägt ist, alle Handlungsweisen vertraglich festgeschrieben sind, wird der notwendige Innovationsspirit nicht entstehen. Neues funktioniert nicht über Nacht.

Privates Geld für öffentliche Leistungen. Es gibt ein großes Missverständnis, das lautet „öffentliches Geld für öffentliche Leistungen". Klingt gut, springt aber zu kurz. Wenn Private Geld investieren (und niemand kann bezweifeln, dass private Klinikunternehmen viel Geld in Abriss und Neuaufbau von „öffentlich" vernachlässigten Kliniken investiert haben), kann man öffentlich darüber reden, wie viel Rendite bei Gemeinwohlinvestitionen angemessen ist. Übrigens: Öffentliches Geld fällt, das sollten wir nicht vergessen, nicht einfach vom Himmel. Sondern es kommt aus unseren Taschen.

Und nicht zuletzt: Patientenorientierung. Patientenorientierung, das heißt in Deutschland heute: Patientenvertreter auf allen Ebenen. Dumm ist nur, dass es den oder die Patientin, den oder die Versicherte gar nicht gibt. Sondern viele mit vielen Interessen. Also sollten wir im Zeitalter der Digitalisierung verstehen, dass auch die Rollen zwischen Personen, Institutionen und Politik neu sortiert werden. Immer mehr Menschen können sich informieren. Und sie werden sich informieren, wenn sie entscheiden können. Tatsächlich fehlt es aber an attraktiven und differenzierungsfähigen Entscheidungsmerkmalen. Bei Kliniken hat die Transparenz schon begonnen (die Bildung von „Gesundheitsmarken" könnte sie befördern), bei Ärzten und Krankenkassen ist das schon schwieriger. Also mehr Entscheidungsspielräume für jeden und jede von uns!

Was jetzt übrigens fehlt, ist nicht die Antwort auf die Frage, wie ein dezentralisiertes Gesundheitswesen aussieht. Dafür gibt es schon einige Modelle. Sondern lediglich, wie wir den Prozess des Downsizings wirkungsvoll in Gang setzen. Und wie wir den Veränderungsprozess über die nächste Legislaturperiode hinaus in Gang halten. Change, we can believe in!

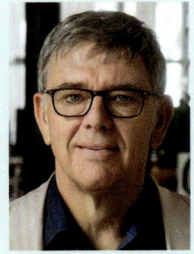

Nikolaus Huss

Nikolaus Huss ist Mitbegründer von KovarHuss Policy Advisors. Lobbying ist für ihn eine Form, Veränderung zu organisieren. Nach seinem Studium an den Universitäten Bamberg und Bielefeld hat er als Geschäftsführer der Grünen Baden-Württemberg Politik von innen kennengelernt, bevor er in großen nationalen und internationalen PR-Agenturen Kampagnen für nationale und internationale Unternehmen entwickelt und gesteuert hat. Er hat den Grünen Wirtschaftsdialog mitbegründet und leitet dort das Fachforum Gesundheit.

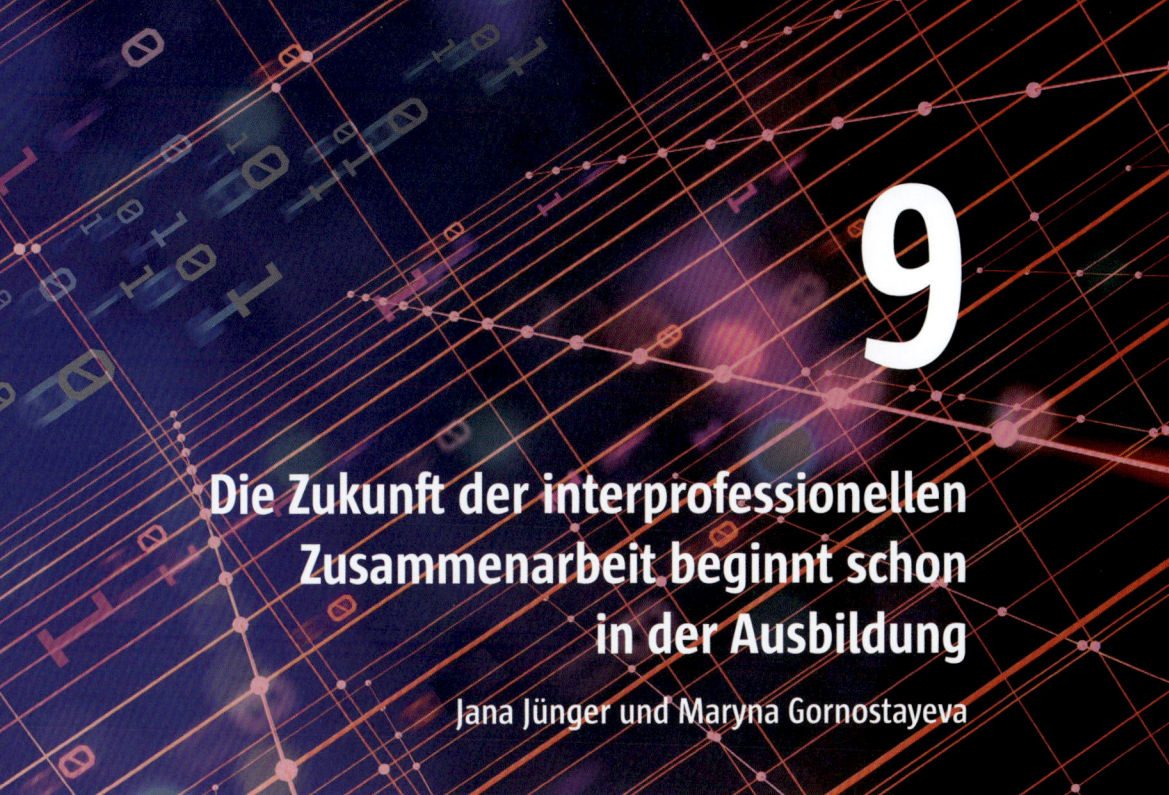

9 Die Zukunft der interprofessionellen Zusammenarbeit beginnt schon in der Ausbildung

Jana Jünger und Maryna Gornostayeva

9.1 Bedeutung gelingender interprofessioneller Zusammenarbeit für die Patientenversorgung

Welche Chancen liegen in der Stärkung der interprofessionellen Zusammenarbeit in den Gesundheitsberufen? Wie kann die Zukunft der sektorenübergreifenden Kollaboration nutzbringend gestaltet werden? Wann ist der richtige Zeitpunkt, um sektorenübergreifende Zusammenarbeit zu lernen?

Die Qualität und Effizienz der Patientenversorgung steigen, wenn die Arbeit im klinischen Alltag Hand in Hand geht (BÄK 2013). Eine effektive fach- und sektorenübergreifende Zusammenarbeit zwischen den an der Patientenversorgung beteiligten Berufsgruppen verbessert dabei spürbar die Versorgungsqualität. Zahlreiche wissenschaftliche Untersuchungen belegen die positive Wirkung gelungener interprofessioneller Zusammenarbeit auf Qualität der Versorgung, Patientensicherheit, Patienten- und Mitarbeiterzufriedenheit, Kosteneffizienz und Ressourceneinsatz, Fachkräftesicherung und Patienten-Outcomes (Reeves et al. 2017; Sottas 2016; Rose 2011; Cheater et al. 2005; Sottas u. Kissmann 2016). Beispielsweise verbessern strukturierte interprofessionelle Übergaben u.a. die Behandlungsqualität (Wacogne u. Diwakar 2010). In der palliativen Versorgung und bei der Behandlung von Patienten mit chronischen Erkrankungen trägt eine gelungene Teamarbeit zu mehr Lebensqualität und Patientenzufriedenheit bei, sowie zu zweckdienlicheren Therapieentscheidungen, die an die individuellen Patientenbedürfnisse angepasst sind (Zimmermann et al. 2014a; Thota et al. 2012; Katon et al. 2005; 1999).

Bei der klinischen Entscheidungsfindung im Bereich der Rehabilitation hat die erfolgreiche Teamarbeit große Bedeutung für die Patientenzufriedenheit (Quaschning et al. 2013; Zimmermann et al. 2014b). Eine interprofessionelle Entscheidungsfindung kann zudem die Beteiligung von Patienten im Entscheidungsprozess erleichtern (Sohi et al. 2015). Eine interprofessionelle Entlassungsplanung führt zu einem Rückgang erneuter Notfalleinweisungen und Neuaufnahmen nach der Entlassung, zu einer höheren Patienten- und Mitarbeiterzufriedenheit sowie einer besseren Qualität der Entlassungsberatung (Corser 2004; Lindpaintner et al. 2013). Initiativen zur Verbesserung der Qualität interprofessioneller Teamprozesse auf chirurgischen Stationen bewirkten kürzere Liegezeiten, geringere Komplikationsraten und weniger Verlegungen auf die Intensivstation (Borenstein et al. 2016).

Damit eine „Hand" weiß, was die andere tut, ist die gelungene Kommunikation entscheidend. Studien zeigen, dass Defizite in der interprofessionellen Kommunikation zu einer Gefährdung der Patientensicherheit und zu Unzufriedenheit bei den Mitarbeitenden führen können (Joint Commission of Accreditation on Health Care Organisation 1995–2004; O'Leary et al. 2010). Bis zu zwei Drittel aller medizinischen Fehler sind auf ungenügende Kommunikation zurückzuführen (The Joint Commission 2004–2014). Eine mangelhafte Teamkommunikation und fehlende Informationen können zu falschen Reaktionen in Krisensituationen führen und die Patientensicherheit gefährden (Oubaid 2007). So sollen durch verschiedene Maßnahmen wie standardisierte Abläufe, klar zugeordnete Verantwortungsbereiche im Team, Reflexion der Teamarbeitsprozesse, offener Umgang mit Fehlern und Fehleranalyse usw. die Risiken und Gefahren für die Patienten minimiert und die Patientensicherheit erhöht werden (Renz et al. 2012; Hoffmann u. Rohe 2007; Draycott et al. 2005).

9.2 Vermittlung in der medizinischen Ausbildung

Die Bedeutung der interprofessionellen Zusammenarbeit für die Patientenversorgung wirkt sich unmittelbar auf die Ausbildung der im Gesundheitswesen tätigen Berufsgruppen aus. Frühe interprofessionelle Sozialisierung mit anderen Gesundheitsberufen fördert wechselseitige Wertschätzung und unterstützt das Verständnis der Rollen und Aufgabenbereiche der anderen Berufsgruppen. Seit langem wird international gefordert, interprofessionelle Kompetenzen in der Ausbildung longitudinal zu vermitteln und zu prüfen. Der im März 2017 in Deutschland beschlossene „Masterplan Medizinstudium 2020" legt unter anderem fest, dass die medizinischen Fakultäten gemeinsame Lehrveranstaltungen mit Auszubildenden beziehungsweise Studierenden anderer Gesundheitsfachberufe verstärkt in ihre Curricula aufnehmen (BMBF 2017). Das Institut für medizinische und pharmazeutische Prüfungsfragen (IMPP) organisiert die bundeseinheitlichen medizinischen Staatsexamina und hat zur Verbesserung der sektorenübergreifenden Zusammenarbeit mit verschiedenen Akteuren Netzwerke gebildet und Projekte initiiert. Das von der Robert-Bosch-Stiftung geförderte Projekt „Nationales Mustercurriculum interprofessionelle Zusammenarbeit und Kommunikation" hat den Entwurf für ein Mustercurriculum sowie geeignete Prüfungsformate und -aufgaben für die fakultätsinternen Prüfungen sowie Staatsexamina entwickelt (IMPP 2019). Im Rahmen der Weiterentwicklung der IMPP-Gegenstandskataloge wurde ein Kapitel mit den interprofessionellen Lernzielen erarbeitet, die zur verpflichtenden Integration in die Staatsexamina vorgesehen sind (IMPP 2020). Durch konsequente Weiterentwicklung und flächendeckende Implementierung der interprofessionellen Kompetenzen in die Lehre und Prüfungen sowie in die

Staatsexamina soll ein substanzieller Beitrag zur Steigerung der Versorgungsqualität sowie Stärkung der Patientensicherheit geleistet werden.

Alle im Gesundheitswesen tätigen Berufsgruppen sollten bereits in ihrer Ausbildung auf interprofessionelle Zusammenarbeit vorbereitet werden. Dies erfordert eine flächendeckende Implementierung sektorenübergreifender, interprofessioneller und arbeitsplatzbasierter Trainingsprogramme. Eine wichtige Rolle spielt dabei die Abstimmung der Curricula einzelner Berufsgruppen: Interprofessionelle Unterrichte müssen passgenau entwickelt und je nach Zeitpunkt in gemeinsamer Ausbildung durchgeführt werden. Ein interprofessionelles Ausbildungscurriculum für die medizinischen Hochschulen und Ausbildungsstätten weist den Weg.

9.2.1 Wie entwickelt man ein interprofessionelles Curriculum – Auch eine Frage des didaktischen Prinzips

Welche didaktischen Besonderheiten zeichnen interprofessionelle Trainings aus? Was gilt es zu beachten, wenn Mitglieder diverser Gesundheitsberufe mit spezifischen Aufgaben die gemeinsame Zusammenarbeit lernen wollen? Interprofessionelle Trainings sind ein sehr dynamischer Prozess, der nicht nur die Teilnehmenden im selben (Seminar-)Raum versammelt, sondern gemeinsames Lernen forciert. Lernen soll im Dialog, in der Interaktion miteinander erfolgen. Zwei oder mehr Personen entwickeln ein gemeinsames Verständnis von einem Ereignis oder die Lösung eines Problems, die vorher keinem der Beteiligten bekannt war. Dieser Ansatz wird in Form des ICAP-Models begründet (Chi 2009; 2019).

Das ICAP-Modell

Das ICAP-Modell (Interactive-Constructive-Active-Passive) unterscheidet vier Qualitätsstufen für Lernaktivitäten: Interaktiv, Konstruktiv, Aktiv und Passiv. Diese Stufen interagieren miteinander und bauen aufeinander auf. Um positive Effekte auf den Lernerfolg zu erzielen, ist eine sinnvolle Abwechslung zwischen diesen vier Stufen erforderlich.

Interaktives Engagement im Lernprozess führt zu besseren Lernergebnissen, also cokonstruktiv und kollaborativ mit einem oder mehreren Partnern aktiv gemeinsame Erklärungen zu entwickeln, kontrovers zu debattieren und neue Lösungsansätze zu erarbeiten.

Übertragen auf interprofessionelles Lernen ist es wichtig, Situationen zu schaffen, in denen gemeinsam Erklärungen für bisher unbekannte Vorfälle gefunden, Probleme aufgeklärt und Konflikte gelöst werden. Curricula für die Aus-, Fort- und Weiterbildung der Gesundheitsberufe sollten daher vor allem fallbasiert, kompetenzorientiert und entwicklungslogisch aufgebaut sein (RBS: Qualifizierung in den Gesundheitsberufen). Berufliche Fallsituationen sollen möglichst als Ausgangspunkt und Anlass für Lernprozesse genutzt werden, z.B. Situationen der klinischen Entscheidungsfindung, Übergabesituationen, Visite etc., wie es beispielsweise die MEDTALK Toolbox anbietet (Schildmann et al. 2006).

Die MEDTALK Toolbox

Die Toolbox ist eine moderierte Online-Plattform, auf der Best-Practice-Beispiele zur Lehre und Prüfung kommunikativer und interprofessioneller Kompetenzen zur Verfügung gestellt werden. Die Vielfalt, Detailliertheit und der Praxisbezug machen diese Beispiele zu einem wertvollen Hilfsmittel bei der Integration kommunikativer und interprofessioneller Inhalte in die Curricula. Die Toolbox dient zudem der externen Vernetzung und dem Austausch zwischen Dozierenden innerhalb einer Ausbildungseinrichtung sowie standortübergreifend.

Zudem sollen im Rahmen eines solchen Curriculums die vier interprofessionellen Kernkompetenzbereiche abgebildet werden:

- Werte und Ethik im interprofessionellen Team
- Interprofessionelle Kommunikation
- Rollen und Verantwortlichkeiten
- Interprofessionelle Zusammenarbeit

9.2.2 Ein interprofessionelles Modellcurriculum für die medizinische Ausbildung

Welche Hilfestellung benötigen medizinische Fakultäten, um eine interprofessionelle Lehre im Rahmen des Medizinstudiums zu verwirklichen? Zu diesem Zweck wurde ein longitudinales Konzept entwickelt, um die medizinischen Fakultäten bei der Integration bzw. Weiterentwicklung der Kompetenzen zur Förderung der Teamarbeit und -kommunikation in bereits bestehende Curricula zu unterstützen. In die Entwicklung wurden Verantwortliche für Kommunikationscurricula und Experten für den Schwerpunkt interprofessionelle Ausbildung verschiedener Gesundheitsfachberufe einbezogen, um möglichst viele Perspektiven und Ansichten im Hinblick auf interprofessionelle Aspekte in der Ausbildung berücksichtigen und miteinander abstimmen zu können (IMPP 2019).

Mit diesem Konzept kann die Vermittlung interprofessioneller Kompetenzen für Medizinstudierende während des gesamten Ausbildungsverlaufs erfolgen und bereits vor Beginn des Studiums im Rahmen des interprofessionellen Gesundheitskompetenz- und Versorgungspraktikums starten. Bereits hier können die Grundlagen zu gemeinsamen, professionsspezifischen und interprofessionellen Kompetenzen gelehrt, reflektiert und praktisch umgesetzt werden. Die Absolvierenden sollen während des mindestens dreimonatigen Praktikums Interprofessionalität und Intersektoralität erlernen, eigene Gesundheitskompetenz zu entwickeln und die Gesundheitskompetenz der von ihnen betreuten Patienten und Bevölkerungsgruppen fördern. Das Praktikum sollte einen Mehrwert für Studierende und Ausbildungsinstitutionen sowie Patienten und die Gesamtbevölkerung schaffen und als Alternative für das aktuelle Krankenpflegepraktikum angerechnet werden.

Das longitudinale Konzept definiert eine Empfehlung für das gesamte Medizinstudium, das sogenannte Mustercurriculum „Interprofessionelle Zusammenarbeit und Kommunikation". Das Mustercurriculum beinhaltet insgesamt 50 Unterrichteeinheiten (UE), die exemplarisch acht Tage à 6 UE Lehre und 2 UE Prüfungen vorsehen.

Tab. 1   Kategorien zur Klassifikation von interprofessionellen Lehr- und Prüfbeispielen

Symptome/Krankheiten/ Gesundheitsförderung	Settings/Raum	Problemmuster
■ Adipositas ■ Diabetes mellitus ■ Demenz ■ Herzinsuffizienz ■ mangelnde Gesundheits- kompetenz ■ nosokomiale Infektion, Hygiene ■ nonkologische Erkrankun- gen ■ psychische Erkrankungen (z.B. Depression) ■ Schlaganfall ■ Schmerz ■ Unfallversorgung ■ Vermeidung von Eingriffs- verwechslung ■ …	■ Notfallambulanz ■ Langzeitversorgung (chronisch) ■ Palliation ■ Rehabilitation ■ Prävention ■ Akutversorgung ■ ambulante Versorgung ■ stationäre Versorgung ■ Intensive/Critical Care ■ Selbsthilfegruppe	■ Hierarchiegefälle ■ zielgruppenorientierte strukturierte Information ■ unterschiedliches Evidenzverständnis ■ unterschiedliche Zielvorstel- lung ■ unterschiedliche Informa- tionsstände ■ Aussprechen von Sicherheitsbedenken (Speak-Up) ■ Ressourcenverteilung ■ ethischer Konflikt ■ …

Aufgrund der Empfehlungen zur Ausrichtung interprofessioneller Lerninhalte an konkreten beruflichen Fallsituationen wurden die Versorgungsanlässe identifiziert, bei denen eine effektive interprofessionelle Zusammenarbeit und Kommunikation zur besseren Patientenversorgung führen kann. Im Folgenden sind diese Anlässe dargestellt:

> **Interprofessionelle Versorgungsanlässe zur verpflichtenden Integration in Curricula**
>
> ■ Aufnahme, Anamnese, Dokumentation
> ■ Übergabe
> ■ Entlassungsmanagement, sozialrechtliche Entscheidungsfindung
> ■ Aufklärung, Sicherheitskultur, Fehlerkommunikation und -offenbarung
> ■ Visite, Fallbesprechung, Therapieplanung
> ■ klinische Entscheidungsfindung
> ■ Überbringen schlechter Nachrichten

Um die inhaltliche Ausgestaltung der interprofessionellen Lehrveranstaltungen zu unterstützen, wurden drei zusätzliche Kategorien definiert, die an den Fakultäten abhängig vom bereits vorhandenen Lehrangebot flexibel kombiniert werden können (s. Tab. 1).

Abschließend werden die interprofessionellen Inhalte im Rahmen des Praktischen Jahres behandelt, das eine wichtige Rolle bei der Vorbereitung der Studierenden auf

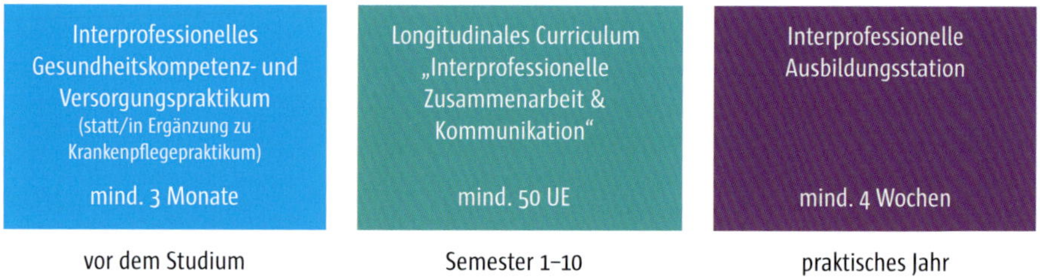

Interprofessionelles Gesundheitskompetenz- und Versorgungspraktikum (statt/in Ergänzung zu Krankenpflegepraktikum) mind. 3 Monate	Longitudinales Curriculum „Interprofessionelle Zusammenarbeit & Kommunikation" mind. 50 UE	Interprofessionelle Ausbildungsstation mind. 4 Wochen
vor dem Studium	Semester 1–10	praktisches Jahr

Abb. 1   Konzept zur longitudinalen Vermittlung interprofessioneller Kompetenzen vor und im Medizinstudium

ihre ärztliche Tätigkeit spielt. Hier setzen sie die während des Studiums erworbenen Kompetenzen praktisch um. Es ist deshalb von großer Bedeutung auch in diesem Studienabschnitt interprofessionelle Inhalte zu integrieren. Hierfür haben sich die interprofessionellen Ausbildungsstationen aus Skandinavien bewährt, die auch in Deutschland an verschiedenen Standorten etabliert werden (Jakobsen 2016; Wijma 1999). Auf diesen Stationen erfolgen Ausbildung und Patientenversorgung Hand in Hand: Interprofessionelle Kompetenzen werden im klinischen Alltag konkret geübt (Lindblom et al. 2007; Mihaljevic et al. 2018). Hier gibt es keine klassische Trennung zwischen inter- und monoprofessionellen Kompetenzen. Medizinstudierende und Pflegeschülern, ggf. auch Physiotherapeuten und Studierende sowie Auszubildende anderer Gesundheitsberufe versorgen eigenständig Patienten unter Supervision von Betreuern/Praxisbegleitern aus den jeweiligen Berufsgruppen. Weiterhin werden Visiten selbständig vorbereitet und durchgeführt, Teamgespräche und Übergaben vorbereitet, Untersuchungen und nötige Folgebehandlungen ebenso wie die weitere Versorgung nach der Entlassung organisiert. Dabei stehen die Bedürfnisse der Patienten im Mittelpunkt. Die Studierenden und Auszubildenden reflektieren ihre Tätigkeiten und die der anderen Mitarbeitern zum Wohle der Versorgungsqualität und Patientensicherheit. Sie lernen gemeinsam, um später besser gemeinsam zu arbeiten. In der Abbildung 1 ist das longitudinale Konzept zur Vermittlung interprofessioneller Kompetenzen für Medizinstudierende dargestellt.

Prüfungen steuern das Lernverhalten der Studierenden. Was geprüft wird, wird gelernt, deshalb ist die Integration interprofessioneller Inhalte in die Prüfungen eine wichtige Voraussetzung für eine erfolgreiche Implementierung einer interprofessionellen Ausbildung. Die Prüfungen müssen mit den Lehrveranstaltungen und Lernergebnissen abgestimmt sein und sorgfältig konzipiert werden. Die erforderlichen Fähigkeiten und Kompetenzen müssen mit geeigneten Formaten erfasst werden (Jünger u. Just 2014). Die im Mustercurriculum definierten Themenbereiche können schriftlich und praktisch getestet werden. Hierzu eignen sich fallbasierte schriftliche Prüfungsfragen z.B. zu kritischen Entscheidungen im interprofessionellen Kontext, die zur Lösung eines klinischen Problems getroffen werden müssen. Zur Erfassung praktischer Fertigkeiten bieten sich kompetenzorientierte Prüfungsformate wie Minimal Clinical Examination (Mini-CEX), 360°-Assessment, Objective Structured Clinical Examination (OSCE), Encounter CARDS, Reflexions- und Patientenberichte an. Zudem sollen regelmäßige formative Prüfungen in die Curricula integriert werden, die den Studierenden longitudinales Feedback zur Kompetenzentwicklung ermöglichen.

Von ganz wesentlicher Bedeutung für eine flächendeckende Integration der interprofessionellen Ausbildung ist die Überprüfung interprofessioneller Kompetenzen in den medizinischen Staatsexamina. Vom IMPP wurde ein umfassendes Konzept zur Neugestaltung der Ärztlichen Abschlussprüfungen entwickelt, das auch eine Überprüfung interprofessioneller Kompetenzen vorsieht (Jünger 2017). Es handelt sich um eine arbeitsplatzbasierte Prüfung an realen Patienten auf einer chirurgischen oder internistischen Station, sowie in einem ambulanten Setting, die jeweils acht Schritte beinhaltet. Explizite interprofessionelle Aufgaben werden u.a. bei der Übergabe der untersuchten Patientin oder des Patienten an eine Pflegekraft im stationären Bereich bzw. an medizinische Fachangestellte in einer allgemeinmedizinischen Praxis geprüft. Bei der Erstellung eines evidenzbasierten Patientenberichtes sollen die Prüflinge Empfehlungen abgeben, ob und wenn ja, welche weiteren Berufsgruppen für den therapeutischen Erfolg eingebunden werden sollten und wie dies geschehen kann. Die beiden interprofessionellen Inhalte werden von zwei geschulten Prüfenden anhand von standardisierten Bewertungsbögen beurteilt. Spezifische interprofessionelle Kompetenzen sollen zukünftig im OSCE-Format durch den Einsatz von Simulationspersonen geprüft werden.

9.2.3 Empfehlungen für mehr Interprofessionalität in Ausbildung

Aktuell findet die Ausbildung zu Gesundheitsberufen fast ausschließlich monoprofessionell statt, obwohl zahlreiche Studien die positive Wirkung und den Nutzen der interprofessionellen Zusammenarbeit belegen. In den letzten Jahren wurde die Förderung interprofessioneller Aus-, Fort- und Weiterbildung durch verschiedene gesundheitspolitische Initiativen gestärkt. Allerdings stoßen diese Initiativen derzeit auf zahlreiche Barrieren (Nock 2016). Zum einen handelt es sich um organisatorische Hindernisse, zum anderen bestehen Schwierigkeiten in der Überwindung traditioneller Rollenmuster und in der Definition von gemeinsam getragenen grundlegenden Zielsetzungen bezüglich des interprofessionellen Lehrens und Arbeitens (Altin et al. 2014). Die Entwicklung und Implementierung der interprofessionellen Ausbildung sollte daher auf einem kontinuierlichen Ansatz basieren und unterschiedliche Entwicklungsstufen beinhalten. Neben sehr elaborierten Konzepten sollten auch solche entwickelt werden, die einen separaten Kompetenzaufbau innerhalb der jeweiligen Berufsgruppen verknüpfen mit eher punktuellen Phasen gemeinsamer Ausbildung mit den anderen Berufsgruppen.

Wie kann interprofessionelle Lehre in die Ausbildungen der Gesundheitsberufe integriert werden? Zur Gestaltung und Umsetzung der interprofessionellen Lehre können folgende detaillierte Empfehlungen ausgesprochen werden:

1. **Interprofessionelle Curricula an vier Kernkompetenzbereichen ausrichten:** Das interprofessionelle Curriculum soll anhand konkreter beruflicher Fallsituationen gestaltet sein und sich gemäß den internationalen Rahmenempfehlungen an vier Kernkompetenzbereichen ausrichten:
   a) Werte und Ethik im interprofessionellen Team
   b) Interprofessionelle Kommunikation
   c) Rollen und Verantwortlichkeiten
   d) Interprofessionelle Zusammenarbeit

2. **Interprofessionelle Kompetenzen longitudinal vermitteln:** Die Vermittlung interprofessioneller Kompetenzen soll sich über den gesamten Verlauf des Medizinstudiums bzw. der weiteren Studiengänge erstrecken. Grundlagen zu gemeinsamen, professionsspezifischen und interprofessionellen Kompetenzen sollen möglichst schon vor dem Studium im Rahmen eines sogenannten interprofessionellen Gesundheitskompetenz- und Versorgungspraktikums vermittelt werden. Ein interprofessionelles Curriculum im Umfang von 50 Unterrichtseinheiten knüpft an die Themen aus dem Pflegepraktikum an. Im Praktischen Jahr sollen die interprofessionellen Kompetenzen auf einer interprofessionellen Ausbildungsstation bzw. -praxis konkret geübt werden.

3. **Operationalisierbare interprofessionelle Lernziele definieren:** Um sicherzustellen, dass alle Studierenden am Ende des Ausbildungsabschnittes denselben Stand auf vergleichbarem Niveau erreichen, sollen spezifische Lernziele ausformuliert und in einem verbindlichen Lernzielkatalog zur interprofessionellen Ausbildung zusammengefasst werden.

4. **50 Unterrichtseinheiten zur interprofessionellen Zusammenarbeit und Kommunikation im Medizinstudium verpflichtend integrieren:** Das interprofessionelle Curriculum sieht insgesamt 50 Unterrichtseinheiten vor. Themenbereiche zur Integration in Curricula sind anhand konkreter Versorgungsanlässe definiert, bei denen eine gelungene interprofessionelle Zusammenarbeit und Kommunikation zu einer besseren Patientenversorgung führen.

5. **Curricula zentral entwickeln:** Die Curriculumentwicklung und -implementierung erfolgt idealerweise zentral. Hierfür soll an den jeweiligen medizinischen Fakultäten und kooperativen Dekanaten eine interprofessionelle Steuerungsgruppe gegründet und eine zentrale Koordinationsstelle eingerichtet werden. Diese übernehmen alle Prozesse, z.B. die Auswahl der Themen sowie Lehr- und Prüfformate, Stundenplanerstellung, Einteilung der Dozierenden und Studierenden etc.

6. **Interprofessionelle Kompetenzen überprüfen:** Die im Curriculum abgebildeten Inhalte und definierte Lernziele müssen mit den geeigneten Prüfungsformaten geprüft werden. Damit die Studierenden ein longitudinales Feedback zu ihrer Kompetenzentwicklung erhalten, werden formative Prüfungen eingesetzt. Die Integration der interprofessionellen Inhalte in die Staatsexamina soll sicherstellen, dass die Studierenden die für den ersten Tag in der Praxis notwendigen interprofessionellen Kompetenzen besitzen.

7. **Lehrende qualifizieren:** Zur Qualitätssicherung sollen alle Lehrenden, die in die interprofessionelle Ausbildung involviert sind, eine verpflichtende Schulung durchlaufen. Zudem soll der Ansatz von „Peer-Assisted Learning" in Form von studentischen interprofessionellen Tutorien an den medizinischen Fakultäten (und den weiteren Studienangeboten) unterstützt werden.

8. **Interprofessionelle Ausbildung evaluieren und Forschungsaktivitäten weiterentwickeln:** Zusätzlich zur regelmäßigen Lehrevaluation sollten spezifische Instrumente zur Evaluation interprofessioneller Lehre eingesetzt werden, um u.a. zu erfassen, welche Lehrveranstaltungen die höchste Effizienz bzgl. „Collaborative Care" aufweisen.

9. **Aktivitäten zur Stärkung der Interprofessionalität in den Ausbildungen der nicht-ärztlichen Gesundheitsfachberufe unterstützen:** In den Ausbildungen der anderen (ausgenommen der ärztlichen) Gesundheitsfachberufe sollen analoge Aktivitäten zur Stär-

kung der interprofessionellen Ausbildung ergriffen werden, um neue Formen der Zusammenarbeit zu entwickeln und zu praktizieren.

10. **Forschungsaktivitäten fördern**: Innovative interprofessionelle Lehr- und Prüfformate sollen entwickelt, pilotiert und implementiert werden. Dabei sind Forschungsaktivitäten zu initiieren, die die Auswirkung der interprofessionellen Ausbildung auf die spätere interprofessionelle Zusammenarbeit darstellen. Entscheidend ist der mittelfristige Nachweis einer Optimierung der Patientenversorgung durch interprofessionelle Ausbildung.

9.3 Fazit

Eine gute interprofessionelle Zusammenarbeit ist eine wesentliche Voraussetzung der optimalen Gesundheitsversorgung. Alle obigen Empfehlungen für die Ausbildung von Gesundheitsfachberufen, die unmittelbar miteinander kooperieren, sollen zur Verbesserung sowohl der Patientenversorgung als auch der gesundheitsökonomischen Effizienz beitragen: Die Auseinandersetzung mit dem Thema Werte und Ethik ermöglicht die Identifikation mit der eigenen Berufsrolle und den Respekt sowohl für die Angehörigen der anderen Berufsgruppen als auch für die Patienten. Gelungene Kommunikation trägt zur Vermeidung von Fehlern und somit zur Verbesserung der Effizienz bei. Eindeutige und kollegiale Definitionen der unterschiedlichen Rollen und Aufgabenbereiche vermitteln ein besseres Selbst- und Fremdverständnis. Dies ermöglicht eine klarere Abgrenzung von Aufgabenbereichen sowie sinnvolle und rationale Delegationen.

Eine Verankerung von interprofessionellen Kompetenzen in die Curricula der Gesundheitsberufe und deren Überprüfung sind unabdingbar, denn die Zukunft der interprofessionellen Zusammenarbeit beginnt schon in der Ausbildung.

Literatur

Altin S, Tebest R, Kautz-Freimuth S, Raedelli M, Stock S (2014) Barriers in the Implementation of Interprofessional Continuing Education Programs – a Qualitative Study from Germany. BMC Medical Education 2014(14), 227

Borenstein JE, Aronow HU, Bolton LB, Dimalanta MI, Chan E, Palmer K, Zhang X, Rosen B, Braunstein GD (2016) Identification and Team-Based Interprofessional Management of Hospitalized Vulnerable Older Adults. Nurs Outlook 64(2), 137–45

Bundesärztekammer (BÄK) (2013) Stellungnahme „Zukunft der deutsche Universitätsmedizin – kritische Faktoren für eine nachhaltige Entwicklung". Dtsch Ärztebl 110(8), A-337-A-350

Bundesministerium für Bildung und Forschung (BMBF) (2017) Masterplan Medizinstudium 2020. URL: https://www.bmbf.de/files/2017-03-31_Masterplan%20Beschlusstext.pdf (abgerufen am 26.02.2021)

Cheater FM, Heatnshaw H, Baker R, Keane M (2005) Can a Facilitated Programme Promote Effective Multidisciplinary Audit in Secondary Care Teams? An Exploratory Trial. Int J Nurs Stud 42, 779–91

Chi MTH (2009) Active-Constructive-Interactive: A Conceptual Framework for Differentiating Learning Activities. Topics in Cognitive Science 1, 73–105

Chi MTH (2019) ICAP: How to Promote Deeper Learning by Engaging Students Constructively and Co-constructively. Plenarvortrag bei AMEE Annual Conference vom 24.–28. August 2019 in Wien

Corser WD (2004) Postdischarge Outcome Rates Influenced by Comorbidity and Interdisciplinary Collaboration. Outcomes Manag 8(1), 45–51

Draycott T, Sibanda T, Owen L, Akande V, Winter C, Reading S, Whitelaw A (2005) Does Training in Obstetric Emergencies Improve Neonatal Outcome? An International Journal of Obstetrics and Gynaecology 113, 177–82

Epstein RM (2007) Assessment in Medical Education. N Engl J Med 356(4), 387–96

Hoffmann B, Rohe J (2007) Patientensicherheit und Fehlermanagemen. Dtsch Ärztebl 107(6) 92–9

Institut für medizinische und pharmazeutische Prüfungsfragen (IMPP) (2019) Berufsübergreifen denken – Interprofessionell Handeln. Empfehlungen zur Gestaltung der interprofessionellen Lehre an den medizinischen Fakultäten. Mainz. URL: https://www.impp.de/files/PDF/RBS_Berichte/Berufs%C3%BCbergreifend%20Denken%20Interprofessionell%20Handeln.pdf (abgerufen am 26.02.2021)

Institut für medizinische und pharmazeutische Prüfungsfragen (IMPP) (2020) Erster Kompetenzorientierter Gegenstandskatalog Medizin. Mainz. URL: https://www.impp.de/files/PDF/Gegenstandskataloge/Medizin/Kompetenzorientierter%20Gegenstandskatalog%20Medizin.pdf (abgerufen am 26.02.2021)

Jakobsen F (2016) An Overview of Pedagogy and Organisation in Clinical Interprofessional Training Units in Sweden and Denmark. J Interprof Care 30(2), 156–164

Jünger J (2017) Kompetenzorientiert prüfen im Staatsexamen Medizin. Bundesgesundheitsblatt Gesundheitsforschung Gesundheitsschutz 2/2018

Jünger J, Just I (2014) Empfehlungen der Gesellschaft für medizinische Ausbildung und des medizinischen Fakultätentags für fakultätsinterne leistungsnachweise während des Studiums der human-, zahn- und Tiermedizin. GMS Zeitschrift für Medizinische Ausbildung 31(3), 1–24

Katon W, von Korff M, Lin E, Simon G, Walker E, Unützer J, Bush T, Russo J, Ludman E (1999) Stepped Collaborative Care for Primary Care Patients with Persistent Symptoms of Depression: A Randomized Trial. Archives of General Psychiatry 56(12), 1109–15

Katon WJ, Schoenbaum M, Callahan CM, Williams J Jr, Hunkeler E, Harpole L, Zhou XHA, Langston C, Unützer J (2005) Cost-effectiveness of Improving Primary Care Treatment of Late-Life Depression. Archives of General Psychiatry 62(12), 1313–20

Lindblom P, Scheja M, Torell E, Astrand P, Fellander-Tsai L (2007) Learning Orthopaedics: Assessing Medical Students' Experiences of Interprofessional Training in an Orthopaedic Clinical Education Ward. J Interprof Care 21, 413–23

Lindpaintner LS, Gasser JT, Schramm MS, Cina-Tschumi B, Müller B, Beer JH (2013) Discharge Intervention Pilot Improves Satisfaction for Patients and Professionals. Eur J Intern Med 24(8), 756–62

Medtalk: Medtalk Toolbox. Best Practice Beispiele zur ärztlichen Gesprächsführung und zur interprofessinellen Kommunikation. URL: https://www.medtalk-education.de/projekte/longkomm-toolbox/ (abgerufen am 26.02.2021)

Mihaljevic AL, Schmidt J, Mitzkat A, Probst P, Kenngott T, Mink J, Fink CA, Ballhausen A, Chen J, Cetin A, Murrmann L, Müller G, Mahler C, Götsch B, Trierweiler-Hauke B (2018) Heidelberger Interprofessionelle Ausbildungsstation (HIPSTA): a Practice- and Theory-Guided Approach to Development and Implementation of Germany's First Interprofessional Training Ward. GMS J Med Educ 35(3), Doc33

Nock L (2016) Interprofessional Teaching and Learning in the Health Care Professions: A Qualitative Evaluation of the Robert Bosch Foundation's Grant Program „Operation Team". GMS Journal for Medical Education 33(2), Doc16

O'Leary KJ, Thompson JA, Landler MP, Kulkarni N, Haviley C, Hahn K, Jeon J, Wayne DB, Baker DW, Williams MW (2010) Patterns of Nurse-Physician Communication and Agreement on the Plan of Care. Qual Saf Health Care 19(3), 195–9

Oubaid V (2007) Sicherheitskultur in der Medizin: Der Faktor Mensch. MDK-Forum 11(6), 2–5

Quaschning K, Körner M, Wirtz M (2013) Analyzing the Effects of Shared Decision-Making, Empathy and Team Interaction on Patient Satisfaction and Treatment Acceptance in Medical Rehabilitation Using a Structural Equation Modeling Approach. Patient Education and Counseling 91(2), 167–75

Reeves S, Pelone F, Harrison R, Goldman J, Zwarenstein M (2017) Interprofessional Collaboration to Improve Professional Practice and Healthcare Outcomes. Cochrane Database Syst Rev 6, CD000072

Renz B, Angele MK, Jauch KW et al. (2012) Kann die Chirurgie wirklich von der Luftfahrt lernen? Learning from Aviation – How to Increase Patient Safety in Surgery. Zentralbl Chir 137, 149–54

Robert Bosch Stiftung (RBS): Qualifizierung in den Gesundheitsberufen. Operation Team – Interprofessionelle Fortbildungen in den Gesundheitsberufen. URL: https://www.bosch-stiftung.de/de/projekt/operation-team-interprofessionelle-fortbildungen (abgerufen am 26.02.2021)

Rose L (2011) Interprofessional Collaboration in the ICU: How to Define? Nurs Crit Care 16(1), 5–10

Schildmann J, Härlein J, Schlögl M, Vollmann J (2006) Die Aufklärung schwer kranker Patienten im interprofessionellen Kontext. Ein Lehrprojekt für Medizinstudenten und Krankenpflegeschüler. Konzeptionelle Überlegungen und Ergebnisse einer Pilotstudie. GMS Journal for Medical Education 7(03)

Sohi J, Champagne M, Shidler S (2015) Improving Health Care Professionals' Collaboration to Facilitate Patient Participation in Decisions Regarding Life-Prolonging Care: An Action Research Project. J Interprof Care 29(5), 409–14

Sottas B (2016) Interprofessionelle Teams sind effizienter und senken die Kosten" – Zur Evidenzlage bei einem kontroversen Innovationsthema. In: Müller-Mielitz S, Sottas B, Schachtrupp A (Hrsg.) Innovationen in der Gesundheitswirtschaft. Bibliomed Verlag Melsungen

Sottas B, Kissmann S (2016) Nutzen und Wirksamkeit der interprofessionellen Praxis (IPP). Eine Übersichtsstudie zur Evidenzlage. Unveröffentlichter Expertenbericht. Bundesamt für Gesundheit Bern

The Joint Commission (o.J.) Root Causes of Sentinel Events 1995–2015. URL: https://www.jointcommission.org/-/media/deprecated-unorganized/imported-assets/tjc/system-folders/topics-library/event_type_by_year_1995-2015pdf.pdf?db=web&hash=8F3578DC9600F2F27E1DB6038BC6DBF4 (abgerufen am 26.02.2021)

The Joint Commission (o.J.) Sentinel Event Data – Root Causes by Event Type 2004–2014. URL: https://www.jointcommission.org/-/media/tjc/documents/resources/patient-safety-topics/sentinel-event/root_causes_by_event_type_2004-2014.pdf?db=web&hash=6E76D1931B9208849FF7F6BE8543FB1E (abgerufen am 26.02.2021)

Thota AB, Sipe TA, Byard GJ et al. (2012) Collaborative Care to Improve the Management of Depressive Disorders. Am J Prev Med 42(5), 525–38

Wacogne I, Diwakar V (2010) Handover and Note-Keeping: The SBAR Approach. Clinical Risk 16(5), 173–175

Wijma MB (1999) Student Attitudes Towards the Goals of an Inter-Professional Training Ward. Med Teach 21(6), 576–581

Zimmermann C, Swami N, Krzyzanowska M, Hannon B, Leighl N, Oza A, Moore M, Rydall A, Rodin G, Tannock I, Donner A, Lo C (2014a) Early Palliative Care for Patients with Advanced Cancer: a Cluster-Randomised Controlled Trial. Lancet 383, 1723–1730

Zimmermann L, Michaelis M, Quaschning K, Müller C, Körner M (2014b) Die Bedeutung der internen und externen Partizipation für die Patientenzufriedenheit. Rehabilitation 53(4), 219–24

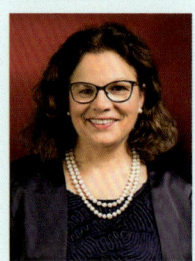

Prof. Dr. Jana Jünger, MME (Bern)

Seit April 2016 ist Jana Jünger die Direktorin des Instituts für medizinische und pharmazeutische Prüfungsfragen (IMPP) in Mainz. Zuvor war sie Leiterin des Kompetenzzentrums für Prüfungen in der Medizin in Baden-Württemberg, Oberärztin (Fachärztin Innere Medizin) in der Abteilung für Allgemeine Innere Medizin und Psychosomatik am Universitätsklinikum Heidelberg. Jana Jünger entwickelte den Postgraduierten-Studiengang Master of Medical Education (MME) in Deutschland mit.

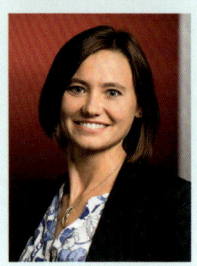

Maryna Gornostayeva

Maryna Gornostayeva ist Wissenschaftliche Mitarbeiterin am Institut für medizinische und pharmazeutische Prüfungsfragen. Seit 2012 arbeitet sie an interdisziplinären Projekten zum Thema Kommunikation und Interprofessionelle Zusammenarbeit in der Medizinischen Ausbildung.

IV

Fitnesscheck 2021

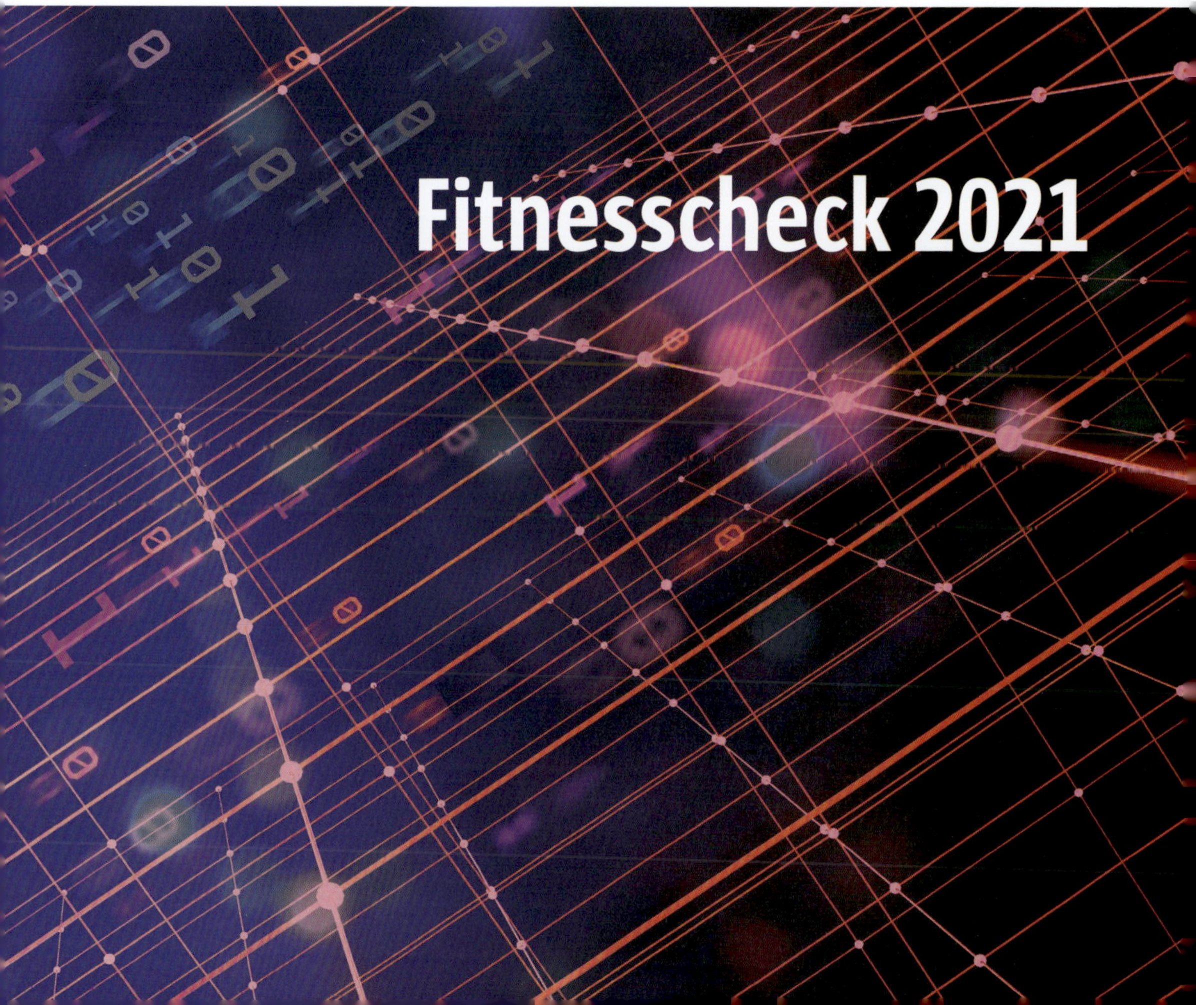

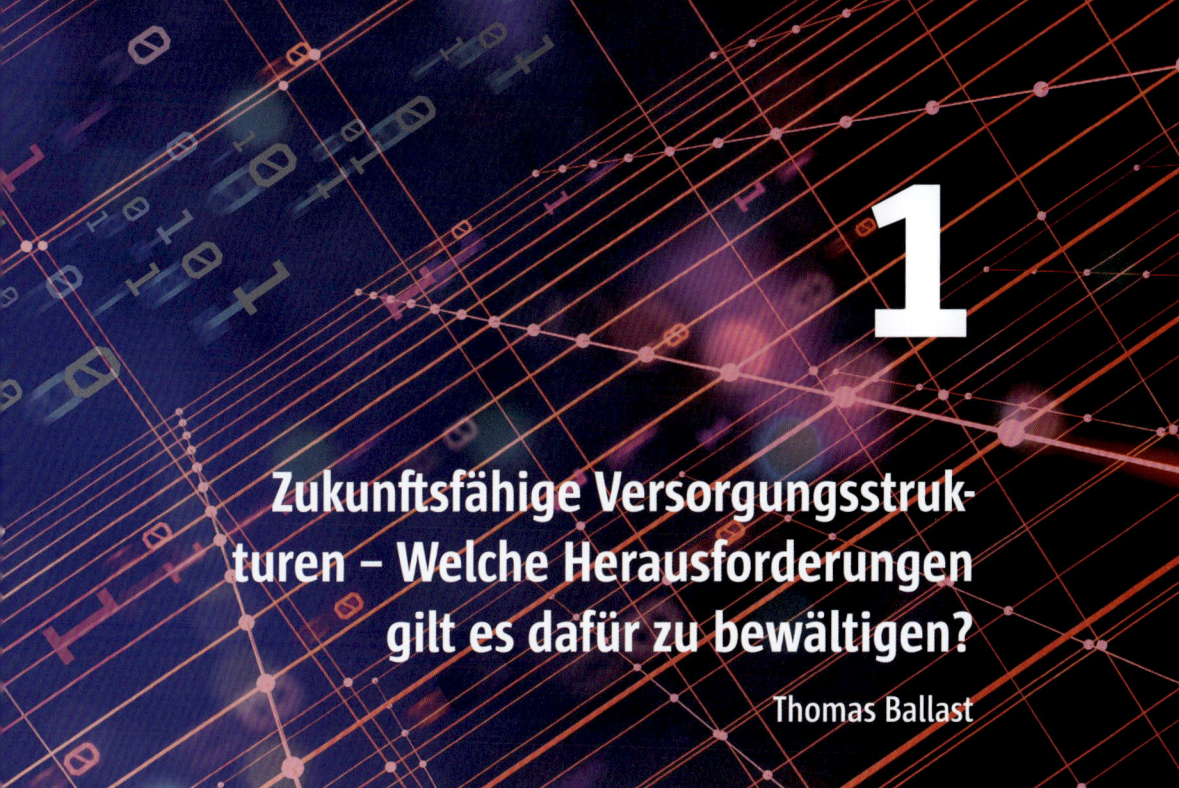

1

Zukunftsfähige Versorgungsstrukturen – Welche Herausforderungen gilt es dafür zu bewältigen?

Thomas Ballast

Versorgungsstrukturen im Gesundheitswesen betreffen die organisierten Abläufe bei der Versorgung von Patienten und wie diese im Zusammenspiel funktionieren. Im deutschen Gesundheitswesen hat sich – anders als in anderen Versorgungssystemen – über Jahrzehnte eine Trennung zwischen den einzelnen Versorgungssektoren wie etwa der ambulanten und stationären Versorgung entwickelt. Und während es nachvollziehbar ist, dass aus Gründen der Spezialisierung und der damit verbundenen Versorgungsqualität nicht „alle alles" machen sollen, bleibt doch der Anspruch, dass Patienten gerade an den Schnittstellen zwischen den Sektoren besser, transparenter und abgestimmter betreut und versorgt werden können. Diese Wunschvorstellung wird in Deutschland seit mehr als 20 Jahren unter dem Begriff „Integrierte Versorgung" subsumiert, dessen reale Durchdringung des Systems jedoch immer noch weit hinter den ursprünglichen Zielen und Absichten zurückbleibt.

Strukturen sind am Ende aber nicht etwas unveränderlich Festes. Sie verändern sich im Zeitablauf, auch weil sich Anreizmechanismen und gesellschaftliche Anforderungen verändern. Solche Veränderungsprozesse stoßen oft auf mangelnde Veränderungsbereitschaft und auch auf Interessenskonflikte zwischen den beteiligten Akteuren. Doch hin und wieder entstehen auch „Sachzwänge", die Veränderungen unausweichlich werden lassen. Der Beitrag konzentriert sich auf drei zentrale Herausforderungen (oder eben Sachzwänge), die das Potenzial haben, erhebliche Veränderungen herbeizuführen.

1.1 Herausforderung 1: Der Technologieschub Digitalisierung

Digitale Produkte und Lösungen haben unseren Alltag bereits durchdrungen und erleichtern viele Prozesse. Auch vor dem Gesundheitswesen macht diese Entwicklung inzwischen nicht mehr Halt. Wurde die Digitalisierung dort lange als Trend verstanden, der wieder vorbei geht, hat sich die Einstellung inzwischen geändert. Auslöser ist die angedeutete Entwicklung in anderen Bereichen des täglichen Lebens. Die Erleichterungen, die man dort erfährt, möchten die Stakeholder des Gesundheitswesens auch in der Versorgung und seiner Administration erleben.

Digitalisierung im Gesundheitswesen ist in den letzten Jahren auch ein gutes Stück vorangekommen. So ist in diesem Jahr die elektronische Patientenakte für alle Versicherten an den Start gegangen, nachdem vor allem die Techniker Krankenkasse eine solche Akte ("TK-Safe") schon seit mehreren Jahren betrieben hat. Hinzu kommen zum Beispiel Regelungen für digitale Gesundheitsanwendungen, die Deutschland weltweit an die Spitze bringen, wenn es darum geht, derartige Entwicklungen durch die Krankenkassen erstattungsfähig zu machen. Dabei handelt es sich um einen Leistungsbereich, den der Gesetzgeber im Sinne einer „MVP-Logik" („Minimum Viable Product") gegründet hat, um später sich als notwendig erweisende Regulierungen (z.B. zur Preisfindung) nachziehen zu können.

Diese insgesamt erfreulichen Entwicklungen werden u.a. durch zwei wichtige Tatsachen gefördert. Zum einen entdecken die großen Tech-Unternehmen wie Amazon, Apple oder Google Gesundheit als Erfolg versprechendes Geschäftsfeld, investieren zunehmend in die Entwicklung digitaler Anwendungen und drängen auch auf die europäischen Märkte. Dadurch erhöht sich der Handlungsdruck zur Gestaltung der Digitalisierung in Deutschland und Europa. Wer dieses Feld nicht den großen Tech-Unternehmen überlassen will, muss die Geschwindigkeit der Digitalisierung erhöhen, so wie Deutschland dies in den letzten Jahren getan hat.

Zum anderen hat die Corona-Pandemie 2020 für einen Schub zur Digitalisierung in der Versorgung gesorgt. Kontaktbeschränkungen und die Angst vor einer möglichen Infektion haben dazu geführt, dass insbesondere die Zahl der Videosprechstunden und Videofallkonferenzen sprunghaft angestiegen ist. Dies verdeutlicht ein Bericht des Bewertungsausschusses zu telemedizinischen Leistungen und Telekonsilen. Demnach lag die Zahl im vierten Quartal 2019 bei 1.592. Im ersten Quartal 2020 stieg die Zahl um das 127-fache auf 202.123 (Bundestag 2020).

> Die heute mehrheitlich stattfindende Offline-Medizin wird sich Schritt für Schritt in Richtung einer Online-Medizin weiterentwickeln. Zukunftsfähige Versorgungsstrukturen müssen dieser Herausforderung gerecht werden, indem die Digitalisierung besser als bisher integriert wird.

1.2 Herausforderung 2: Demografische Entwicklung

Neben dem Technologieschub ist die demografische Entwicklung in Deutschland eine weitere Herausforderung, die im Hinblick auf eine Anpassung der Versorgungsstrukturen berücksichtigt werden muss. Dabei geht es um zwei Seiten der gleichen Medaille: Ein relatives Anwachsen der älteren Generation führt zu erhöhtem Versorgungsbedarf, der gleichzeitig durch den relativen Rückgang der jüngeren Generation nicht mehr angemessen geleistet werden kann.

Die Bevölkerungsentwicklung in Deutschland nach dem zweiten Weltkrieg ist ab Anfang bis Mitte der 1950er-Jahre bis zur Mitte der 1960er-Jahre durch besonders ge-

1 Zukunftsfähige Versorgungsstrukturen – Welche Herausforderungen gilt es dafür zu
   bewältigen?

IV

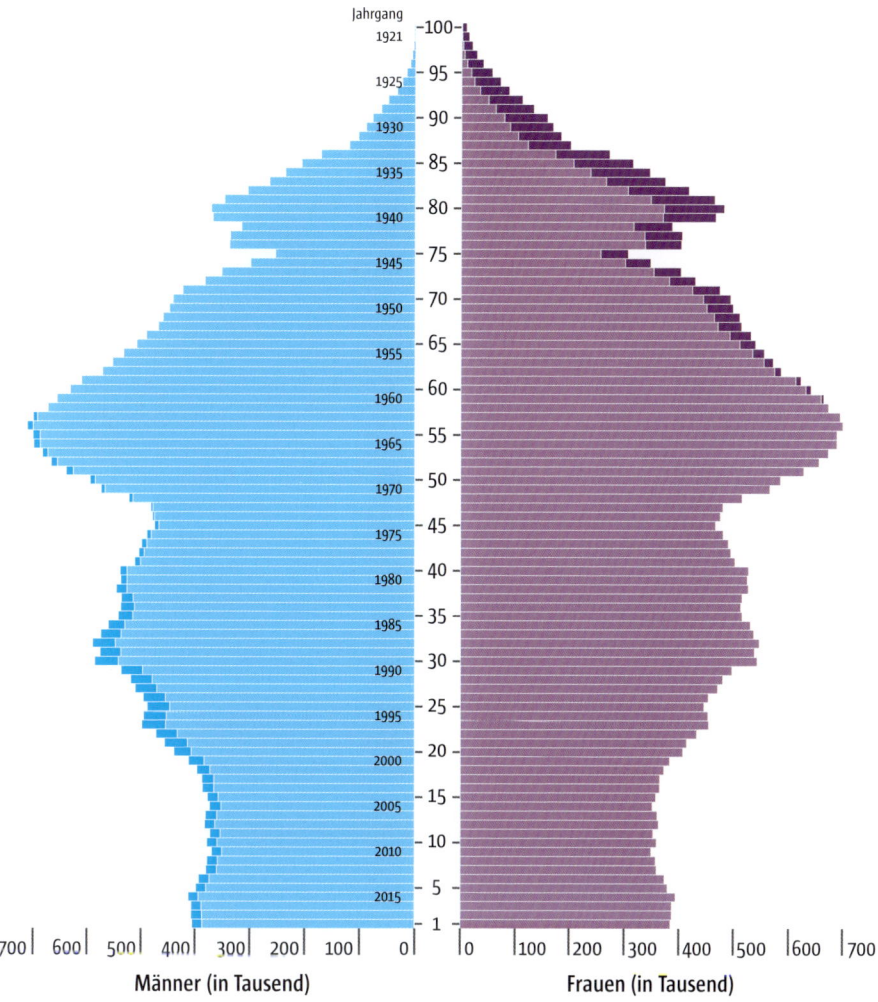

Abb. 1   Altersaufbau der Bevölkerung in Deutschland 2019 (Destatis 2019)

burtenstarke Jahrgänge gekennzeichnet. Dabei handelt es sich um die sogenannten
Babyboomer, deren Zahl 1964 ihren Höhepunkt mit rund 1,4 Millionen Geburten erreichte (Menning u. Hoffmann 2009). Heute sind die Babyboomer im Alter von 50 bis
65 angekommen und bilden weiterhin die größte Generation in der Bevölkerungs-
pyramide der Bundesrepublik (s. Abb. 1).

Neben ihrer Größe zeichnet sich diese Generation auch durch eine um acht bis neun
Jahre höhere Lebenserwartung im Vergleich zur Elterngeneration aus (Menning u.
Hoffmann 2009). Die dementsprechende Lebenserwartung bis in die 2040er- und
2050er-Jahre geht auf eine Veränderung im Krankheitsspektrum zurück. Chronische
Erkrankungen nehmen in ihrer Bedeutung seit einigen Jahren zwar zu, führen aber
nicht mehr so häufig zum Tod. Auch Krebserkrankungen werden besser behandelbar
und führen ebenfalls nicht mehr so oft zum Versterben. Möglich macht das der me-

dizinische Fortschritt im Hinblick auf Behandlungsmethoden, Innovationen und neue Versorgungsformen (RKI 2015).

Bereits in den 2030er-Jahren wird ein Anstieg der Inanspruchnahme medizinischer und pflegerischer Leistungen der Babyboomer zu verzeichnen sein, den wir heute noch nicht genau prognostizieren können.

> Zukunftsfeste Versorgungsstrukturen werden darauf reagieren müssen, dass die bislang größte Nachkriegsgeneration im Vergleich zu bisherigen Generationen älter und morbider wird.

Gleichzeitig muss aber berücksichtigt werden, dass nach 1990 im Großen und Ganzen jeder neue Jahrgang kleiner war als der vorherige. Zwar hat sich in den letzten Jahren eine gewisse Stabilisierung ergeben. Andererseits haben Erfahrungen mit (Arbeits-) Migration auch ernüchtert, wenn es darum ging fehlendes Arbeitskräftepotenzial auf diesem Weg zu erschließen. Insgesamt stößt also wachsender Arbeitskräftebedarf für die medizinische und pflegerische Versorgung auf ein geringes Potenzial, um das auch andere Branchen und Wirtschaftszweige konkurrieren werden.

1.3 Herausforderung 3: Trend zugunsten urbaner Räume

Neben der Digitalisierung und der demografischen Entwicklung ist die Binnenmigration und die sich daraus ergebenden Veränderungen in der Bevölkerungsstruktur der ländlichen und urbanen Gebiete wichtig für die Zukunftsfähigkeit unseres Versorgungssystems. Seit einiger Zeit bereits verlassen relevante Teile der Bevölkerung den ländlichen Raum und suchen den Weg in die Metropolregionen. Über alle Städte- und Gemeindetypen hinweg ist zu beobachten, dass in den dünn besiedelten ländlichen Räumen eine kontinuierliche Entleerung in Richtung der urbanen Zentren stattfindet (Münter u. Osterhage 2018). Auch wenn es sich dabei um einen langsamen Prozess handelt, hat der Bevölkerungsanteil in ländlichen Regionen den niedrigsten Stand seit 1871 erreicht (Rösel u. Weishaupt 2020). Insbesondere jüngere Menschen im Alter von 18 bis 29 Jahren suchen den Weg in die Großstadt (Bauer et al. 2019). Dies geht auf die Attraktivität des urbanen Raums im Vergleich zu den strukturschwächeren ländlichen Regionen zurück, die sich im Wesentlichen aus einem breiten Ausbildungs-, Berufs-, Kinderbetreuungs- und Kulturangebot ergibt.

Diese Entwicklung hat natürlich auch Auswirkungen auf die Versorgungsstrukturen in urbanen und ländlichen Regionen. Metropolregionen sind schon seit jeher davon geprägt, dass dort ein ausdifferenziertes und breit aufgestelltes Versorgungsangebot im ambulanten und stationären Bereich vorgehalten wird. Zum einen sind solche Strukturen oft historisch gewachsen, zum anderen beruhen sie auf einer nicht unerheblichen Nachfrage nach medizinischen Leistungen, die in ihrer fachlichen Breite und Tiefe deutlich höher ausfällt als in ländlichen Regionen. Dort ist hingegen eher eine gegenteilige Entwicklung zu beobachten. Beispielsweise gestaltet sich die Aufrechterhaltung eines Praxisbetriebes in den strukturschwächeren Räumen oft schwierig, da Nachfolger nur schwer gefunden werden können. Auch Krankenhäuser sind von dieser Entwicklung betroffen. So müssen dort Stationen aufgrund ge-

1   Zukunftsfähige Versorgungsstrukturen – Welche Herausforderungen gilt es dafür zu bewältigen?

IV

ringer Nachfrage geschlossen werden. Dem gegenüber steht eine im Vergleich zu der in urbanen Räumen deutlich ältere Bevölkerung. Der sich daraus ergebende Bedarf an ärztlicher und fachärztlicher Versorgung im ambulanten Bereich und einer stationären Grund- und Notfallversorgung ist jedoch wohnortnah nicht mehr in allen strukturschwächeren ländlichen Gebieten abzudecken.

> **Zukunftsfeste Versorgungsstrukturen müssen diese Entwicklung berücksichtigen und Angebote schaffen, um dem medizinischen Bedarf in ländlichen Regionen gerecht zu werden.**

Dies ist in Teilen bereits heute gelungen, kommt aber oft nicht über den Status eines regionalen Projektes hinaus. Parallel sollten sich zukunftsfeste Versorgungsstrukturen aber auch dadurch auszeichnen, dass sich das medizinische Angebot in Metropolregionen stärker am tatsächlichen Bedarf orientiert und besser aufeinander abgestimmt ist.

1.4   Veränderungen auf zwei Themenfelder fokussieren

Um den beschriebenen Herausforderungen mit zukunftsfähigen Versorgungsstrukturen gerecht werden zu können, bestehen im Wesentlichen zwei Themenfelder. Zunächst muss dem Personalmangel in der medizinischen und pflegerischen Versorgung mit wirkungsvollen Konzepten begegnet werden. Außerdem sind die Vorteile der Digitalisierung nachhaltig in die Versorgungsstrukturen zu integrieren.

1.4.1   Personalmangel entgegentreten

Der sich aus der demografischen Alterung heraus abzeichnende Bedarf an medizinischen und pflegerischen Leistungen unserer Gesellschaft ab den 2030er-Jahren wird aufgrund des heute schon eingetretenen und sich fortentwickelnden Personalmangels im Gesundheitswesen nicht in der Form aufgefangen werden können, wie es vom Gesundheitswesen gemeinhin erwartet wird. 2030 fehlen voraussichtlich 1,3 Mio. Vollkräfte im Gesundheits- und Sozialwesen (Augurzky u. Kolodziej 2018), sofern nicht entsprechend gegengesteuert wird.

Um dieser Entwicklung entgegenzutreten kommen u.a. zwei Ansatzpunkte infrage. Zunächst gilt es die Prävention noch mehr in den Vordergrund zu rücken. Außerdem kann über attraktivere Arbeitsplätze dazu beigetragen werden, den Personalmangel abzuschwächen.

Prävention mehr in den Vordergrund

Die Prävention ist eine zentrale Aufgabe der Medizin und der Krankenkassen, um individuellen Risiken der Menschen mit geeigneten Konzepten entgegenzuwirken. Dies geschieht über die drei Arten der Prävention.

- Mit der Primärprävention soll die Gesundheit erhalten und die Entstehung von Erkrankungen verhindert werden.
- Die Sekundärprävention trägt dazu bei, dass Krankheiten frühzeitig erkannt und eine Verschlimmerung oder Chronifizierung durch entsprechende Maßnahmen verhindert werden.
- Die Tertiärprävention dient der Unterstützung von Patienten bei der Heilung oder der Konservierung des erreichten Gesundheitszustands.

Wie bereits angedeutet, besteht eine der Anforderungen an zukunftsfähige Versorgungsstrukturen in der Bewältigung der demografischen Alterung. In der Generation der heute 50- bis 65-Jährigen wird eine erhöhte Morbiditätslast entstehen. Der allgegenwärtige Personalmangel kann vor diesem Hintergrund dazu führen, dass sowohl Medizin als auch Pflege nicht vollständig in der Lage sein werden, eine adäquate Versorgung dauerhaft zu gewährleisten und der gewohnten Erwartungshaltung der Bevölkerung gegenüber dem Gesundheitswesen zu erfüllen.

Ein Schlüssel liegt also in der Entlastung des Gesundheitswesens durch Vermeidung oder Verzögerung von Erkrankung. Dafür muss die Prävention noch mehr in den Mittelpunkt gerückt werden und gezielt die Generation der Babyboomer adressieren. Eine intensive Primär- und Sekundärprävention durch entsprechende Maßnahmen im erwähnten Alterssegment ist dafür erforderlich. Allerdings muss dabei sichergestellt sein, dass man die Inanspruchnahme durch die Generation so einfach wie möglich macht. Prävention muss also dort erfolgen, wo sich die Babyboomer befinden. Zum einen gelingt das über Prävention in der Lebenswelt Wohnort, zum anderen geht es um den Arbeitsplatz, den man am besten über die betriebliche Gesundheitsförderung (BGF) erreicht. Sowohl für präventive Maßnahmen in der Lebenswelt Wohnort als auch für die BGF gilt dabei, dass sie aus dem richtigen Mix bestehen müssen. Das bedeutet, dass die richtigen Krankheitsbilder angesprochen werden. Demenz, Diabetes, Herz-Kreislauf-Erkrankungen, Muskel-Skelett- und Krebserkrankungen nehmen im Alter immer mehr zu. Hier müssen die Maßnahmen ansetzen, um mittelfristig dem Personalmangel entgegentreten zu können.

Attraktivität der Arbeitsplätze erhöhen

Um für das Gesundheitswesen mehr Beschäftigte zu mobilisieren muss die Attraktivität der Arbeitsplätze im Gesundheitswesen erhöht werden, gerade im Wettbewerb mit anderen Branchen, um Interessierte für eine Aufgabe im Gesundheitswesen begeistern zu können. Dies gilt sowohl für Menschen, die sich beruflich umorientieren wollen, als auch für diejenigen, die noch am Anfang der beruflichen Laufbahn stehen.

Attraktive Arbeitsplätze zeichnen sich im Wesentlichen durch gute und moderne Arbeitsbedingungen aus. Dazu zählen beispielsweise

- die Sicherheit des Arbeitsplatzes,
- flexible Arbeitszeitmodelle,
- Weiterbildungsmöglichkeiten,
- das Gehalt und
- Aufstiegsmöglichkeiten.

1   Zukunftsfähige Versorgungsstrukturen – Welche Herausforderungen gilt es dafür zu
bewältigen?

IV

Das Gehalt ist heute zwar nur ein Faktor neben weiteren Indikatoren. Das bedeutet aber nicht, dass auf eine leistungsgerechte und konkurrenzfähige Bezahlung verzichtet werden kann. Die Priorität hat sich in den vergangenen Jahren aber auf andere Themen konzentriert, z.B. die Work-Life-Balance und die Vereinbarkeit von Familie und Beruf.

Das Gesundheitswesen kämpft zudem mit dem Ruf überbordender Bürokratie, die immer wieder u.a. auf die umfangreichen Dokumentationspflichten zurückgeführt wird. Hier muss die Digitalisierung stärker dazu beitragen, die Aufgaben im Gesundheitswesen davon immer mehr zu entlasten. Außerdem muss an der Vermittlung der Bedeutung von Dokumentation gearbeitet werden. Schließlich bewirken Dokumentationspflichten auch Gutes. Sie dienen der Transparenz und der Qualitätssicherung im Gesundheitswesen. Beides sind Aspekte, die im Sinne der Patienten und der Versorger sind. Dies ist bisher allerdings nicht richtig vermittelt worden.

Auch wenn es auf der Hand liegt, dass an allen beispielhaft genannten Bedingungen im Gesundheitswesen für attraktive Arbeitsplätze noch Handlungsbedarf besteht, so hat das Gesundheitswesen im Vergleich zu vielen anderen Branchen heute bereits einen Vorteil in einem Feld, das für Beschäftigte immer bedeutsamer wird. Es geht um den Purpose, also um den Sinn und Zweck eines Unternehmens bzw. um den Sinn und Zweck der beruflichen Tätigkeit. Was kann es Befriedigenderes geben, als die Versorgung von kranken und/oder pflegebedürftigen Menschen sicherzustellen? Leider überstrahlen im Moment noch oft die Wahrnehmungen von tatsächlich oder zumindest so empfundenen schlechten Arbeitsbedingungen die positiven Erfahrungen.

> Für zukunftsfähige Versorgungsstrukturen muss dem Personalmangel im Gesundheitswesen durch ein Gesamtkonzept aus Prävention und BGF und einer höheren Attraktivität der Arbeitsplätze begegnet werden.

1.4.2   Vorteile der Digitalisierung nutzen

Wie eingangs bereits angeführt, muss für zukunftsfeste Versorgungsstrukturen der Technologieschub Digitalisierung dort integriert werden, wo die Vorteile für Patienten und Versorger am besten zur Geltung kommen. Für die Digitalisierung lassen sich in der Versorgung, vereinfacht gesagt, drei Zielbereiche definieren, in denen der Digitalisierungseffekt unterschiedlich zum Tragen kommt:

- Gesunde sollen besser gesund bleiben.
- Krankheiten sollen besser überwunden werden.
- unheilbar Kranke sollen mit Erkrankungen einhergehende Einschränkungen besser bewältigen.

Im ersten Zielbereich kommen digitale Anwendungen bereits heute bei gesunden Versicherten oder Versicherten mit leichten gesundheitlichen Problemen am ehesten zum Tragen. Hier gibt es ein breites Angebot, das die Versicherten bei der Gesunderhaltung und der Bewältigung leichter Erkrankungen unterstützt. Die Spielräume der Digitalisierung müssen von den beteiligten Akteuren dort weiter ausgenutzt werden, um regelbasierte Leistungen zu digitalisieren.

Im Zielbereich der Überwindung von Erkrankungen und dem Management chronischer Erkrankungen muss mehr Digitalisierung verfügbar gemacht werden. Auch wenn digitale Anwendungen heute bereits ein permanentes Monitoring und ein entsprechendes Management von chronischen Erkrankungen ermöglichen, so stößt man hier auch an Grenzen. Viele Elemente der Versorgungspfade sind aktuell nur analog zu absolvieren: Blut- und Gewebeprobenentnahmen, körperliche Untersuchungen, natürlich auch physische Interventionen. Es bleibt abzuwarten, inwieweit technische Lösungen zukünftig auch hier automatisierte oder zumindest kontaktlose Optionen erschließen werden.

Im Zielbereich zur Verbesserung der Bewältigung von mit Erkrankungen verbundenen Einschränkungen ist der Digitalisierungseffekt am geringsten. Hier bleiben die persönliche Versorgung multimorbider Patienten und die Pflege am Bett wichtig und sind kaum zu ersetzen. In der Folge ist der Bedarf an persönlicher Versorgung und Pflege hier am größten, der auch mit dem Faktor Zeit in Verbindung steht. Um dem gerechter werden zu können, kann Digitalisierung auch hier im Bereich der Dokumentationspflichten helfen, indem eine Befreiung von der Papierlast durch eine elektronische Dokumentation entlang der Versorgungs- und Pflegeprozesse genutzt wird.

Um dem physischen Versorgungs- und Betreuungsbedarf im dritten Zielbereich, auch vor dem Hintergrund der beschriebenen Entwicklungen im Zusammenhang mit der Generation der Babyboomer, gerecht werden zu können, muss das Digitalisierungspotenzial in den ersten beiden Feldern so weit wie möglich ausgeschöpft und durch Kreativität und technischen Fortschritt ständig erweitert werden. Dadurch ergibt sich ein positiver Effekt auf den bereits dargestellten Personalmangel im Gesundheitswesen und die Möglichkeit, das Personal dort einzusetzen, wo uns Digitalisierung kaum oder gar nicht helfen kann.

Versorgung sicherstellen

Bereits heute steht die Bevölkerung im ländlichen Raum aufgrund der beschriebenen Entwicklungen vor dem Problem, dass die Bereitschaft der Mediziner zur dortigen Niederlassung gering ausgeprägt ist. Die Versorgung vor Ort wird bei steigendem Bedarf der Bevölkerung weniger. Die räumliche Distanz zwischen Leistungserbringern und Patient wächst und macht die Versorgung im ärztlichen und fachärztlichen Bereich immer schwieriger.

Zukunftsfeste Versorgungsstrukturen müssen das aufgreifen. Der digitale Wandel beinhaltet hier ein großes Potenzial, um die Versorgungssituation der Patienten zu verbessern. Vor allem die Telemedizin kann in diesem Zusammenhang unterstützen. Dies hat sich in der Corona-Pandemie, wie eingangs bereits erwähnt, gezeigt. Telemedizin wird den Arztbesuch auf absehbare Zeit nicht ersetzen, aber sie eignet sich überall dort besonders gut, wo Distanzen zu überwinden sind oder ein fachübergreifender Austausch hilfreich ist. So sind heute bereits fachübergreifende Telekonsile möglich, und neue Kooperationsmöglichkeiten basieren auf der Telemedizin.

Praxisbeispiel

Ein Beispiel ist das virtuelle Krankenhaus in Nordrhein-Westfalen. Dort wurde eine digitale Plattform für den Austausch zwischen Krankenhäusern und nieder-

1   Zukunftsfähige Versorgungsstrukturen – Welche Herausforderungen gilt es dafür zu bewältigen?

gelassenen Ärzten geschaffen, um fachärztliche Expertise ortsunabhängig zu bündeln und besser zugänglich zu machen. Im Mittelpunkt des Kooperationsansatzes stehen Telekonsile, elektronische Visiten und Videosprechstunden. Das im vergangenen Jahr in die Pilotphase gestartete Projekt steht somit exemplarisch für neue Kooperationsformen, die alle Vorteile der Digitalisierung aufgreifen.

1.5   Fazit

Die Weiterentwicklung der heutigen Versorgungsstrukturen ist notwendig, damit das Gesundheitswesen auch in Zukunft den Anforderungen der Bevölkerung an die Versorgung gerecht werden kann. Dafür müssen die heutigen Strukturen drei zentralen Herausforderungen gerecht werden:

- Technologieschub Digitalisierung
- Demografische Entwicklung
- Trend zugunsten urbaner Räume

Um die Versorgungsstrukturen zukunftsfähig zu machen, muss den Herausforderungen im Wesentlichen über zwei Themenfelder begegnet werden. Zunächst bedarf es eines Konzeptes zur Bekämpfung des allgegenwärtigen Personalmangels im Gesundheitswesen. Dies kann durch ein Gesamtkonzept bestehend aus mehr Prävention und BGF und einer Erhöhung der Attraktivität der Arbeitsplätze im Gesundheitswesen gelingen.

Außerdem muss Digitalisierung insgesamt mehr in der Versorgung stattfinden. Sie kann sowohl Personal entlasten als auch Versorgung orts- und zeitunabhängig verfügbar machen. Dafür müssen jedoch die Potenziale noch mehr ausgeschöpft werden und durch Kreativität und Innovationsgeist die heutige Grenze des Digitalisierungseffektes weiter verschoben werden. Die Basis ist dafür in den vergangenen Jahren durch die Politik geschaffen worden und auch die Akteure im Gesundheitswesen haben gerade durch die Corona-Pandemie einmal mehr die Vorteile und die Notwendigkeit von digitaler Versorgung erkannt. Nun gilt es die kommenden Jahre zu nutzen, um vor diesem Hintergrund an den heutigen Strukturen unserer Versorgung zu arbeiten.

Literatur

Augurzky B, Kolodziej I (2018) Fachkräftebedarf im Gesundheits- und Sozialwesen 2030. Gutachten im Auftrag des Sachverständigenrates zur Begutachtung der gesamtwirtschaftlichen Entwicklung. RWI-Leibniz-Institut für Wirtschaftsforschung Essen. URL: https://www.sachverstaendigenrat-wirtschaft.de/fileadmin/dateiablage/gutachten/jg201819/arbeitspapiere/Arbeitspapier_06-2018.pdf (abgerufen am 01.03.2021)

Bauer T, Rulff C, Tamminga M (2019) Berlin Calling – Internal Migration in Germany. In: Bauer K, Leininger W, Clausen V, Döhrn R, Frondel M, Kluve J (Hrsg) Ruhr Economic Papers #823, Essen.
URL https://www.rwi-essen.de/media/content/pages/publikationen/ruhr-economic-papers/rep_19_823.pdf (abgerufen am 01.03.2021)

Deutscher Bundestag (2020) Bericht des Bewertungsausschusses und des ergänzten Bewertungsausschusses zur Überprüfung des Einheitlichen Bewertungsmaßstabes auf die Möglichkeit zur ambulanten telemedizinischen Leistungserbringung und über die als telemedizinische Leistungen abrechenbaren Konsilien.

In: Bundestag Drucksache 19/25185. URL: https://dip21.bundestag.de/dip21/btd/19/251/1925185.pdf (abgerufen am 01.03.2021)

Menning S, Hoffmann E (2009) Die Babyboomer – ein demografisches Porträt. In: Report Altersdaten GeroStat 2/2009. Deutsches Zentrum für Altersfragen Berlin. URL: https://www.ssoar.info/ssoar/bitstream/handle/document/37016/ssoar-2009-menning_et_al-Die_Babyboomer_-_ein_demografisches.pdf?sequence=1&isAllowed=y&lnkname=ssoar-2009-menning_et_al-Die_Babyboomer_-_ein_demografisches.pdf (abgerufen am 01.03.2021)

Münter A, Osterhage F (2018) Trend Reurbanisierung? Analyse der Binnenwanderung in Deutschland 2006 bis 2015. Bertelsmann Stiftung Gütersloh. URL: https://www.bertelsmann-stiftung.de/fileadmin/files/Projekte/74_Wegweiser-Kommune/Reurbanisierung_2018_final.pdf (abgerufen am 01.03.2021)

Robert Koch-Institut (2015) Welche Auswirkungen hat der demografische Wandel auf Gesundheit und Gesundheitsversorgung? In: Gesundheit in Deutschland. Gesundheitsberichterstattung des Bundes. RKI Berlin. URL: https://www.rki.de/DE/Content/Gesundheitsmonitoring/Gesundheitsberichterstattung/GBEDownloadsGiD/2015/09_gesundheit_in_deutschland.pdf?__blob=publicationFile (abgerufen am 01.03.2021)

Rösel F, Weishaupt T (2020) Städte quellen über, das Land dünnt sich aus: Anteil der Landbevölkerung auf niedrigstem Stand seit 1871. In: ifo Institut Niederlassung Dresden (Hrsg.) ifo Dresden berichtet. 4–6. Dresden. URL: https://www.ifo.de/DocDL/ifo-dresden-berichtet-2020-02_0.pdf (abgerufen am 01.03.2021)

Statistisches Bundesamt (2019) 14. koordinierten Bevölkerungsvorausberechnung für Deutschland. Wiesbaden. URL: https://service.destatis.de/bevoelkerungspyramide/index.html (abgerufen am 01.03.2021)

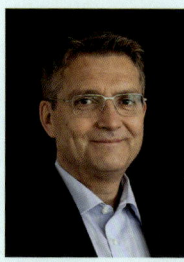

Thomas Ballast

Thomas Ballast ist seit 2012 stellvertretender Vorsitzender des Vorstands der Techniker Krankenkasse (TK). Er verantwortet die Geschäftsbereiche der ambulanten und stationären Versorgung sowie der Versorgungsinnovationen. In seinen Zuständigkeitsbereich fallen zudem die Geschäftsbereiche Service & Kanäle sowie Service- und Business-Management. Bevor er seine Tätigkeit bei der TK antrat, war der Diplom-Volkswirt Vorstandsvorsitzender des Ersatzkassenverbandes vdek. Bis dahin war er bereits in verschiedenen verantwortlichen Positionen in der gesetzlichen Krankenversicherung tätig.

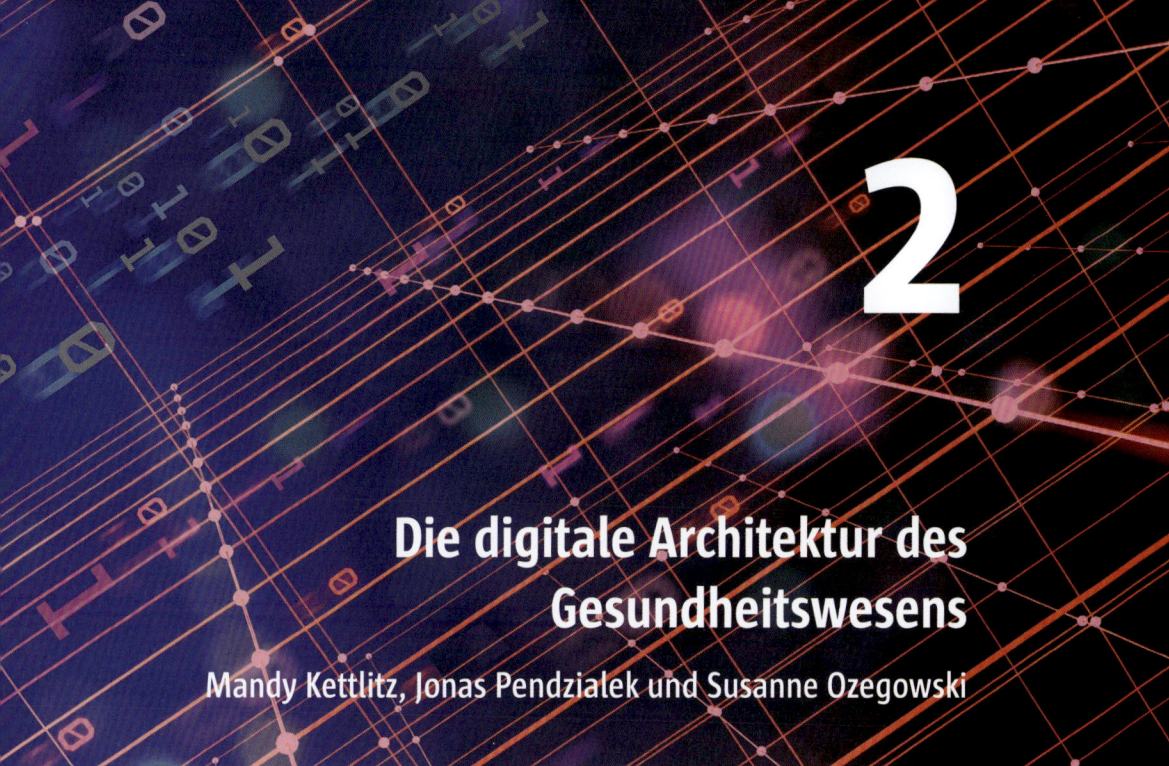

2

Die digitale Architektur des Gesundheitswesens

Mandy Kettlitz, Jonas Pendzialek und Susanne Ozegowski

2.1 Einleitung

Eine Revolution trifft Gesundheitssysteme überall in der Welt: der Übergang von der Medizin, wie wir sie heute praktizieren, hin zur digitalen, datenbasierten Medizin (vgl. Spahn et al. 2016). Datenbasierte Medizin kann in der Onkologie auf Basis der (genetischen) Daten des Patienten eine Therapieempfehlung, z.B. zum Ob und Wie einer Chemotherapie, ermitteln. Datenbasierte Medizin ist auch, aus sogenannten „Lifestyle-Daten" (z.B. Schlaf, Ernährung, Bewegung), die der Patient selbst erfasst, konkrete Empfehlungen für den Patienten abzuleiten. Weitere Potenziale und Beispiele beschreiben beispielsweise Rüping (2015) und Langkafel (2014).

Die Frage ist nicht, ob die datenbasierte Medizin auch im deutschen Gesundheitswesen ankommen wird. Die Frage ist vielmehr, wie insbesondere die gesetzliche Gesundheitsversorgung mit diesem neuen, riesigen Potenzial umgeht, wieviel sie davon für sich nutzbar machen kann und darf und wer dabei das Steuer in der Hand hält.

Grundbedingung für die datenbasierte Medizin muss sein, den Patienten (gesund oder krank) in den Mittelpunkt zu stellen und ihm die Souveränität über seine Daten zu geben. Dazu gehört insbesondere,

- dass nur der Patient festlegt, welche Daten wann über ihn erfasst werden,
- dass der Patient den Datenspeicher unter seiner individuellen Kontrolle hat und auch Daten wieder löschen kann, und
- dass der Patient allein die Nutzung von Daten freigeben (bzw. widerrufen) kann und dabei bestimmt, zu welchem Zweck die Daten verwendet werden.

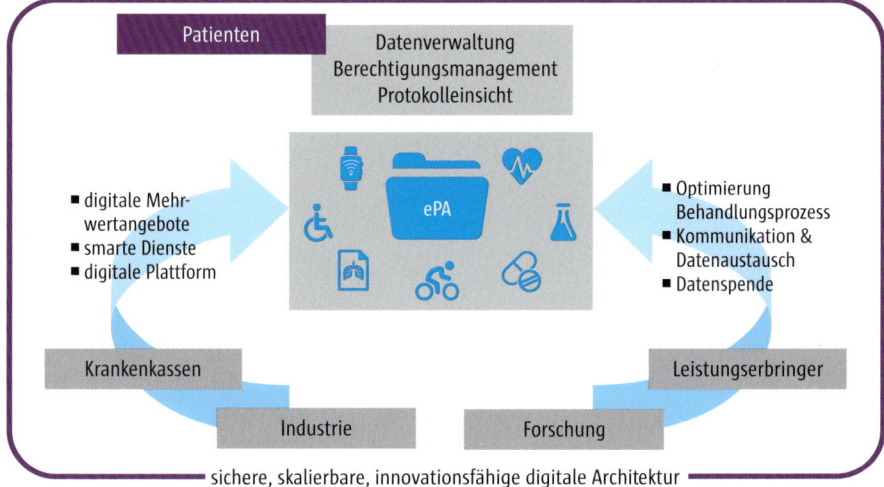

Abb. 1   Systematik der digitalen Architektur des Gesundheitswesens

Diese Grundbedingungen, die auch den Kern der europäischen Datenschutznormen bilden, sind erfolgskritisch, damit die datenbasierte Medizin funktioniert. Denn ohne diese hat der Patient kein Vertrauen und ohne den Patienten ist keine Behandlung möglich.

Um dem Patienten diese zentrale Rolle zu ermöglichen und die datenbasierte Medizin Wirklichkeit werden zu lassen, braucht es eine einheitliche, funktionale und sichere digitale Architektur für das Gesundheitswesen (s. Abb. 1), die in diesem Beitrag näher erläutert wird.

2.2   Rahmen der Digitalen Architektur

Den Rahmen der digitalen Architektur unseres Gesundheitswesens setzt eine sichere, skalierbare innovationsfähige digitale Infrastruktur, die Telematikinfrastruktur (TI). Diese soll als digitales Gesundheitsnetz alle Akteure im Gesundheitswesen miteinander vernetzten, Informationen auf sicherem Weg austauschen und eine schnelle Kommunikation ermöglichen (gematik 2020b). In der medizinischen Versorgung können auf diese Weise benötigte Informationen schnell und einfach an dem Ort verfügbar gemacht werden, an dem sie benötigt werden.

2.2.1   Digitale Identitäten

Höchste Priorität haben dabei sowohl der Datenschutz als auch die Informationssicherheit, denn nur legitimierte Akteure sollen Zugang zum digitalen Gesundheitsnetz haben. Auf der anderen Seite werden zukunftsfähige und skalierbare Verfahren benötigt, damit sich alle Akteure in ihrem jeweiligen Anwendungskontext sicher legitimieren können. Eine digitale Architektur benötigt dafür sichere, nutzbare und effiziente Zugangsdienste in Form von Identifikations- und Authentisierungsverfahren. Hierbei spielen zukünftig sogenannte „digitale Identitäten" eine zentrale Rolle. Mithilfe einer digitalen Identität lassen sich Personen über elektronische Merkmale wie Benutzername und Passwort, Chipkarten, Token oder biometrische Daten eindeutig identifizieren (Bundesdruckerei 2020). Dabei variieren die Anforderungen an geeignete Identifizierungs- und Authentifizierungsverfahren je nach dem Anwendungskontext. Während sich im klassischen Online-Handel Personen bereits durch einen Benutzernamen und ein Passwort authentisieren können, müssen im Gesundheitswesen die Anforderungen an den Datenschutz und die Informationssicherheit bei Identifizierungs- und Authentifizierungsverfahren besonders hoch sein. Hierfür werden zukunftsfähige und verlässliche Verfahren benötigt, um sich sicher zu identifizieren und zu authentifizieren (gemäß Artikel 9 der EU-Datenschutz-Grundverordnung).

Besondere Bedeutung kommt kontaktlosen Lesegeräten (z.B. Smartphones) mit NFC-Funktion (Near Field Communication) zu. Mit diesen lassen sich die bislang eingesetzten Hardware-basierten Technologien wie kartenbasierte Lesegeräte ablösen. Diese waren noch in jüngster Vergangenheit erforderlich, um die elektronische Gesundheitskarte (eGK) als Identifikationsnachweis der Patienten einzulesen. Derartige analoge Identifikationsverfahren mit entsprechender Hardware lassen sich nun sicher auf digitalem Weg abbilden. Damit bilden kontaktlose Lesegeräte die Grundlage für die dezentrale Identifikation über virtuelle Abbildungen einer Identität. Das ist nicht nur deutlich nutzerfreundlicher und ressourcenschonender, denn kaum ein Privathaushalt besitzt Kartenlesegeräte, sondern kann durch die höhere Skalierbarkeit grundlegender Treiber der Digitalisierung im Gesundheitswesen werden.

2.2.2 Rolle der gematik in der Digitalisierung

Mit dem Entwurf des Digitale Versorgung und Pflege-Modernisierungs-Gesetzes (DVPMG) definiert der Gesetzgeber neuerlich weitere Teile der inhaltlichen und technischen Ausgestaltung der TI. So soll die gematik zukünftig Betriebsleistungen und Dienste der zentralen (Anwendungs-)Infrastruktur selbst erbringen, sofern diese sicherheitskritisch sind. Damit liegen zukünftig sowohl die Entwicklung als auch die Betriebsverantwortung zentral bei der gematik. Der Kompetenzbereich der gematik erweitert sich demnach deutlich. Gleichzeitig werden durch das Bundesministerium für Gesundheit regulatorischer Rahmen und entsprechende Vorgaben gesetzt. Hieraus ergibt sich eine erkennbare Tendenz zur staatlichen Zentralisierung, die einem wettbewerblich orientierten Gesundheitswesen widerspricht.

Dies könnte im Widerspruch zur Wettbewerbsordnung des deutschen Gesundheitssystems stehen, welche erfordert, dass die inhaltliche und technische Weiterentwicklung der fachlichen Anwendungen der TI dezentral im Wettbewerb erfolgen sollte. Die Aufgabe der gematik ist es, den einheitlichen Rahmen für die Digitalisierung vorzugeben, in dem diese Standards setzt, Anforderungen an Schnittstellen definiert und entsprechende Spezifikationen festgelegt.

2.3 Elektronische Patientenakten als zentrales Element der Digitalisierung

Das Kernelement einer digitalen Architektur ist ein zentraler, langfristiger und gleichzeitig sicherer Speicherort für alle Gesundheitsdaten der Patienten. Sie allein entscheiden über den Bestand an Daten, Zugriffsrechte für Dritte und über die Nutzung dieser Daten. Mit dem Terminservice- und Versorgungsgesetz (TSVG) wurden die Grundlagen zur flächendeckenden Einführung von elektronischen Patientenakten (ePA) ab dem Jahr 2021 geschaffen. Mit dem Patientendaten-Schutzgesetz (PDSG) und dem DVPMG wurde diese als schrittweise Einführung von ePAs in mehreren Umsetzungsstufen hinsichtlich Inhalten, Zugriffsrechten und Funktionalitäten konkretisiert. Entscheiden sich Versicherte zur Nutzung einer ePA, haben sie zunächst einen Anspruch darauf, dass alle medizinischen oder behandlungsrelevanten Informationen (wie Befunde, Diagnosen, Verordnungen, Leistungsdaten u.v.m.) in ihre ePA übertragen werden.

Genau diese Informationsverdichtung der Daten in der ePA bildet die Grundlage für digitale Innovationen durch Prozessverbesserungen in der Gesundheitsversorgung einerseits sowie Mehrwertanwendungen und -diensten andererseits. Um die technologischen Potenziale allerdings voll auszuschöpfen, bedarf es einer wie folgt abgebildeten gestuften Implementierung im Gesundheitswesen (in Anlehnung an Haas 2017, S. 247–253).

1. Etablierung der ePA als zentraler Speicherort für relevante Daten und Dokumente
2. Vernetzung der zentralen Akteure des Gesundheitswesens (z.B. Leistungserbringer)
3. Integration von weitergehenden Diensten (z.B. elektronische Arztbriefe, elektronischer Medikationsplan sowie der Dienst „Kommunikation im Medizinwesen" als sicherer Kommunikationskanal)
4. Ausbau der ePA als Plattformansatz zum Enabler für Innovationen

Mit der ePA als zentraler Datenbasis lässt sich ein digitaler Plattformansatz entwickeln, auf dem Anbieter und Nachfrager unter der Hoheit des Patienten interagieren. Der Plattformansatz bietet enorme Potenziale für den Aufbau neuer digitaler Geschäftsmodelle und Dienste im Gesundheitswesen. Gleichzeitig lassen sich Effizienzsteigerungen durch Netzwerkeffekte (Interaktion der Nutzer) und verringerte Transaktionskosten erreichen. Für digitale Plattformen im Gesundheitswesen gelten besondere Anforderungen (Schallbruch et al. 2020):

- Ausrichtung an den Bedürfnissen der Patienten,
- hohe Datenschutz- und Datensicherheitsstandards,
- sicheres Identitätsmanagement für berechtigte Akteure,
- Sicherstellung der Interoperabilität.

Die ePA bildet dabei die Grundlage und Basis für Plattformansätze und ist zugleich Treiber der Digitalisierung.

2.4 Verbindliche Regulierungsstrukturen

Für den Austausch von Daten im Gesundheitswesen bedarf es einer geschützten digitalen Infrastruktur. Damit alle Komponenten den funktionalen und technischen Anforderungen innerhalb der TI entsprechen, erfolgt die Zulassung der Produkttypen zentral durch die gematik (gematik 2020a). Die verwendeten kryptografischen Verfahren überprüft das Bundesamt für Sicherheit in der Informationstechnik regelmäßig hinsichtlich geltender Sicherheitsstandards. Dabei werden die Zulassungen durch die gematik nur befristet erteilt. Für eine weitere Nutzung in der TI benötigen Konnektoren (welche das gesicherte Gateway eines Leistungserbringers zur TI darstellen) und Kartenterminals regelmäßige Software-Updates, um ihr System auf dem entsprechenden Sicherheitsstandard zu halten. Gleichzeitig lassen sich dadurch mögliche Fehlerquellen korrigieren und neue, verbesserte Funktionalitäten einführen.

Mit den gesetzlichen Regelungen zur Beschleunigung der Digitalisierung im Gesundheitssystem, zuletzt PDSG und DVPMG, müssen die Konnektoren sehr schnell neue Aufgaben bewältigen und Anwendungen unterstützen. Zeitliche Verzögerungen wirken sich unmittelbar auf die Zeitpläne der Anwendungen aus:

Ursprünglich sollten die Updates der Konnektoren auf die Produkttypversion 4 (PTV-4) bis Ende 2020 erfolgt sein, damit die Versicherten ab 2021 von ihren Ärzten Gesundheitsdaten in die ePA übermittelt bekommen können. Doch bis Ende 2020 haben die Hersteller der Konnektoren gerade einmal die Updates auf die Produkttypversion 3 (PTV-3) als sogenannte „eHealth-Konnektoren" durchgeführt bzw. befinden sich im Feldtest. Nicht nur die fehlenden Konnektor-Updates behindern die ePA-Vernetzung: Die Hersteller der Praxisverwaltungssysteme (PVS) wären ebenfalls ab 2021 verpflichtet gewesen, die PVS-Frontends derart upzudaten, dass darüber ein Zugriff auf die ePA möglich ist.

Nach derzeitigem Stand erfolgt die Einführung der ePA nun gemäß eines Stufenkonzeptes mit einer vorgeschalteten umfangreichen Test- und Einführungsphase (Bundestag Drucksache 2020). Diese Verzögerung hat zur Folge, dass mit dem Start der ePA ein essentielles Feature noch nicht einsetzbar ist, nämlich die Vernetzung der ePA mit den Leistungserbringern. Somit können Patienten die Daten ihrer ePA erst im Laufe des Jahres 2021 mit ihren behandelnden Ärzten austauschen.

> **Hier haben wir es mit klassischem Marktversagen zu tun. Denn anders als für die Ärzteschaft und die Krankenkassen gelten für die PVS-Hersteller keine gesetzlichen Sanktionierungen.**

Die Kassenärztliche Bundesvereinigung könnte theoretisch den fristsäumigen PVS-Herstellern die Zulassungen entziehen. Allerdings verlieren dadurch auch viele Ärzte die Basis ihrer Arbeitsfähigkeit. Inmitten einer Pandemie ist das vollkommen undenkbar. Zudem ist ein Wechsel des PVS und der Konnektoren sehr aufwendig und mit erheblichen Kosten verbunden, die die Ärzte nicht erstattet bekommen. Damit besteht eine Abhängigkeit im Digitalisierungsprozess von den Herstellern, da die üblichen wettbewerblichen Steuerungsinstrumente (Angebot und Nachfrage) aufgrund der quasi nicht vorhandenen Wechselmöglichkeit außer Kraft gesetzt sind.

Durch dieses Marktversagen fehlt es bisher weitestgehend an Produkten, die die Digitalisierung für die Ärzte attraktiv, entlastend und erlebbar machen. Hier ist der Gesetzgeber gefragt, durch Sanktionierung auf der einen Seite und erleichtertem Anbieterwechsel auf der anderen Seite die Weichen für die Zukunft zu stellen.

2.5 Veränderte Rolle für Krankenkassen

Zusätzlich zur Berücksichtigung von Daten und datenbasierten Erkenntnissen durch die bisherigen Akteure der Gesundheitsversorgung braucht die datenbasierte Medizin auch deutliche Veränderung bei weiteren Akteuren außerhalb der bisherigen Gesundheitsversorgung. Insbesondere die gesetzlichen Krankenkassen müssen sich darauf vorbereiten, zukünftig eine neue Rolle zu übernehmen. Damit ist nicht gemeint, dass die Krankenkassen in die Medizin einsteigen sollen.

> **Die Krankenkassen müssen Partner statt Verwalter ihrer Versicherten werden und diese rund um das Thema Gesundheit begleiten und unterstützen.**

Für diese Rolle sind die gesetzlichen Krankenkassen in einer einzigartigen Position.

Erstens haben sie einen übergreifenden Blick auf das gesamte Gesundheitswesen und den gesamten Versorgungspfad ihrer Versicherten, nicht nur auf die einzelnen Sektoren, Fachgebiete oder Regionen, wie dies typischerweise für Leistungserbringer der Fall ist.

Zweitens verfügen (zumindest die großen) Krankenkassen – ebenfalls anders als Leistungserbringer – über große Patientenzahlen, um aus Daten Rückschlüsse abzuleiten, die ihren Versicherten im Sinne einer für sie optimalen Versorgung helfen können.

Drittens sind Krankenkassen nicht gewinnorientiert und darüber hinaus stark gesetzlich und untergesetzlich reguliert. Ein Missbrauch von Daten und eine Diskriminierung von Versicherten sind daher maximal unwahrscheinlich und unmittelbar sanktionierbar. Dies trifft insbesondere in Abgrenzung zu kommerziellen Unternehmen, wie beispielsweise den amerikanischen Technologieriesen (Amazon, Apple, Google, Facebook, Microsoft), zu, die die Daten in jedem Fall kommerzialisieren.

Und viertens stehen Krankenkassen dennoch im Wettbewerb miteinander. Daher besteht ein Innovations- und Leistungsdruck. Gleichzeitig haben Versicherte jederzeit die Möglichkeit, ihre Versicherung zu wechseln. Sei es aus Misstrauen oder anderweitig besserer Angebote und Serviceleistungen. All dies macht die Krankenkassen einzigartig qualifiziert für eine Partnerschaft mit ihren Versicherten.

Eine Partnerschaft würde heißen, dass die Krankenkassen ihre Versicherten – sofern die Versicherten dies wünschen – durch individuelle Empfehlungen, Warnungen, Erinnerungen oder Services bei Gesunderhaltung und Krankheitsmanagement unterstützen. Dadurch könnten sie insgesamt eine effizientere und effektivere Gesundheitsversorgung ermöglichen. So könnte beispielsweise die Krankenkasse einer Diabetes-Patientin mit einer bestimmten Fallkonstellation (Alter, Komorbiditäten, Region etc.) und einer bestimmten Entwicklung der täglich erfassten Blutzuckerwerte aber ohne Arztkontakt in den letzten zehn Wochen zu einem dringenden Arztbesuch raten, wenn sich auf Basis der Daten aller vergleichbaren Patientinnen zeigt, dass dadurch Verschlimmerungen und Krankenhausaufenthalte vermieden werden können.

Grundlage für diese Angebote ist in jedem Fall, dass die Versicherten ihre Daten freiwillig teilen und der Verarbeitung ausdrücklich zustimmen. Dafür muss auch eine technische Schnittstelle der ePA zu den Krankenkassen geschaffen werden („Datenspende Krankenkasse"). Ebenfalls ist eine gesetzliche Grundlage notwendig, damit die Krankenkassen diese Daten dann auch annehmen und verarbeiten können. Patienten, die ihre Daten nicht teilen oder keine Angebote erhalten wollen, dürfen auf keine Weise benachteiligt werden. Ebenso müssen die Empfehlungen tatsächlich auch Empfehlungen sein. Der Versicherte ist frei, diese anzunehmen, ohne Konsequenzen, wenn er diese nicht annimmt.

2.6 Real World, Real Time Datenspende zu Forschungszwecken

Bei vielen Aspekten der Digitalisierung zeigte die Corona-Pandemie ab dem Frühjahr 2020 die Defizite auf, die in Deutschland bisher bestanden, besonders auch im Gesundheitswesen. So wurde deutlich, dass es keine sichere und vertrauenswürdige Möglichkeit zur Spende von Daten, hier Vitaldaten zur Überwachung von Corona-Infektionen, gab. Der mäßig erfolgreiche Versuch des Robert Koch-Instituts in Zusammenarbeit mit einem Startup dies zu ermöglichen, zeigte dies deutlich mit wenigen Downloads und durchwachsenen Bewertungen. Dabei gilt in der (evidenzbasierten) Medizin: Keine Behandlung ohne Forschung. Und daher dürfen Daten in der Forschung nicht nur ein ergänzender Gedanke sein, sondern sie sind das Fundament für die datenbasierte Medizin.

Damit die Forschung ihrer Rolle in der datenbasierten Medizin gerecht werden kann, müssen Forschungseinrichtungen die dazu notwendigen Daten erhalten können. Dazu zählen gerade nicht nur klinische Daten, sondern umfassende Real-World-Daten sowohl aus der Gesundheitsversorgung als auch aus dem Lifestyle- oder Fitness-Bereich. Entscheidend ist auch, dass diese Daten zeitnah, möglichst in Echtzeit, vorliegen. Auch darauf hat die Corona-Pandemie ein Brennglas geworfen: Die Daten über das ambulante Leistungsgeschehen in der Hochphase der 1. Welle in Deutschland, also im April und Mai 2020, standen erst Anfang 2021 zur Verfügung! Bei derartigen Verzögerungen lassen sich keinerlei unmittelbare Versorgungsempfehlungen auf diese Daten für den individuellen Patienten aufsetzen noch ist zeitnahe Forschung für die Bewertung und Anpassung versorgungspolitischer Maßnahmen möglich.

Die digitale Architektur muss daher eine umfassende Datenspende-Funktion aus der ePA heraus, mit einer dezidierten Kontrolle durch den Versicherten, möglich machen. Hier ist auch eine datenschutzrechtliche Regelung notwendig, damit einmal gespendete Daten für künftige (heute noch unbekannte) Forschungszwecke genutzt werden können. Im Umkehrschluss haben die Forscher die Pflicht, sicherzustellen, dass die Datenspender letztlich Nutznießer der Forschung sein können.

2.7   Innovationsfähigkeit und Zukunftsfähigkeit der digitalen Architektur

Die digitale Architektur darf nicht als ein nur einmal zu etablierendes, fixes Konstrukt verstanden werden, sondern als eine stetige Weiterentwicklung. Daher sind vier Erfolgsfaktoren notwendig, um die dauerhafte Zukunfts- und Innovationsfähigkeit des digitalen Gesundheitswesens sicherzustellen:

1. **Innovationsfähige Technologie**: Die im Gesundheitswesen eingesetzte Hard- und Software muss der immer schnelleren technologischen Weiterentwicklung gerecht werden. Weiterentwicklungen mit Mehrwert müssen dem Gesundheitswesen, d.h. den Patienten, Leistungserbringern und anderen Akteuren, zeitnah zugänglich gemacht werden. Dafür ist eine Architektur basierend auf Hardware eher ungeeignet, da diese langsamere Innovationszyklen und -anreize (aufgrund erschwerter Anbieterwechsel) sowie höhere Investitionen zur Folge haben. Dadurch steigt die Gefahr am Bestehenden festzuhalten statt Verbesserungen zu ermöglichen.

2. **Innovationsfähige Regulierung**: Die Regulierung und Steuerung der digitalen Architektur müssen modernen Entwicklungsprozessen, insbesondere der agilen Produktentwicklung, gerecht werden. Besonders die gematik muss sich noch weiter in ihrer Vorgehens- und Arbeitsweise „agilisieren". Innovationsfähigkeit setzt aber auch eine Verlässlichkeit der Regulierung voraus: So ist beispielsweise eine Datenschutzregulierung, die zwar eigentlich europäisch einheitlich, de facto aber in jedem Nationalstaat und darüber hinaus in jedem Bundesland anders ausgelegt wird, ein erheblicher Hemmschuh für die Innovations- und Investitionsfreude im System.

3. **Wachstumsfähige Strukturen**: Da die Weiterentwicklung immer wieder Neues umfasst, muss die digitale Architektur offen sein für neue Datenformate, neue Datenquellen, neue Angebote, aber auch neue Akteure: Der „Closed Shop" der GKV gehört der Vergangenheit an. Nur mit einer schnellen Einbindung in die digitale Architektur gelingt es, nutzenstiftende und patientenzentrierte Innovationen schnell in den Markt zu bringen.

4. **Kontinuierliche Verbesserung**: Die gematik, die Akteure im Gesundheitswesen und auch die Industrie müssen an der kontinuierlichen Verbesserung der digitalen Architektur als Ganzes und den einzelnen Systemen arbeiten. Darunter verstehen wir eine regelmäßige Evaluation und die gezielte, schrittweise Verbesserung mit dem Patienten im Mittelpunkt der Bemühungen.

2.8   Fazit

Digitale datenbasierte Medizin ist die Zukunft der Medizin und unserer Gesundheit. Allerdings wird das deutsche Gesundheitssystem diesen Anforderungen der digitalen datenbasierten Medizin bisher nicht gerecht – sei es in der Regulierung (trotz erheblicher Sprünge in der zu Ende gehenden Legislaturperiode), der technologischen Infrastruktur oder dem Selbstverständnis einiger Akteure. Was es stattdessen braucht, ist eine vollständig neue digitale Architektur.

Dieser Beitrag hat eine solche digitale Architektur skizziert, die auch zukünftigen Anforderungen gerecht werden kann. Wenn dies umgesetzt wird, kann das gesamte deutsche Gesundheitswesen davon profieren – zuvorderst der Patient, der dadurch gleichzeitig die Kontrolle über seine Daten behält und Zugang zu einer besseren Prävention, Diagnostik und Behandlung erhält.

Literatur

Bundesdruckerei (2020) Was ist eine digitale Identität. URL: https://www.bundesdruckerei.de/de/Themen-Trends/Magazin/Was-ist-eine-digitale-Identitaet (abgerufen am 01.03.2020)

gematik (2020a) Verfahrensbeschreibung – Zulassung Produkte der Telematikinfrastruktur hier: Konnektor. Version 1.9.0. Stand 08.01.2020. URL: https://fachportal.gematik.de/fileadmin/user_upload/fachportal/files/Zulassungen/Produktivbetrieb/gemZul_Prod_KON_V1.9.0.pdf (abgerufen am 01.03.2021)

gematik (2020b) Wir sorgen für die Sicherheit der Gesundheitsdaten; Whitepaper Datenschutz und Informationssicherheit in der Telematikinfrastruktur. URL: https://www.gematik.de/fileadmin/user_upload/gematik/files/Publikationen/gematik_Whitepaper-Datenschutz_web_202009.pdf (abgerufen am 01.03.2021)

Haas P (2017) Elektronische Patientenakten. Einrichtungsübergreifende Elektronische Patientenakten als Basis für integrierte patientenzentrierte Behandlungsmanagement-Plattformen. Bertelsmann Stiftung Gütersloh

Langkafel P (2014) Intro Big Data for Healthcare. In: Langkafel P (Hrsg.) Big Data in Medizin und Gesundheitswirtschaft. 1–36. Medhochzwei Heidelberg

Rüping S (2015) Big Data in Medizin und Gesundheitswesen. Bundesgesundheitsblatt 58, 794–798

Schallbruch M, Strüve T, Skierka I (2020) Digitale Identitäten in Deutschland: Ergebnispapiere von acht Workshops im Zeitraum Mai 2018 – Januar 2020. Verimi-Begleitforschungsprojekt des Digital Society Institute, ESMT Berlin

Spahn J, Müschenich M, Debatin JF (2016) App vom Arzt. Bessere Gesundheit durch digitale Medizin. Herder Freiburg

Bundestag Drucksache 19/24527 (20.11.2020) Kleine Anfrage der Fraktion Bündnis 90/Die Grünen. Technische Voraussetzungen für einen hohen Nutzwert der elektronischen Patientenakte von Anfang an

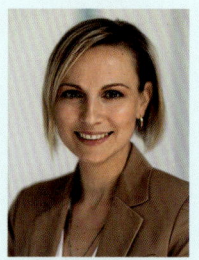

Mandy Kettlitz

Mandy Kettlitz ist im Digital Office in der Unternehmensentwicklung der Techniker Krankenkasse tätig. Ihre Aufgaben umfassen die strategische Ausrichtung und Koordination von digitalen Aktivitäten sowie deren regulatorischen Rahmenbedingungen. Davor war sie Referentin im Bundesministerium für Gesundheit in der Abteilung 5 „Digitalisierung und Innovation". Als Diplom-Gesundheitsökonomin hat sie langjährige Erfahrungen im Bereich von Versorgungsinnovationen im Gesundheitswesen.

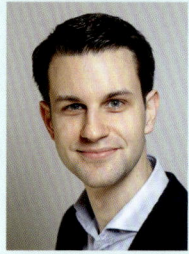

Dr. Jonas Pendzialek

Jonas Pendzialek arbeitet im Digital Office bei der Techniker Krankenkasse in Hamburg. Dort beschäftigt er sich mit allen Aspekten der Digitalisierung von Krankenkassen und dem Gesundheitswesen. Zuvor war er in der strategischen Unternehmensentwicklung der TK und als Berater bei einer auf das Gesundheitswesen spezialisierten Top-Management-Beratung tätig. Er promovierte über den Wettbewerb in der GKV vor und nach der Einführung von Zusatzbeiträgen am Institut für Gesundheitsökonomie und Klinische Epidemiologie der Uniklinik Köln.

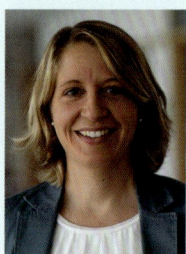

Dr. Susanne Ozegowski

Susanne Ozegowski ist seit 01.10.2019 Geschäftsbereichsleiterin der Unternehmensentwicklung bei der Techniker Krankenkasse und für die Strategieentwicklung und Digitalisierung der TK zuständig. Zuvor verantwortete sie als Projektleiterin für „TK-Safe" die Weiterentwicklung der elektronischen Gesundheitsakte der TK sowie die Umsetzung der gesetzlichen Anforderungen an die elektronische Patientenakte. In früheren Stationen war sie als Geschäftsführerin des Bundesverbands Managed Care in Berlin sowie als Beraterin bei der Boston Consulting Group tätig. Susanne Ozegowski promovierte 2013 an der TU Berlin und hat einen Master of Public Health der Charité – Universitätsmedizin Berlin.

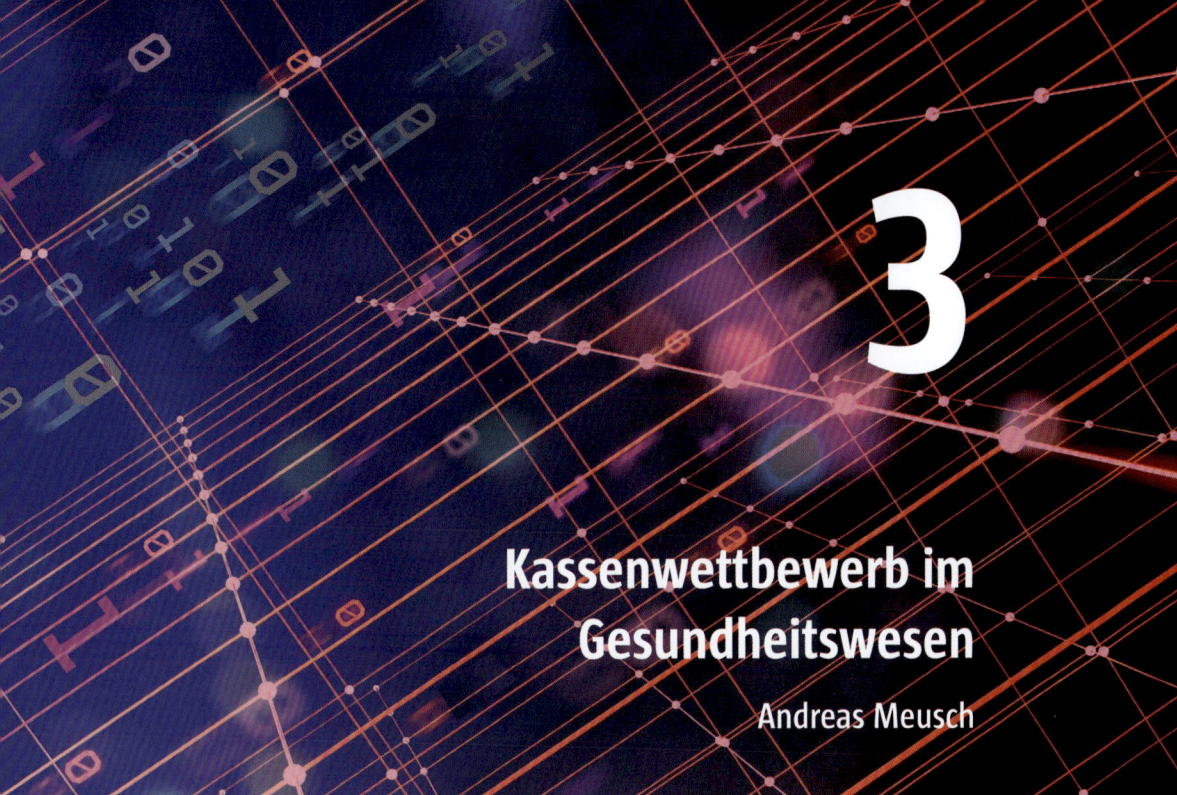

Kassenwettbewerb im Gesundheitswesen

Andreas Meusch

3.1 Wo Knappheit ist, ist Wettbewerb

Es gibt kein allgemeingültiges Verständnis von dem, was Wettbewerb im Gesundheitssystem ist – und schon gar kein ordnungspolitisches Gesamtkonzept. Allgemein kann man sagen: „Wettbewerb zwischen Menschen ist immer auf ein Knappheitsphänomen bezogen" (Von Weizsäcker 2011, S. 855). Da unstreitig in vielen Bereichen des Gesundheitswesens Knappheit herrscht, ist mit diesem Ansatz klar: Wettbewerb ist gar nicht verbietbar.

>> Wettbewerb ist also ein pankulturelles Konzept, um die Verteilung knapper Ressourcen zu steuern.

Geld ist dabei ein strukturierender Faktor, aber auch Daten, Informationen, Zeit, Qualität, Macht, soziale Zuwendung/Anerkennung, Zugangschancen oder Spenderorgane sind Faktoren, die im Gesundheitswesen knapp sind und auch über Wettbewerb verteilt werden (Koch 2001[1]). Die Aufzählung erhebt keinen Anspruch auf Vollständigkeit. Die normative Fokussierung im deutschen Gesundheitssystem auf die Faktoren Geld und normative Steuerung führt zu erheblichen Verwerfungen. Erst mit einem wettbewerblichen Gesamtkonzept, das die Wechselwirkungen zwischen

---

1   Dort heißt es z.B.: „Put another way, health care is removed from the store of goods and services, the Iustitia is to weigh equally for all. Cheap tickets on the Titanic lessened one's chances of survival by decreasing the likelihood of receiving a seat in the lifeboat." (Koch 2001, S. 32)

den verschiedenen Faktoren berücksichtigt, ist es möglich, die bestehenden Verwerfungen zu erkennen und konzeptionell zu überwinden. Ein solches Wettbewerbskonzept sprengt den Rahmen dieses Aufsatzes bei Weitem. Es soll deshalb hier vor allem um die Bewertung und Weiterentwicklung des bestehenden Wettbewerbsrahmens gehen.

3.2 Wettbewerb im Gesundheitswesen

Das Thema Wettbewerb im Gesundheitswesen ist auch deshalb so schwer zu fassen, weil Wettbewerb nur ein Werkzeug in einer gutgefüllten Werkzeugkiste von Steuerungsinstrumenten im deutschen Gesundheitswesen ist. In der Vielzahl von interagierenden Steuerungselementen des Marktes und auf staatlicher bzw. korporatistischer Ebene ist Wettbewerb ein Faktor, der das deutsche Gesundheitswesen so komplex macht. Allein für das Teilsegment der Arzneimittel hat Dierks schon 2008 Zweifel daran angemeldet, ob und inwieweit dieses Regulierungssystem dem ordnungspolitischen Leitbild der Transparenz, Rechts- und Planungssicherheit sowie möglicherweise auch der Konsistenz und Fairness zu genügen vermag (Cassel u. Wille 2009). Eine Wettbewerbsordnung kann nur Teil einer umfassenden Ordnung der Steuerungsinstrumente sein, die es nicht gibt, und die auch nicht in Sicht ist. Eine isolierte Betrachtung muss zwangsläufig Stückwerk bleiben.

3.2.1 Wettbewerb der Leistungserbringer

Für die Leistungserbringer und die Patienten gibt es nicht einmal systematische Ansätze, die sich mit deren Ist-Rollen unter dem oben beschriebenen Wettbewerbsverständnis beschäftigen und daraus Soll-Konzeptionen entwickeln. Der Status quo ist nicht durch eine stringente Wettbewerbsordnung, sondern durch ein unübersichtliches Mit- und Nebeneinander historisch gewachsener staatlicher, korporatistischer und marktlicher Steuerungselemente geprägt, die zudem durch zahlreiche Politikverflechtungsfallen auf regionaler und Bundesebene verwoben sind. Eine Wettbewerbsordnung, die vom Patienten her gedacht und auf Effizienz ausgerichtet ist, ist nicht in Sicht.

3.2.2 Wettbewerb der Krankenkassen

Wettbewerb zwischen Krankenkassen gibt es, seit es Krankenkassen gibt (Paquet 1987). Wenn wir heute von Kassenwettbewerb sprechen, ist damit eine Wettbewerbsordnung gemeint, deren tragende Säulen Wahlfreiheit, Kontrahierungszwang und Risikostrukturausgleich sind. Grundlage ist das gemeinsame Grundsatzpapier „Solidarische Wettbewerbsordnung als Grundlage für eine zukunftsorientierte Krankenversicherung […], das wegen der Farbe seines Einbandes auch das ‚ochsenblutrote Wettbewerbspapier' genannt wird. Es wurde von der Arbeitsgemeinschaft der Spitzenverbände der Krankenkassen einstimmig als Grundlage der gesundheitspolitischen Forderungen beschlossen" (Rebscher, in: Albrecht et al. 2015, S. 3). Ihre wichtigsten Eckpunkte sind auch vom Bundesverfassungsgericht in seiner Rechtsprechung, insbesondere im Beschluss zum Risikostrukturausgleich von 2005, abgesichert (BVerfG 2 BvF 2/01, Rn. 1–287). Es beschreibt es als Ziel der Wettbewerbsordnung, „auf der Basis des Solidarprinzips wirtschaftliches und effizientes Verhalten der Krankenkassen bei der gesundheitlichen Leistungserstellung" zu fördern (ebd. Rn. 171). Das oberste deutsche Gericht behält dabei einen kritischen Blick auf das Konzept: „In der wettbewerblichen Perspektive war der Gesetzgeber nicht gehalten, die optimale Wettbewerbsordnung für den Bereich der gesetzlichen Krankenversicherung zu schaffen" (ebd. Rn. 176).

In der pluralen Gesellschaft Deutschlands schafft die Kassenwahlfreiheit Legitimation für das Gesamtsystem der sozialen Sicherung und kann damit grundsätzlich als fester Bestandteil der Sozialordnung angesehen werden. Selbst Konzepte, die weitreichende Veränderungen im Gesundheitswesen für notwendig halten, stellen den Wettbewerb der Krankenkassen nicht infrage.[2]

3.2.3 Annähernd gleiche Wettbewerbsbedingungen als Voraussetzung

Ein wichtiges Element der vom Bundesverfassungsgericht vorgenommenen Bewertung sind die „annähernd gleiche(n) Wettbewerbsbedingungen" (BVerfG 2 BvF 2/01, Rn. 91). Diese geben Orientierung für das praktische Handeln von Exekutive und Legislative. Als wichtigste Handlungsfelder sind zu nennen:

Risikostrukturausgleich: Das Bundesverfassungsgerichtsbeschluss von 2005 hat den Rahmen dafür abgesteckt. Dennoch ist die konkrete Ausgestaltung umstritten. Der Gesetzgeber hat in der 19. Legislaturperiode eine Neujustierung vorgenommen, deren Auswirkungen zunächst abzuwarten sind. Entsprechende Aufträge zur Evaluation sind gegeben. Ob und inwieweit weitere gesetzliche Eingriffe notwendig sind, wird im Lichte der Entwicklung der nächsten Jahre zu beurteilen sein.

Rechtsaufsicht: Nach § 90 SGB IV führen Verwaltungsbehörden der Länder die Aufsicht über Versicherungsträger, deren Zuständigkeitsbereich sich über das Gebiet eines Landes, aber nicht über mehr als drei Länder hinaus erstreckt. Das Bundesamt für Soziale Sicherung (BAS) führt die Aufsicht über die bundesunmittelbaren Krankenkassen. Dies führt zu Wettbewerbsverzerrungen, die immer weniger hinzunehmen sind. Annähernd gleiche Wettbewerbsbedingungen wie sie das Bundesverfassungsgericht fordert, sind mit unterschiedlichen Aufsichten nicht herstellbar. Der Bundesgesetzgeber sollte deshalb von einem Recht Gebrauch machen, auf das das Bundesverfassungsgericht in seinem Beschluss zum RSA ausdrücklich hinweist: „Der Bund hat es damit aufgrund seiner Sachgesetzgebungskompetenz weitgehend in seiner Hand, ob er landesunmittelbare Sozialversicherungsträger und damit deren Beitragsaufkommen in die Bundesverwaltung überführt oder nicht" (BVerfG 2 BvF 2/01, Rn. 95). Es weist damit auf eine verfassungskonforme Lösung des Aufsichtenproblems hin, die mit Art. 87 Abs. 2 des Grundgesetzes kompatibel ist.[3]

---

2 „Das Ziel der Einführung der Integrierten Versorgung im Jahr 2000, die allmähliche Überformung der sektoral getrennten Regelversorgung durch die integrierte, sektorenübergreifende Versorgung, ist gescheitert. Um dieses Ziel nun für ganze Regionen zu erreichen, halten die Verfasser*innen einige Regeln für notwendig. Zum einen, weil sie weiterhin die wettbewerbliche Gestaltung mit Krankenkassen einer staatlichen Organisation vorziehen – allerdings in Richtung eines Wettbewerbs um Qualität und Outcome –, zum anderen, weil der ‚Markt' Gesundheitsversorgung ein besonderer ist". (Autorenkollektiv 2020)

3 Art. 87 Abs. 2 GG: „Als bundesunmittelbare Körperschaften des öffentlichen Rechtes werden diejenigen sozialen Versicherungsträger geführt, deren Zuständigkeitsbereich sich über das Gebiet eines Landes hinaus erstreckt.

Diesen Fingerzeig sollte der Bundesgesetzgeber nutzen. Dies gilt umso mehr als nicht nur Corona und der bayerische Ministerpräsident[4] danach verlangen, die Arbeitsteilung Bund – Länder zu überdenken. Die Investitionskostenfinanzierung von Krankenhäusern und Pflegeheimen ist ein sozialpolitisches Kardinalproblem, das einer Lösung zugeführt werden muss. Wenn damit das Verhältnis Bund – Länder in diesen gesundheitspolitischen Handlungsfeldern neu geregelt werden muss, dann gehört die Neuordnung der Aufsichten in ein Gesamtpaket.

Marktmacht: Verfolgt man die politischen und wissenschaftlichen Diskussionen zum Thema Wettbewerb der Krankenkassen, fällt auf, dass im Wettbewerbsfeld um Versicherte zwar bei der Ausgestaltung, nicht aber beim Grundsatz verbreitete Kritik gibt. Anders sieht es bei dem Wettbewerbsfeld Leistungsmarkt aus, also Wettbewerb um Verträge für eine qualitativ hochwertige und effiziente Versorgung. Hier gibt es weitverbreitete Kritik (Wasem u. Cassel 2014, hier insb. ab S. 28). Den zahlreichen Ausführungen über Funktionsmängel ist mit Blick auf das Thema Wettbewerb ein Faktor zu ergänzen: Marktmacht. Zwar hat der Gesetzgeber den Geltungsbereich des Gesetzes gegen Wettbewerbsbeschränkungen (GWB) in der gesetzlichen Krankenversicherung 2011 erweitert. Das Problem einer Marktbeherrschenden Stellung des AOK-Systems aber nicht gelöst: „Der Marktanteil der Gesundheitskasse nach Versicherten beträgt 36,42 Prozent" verkündet der AOK im Internet (AOK 2021a) und beschreibt damit das Problem:

> **An den AOKen kommt im Leistungsmarkt niemand vorbei.**

Da der Gesundheitsmarkt überwiegend ein lokaler und regionaler ist, verharmlost diese Durchschnittszahl aus zwei Gründen das Problem:

- Regional kann der Marktanteil noch höher sein. So verweist die AOKplus zu Recht darauf, dass sie in ihrem Einzugsbereich (Sachsen und Thüringen) fast beinahe jeden zweiten Versicherten betreut (AOK 2020b).
- Auf dem Leistungsmarkt ist der Anteil in der Regel signifikant höher als der Marktanteil der AOK. Die Höhe der Zuweisungen aus dem Risikostrukturausgleich (RSA) belegen dies eindrücklich (Bundesamt für Soziale Sicherung 2019).

Damit ist die Marktmacht der AOKen in den regionalen und lokalen Versicherungsmärkten ein zentrales Hindernis für einen funktionierenden Wettbewerb auf dem Leistungsmarkt. Solange die Marktsituation so ist, wird es in der gesetzlichen Krankenversicherung keinen funktionierenden Wettbewerb um eine qualitativ hochwertige Versorgung geben. Die Beendigung der Übermacht der AOKen auf dem Leistungsmarkt ist sicher keine hinreichende, wohl aber eine notwendige Voraussetzung für einen funktionierenden Leistungsmarkt im deutschen Gesundheitswesen.

Soziale Versicherungsträger, deren Zuständigkeitsbereich sich über das Gebiet eines Landes, aber nicht über mehr als drei Länder hinaus erstreckt, werden abweichend von Satz 1 als landesunmittelbare Körperschaften des öffentlichen Rechtes geführt, wenn das aufsichtsführende Land durch die beteiligten Länder bestimmt ist."

4 Bayerns Ministerpräsident Markus Söder hat Zweifel daran geäußert, ob das politische System in Deutschland der Corona-Krise gewachsen ist. „Ich bin ein überzeugter Föderalist, aber ich glaube, dass der Föderalismus zunehmend an seine Grenze stößt", sagte Söder vor einer Schalte des CSU-Vorstands in Nürnberg". (Spiegel 2020)

Ist die marktbeherrschende Stellung der AOKen im lokalen und regionalen Versicherungsmarkt schon ein hoch-relevanter Störfaktor im Wettbewerb, droht dies zu einem systemsprengenden Problem zu werden, wenn Konzepte zur weitgehenden Dezentralisierung der Entscheidungsstrukturen realisiert werden (Hildebrandt et al. 2020). Auch wenn Hildebrandt und sein Autorenteam sich ausdrücklich zu einer wettbewerblichen Struktur der Krankenkassen aus der berechtigten Sorge vor einem staatlichen Gesundheitswesen bekennen – die faktische Marktsituation im deutschen Gesundheitswesen wird bei Umsetzung des Konzeptes dazu führen, dass die Realisierung des Konzeptes der Integrierten Versorgung als nachhaltiger Regelversorgung auf regionaler Ebene zu einer nachhaltigen Veränderung der Kassenlandschaft führen wird (s.a. Paquet 2020). Das Konzept wird aus der inneren Systemlogik heraus regionale Monopole auf Kreisebene begünstigen. Die heutigen AOKen werden der Nukleus der künftigen Versicherungsorganisation der entstehenden innovativen Gesundheitsregionen werden. Die Regionalisierung der Krankenkassenbeiträge auf Kreisebene ist nicht die intendierte, wohl aber wäre sie eine wahrscheinliche Konsequenz der Realisierung des Konzeptes. An die Stelle des jetzigen Krankenkassenwettbewerbs tritt der Wettbewerb der Kreise um Kenngrößen von Gesundheit und regionale Beitragssätze. Das kann man politisch wollen, man sollte sich dann aber dazu auch bekennen. Ob diese Kirchturmpolitik die richtigen Antworten auf die Gesundheitsprobleme in einer mobilen Gesellschaft liefert, in der Kreisgrenzen in der Realität der Menschen keine Relevanz haben, darf man aber bezweifeln – ebenso, dass dies die richtige Antwort auf die Herausforderungen der Globalisierung und der Digitalisierung ist.

Einheitlicher Versicherungsmarkt: „Die gesetzliche Krankenversicherung dient der Absicherung der als sozial schutzbedürftig angesehenen Versicherten vor den finanziellen Risiken einer Erkrankung. Hierzu kann der Gesetzgeber den Kreis der Pflichtversicherten so abgrenzen, wie es für die Begründung und den Erhalt einer leistungsfähigen Solidargemeinschaft erforderlich ist" – so heißt der Leitsatz 3a im RSA-Beschluss des Bundesverfassungsgerichts (BVerfG 2005). Politisch ergibt sich daraus das Grundproblem, dass sich die Gutverdiener einfach aus dem Solidarsystem verabschieden können. So kann es nicht bleiben. Umso mehr als die Bewältigung der demografischen Herausforderungen, die gewollten Verbesserungen bei der Bezahlung von Pflegenden, Verbesserungen bei der Absicherung des Pflegerisikos und die Finanzierung des medizinischen Fortschritts nicht zum Nulltarif zu haben sind. Deshalb brauchen wir einen einheitlichen Versicherungsmarkt.

> Das anachronistische System der Privaten Krankenversicherung wird sich in absehbarer Zeit überleben, wenn es nicht durch staatliche Interventionen immer wieder gerettet wird.

Diese sollten in Zukunft unterbleiben. Stattdessen sollte der Staat den Übergang in den einheitlichen Versicherungsmarkt aktiv gestalten. Mit einem einheitlichen Honorarsystem für GKV und PKV zu starten, wäre aber der falsche Weg. Das würde die Beitragszahler mindestens 6 Milliarden Euro mehr kosten. Und der Beitrag müsste um bis zu 0,5 Prozentpunkte steigen. In einem einheitlichen Versicherungsmarkt müssen dann allerdings die Einnahmeverluste für die Ärzte ausgeglichen werden. Dazu gibt es aber bereits Konzepte (s. insb. Wasem et al. 2013).

Neue Wettbewerber: Auch die Verfassung schützt nicht davor, dass sich die Realität verändert. Das Grundgesetz schreibt zwar den körperschaftlichen Status der Sozialversicherungsträger vor (Art. 87 Abs. 2 GG), das bedeutet aber nicht, dass die organisatorische Ausgestaltung der Krankenversicherungen verfassungsrechtlichen Bestandsschutz genießt. Der Gesetzgeber kann – ohne verfassungsrechtlichen Bedenken zu begegnen – frei entscheiden, alle Krankenkassen als Träger der GKV in einer einzigen Körperschaft zusammenzufassen oder eben nicht. Die einzelne Organisation einer Krankenkasse ist durch die Verfassung nicht geschützt, sondern die Sozialversicherung und die gesetzliche Krankenversicherung als System. Der Gesetzgeber kann die gesetzliche Krankenversicherung nicht in Gänze mit all ihren Krankenversicherungsträgern ersatzlos „auflösen", sondern hat ihren Bestand in dem – unter Ausübung seines weiten Gestaltungsspielraum festzustellenden – erforderlichen Rahmen zu sichern. Hier wird die Auffassung vertreten, dass dazu mehr gehört, als die rechtliche Hülle zu bewahren.

3.3   Ausblick: Brauchen wir eine Bestands- und Entwicklungsgarantie für die GKV?

Wer will, dass es auch in zehn Jahren noch eine soziale Krankenversicherung gibt, die die Menschen ohne Risikoprüfung versichert und ihre Teilhabe am medizinischen Fortschritt garantiert, der muss ihr auch die Möglichkeiten geben, sich weiterzuentwickeln und sich an verändernde Gegebenheiten anzupassen. Diese Realitäten werden in hohem Maße durch die großen Internetplattformen aus den USA bzw. China gemacht (Baas u. Schellinger 2019; Brehmer 2020; Baas u. Chytrek 2020). Wenn verhindert werden soll, dass GAFAM (Akronym für die US-amerikanischen Technologie-Unternehmen Google (Alphabet), Amazon, Facebook, Apple und Microsoft) und BAT (Akronym für die chinesischen Internetplattformen Baidu, Alibaba und Tencent) Oligopole bilden (s. z.B. Olk 2020), die mit attraktiven Angeboten die Schnittstelle zu den Patienten besetzen, bedarf es einer gesetzgeberischen Ordnungspolitik, die sicherstellt, dass auf der Grundlage der Datenschutzgrundverordnung von den Krankenkassen aus Patientensicht attraktive Angebote gemacht werden können. Wenn nicht aktiv gegengesteuert wird, verlieren die gesetzlichen Krankenversicherungen den Kontakt zu den Versicherten an die US-amerikanischen und chinesischen Plattformen, für die sie dann in einer Übergangszeit vielleicht noch als Zahlungsabwickler spielen dürfen. Dass dies keine abstrakte Besorgnis, sondern eine konkrete Gefahr ist, soll ein Zitat illustrieren, das die Aktivitäten von Amazon betrifft: „Dadurch könnte der Konzern maßgeschneiderte Angebote machen – und etwa eine Krankenversicherung anbieten, die nur besonders gesund lebende, risikoarme Kunden versichert" (Fuest 2020).

> Um es auf den Punkt zu bringen: Wer trotz der hohen Datenschutzstandards die elektronische Patientenakte in Deutschland skandalisiert (KMA 2020), mag stolz auf seine gesinnungsethisch hohen Überzeugungen sein. Im realen Leben verschafft er aktuell vor allem den US-amerikanischen Anbietern einen kaum mehr einzuholenden Vorteil.

Es ist deshalb insofern wichtig, dafür ein politisch relevantes Bewusstsein zu schaffen: Die gesetzliche Krankenversicherung in Deutschland ist durch die internationalen Plattformbetreiber perspektivisch bedroht. Dieses Bewusstsein muss in der Gesetzgebung berücksichtigt werden. Wie eine „Bestands- und Entwicklungsgarantie" ausgestaltet werden kann, zeigt das Beispiel des öffentlich-rechtlichen Rundfunks. Diese ist inzwischen staatsrechtlich (ARD 2020) und vom Bundesverfassungsgericht mit Leben gefüllt (BVerGE 83, 238 – 6; s.a. Deutscher Bundestag 2016). Diese Analogie gilt sicher nicht verfassungsrechtlich, dafür sind die Materien zu unterschiedlich. Beide Sachverhalte sind aber politisch dadurch vergleichbar, dass die soziale Krankenversicherung wie der öffentlich-rechtliche Rundfunk hohe Relevanz im politischen System Deutschlands haben. Die Politik ist deshalb gut beraten, sich aktiv um die Zukunft der sozialen Krankenversicherung in Deutschland zu bemühen.

Literatur

Albrecht M, Rebscher H, Walzik E, Neumann K, Nolting H-D (2015) Update: Solidarische Wettbewerbsordnung. medhochzwei Verlag Heidelberg

AOK (2020a) Die AOK in Zahlen. URL: https://www.aok-bv.de/aok/zahlen/ (abgerufen am 01.03.2021)

AOK (2020b) Zahlen und Fakten zur AOK PLUS. URL: https://www.aok.de/pk/plus/inhalt/zahlen-und-fakten-zur-aok-plus/ (abgerufen am 01.03.2021)

ARD (2020) Bestands- und Entwicklungsgarantie. URL: https://www.ard.de/home/Bestands__und_Entwicklungsgarantie/484082/index.html (abgerufen am 01.03.2021)

Autorenkollektiv (2020) Integrierte Versorgung als nachhaltige Regelversorgung auf regionaler Ebene. Vorschlag für eine Neuausrichtung des deutschen Gesundheitssystems. URL: https://optimedis.de/files/Aktuelles/2020/IV-als-Regelversorgung_Vollversion.pdf (abgerufen am 01.03.2021)

Baas J, Chytrek D (2020) Zeit zum Handeln – Europas Weg in die digitale Zukunft, In: Baas (2020) Digitale Gesundheit in Europa. Menschlich, vernetzt, nachhaltig. 330–344. Medizinisch wissenschaftliche Verlagsgesellschaft Berlin

Baas J, Schellinger (2019) Digitaler Sturm im Gesundheitswesen: Europas Antwort, Europas Zukunft. In: Baas J (2019) Zukunft der Gesundheit. Vernetzt, digital, menschlich. 3–26. Medizinisch wissenschaftliche Verlagsgesellschaft Berlin

Brehmer J et al. (2020) Eintrittsmöglichkeiten chinesischer Tech-Unternehmen in den deutschen Gesundheitsmarkt. In: Baas (2020) Digitale Gesundheit in Europa. Menschlich, vernetzt, nachhaltig 319–329. Medizinisch wissenschaftliche Verlagsgesellschaft Berlin

Bundesamt für Soziale Sicherung (2019) Zuweisungen aus dem Gesundheitsfonds (Risikostrukturausgleich) im Jahresausgleich 2019. URL: https://www.bundesamtsozialesicherung.de/fileadmin/redaktion/Risikostrukturausgleich/20201117RSA_Zuweisungen_2019_mit_Einkommensausgleich.pdf (abgerufen am 01.03.2021)

BVerfG (2005) Beschluss des Zweiten Senats vom 18. Juli 2005. 2 BvF 2/01, Rn. 1–287. URL: https://www.bundesverfassungsgericht.de/SharedDocs/Entscheidungen/DE/2005/07/fs20050718_2bvf000201.html (abgerufen am 01.03.2021)

Cassel D, Wille E (2009) Weiterentwicklung des Arzneimittelmarktes – Kernelemente eines Reformkonzeptes zur wettbewerblichen Steuerung der GKV-Arzneimittelausgaben. In: Cassel D, Wille E, Ulrich V (Hrsg.) Weiterentwickung des Gesundheitssystems und des Arzneimittelmarktes. NOMOS Baden Baden 79–162; S. 86f.

Deutscher Bundestag (2016) Sachstand. Die rechtlichen Grundlagen des öffentlich-rechtlichen Rundfunks (ARD, ZDF, Deutschlandradio) im Grundgesetz, dem Rundfunkstaatsvertrag der Länder und gemäß höchstrichterlicher Rechtsprechung. URL: https://www.bundestag.de/resource/blob/481528/af7bf6460dd9f7c07e51917f1ce9ff96/wd-10-046-16-pdf-data.pdf (abgerufen am 01.03.2021)

Fuest B (2020) Amazons Angriff auf die Apotheken. Die Welt. 19. 11. 2020. URL: https://edition.welt.de/issues/220034282/digital/article/220471572 (abgerufen am 01.03.2021)

Hildebrandt H et al. (2020): Integrierte Versorgung als nachhaltige Regelversorgung auf regionaler Ebene Vorschlag für eine Neuausrichtung des deutschen Gesundheitssystems; https://optimedis.de/files/Aktuelles/2020/IV-als-Regelversorgung_Vollversion.pdf (abgerufen am 01.03.2021)

KMA (2020) Bundesdatenschutzbeauftragter Kelber will Millionen Versicherte vor fehlendem Datenschutz der elektronischen Patientenakte (ePA) warnen. URL: https://www.kma-online.de/aktuelles/it-digital-health/detail/e-patientenakte-verstoesst-gegen-datenschutzvorschriften-a-43970 (abgerufen am 01.03.2021)

Koch T (2001) Scarce Goods: Justice, Fairness, and Organ Transplantation. Praeger Publishers Santa Barbara

Olk J (2020) Lasst den Patienten selbst über seinen Datenschutz entscheiden! Handelsblatt. 4. 12.2020. URL: https://www.handelsblatt.com/inside/digital_health/kommentar-lasst-den-patienten-selbst-ueber-seinen-datenschutz-entscheiden/26688958.html?utm_source=red&utm_medium=nl&utm_campaign=hb-insidedigitalhealth&utm_content=2020126&ticket=ST-8367684-AVNIty9fPn4OThANPqew-ap6 (abgerufen am 01.03.2021)

Paquet R (1987) Umverteilung und Wettbewerb in der GKV. Schriftenreihe Strukturforschung im Gesundheitswesen. Band 19. Technische Universität Berlin

Paquet R (2020) Neuausrichtung des deutschen Gesundheitswesens auf regionaler Ebene. Der Vorschlag einer Autorengruppe um Helmut Hildebrandt; https://observer-gesundheit.de/neuausrichtung-des-deutschen-gesundheitssystems-auf-regionaler-ebene/ (abgerufen am 01.03.2021)

Spiegel (2020) Söder über Corona-Politik. „Ich glaube, dass der Föderalismus zunehmend an seine Grenze stößt". URL: https://www.spiegel.de/politik/deutschland/corona-krise-markus-soeder-kritisiert-foederale-ordnung-und-fordert-bundesweite-maskenpflicht-a-1cea2ead-b8a3-4cc0-9720-16c8b9c540a4 (abgerufen am 01.03.2021)

Wasem J et al. (2013) Ambulante ärztliche Vergütung in einem einheitlichen Versicherungssystem. Kompensation ärztlicher Einkommensverluste in der Konvergenz? NOMOS Berlin

Wasem J, Cassel D (2014) Solidarität und Wettbewerb als Grundprinzipien eines sozialen Gesundheitswesens. In: Cassel, Jacobs, Vauth, Zerth (Hrsg.) (2014) Solidarische Wettbewerbsordnung. Genese, Umsetzung und Perspektiven einer Konzeption zur wettbewerblichen Gestaltung der Gesetzlichen Krankenversicherung. 3–43. medhochzwei Verlag Heidelberg

Weizsäcker von CC (2011) Wettbewerb auf den drei Ebenen wirtschaftlicher Aktivität. In: Stefan Bechthold et al. (Hrsg.) Recht, Ordnung und Wettbewerb. Festschrift für Wernhard Möschel zum 70. Geburtstag. 855–870. NOMOS Berlin

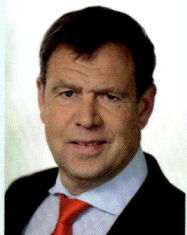

Dr. Andreas Meusch

Andreas Meusch ist Beauftragter des Vorstands der Techniker Krankenkasse (TK) für strategische Fragen des Gesundheitssystems und Lehrbeauftragter an der Fakultät Wirtschaft und Soziales der Hamburger Hochschule für Angewandte Wissenschaften (HAW). Vor seiner Tätigkeit für die TK war er Leiter der Landesvertretung Baden-Württemberg der Ersatzkassenverbände und Referatsleiter im Bundesministerium für Arbeit und Sozialordnung. Er hat Politik, Geschichte und Publizistik in Mainz, Dijon und Krakau studiert und war Wissenschaftlicher Mitarbeiter am Institut für internationale Politik der Johannes Gutenberg-Universität Mainz.

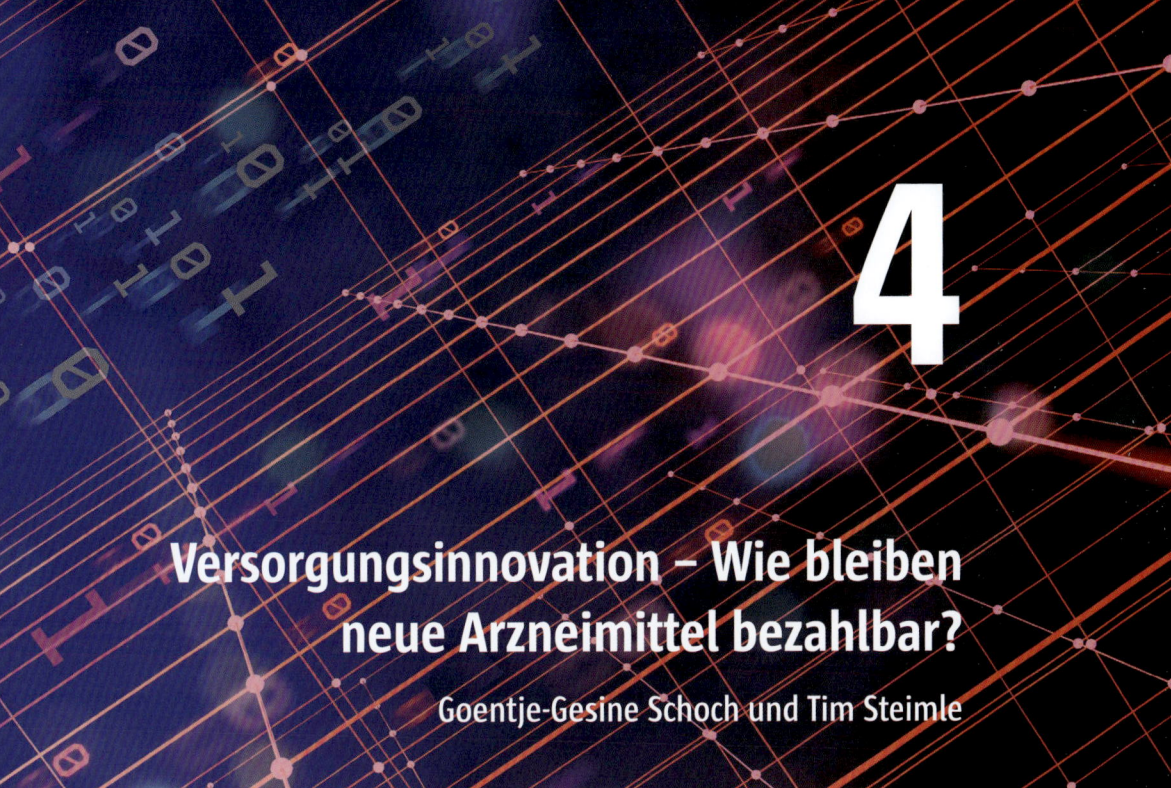

4

Versorgungsinnovation – Wie bleiben neue Arzneimittel bezahlbar?

Goentje-Gesine Schoch und Tim Steimle

Bei der Preisgestaltung von neuen Arzneimitteln haben sich über die Jahre Mechanismen etabliert und werden von der Industrie forciert, die in anderen Branchen unvorstellbar wären. Die Politik hat mit dem Arzneimittelmarktneuordnungsgesetz (AMNOG) im Jahr 2011 bereits versucht einen Gegenpol zu schaffen. Der Blick auf die Entwicklung der Arzneimittelpreise der letzten zehn Jahre zeigt jedoch, dass sich die Preisspirale weiterhin unaufhörlich nach oben zu drehen scheint. Um einen Blick in die Zukunft werfen und mögliche Maßnahmen ableiten zu können, ist es daher notwendig, zunächst einmal die aktuellen Mechanismen zu kennen und zu verstehen.

Arzneimittelpreisfindung gemäß AMNOG

Mit dem Arzneimittelmarktneuordnungsgesetz (AMNOG) wurde der sogenannte „Erstattungsbetrag" gemäß § 130b SGB V für neue Arzneimittel eingeführt. Der Erstattungsbetrag wird zwischen dem pharmazeutischen Hersteller und dem GKV-Spitzenverband verhandelt. Als Basis für die Verhandlung dient die „frühe Nutzenbewertung" gemäß § 35a SGB V. Dieser müssen sich alle nach dem 01.01.2011 in Deutschland neu auf den Markt gebrachten Arzneistoffe unterziehen. Der gemeinsame Bundesausschuss (G-BA) urteilt anhand eines vom Hersteller eingereichten Dossiers über das Ausmaß des Zusatznutzens gegenüber einer zuvor benannten zweckmäßigen Vergleichstherapie. Dafür beauftragt der G-BA i.d.R. das Institut für Qualität und Wirtschaftlichkeit im Gesundheitswesen (IQWIG) mit der Nutzenbewertung. Diese erfolgt innerhalb von drei Monaten nach Inverkehrbringen. Es folgt eine weitere Phase von drei Monaten mit u.a. Anhörungen. Nach sechs Monaten fällt der G-BA das Urteil über den Zusatznutzen. Die sich anschließende Phase der Preisverhandlungen nimmt ebenfalls sechs Monate in Anspruch. Ab dem 13. Monat nach Inverkehrbringen gilt der Erstattungsbetrag. Dieser wird bei Uneinigkeit über eine Schiedsstelle herbeigeführt und gilt ggfs. rückwirkend zum 13. Monat (Nacherstattung). Im ersten Jahr kann der Hersteller den Preis für sein neues Arzneimittel frei wählen. Es gibt Erleichterungen für Orphan Arznei-mittel: für diese gilt der Zusatznutzen per se als belegt und der G-BA legt lediglich anhand des Dossiers das Ausmaß des Zusatznutzens fest. Ein wichtiger Grundsatz des Erstattungsbetrags war zunächst, dass ein Arzneimittel ohne Zusatznutzen nicht zu höheren Jahrestherapiekosten führen darf als die zweckmäßige Ver-gleichstherapie. Im Zuge des Gesetzes zur Stärkung der Arzneimittelversorgung in der GKV (AMVSG) wurde im Frühjahr 2017 aus dem „darf" ein „soll". Sofern eine Festbetragsgruppe besteht, gilt weiterhin, dass das neue Arzneimittel ohne Zu-satznutzen in diese eingruppiert wird.

4.1 Mechanismen der Arzneimittelpreisbildung – Zahlungsbereitschaft und Zusatznutzen

Pharmazeutische Hersteller können in Deutschland den Preis für ein neues Arznei-mittel selber bestimmen. Sie sind gänzlich frei in der Gestaltung des Preises. Der Preis gehört dabei ebenso zur Strategie des Marktzugangs wie die medizinische Plat-zierung, d.h. die Umschreibung des Anwendungsgebietes, für das ein Präparat ein-gesetzt werden soll und die damit verbundenen Werbebotschaften für die Fachkreise. Dabei ist zu unterscheiden, ob es sich bei dem neuen Präparat um einen neuen Wirk-stoff handelt, welcher der erste Vertreter seiner Klasse ist, oder ob es sich um einen weiteren Wirkstoff in einer bereits etablierten Wirkstoffgruppe handelt („Me-too"). Für ein sogenanntes „Me-too-Präparat" kann beispielsweise ein im direkten Vergleich zum Konkurrenzprodukt etwas niedriger gewählter Preis ein Verkaufsargument sein. Die Verordnenden sollen sich sicher fühlen wirtschaftlich zu handeln (vgl. § 12 SGB V). Die Beobachtung der letzten Jahre zeigt jedoch auch, dass Hersteller für „Me-too-Prä-parate" kaum von einem für eine Substanzklasse etablierten Preisniveau abweichen, zumal dazu auch keine Notwendigkeit besteht. Hat sich einmal gezeigt, dass die So-lidargemeinschaft bereit ist einen gewissen Preis für eine Wirkstoffgruppe, z.B. ein Medikament gegen Diabetes Mellitus Typ 2 zu zahlen, so wird sie auch bereit sein einen vergleichbaren Preis für einen weiteren Vertreter derselben Wirkstoffgruppe zu zahlen. An dieser Stelle kommt also die gesellschaftliche Zahlungsbereitschaft ins Spiel. Dieser ist v.a. bei den ersten Wirkstoffen einer neuen Substanzklasse eine be-sondere Bedeutung beizumessen. Die Hersteller sind aufgrund der Freiheit der Preis-gestaltung mit der Herausforderung konfrontiert einen Preis zu wählen, der ange-messen erscheint und von den verordnenden Ärzten angenommen wird, gleichzeitig aber einen möglichst hohen Profit ermöglicht. Die Krankenkassen als „Payer" sollten ebenfalls nicht (zu sehr) auf die Barrikaden gehen, da dies wiederum auf die Ärzte-schaft abschreckend wirken könnte. Wie kommt ein Hersteller also zu „angemesse-nen" Preisen? Angemessen scheint der Preis, der sich am Grad des therapeutischen Nutzens orientiert. So gilt es als gerechtfertigt, dass ein neuer Wirkstoff, der eine verbesserte Wirksamkeit und/oder weniger Nebenwirkungen verspricht als altbe-kannte Präparate, mehr kostet als ebendiese. Ebenso scheint es gesellschaftlich akzeptiert, dass Medikamente gegen besonders gefürchtete oder gar lebensbedrohliche Erkrankungen wie z.B. Krebs oder Multiple Sklerose (MS) mehr kosten dürfen als Präparate zur Behandlung von Bagatellerkrankungen. Ein weiterer Faktor der Preisbildung aus Sicht der Industrie ist die erwartete Absatzmenge. So kann ein Präparat, das bei einer Volkskrankheit mit vielen Erkrankten, wie beispielsweise Diabetes Mellitus Typ 2, eingesetzt wird, auch bei relativ niedrigem Packungspreis aufgrund der hohen Abgabemengen einen nennenswerten Gewinn für den Hersteller erzielen. Zudem spielt die zu erwartende Therapiedauer eine Rolle: handelt es sich um ein Präparat, welches lediglich kurzzeitig zur akuten Therapie eingesetzt wird oder um eine Langzeittherapie einer chronischen Erkrankung? Diese Faktoren lassen sich wiederum mit der Zahlungsbereitschaft in Einklang bringen. Es ist anzunehmen, dass hohe Preise für Arzneimittel gegen seltene Erkrankungen („Orphan Drugs") gesellschaftlich eher akzeptiert werden, als hohe Preise für Arzneimittel gegen Volkskrankheiten. In Summe wird die Gesellschaft aber hohe Ausgaben für letztere akzeptieren, da viele Patienten betroffen sind, wohingegen hochpreisige Präparate für wenige Patienten in Summe kaum ins Gewicht fallen werden und damit ebenfalls akzeptiert sind. Die als „Willingness to Pay" bezeichnete Zahlungsbereitschaft der Solidargemeinschaft scheint demnach zum einen am Nutzen des Arzneimittels und zum anderen an der Gesamtsumme der Ausgaben und dem Anwendungsgebiet ausgerichtet zu sein.

Hohe Zahlungsbereitschaft und immer neue Präparate haben die Arzneimittelausgaben der gesetzlichen Krankenversicherungen (GKV) in Deutschland in den letzten Jahren immer weiter steigen lassen. Natürlich ist die hohe Innovationskraft der pharmazeutischen Industrie zu begrüßen. Für viele Erkrankungen, wie z.B. den schwarzen Hautkrebs stehen medikamentöse Therapien zur Verfügung, die vor Jahren undenkbar waren. So war schwarzer Hautkrebs im fortgeschrittenen Stadium vor der Einführung gezielter Arzneimittel wie den sog. „Checkpoint-Inhibitoren" und weiteren Substanzklassen eine meist rasch tödlich verlaufende Krankheit. Mit den neuen Medikamenten kann die Erkrankung zumindest häufig für einen längeren Zeitraum aufgehalten werden. Selbstredend kann und soll es diesen therapeutischen Fortschritt nicht zum Nulltarif geben. Aber auch an dieser Stelle stellt sich die Frage nach der „Angemessenheit" des Preises. Welcher Fortschritt lässt sich wie in Euro ausdrücken? Und ist wirklich jede zugelassene Arzneimittelneuheit eine echte Innovation? An dieser Frage scheiden sich die Geister. So lassen sich nicht alle Ergebnisse aus klinischen Studien zur Wirksamkeit eines Medikamentes („Efficacy") auf die Wirksamkeit unter realen Bedingungen („Effectiveness") übertragen, wenn Patienten z.B. weitere Erkrankungen haben oder zusätzliche Medikamente einnehmen. Erschwerend kommt hinzu, dass immer mehr Präparate in beschleunigten Verfahren auf Basis vorläufiger Daten zugelassen werden. Es fehlen daher zum Zeitpunkt des Markteintritts aussagekräftige Daten zur tatsächlichen Wirksamkeit der Präparate („Real World Evidence"). Die steigenden Arzneimittelausgaben und die vorgenannten Fragen haben dazu geführt, dass in Deutschland seit dem Jahr 2011 die Arzneimittelpreise über das AMNOG reguliert werden. Es bleibt die freie Preisbildung des Herstellers im ersten Jahr, ab dem zweiten Jahr gilt ein am Ausmaß des Zusatznutzens des Arzneimittels orientierter verhandelter Preis. Mit dem AMNOG wurde versucht, den (Zusatz-)Nutzen eines neuen Arzneimittels zu beziffern und diesen objektiv und transparent in einen fairen und angemessenen Preis zu übertragen. Verschreibungspflichtige Arzneimittel werden nach wie vor vom ersten Tag des Inverkehrbringens an zu dem vom Hersteller frei gewählten Preis erstattet. Deutschland stellt daher aus Sicht der pharmazeutischen Unternehmer weiterhin einen attraktiven Markt dar und dient als Referenzland für die Preisbildung. Einerseits ist natürlich zu begrüßen, dass Arzneimittelinnovationen in Deutschland rasch verfügbar sind, andererseits ist zu hinterfragen, warum im Vergleich zu anderen EU-Ländern die Arzneimittelpreise in Deutschland trotz des AMNOGs nach wie vor zu hoch ausfallen.

4.2 Entwicklung der Arzneimittelpreise unter dem AMNOG – Von der 1.000-Dollar-Pille zur 2-Millionen-Euro-Spritze

Nach der Betrachtung der bestehenden Mechanismen stellt sich die Frage, welche Stärken und Schwächen diese Mechanismen haben und welche Entwicklung die Arzneimittelpreise in Deutschland während der zehn Jahre des AMNOGs genommen haben. Zusammengefasst, lässt sich eine Entwicklung von Hoch- zu Höchstpreisarzneimitteln erkennen. Was bedeutet das im Detail und wie konnte es dazu kommen?

Ein wesentlicher Bestandteil des AMNOGs ist die Preisbildung über eine Vergleichstherapie – der Preis für ein neues Medikament orientiert sich also daran, was eine bisherige Behandlung kostet. Die bis zur Einführung des AMNOGs etablierten Preise sind jedoch niemals vollständig geprüft und hinterfragt worden, die dazu vorgesehene „Bestandsmarktbewertung" wurde im Rahmen des 14. SGB-V-Änderungsgesetzes rückwirkend zum 01. Januar 2014 abgesagt. Es fehlt schlussendlich eine objektive, angemessene Preisbasis als Ausgangspunkt. Dies lässt sich besonders anschaulich an Beispielen verdeutlichen, bei denen altbekannte Wirkstoffe für neue Indikationen auf den Markt kommen – zu einem dann vielfach höheren Preis. Der Preis wird also nicht (wesentlich) durch Forschungs- und Entwicklungskosten oder gar Ausgaben für Produktion o.ä. bestimmt, sondern durch das für eine Erkrankung etablierte Preisniveau. Besonders prominente Beispiele sind die vormaligen Krebsmittel Cladribin und Alemtuzumab, welche nach einer Marktrücknahme jeweils für die Indikation MS neu auf den Markt kamen. Der Preis für Alemtuzumab war dabei zur Behandlung von MS gegenüber dem Ursprungspreis zur Behandlung von Leukämie 40-mal so hoch. Warum sollte eine Gesellschaft 40-mal so viel für ein und denselben Wirkstoff bezahlen? Die Liste an Beispielen ließe sich leider um ein vielfaches erweitern. Seitens der Hersteller wird zwar mit dem therapeutischen Fortschritt argumentiert, dieser lässt sich jedoch nur bedingt mit einem Preisschild versehen.

Im Jahr 2014 gelang pharmazeutischen Herstellern ein großer Durchbruch bei der medikamentösen Therapie der chronischen Hepatitis C. Es wurden nach und nach mehrere neue Arzneistoffklassen in den Markt eingeführt, die als DAA („Direct-Acting Antivirals") bekannt wurden. Nach heutigem Kenntnisstand ermöglichen diese oralen Wirkstoffe eine Heilung der zuvor chronischen Erkrankung – zweifelsfrei eine therapeutische Innovation und ein Segen für die betroffenen Patienten. Diese Entwicklung erlangte jedoch nicht aufgrund der medizinischen Umstände Bekanntheit in der breiten Öffentlichkeit, sondern aufgrund der Preisgestaltung. Der erste zugelassene Vertreter war der Wirkstoff Sofosbuvir. Unter dem Handelsnamen „Sovaldi®" wurde Sofosbuvir auch als „1.000-Dollar-Pille" bekannt. Es folgten rege Diskussionen in der Öffentlichkeit zur Preisgestaltung. Der Fokus lag dabei auf der Frage, ob dieser Preis angemessen sei und wie z.B. ärmere Länder sich solche Preise leisten können sollen. Die Frage der Angemessenheit ist nur schwer zu beantworten. Lassen sich Gesundheit und Leben in Euro ausdrücken? In Deutschland wird dieser Ansatz bisher nicht verfolgt. In England wird z.B. mit dem gesundheitsökonomischen Konstrukt der „qualitätsadjustierten Lebensjahre" (Qualy) gearbeitet. Diese Diskussion ist jedoch – so sehr sie notwendig ist – stets emotional aufgeladen und eine Debatte, die schlussendlich unter ethischen und moralischen Gesichtspunkten gesamtgesellschaftlich geführt werden muss. Dies wird mit Sicherheit eine Aufgabe für uns alle während der nächsten Legislaturperiode sein, mit der großen Herausforderung maßvolle Anpassungen am bisherigen System vorzunehmen. An dieser Stelle wollen wir uns daher darauf fokussieren sachlich zu beleuchten, warum die Entwicklung der Arzneimittelpreise in den letzten zehn Jahren wie beschrieben möglich war. Das Sofosbuvir-Beispiel zeigt zwei Systemfehler im AMNOG auf:

- **Die freie Preisbildung im ersten Jahr:** Der Hersteller des ersten neuen Vertreters der DAA konnte den Preis völlig unreguliert wählen. Dabei spielt es schlussendlich keine Rolle, ob sich gut klingende Argumente (z.B. Kostenvorteil gegenüber eingesparten Lebertransplantationen o.ä.) finden lassen oder sich in gesundheitsökomischen Modellen eine Rechtfertigung für den Preis finden lässt. Ebenso ist es Spekulation, ob der Hersteller seine Preisstrategie an einem angestrebten Gewinn ausgerichtet und dazu die Faktoren (begrenzte) Therapiedauer und maximale Anzahl zu behandelnder Patienten berücksichtigt hat. Fakt ist, dass ein Preisniveau von ungefähr 50.000 € je Patient (in Abhängigkeit der Therapiedauer, der Kombination etc.) für die Behandlung der Hepatitis C etabliert wurde. Dies stellte eine immense finanzielle Belastung für die gesetzlichen Krankenkassen dar.
- **Eine hochpreisige Vergleichstherapie führt auch ohne Zusatznutzen zu hohen Arzneimittelpreisen:** Sofosbuvir hat einen Preisanker gesetzt. Die folgenden Wirkstoffe konnten auch ohne Zusatznutzen einen ähnlich hohen Preis erreichen. Es folgten diverse weitere Wirkstoffe, z.T. handelte es sich um „Me-too-Präparate" ohne weitere Verbesserung, die jedoch das Preisniveau weiter zementierten.

Ein weiterer therapeutischer Meilenstein gelang, wie bereits erwähnt, bei der medikamentösen Therapie des fortgeschrittenen schwarzen Hautkrebses. Selbstredend dürfen und müssen solche neuen Medikamente ihren Preis haben. Es stellt sich jedoch die Frage, aus welchen Bereichen die Forschung dazu stammt und wann pharmazeutische Hersteller in die Entwicklung neuer Arzneimittel einsteigen. Für die Behandlung des schwarzen Hautkrebses wurden mit den neuen Präparaten bei Markteinführung sechsstellige (Jahres-)Therapiekosten pro Patient etabliert. Hohe Arzneimittelpreise in der Krebsbehandlung waren zu dem Zeitpunkt zwar kein neues Phänomen, es wurde jedoch erneut ein neues Niveau etabliert.

Somit zeigen sich einige treibende Faktoren, welche die Preisentwicklung in den letzten zehn Jahren möglich gemacht haben:

- Preisbildung über Vergleiche mit bestehenden Therapien
- Entwicklung neuer Substanzklassen
- Zahlungsbereitschaft
- Preisfindung auf Verhandlungsbasis
- zeitlich begrenzte Anwendung („diskontinuierliche Therapien")
- Etablierung von Preisniveaus für Erkrankungsgebiete

Der letzte Punkt bzw. die Verbindung der letzten beiden Punkte erklärt vermutlich am anschaulichsten den jüngsten Sprung bis hin zu siebenstelligen Arzneimittelpreisen. Mit der Einführung der CAR-T-Therapien für rund 350.000 € pro Patient wurde das Preisniveau für Krebsbehandlungen noch einmal angehoben. Therapiekosten von 100.000 bis 200.000 € pro Patient pro Jahr waren zwar bereits zuvor nicht unüblich, z.B. zur Behandlung des schwarzen Hautkrebses. Es ist jedoch zu berücksichtigen, dass die CAR-T-Therapien als Einmalgabe verabreicht werden, wohingegen andere Krebstherapien sich über einen längeren Zeitraum mit wiederholten Gaben erstrecken.

>>> **Bei den CAR-T-Therapien handelt es sich ebenso wie bei den Gentherapien um „ATMPs" (Advanced Therapy Medicinal Products).**

Die Hoffnung an ATMPs ist groß, die Datenlage bei Zulassung aufgrund der überschaubaren Patientenzahlen eher gering. Doch lässt sich damit der hohe Preis rechtfertigen? Entscheidender ist vermutlich, dass die Behandlung als Einmalgabe erfolgt, d.h. aus Sicht der Industrie kann nur einmal mit dem Medikament verdient werden. Der Gewinn muss also mit der einen Therapie erlöst werden. Noch gravierender zeigt sich dieser Effekt am Beispiel von Onasemnogen-Abeparvovec besser bekannt als „Zwei-Millionen-Euro-Spritze" Zolgensma®. Es handelt sich um eine Gentherapie, die zur Behandlung der schwersten Formen der spinalen Muskelatrophie (SMA Typ 1) eingesetzt wird. SMA Typ 1 ist angeboren, die Kinder sind bei Diagnosestellung häufig nur wenige Monate alt. Die Erkrankung schreitet rasch voran und führt unbehandelt innerhalb der ersten Lebensjahre zum Tod. Im Jahr 2017 wurde mit Nusinersen eine erste medikamentöse Therapieoption eingeführt. Diese muss in regelmäßigen Abständen im Rahmen eines stationären Aufenthalts in das Rückenmark appliziert werden. Die Kosten für Nusinersen belaufen sich laut G-BA im ersten Jahr auf rund 600.000 € in den Folgejahren auf rund 300.000 € (G-BA 2017). Derzeit stehen Daten zur Verfügung, die hoffen lassen, dass die Kinder mindestens ein Lebensalter von um die sechs Jahre erreichen. Betrachtet man diese Zahlen, so ist der Preis von 2 Millionen Euro für die Gentherapie, die einmalig als Spritze verabreicht wird, keine große Überraschung. Der Hersteller beansprucht zumindest eine Gleichwertigkeit gegenüber Nusinersen. So ist es dann auch nicht mehr überraschend, dass der Preis über einen Zeitraum von ca. sechs Jahren ebenfalls gleichwertig gewählt wurde. Die bereits mehrfach erwähnte Problematik der Preisspirale aufgrund des Vergleichs mit bekannten Medikamenten und die Etablierung von Preisniveaus für Indikationen, welche die maximale Bezahlbereitschaft ausnutzen, ermöglichen dann einen siebenstelligen Arzneimittelpreis als vorläufigen traurigen Höhepunkt. Zudem veranschaulichen ATMPs weitere Schwachstellen im AMNOG:

- **Orphan Drugs werden im AMNOG-Prozess begünstigt**: Dies macht, wie gewünscht, die Forschung in dem Bereich finanziell attraktiv. Betrachtet man die etablierten Preise, sind diese Regularien jedoch im Hinblick auf Absicht und tatsächliche Folgen zu prüfen.
- **Erstattungsbetrag im stationären Bereich**: Trotz der politischen Absicht ist aufgrund der Abläufe für die Erstattung von hochpreisigen Arzneimitteln im Krankenhaus noch nicht sichergestellt, dass der Erstattungsbetrag kontinuierlich Anwendung findet.

4.3   Schritt aus der Preisspirale – Warum Pay-for-Performance nicht die Lösung ist

Das AMNOG ist nach wie vor eine Errungenschaft, die erhalten bleiben sollte. Die Entwicklung der letzten zehn Jahre zeigt jedoch wie beschrieben auch, dass Anpassungen notwendig sind, um die Preisspirale zu durchbrechen und sicherzustellen, dass neue Arzneimittel auch zukünftig bezahlbar bleiben und ab Markteintritt von der GKV erstattet werden können.

Der Rückblick hat gezeigt, dass v.a. der Vergleich mit bestendenden Therapien und deren Kosten aufgrund fehlender objektiver Regulation bei Markteintritt strategieanfällig ist. Vor Einführung des AMNOGs wurde der Preis weniger stark mit Nutzen verargumentiert. Wäre dies so gewesen, welchen Preis hätte man für die lebensrettende Entwicklung des Penicillins aufrufen wollen? Preissprünge für neue Arzneimittel ließen sich vor dem AMNOG v.a. für neuartige Strukturen, wie z.B. biotechnologisch hergestellte Arzneimittel beobachten. Die fünfstelligen Jahrestherapiekosten für diese Arzneimittel, die jedoch deutlich unter den Kosten für z.B. die Behandlung der Hepatitis C lagen, wurden v.a. mit aufwendigen Produktionsprozessen begründet. Nun also der vermeintliche (Zusatz-)Nutzen. Sollten wir nun versuchen über Pay-for-Performance-Modelle, also Modelle bei denen die GKV am Ende für jeden Patienten nur den Preis bezahlt, der in Abhängigkeit der Wirkung gerechtfertigt scheint, das Problem zu lösen, werden wir die Preisspirale niemals durchbrechen, denn im Grunde hat uns genau dieser Gedanke an den heutigen Punkt geführt. Folglich müssen zukünftig Preisgrenzen gelten, die nach objektiven und nachvollziehbaren Kriterien festgelegt sind.

Dass definitiv Handlungsbedarf besteht und eine Weiterentwicklung des AMNOGs notwendig ist, darüber herrscht Einigkeit. So arbeitet u.a. der GKV-SV an einem neuen Preismodell („dynamischer Interimspreis"). Wir als TK haben dazu mit dem „dynamischen Evidenzpreis" bereits im Frühjahr 2019 einen Vorschlag gemacht, mit dem Ziel die Diskussion um die Preisbildung neuer Arzneimittel anzustoßen und einen Weg zu finden, vor allem die Preise für Hoch- und Höchstpreisarzneimittel angemessen(er) zu gestalten. Die Entwicklung seither hat gezeigt, dass die Reform einer verhandlungsbasierten Preisfindung hin zu einer kriterienbasierten Preisermittlung notwendig ist: „fair pricing" braucht objektive, transparente Kriterien – nur so kann die Preisspirale gestoppt und das Privileg des sofortigen Marktzugangs inklusive der Erstattungsfähigkeit durch die GKV aufrechterhalten werden. Mögliche Kriterien zur Preisfindung könnten u.a. der medizinische Bedarf („Medical Need"), Evidenz, Versorgungssicherheit, Forschung in der EU und Datenbereitstellung zu Forschungszwecken sein. Die AIM (International Association of Mutual Benefit Societies) hat Ende 2019 bereits ein formelbasiertes Fair-Pricing-Modell mit transparenten Kriterien vorgestellt, was die Legitimität und Notwendigkeit dieses Ansatzes nochmal unterstreicht. Ergänzend sollte in Erwägung gezogen werden, die Arzneimittelpreise auf Basis dieser Kriterien europaweit einheitlich zu gestalten.

Literatur

AIM (2019) AIM PROPOSES TO ESTABLISH A EUROPEAN DRUG PRICING MODEL FOR FAIR AND TRANSPARENT PRICES FOR ACCESSIBLE PHARMACEUTICAL INNOVATIONS. URL: https://www.aim-mutual.org/wp-content/uploads/2019/12/AIMs-proposal-for-fair-and-transparent-prices-for-pharmaceuticals.pdf (abgerufen 09.03.2021)

G-BA (2017) Tragende Gründe zum Beschluss des Gemeinsamen Bundesausschusses über eine Änderung der Arzneimittel-Richtlinie (AM-RL): Anlage XII – Beschlüsse über die Nutzenbewertung von Arzneimitteln mit neuen Wirkstoffen nach § 35a SGB V – Nusinersen Vom 21. Dezember 2017. URL: https://www.g-ba.de/downloads/40-268-4722/2017-12-21_AM-RL-XII_Nusinersen_D-294_TrG.pdf (abgerufen 09.03.2021)

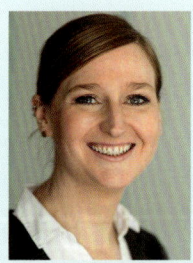

Dr. Goentje-Gesine Schoch

Goentje-Gesine Schoch studierte Pharmazie an der Ruprecht-Karls-Universität in Heidelberg und schloss mit dem Staatsexamen ab. Im Anschluss arbeitete sie zunächst als approbierte Apothekerin im Krankenhaus. Parallel absolvierte sie die Promotion in Klinischer Pharmazie an der Universität Hamburg und erlangte berufsbegleitend den Fachapotheker in Klinischer Pharmazie. Seit 2012 arbeitet Goentje-Gesine Schoch bei der Techniker Krankenkasse im Fachbereich Arzneimittel. Seit 2018 leitet sie dort das Team Arzneimittelverordnungssteuerung.

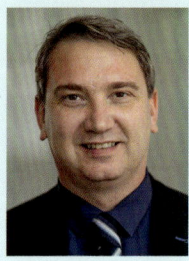

Tim Steimle

Tim Steimle studierte Pharmazie in Marburg und Halle und erlangte neben dem Staatsexamen das Diplom. Im Anschluss an das Studium arbeitete er als approbierter Apotheker im Krankenhaus. Er erlangte berufsbegleitend einen Master of Business Administration in Lüneburg. 2006 wechselte Tim Steimle zur Techniker Krankenkasse, seit 2010 leitet er dort den Fachbereich Arzneimittel.

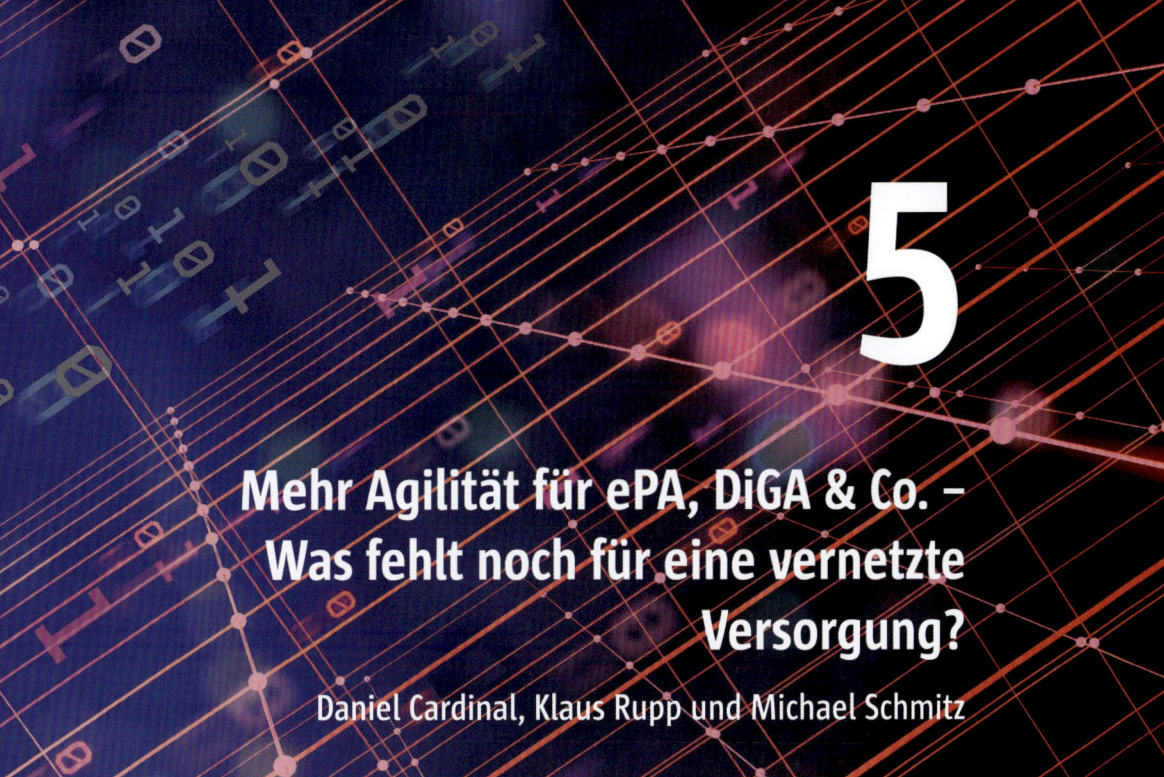

5

Mehr Agilität für ePA, DiGA & Co. – Was fehlt noch für eine vernetzte Versorgung?

Daniel Cardinal, Klaus Rupp und Michael Schmitz

5.1 Einleitung

Das Gesundheitswesen gehört zu den Bereichen, die von der Digitalisierung am meisten profitieren könnten. Während der medizinisch-technische Fortschritt in den letzten vier Jahrzehnten rasant vorangeschritten ist, haben sich die Strukturen und Prozesse des deutschen Gesundheitssystems aber nur vergleichsweise langsam und unter erheblichen Anstrengungen weiterentwickelt. Dieser ungleiche Grad der Digitalisierung zwischen Medizin und System hat nicht zuletzt dazu geführt, dass das große Potenzial, das die Digitalisierung für das Gesundheitswesen bietet, nicht annähernd ausgeschöpft wird.

Um diesem Missstand beizukommen, hat der Gesetzgeber in den letzten Jahren mehrere Reformen auf den Weg gebracht, die zu einer Modernisierung der Versorgungsstrukturen beitragen sollen. Im Fokus stehen dabei insbesondere folgende Aspekte:

- Die Digitalisierung bietet vielfältige Chancen für eine bessere Patientenversorgung, sei es durch telemedizinische Angebote und digitale Anwendungen rund um Diagnose, Monitoring oder Therapie von Erkrankungen oder durch eine bessere Vernetzung und Kommunikation der Leistungserbringer. Es besteht ein berechtigtes Interesse der Versicherten, dass diese Möglichkeiten genutzt werden.
- Im gesamten Versorgungsgeschehen der gesetzlichen Krankenversicherung (GKV) gilt das Gebot der Wirtschaftlichkeit. Vor diesem Hintergrund sind die immensen Effizienzverluste, die durch lückenhafte Vernetzung, teilweise fehlende Interoperabilität der Systeme und mangelnde Transparenz entstehen, nicht hinnehmbar.

- Im Internetzeitalter haben sich die Rolle und das Selbstverständnis der Patientinnen und Patienten deutlich gewandelt. Der Anteil derjenigen, die sich nicht mehr allein auf ihre behandelnden Ärztinnen und Ärzte als Informationsquelle stützen und die sich aktiv an Therapieentscheidungen beteiligen möchten, nimmt zu. Daneben haben Versicherte zurecht einen hohen Anspruch an datenschutzrechtliche Aspekte wie Datenhoheit, Datenverfügbarkeit und Datensicherheit.

Das Bestreben der Politik, die digitale Transformation hinsichtlich der Strukturen und Prozesse im Gesundheitswesen voranzutreiben, ist unbedingt positiv zu bewerten. Doch ist die konkrete Umsetzung geeignet, das Ziel einer zeitgemäßen, digital unterstützten Patientenversorgung zu erreichen? Welche Maßnahmen greifen zu kurz, wo besteht Nachbesserungsbedarf? Und wie könnten alternative oder ergänzende Lösungen aussehen? Diese Fragen sollen im vorliegenden Beitrag kritisch diskutiert werden. Im Zentrum stehen dabei die elektronische Patientenakte (ePA), die Gestaltung lückenloser Versorgungsketten und die Integration digitaler Gesundheitsanwendungen (DiGAs) in die Versorgungslandschaft.

5.2 Weiterentwicklung der elektronischen Patientenakte (ePA)

5.2.1 Recht auf Übertragung von Behandlungsinformationen

Lange herrschte Uneinigkeit darüber, ob Behandlungsinformationen den Behandelnden oder den Behandelten „gehören". Dabei bestätigte das Bundesverfassungsgericht bereits 1983 das Recht auf informationelle Selbstbestimmung. Spätestens mit der Europäischen Datenschutz-Grundverordnung (DS-GVO) und dem Patientendaten-Schutz-Gesetz (PDSG), das zum 1. Januar 2021 in Kraft trat, ist klargestellt, dass personenbezogene Gesundheitsdaten allein in der Hoheit der Versicherten liegen.

Wenn diese Daten allerdings nur in den Hängeregisterschränken von Arztpraxen gelagert werden, ist es für die Patientinnen und Patienten schwierig, ihr Recht auf informationelle Selbstbestimmung auszuüben. Deshalb wurde im PDSG festgeschrieben, dass Behandlungsdaten zukünftig in die elektronische Patientenakte übertragen werden müssen, in die die Patientinnen und Patienten bequem und unbürokratisch Einsicht erhalten. Wichtig ist, dass es sich hierbei um einen umfassenden Anspruch handelt: Es geht nicht um die Einspeisung einzelner Dokumente, sondern um die lückenlose Dokumentation der Behandlungshistorie. Nur so kann sichergestellt werden, dass die elektronische Patientenakte zu einem zentralen zeit-, einrichtungs- und sektorenübergreifenden Werkzeug wird, mit dem die Patientinnen und Patienten selbstbestimmt und informiert an ihrer Gesunderhaltung und Behandlung mitwirken können.

5.2.2 Übertragung von Behandlungsdaten und Verordnungen in Echtzeit

Aktuell sind Diagnosedaten aus der ambulanten Versorgung erst, nachdem sie abgerechnet wurden, für die Patientinnen und Patienten digital verfügbar. Das heißt, es besteht eine Verzögerung, die bis zu neun Monate betragen kann. Ihren vollen Nutzen entfalten digitale Versorgungsdaten wie Diagnosen, Arztbriefe oder Entlassdokumente aber nur, wenn sie aktuell sind, etwa für Anschlussbehandlungen oder im Rahmen nachsorgender Pflege. Mithilfe der ePA wäre es heute schon möglich, dass diese Informationen in Echtzeit zur Verfügung stehen. Hierfür müssten alle Leistungserbringer verpflichtet werden, auf Wunsch der Patientinnen und Patienten ihre Behandlungsdaten zeitnah in die ePA einzustellen bzw. vorhandene Daten zu pflegen. Neben stationären Einrichtungen, Haus-, Fach- und Zahnärztinnen und -ärzten, Psychotherapeutinnen und -therapeuten sowie Apotheken betrifft dies auch weitere Heilberufe wie Hebammen, Entbindungspflegerinnen und -pfleger, Physiotherapeutinnen und -therapeuten sowie Pflegeeinrichtungen.

> **Nur** wenn Behandlungsinformationen in der ePA aktuell sind, entfalten sie ihren vollen Nutzen für die Versicherten. Die Leistungserbringer sollten deshalb verpflichtet werden, ihre Behandlungsdaten innerhalb kurzer Fristen in die ePA zu überführen.

5.2.3 Klare Trennung der Zuständigkeiten bei Telematikinfrastruktur und Anwendungen der Telematik

Die Schaffung einer IT-Infrastruktur für die ePA liegt im Zuständigkeitsbereich der gematik. Sie entwickelt Standards und Spezifikationen für Anwendungen, die im Rahmen des angestrebten Datenaustauschs im Gesundheitswesen zum Einsatz kommen bzw. kommen sollen. Darüber hinaus obliegt ihr die Überwachung der Einhaltung dieser Standards und Spezifikationen, beispielsweise im Rahmen von Zulassungs- und Zertifizierungsverfahren.

Mit dem Patientendaten-Schutz-Gesetz beauftragte der Gesetzgeber die gematik zudem damit, eine eRezept-App zu entwickeln. Diese Beauftragung muss aus zwei Gründen kritisch hinterfragt werden: Zum einen ist das Bundesministerium für Gesundheit selbst Mehrheitsgesellschafter der gematik, sodass hier wettbewerbsrechtliche Bedenken zum Tragen kommen. Zum anderen wird damit ein Interessenkonflikt provoziert, denn die gematik würde mit der eRezept-App eine Anwendung entwickeln, für deren Prüfung sie selbst zuständig ist.

Die Techniker Krankenkasse positioniert sich konsequent gegen Monopolstrukturen, die damit geschaffen werden, und fordert, dass die Entwicklung von innovativen Gesundheitsanwendungen dem Wettbewerb des freien Marktes überlassen werden. Es muss eine klare Trennung und Rollenverteilung zwischen denjenigen geben, die Prüfverfahren gestalten und durchführen, und denjenigen, deren Lösungen diese Prüfungen durchlaufen müssen.

5.3   Gestaltung lückenloser Versorgungsketten

5.3.1   Potenziale der Fernbehandlung

Elektronische Arbeitsunfähigkeitsbescheinigung (eAU)

Die Inanspruchnahme von Videosprechstunden hat im vergangenen Jahr stark zugenommen. Dies war vor allem der Pandemie-Situation (COVID-19) geschuldet. Gleichzeitig wurde in diesem Zusammenhang deutlich, wie sehr die Prozesse im Gesundheitswesen noch immer der alten, „analogen" Logik verhaftet sind: Ebenso wie für eine Verordnung musste für das Ausstellen einer Arbeitsunfähigkeitsbescheinigung vielfach die Versichertenkarte auf dem Postweg an die Praxis und die AU-Bescheinigung auf dem Postweg an die Patientin bzw. den Patienten geschickt werden.

Die Techniker Krankenkasse begrüßt deshalb die Änderung der Arbeitsunfähigkeits-Richtlinie des Gemeinsamen Bundesausschusses. Demnach können zumindest Krankenscheine nunmehr nach der Konsultation mit der Ärztin oder dem Arzt in einer Videokonferenz ausgestellt werden. Möglich ist dies aufgrund einer Neuregelung im Pflegepersonalstärkungsgesetz und in der Berufsordnung für die in Deutschland tätigen Vertragsärztinnen und -ärzte, durch die Videosprechstunden nicht mehr ausschließlich zum Zweck der Verlaufskontrolle und bei ausgewählten Indikationen eingesetzt werden sollen, sondern bei allen Indikationen möglich sind. Damit kann die Bescheinigung jetzt unter bestimmten Bedingungen ohne persönliches Erscheinen im Rahmen einer Fernbehandlung ausgestellt werden.

Eine Voraussetzung ist, dass die Patientin bzw. der Patient in der Praxis bereits bekannt ist. Das bedeutet allerdings, dass Patientinnen und Patienten, deren Hausarztpraxis keine Videosprechstunde anbietet, mit einer Erkältung, einem Magen-Darm-Infekt oder einer anderen Infektionskrankheit weiterhin für eine Krankschreibung persönlich in der Praxis erscheinen müssen. Im Sinne des Infektionsschutzes fordert die Techniker Krankenkasse deshalb, dass das Ausstellen von AU-Bescheinigungen im Rahmen der ausschließlichen Fernbehandlung auch ohne vorherigen Arztkontakt ermöglicht wird.

Telemedizin 2.0 als Leistungsart

Analog zu den *digitalen* Gesundheitsanwendungen (DiGAs), die mit dem Digitale-Versorgung-Gesetz (DVG) ein eigenes Erstattungsregime erhalten haben, bedarf es eines gesetzlichen Auftrages, für die Vergütung von *telemedizinischen* Gesundheitsanwendungen. Telemonitoring-Geräte zur Überwachung von Vitalwerten, elektronische Implantate für chronische Herzinsuffizienz oder Insulinpumpen für Diabetikerinnen und Diabetiker gehen heute über ein reines Selbst-Monitoring hinaus. In Verbindung mit Hausärzten, KI und automatisierten Warnbenachrichtigungen können Hochrisikopatientinnen und -patienten auf diese Weise besser versorgt werden. Telematische Anwendungen haben darüber hinaus das Potenzial, qualitative Versorgungsunterschiede zwischen Stadt und Land auszugleichen. Nicht zuletzt könne sie dazu beitragen, dass Patientinnen und Patienten sich seltener in eine stationäre Behandlung begeben müssen.

Da diese Technologien aktuell noch nicht im einheitlichen Bewertungsmaßstab (EBM) aufgenommen sind, muss die Selbstverwaltung damit beauftragt werden, diesen Anwendungen analog zum DiGA-Fast-Track-Verfahren einen einfachen und transparenten Weg in die Regelversorgung zu ermöglichen.

5.3.2 Digitalisierung der Versorgung

Digitale Behandlungsfälle und Überregionalität bei Bedarfsplanung berücksichtigen

Neue überregionale Versorgungsmodelle und innovative Technologien wie Telemedizin und eHealth werden gezielt eingesetzt, um Versorgungsengpässen in strukturschwachen Regionen zu begegnen. Mit dem Einsatz von vernetzten Versorgungskonzepten und Fernbehandlung sollen Kompetenzen in Zentren gebündelt und Entfernungen im ländlichen Raum überwunden werden. Folgerichtig spielen digitale Behandlungsfälle und überregionale Versorgungsangebote in der Bedarfsplanung eine immer größere Rolle.

Zukünftig wird es weniger darum gehen, wo bzw. in welcher Entfernung die Leistungserbringer angesiedelt sind. Stattdessen wird der Fokus darauf liegen, wie gut die Patientinnen und Patienten an überregionale digitale Versorgungsangebote angebunden sind und wie diese mithilfe von medizinischen Fachangestellten unterstützt werden.

> Zukünftig wird es nicht mehr um die Entfernung zur nächsten Arztpraxis gehen, sondern darum, wie gut Patientinnen und Patienten an digitale Versorgungsangebote angebunden sind. Diese Entwicklung muss sich in der Bedarfsplanung widerspiegeln.

Die Techniker Krankenkasse fordert den Gesetzgeber deshalb auf, den G-BA zu beauftragen, die Kriterien der Bedarfsplanungsrichtlinie in Bezug auf digitale und überregionale Behandlungsfälle zu überprüfen und diese bei der Festlegung der Verhältniszahlen entsprechend zu berücksichtigen.

Analoge und digitale Leistungen in der Vergütung gleichstellen

Die Entwicklung hin zu einer stärker digital gestützten Versorgung wirft vielfältige Fragen rund um die Vergütung auf. Hier gilt es, in beide Richtungen Diskriminierungen und Fehlanreize zu vermeiden. Der bloße Einsatz digitaler Anwendungen ohne den Nachweis eines medizinischen Zusatznutzens oder eines positiven Versorgungseffektes rechtfertigt keinen höheren Preis und auch keine besondere Förderung. Nicht die Frage, ob eine Leistung digital erbracht wird, ist entscheidend für die Vergütung, sondern die Frage, ob sie einen Zusatznutzen für die Versorgung bietet. Umgekehrt dürfen keine zusätzlichen finanziellen Anreize geschaffen werden, die dem Einsatz zeitgemäßer Technologien zuwiderlaufen, wie es bis Mitte 2020 noch in Bezug auf den Fax-Versand des elektronischen Arztbriefes der Fall war.

Anzustreben ist eine wertbasierte Vergütung, die sich am Therapienutzen im Verhältnis zu den aufgewendeten Therapiekosten orientiert. Stellt sich der Therapienutzen einer digitalen Leistung als gleichwertig oder größer als bei einer konventionellen Leistung, dürfen auch keine Abschläge auf Vergütungspauschalen angewendet werden. Ein größerer medizinischer Nutzen oder ein zusätzlicher positiver Versorgungseffekt rechtfertigt hingegen *auch* einen höheren Preis.

> Die Vergütung von Leistungen darf sich nicht primär daran orientieren, ob diese digital oder konventionell erbracht werden. Im Mittelpunkt muss der Nutzen für die Patientinnen und Patienten im Verhältnis zu den aufgewendeten Kosten stehen.

Die Techniker Krankenkasse tritt gegen eine extrabudgetäre Vergütung von digitalen Anwendungen oder Versorgungsinnovationen ein. Anlaufzeiten, Kennzeichnungspflichten und Bereinigungen führen zu einer unnötigen Verkomplizierung sowie zu einer Manipulations- und Fehleranfälligkeit des Abrechnungsprozesses und damit zu Doppelfinanzierungen.

Triagesystem als Teil des Notfallmanagements stärken

Zweck und Aufgabe der Notfall-Ambulanzen der Krankenhäuser ist es, Patientinnen und Patienten mit dringendem Behandlungsbedarf aufgrund von Verletzungen oder Erkrankungen schnell und adäquat zu versorgen. So zeigt eine Studie der Techniker Krankenkasse, dass 40 Prozent derjenigen, die eine Rettungsstelle aufsuchen, in den herkömmlichen ambulanten Strukturen angemessen versorgt werden könnten (Deutsche Apothekerzeitung 2018).

Vor diesem Hintergrund haben die Kassenärztliche Vereinigungen seit Januar 2020 in den Notdienst-Leitstellen mit der strukturierten medizinischen Ersteinschätzung in Deutschland (SmED) ein softwaregestütztes Befragungssystem zur besseren medizinischen Ersteinschätzung von Akutfällen eingerichtet. Doch noch immer ist vielerorts eine Überlastung der Notfall-Ambulanzen zu verzeichnen.

Parallel dazu wurden wir während der Corona-Krise mit der Situation konfrontiert, dass Notfall-Patientinnen und -Patienten aus Angst vor Infektionen keine Notaufnahme aufgesucht haben (Ramshorn-Zimmer et al. 2020).

Angesichts dieser Dysbalance sollte die SmED-Software auch online über das Webportal und die App der Terminservicestellen einer möglichst breiten Öffentlichkeit angeboten werden. Dies böte die Möglichkeit, dass Akutpatientinnen und -patienten nach einer softwaregestützten Selbsteinschätzung eine Entscheidung über den geeigneten Versorgungsweg treffen oder direkt an die 112 vermittelt werden könnten.

5.4 Weiterentwicklung der Digitalen Gesundheitsanwendungen (DiGAs)

Mit dem Digitale-Versorgung-Gesetz (DVG) hat der Gesetzgeber die Möglichkeit geschaffen, Web- und App-basierte Gesundheitsanwendungen zügig in die Regelversorgung zu bringen. Nach dem Durchlaufen des vom Bundesinstitut für Arzneimittel und Medizinprodukte (BfArM) entwickelten Fast-Track-Verfahrens können DiGAs in das sogenannte DiGA-Verzeichnis aufgenommen werden. Ärztinnen und Ärzte haben nunmehr die Möglichkeit, die gelisteten DiGAs zu verordnen und abzurechnen.

Die Techniker Krankenkasse begrüßt diese längst überfällige Entwicklung. Zahlreiche innovative eHealth-Anwendungen bieten einen echten Zusatznutzen für die Versorgung. Bisher gab es keine Grundlage, auf der DiGAs innerhalb des GKV-Systems vergütet werden konnten. Sinnvoll wäre es, diese positive Entwicklung weiter voranzutreiben, indem die Zulassung von digitalen Gesundheitsanwendungen perspektivisch wie bei der Medical Device Regulation (MDR) europaweit erfolgt.

Hinsichtlich des Zulassungs- und Qualitätssicherungsprozess von DiGAs besteht jedoch noch Optimierungsbedarf. So wies eine der ersten durch das BfArM zugelassenen DiGAs schwerwiegende Sicherheitslücken auf. Glücklicherweise konnten diese nach erfolgter Freigabe kurz vor der Aufnahme in das DiGA-Verzeichnis noch behoben werden. Dennoch muss konstatiert werden, dass die vorhandenen Prüfmechanismen hier versagt haben.

Die Anforderungen an den Datenschutz und die Datensicherheit werden aktuell durch das BfArM nur anhand einer von den Herstellern erteilten Selbstauskunft geprüft. Das ist für Medizinprodukte, die Gesundheitsdaten mit erhöhtem Schutzbedarf verarbeiten, nicht akzeptabel. Die Techniker Krankenkasse fordert deshalb dringend Nachbesserungen in Form einer verpflichtenden externen Überprüfung der Datenschutz- und Sicherheitsvorkehrungen der Anwendungen durch das Bundesamt für Sicherheit in der Informationstechnik (BSI) oder eine andere benannte Stelle, bevor eine Aufnahme in das DiGA-Verzeichnis erfolgt.

Weiteren Optimierungsbedarf gibt es in Bezug auf die Feststellung eines Zusatznutzens. Das BfArM ist die richtige Einrichtung, wenn es darum geht, dass der vorgegebene Prüf- und Zulassungsprozess auf der technologischen Ebene eingehalten wird. Die Überprüfung des medizinischen Zusatznutzens bzw. der positiven Versorgungseffekte sollte aber analog zum AMNOG-Verfahren beim G-BA und seinen Institutionen angesiedelt werden. Diese verfügen in der Bewertung von Zusatznutzen für Medikamente und Medizinprodukte über bewährte Prozesse und ausreichend Erfahrung, die sich auf die DiGAs übertragen lassen.

5.4.1 Ausweitung der Zulassung auf die Risikoklassen IIb und III

Die EU-Medizinprodukte-Verordnung (MDR) wird 2021 in Kraft treten. Dies wird dazu führen, dass viele digitale Anwendungen, die heute noch niedrigen Risikoklassen zugeordnet sind, in die Hochrisikoklassen IIb und III fallen werden. Dies gilt unter anderem für digitale Anwendungen, die Daten externer Medizinprodukte höherer Risikoklassen verarbeiten, beispielsweise aus internetfähigen Hilfsmitteln und Implantaten wie Insulinpumpen oder Herzschrittmachern. Sie werden dann automatisch der gleichen Risikoklasse zugerechnet wie das externe Medizinprodukt.

Das bedeutet: Eine Beschränkung der digitalen Gesundheitsanwendungen auf niedrige Risikoklassen wird deren Einsatzbereich in Zukunft schmälern und den nutzenorientierten Einsatz innovativer Technologien ausbremsen. Aus diesem Grund tritt die Techniker Krankenkasse dafür ein, den Geltungsbereich für DiGAs auf die Risikoklassen IIb und III auszuweiten.

5.4.2 Abschaffung der Erprobungsphase und Einführung des AMNOG-Verfahrens

Eine Voraussetzung für die dauerhafte Aufnahme von digitalen Gesundheitsanwendungen in das DiGA-Verzeichnis besteht darin, dass im Rahmen einer Studie ein positiver Versorgungseffekt nachgewiesen werden konnte. Liegt dieser Nachweis bisher nicht vor, ist gleichwohl eine vorläufige Listung im DiGA-Verzeichnis möglich. Über einen Zeitraum von zwölf Monaten – in begründeten Einzelfällen auch länger – haben die Hersteller dann die Chance, den fehlenden Nutzennachweis zu erbringen. Während dieser Phase wird die DiGA bereits in der Regelversorgung vergütet.

Dieses Vorgehen führt im Ergebnis dazu, dass der Einsatz von DiGAs ohne jegliche Evidenz zu Höchstpreisen von der Solidargemeinschaft finanziert wird. Diese Regelung kann nicht nur zu Qualitätseinbußen in der Versorgung führen, sondern sie wirkt auch der Vertrauensbildung in digitale Gesundheitsanwendungen aufseiten der Ärztinnen und Ärzte sowie der Patientinnen und Patienten entgegen.

Es spricht vieles dafür, den Herstellern die Möglichkeit einzuräumen, die Wirksamkeit von digitalen Gesundheitsanwendungen unkompliziert zu erproben. Dies sollte jedoch im Rahmen von Selektivverträgen erfolgen, da hier eine größere Kostenkontrolle und der direkte Vergleich mit Kosten und Nutzen innerhalb der Regelversorgung gegeben sind. Hierfür benötigen Krankenkassen die Erlaubnis, spezielle Selektivverträge zu vereinbaren, für die nicht zwingend eine ärztliche Beteiligung oder ein fach- bzw. sektorenübergreifender Versorgungsansatz erforderlich sind.

5.4.3 Einheitliche Schnittstelle zwischen ePA und DiGAs

Die Dokumentation der medizinischen Versorgung kann zwar in unterschiedlichen Anwendungen stattfinden, darf aber durch diese nicht getrennt werden. Die ePA stellt das Herzstück beim Informationsaustausch zwischen Patientinnen und Patienten und ihren behandelnden Leistungserbringern dar. Hier müssen alle Gesundheitsinformationen zusammenlaufen, die Versicherten sie zentral verwalten und auf Wunsch mit ihren behandelnden Ärztinnen und Ärzten teilen können.

Um dies zu gewährleisten, ist es erforderlich, dass die gematik eine standardisierte Schnittstelle spezifiziert, die den DiGA-Entwicklern im ePA-Backend bereitgestellt wird. Versorgungsrelevante Datenobjekte wie Tagebücher und Berichte müssen von der Kassenärztlichen Bundesvereinigung in enger Abstimmung mit den DiGA-Entwicklern und den Krankenkassen entwickelt werden.

5.5 Fazit

Stellen wir uns die IT-Infrastruktur wie ein Verkehrsnetz vor und die digitalen Anwendungen wie die Fahrzeuge, die in diesem Verkehrsnetz unterwegs sind, haben wir in den letzten Jahren viel erreicht. Zahlreiche Wege und Straßen wurden geebnet, viele verschiedene Fahrzeug-Modelle sind entwickelt und transportieren große Mengen an wertvollen Daten. Der Gesetzgeber hat ein Regelwerk geschaffen, das als digitale Straßenverkehrsordnung verstanden werden kann.

Gleichwohl besteht auf allen Ebenen weiterhin Entwicklungsbedarf. Im Bereich der IT-Infrastruktur sind noch einige Schlaglöcher zu beheben, Brücken zu bauen und Anschlussstellen zu schaffen. Dies betrifft die Sicherstellung der Interoperabilität und die Definition von Standards und Schnittstellen. Nur so kann der Informationsfluss beispielsweise zwischen der ePA und den verschiedenen Praxisverwaltungssystemen, aber auch zwischen ePA und DiGAs „unfallfrei" erfolgen.

Für die digitalen Anwendungen gilt es, gleichsam einheitliche „TÜV-Anforderungen" im Sinne von Prüf- und Zertifizierungsverfahren zu gestalten. Voraussetzung für die Zulassung zur IT-Infrastruktur muss sein, dass die Anwendungen sicher und für die Versorgung nützlich sind. Eine Erprobungsphase von DiGAs im „öffentlichen Straßennetz" sollte somit ausgeschlossen sein.

Die Aufgabe des Gesetzgebers wird langfristig weiter darin bestehen, die „Verkehrsregeln" kontinuierlich dahingehend zu optimieren oder zu erweitern, dass der Datenfluss laufen kann – und zwar sicher, schnell und stets im Sinne der Patientinnen und Patienten.

Literatur

Deutsche Apothekerzeitung (2018) 40 Prozent aller Notaufnahmen sind keine Notfälle. URL: https://www.deutsche-apotheker-zeitung.de/news/artikel/2018/02/01/40-prozent-aller-notfallaufnahmen-sind-keine-notfaelle (abgerufen am 01.03.2021)

Ramshorn-Zimmer A, Schröder R, Fakler J, Stöhr R, Kohls E, Gries A (2020) Notaufnahme während der Corona-Pandemie: Weniger Non-COVID-19-Notfälle. Dtsch Arztebl 117(24), A-1201/B-1016. URL: https://www.aerzteblatt.de/archiv/214398/Notaufnahme-waehrend-der-Coronapandemie-Weniger-Non-COVID-19-Notfaelle (abgerufen am 01.03.2021)

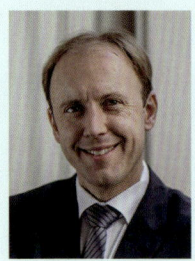

Daniel Cardinal

Daniel Cardinal ist Volljurist und seit 2006 in der GKV tätig. Nach unterschiedlichen Positionen im Bereich Vertrags- und Versorgungsmanagement übernahm er 2014 die Leitung der Stabstelle Strategisches Vertrags- und Versorgungsmanagement bei der Techniker Krankenkasse. Heute ist er dort als Geschäftsbereichsleiter Versorgungsinnovation für die Fachbereiche Arzneimittel und Versorgungsmanagement, das Fachzentrum Abrechnung sowie die fünfzehn Landesvertretungen und die Ermittlungsgruppe Abrechnungsmanipulation zuständig.

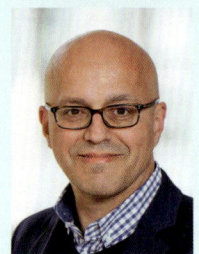

Klaus Rupp

Klaus Rupp ist seit 1997 bei der Techniker Krankenkasse tätig, wo er seit 2008 den Fachbereich Versorgungsmanagement leitet. Neben zahlreichen Projekten zur vernetzten und digitalen Versorgung verantwortet er die Entwicklung und Umsetzung der elektronischen Patientenakte für die Versicherten der Techniker Krankenkasse.

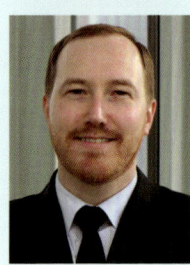

Michael Schmitz

Michael Schmitz ist seit 2018 Leiter „Geschäftsbereichsbüro und Koordination Versorgungsinnovation" bei der Techniker Krankenkasse. Zuvor war er Persönlicher Referent des Vorstands und Referent für Presse- und Öffentlichkeitsarbeit bei der TK. Nach dem Studium war der Diplom-Politologe zunächst als Referent im Bundesministerium für Gesundheit und Soziale Sicherung in Berlin tätig.

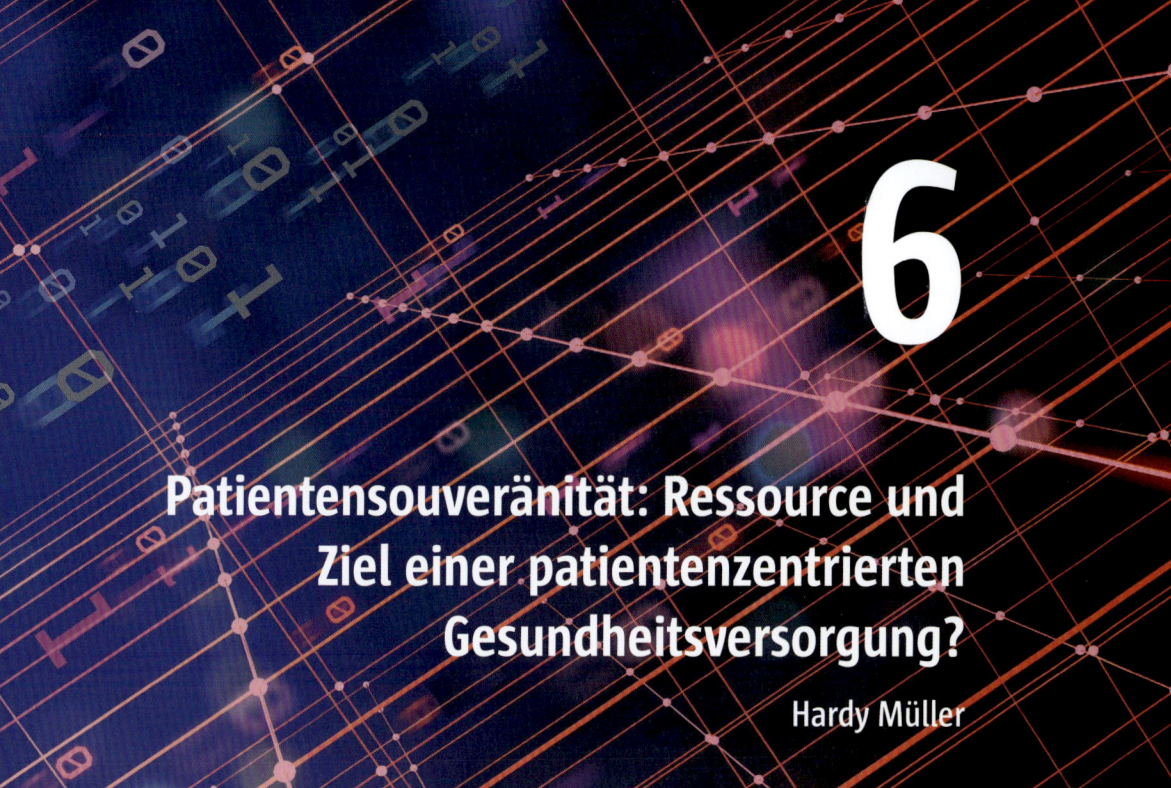

6

Patientensouveränität: Ressource und Ziel einer patientenzentrierten Gesundheitsversorgung?

Hardy Müller

6.1 Souveränität ist nicht alles, aber ohne Souveränität ist alles nichts

Das Ziel der gesetzlichen Krankenversicherung besteht darin, die Gesundheit der Versicherten zu erhalten, wiederherzustellen oder ihren Gesundheitszustand zu bessern. Das Erreichen dieses Ziels erfolgt auf der Basis von Werten, dazu zählt zentral die Idee und Verpflichtung zu Kooperation und Partizipation der Patientinnen und Patienten (SGB V § 1 Satz 1).

Die Patientinnen und Patienten sind somit integraler Bestandteil der Gesundheitsversorgung; nur unter ihrer Mitwirkung kann das Ziel erreicht werden. Allerdings müssen sie zu dieser Mitwirkung zunächst einmal befähigt werden. Hier werden explizit die Krankenkassen in die Pflicht genommen. Sie sollen ihre Versicherten dabei unterstützen, informierte und eigenverantwortliche Gesundheitsentscheidungen zu treffen.

Vor diesem Hintergrund stellt Patientensouveränität – als das Recht, die Pflicht und die Fähigkeit zur gesundheitlichen Selbstbestimmung – eine unabdingbare Voraussetzung für eine gesetzeskonforme Behandlung dar. Medizinische Verfahren greifen in die persönliche Autonomie und regelhaft auch in die körperliche Unversehrtheit der Patientin bzw. des Patienten ein. Eine Operation stellt den Tatbestand einer Körperverletzung dar, solange die betroffene Person nicht „informiert" einwilligt. Dieses Prinzip gilt auch für weniger invasive Behandlungen, etwa für die Verabreichung einer Medikation. Das heißt, die medizinische Leistungserbringung ist nur dann rechtswirksam, wenn die bzw. der Versicherte informiert der Behandlung zustimmt (*Informed Consent*). Die aktive Patientenbeteiligung ist im SGB V daher normativ beschrieben: Patientensouveränität ist eine Voraussetzung für eine Behandlung lege artis.

Doch warum ist Patientensouveränität eigentlich so wichtig? Zum einen ist die Antwort auf diese Frage bereits durch unsere demokratische Staatsform begründet: Demokratie basiert auf der Vorstellung von mündigen Bürgerinnen und Bürgern – und diese Mündigkeit endet schließlich nicht dort, wo eine Erkrankung beginnt. Zum anderen belegen Untersuchungen, dass Patientensouveränität eine wichtige Ressource für eine effektive und effiziente Behandlung darstellt. Die stärkere Beteiligung von Patientinnen und Patienten im Behandlungsprozess und bei der Entscheidungsfindung kann auch zu einer größeren Behandlungszufriedenheit und zu einem besseren Outcome führen (Härter 2004; Dirmaier u. Härter 2012).

>>> Patientenbeteiligung ist also politisch gewollt und für eine effektive und effiziente Versorgung notwendig.

Bleibt die Frage nach den Präferenzen der Patientinnen und Patienten. Dieser Frage gehen viele Krankenkassen bereits seit einigen Jahren systematisch nach. So zeigte beispielsweise schon im Jahr 2005 die Umfrage TK-Trendmonitor Gesundheit, dass lediglich acht Prozent der TK-Versicherten die medizinische Entscheidung allein der Ärztin oder dem Arzt überlassen wollen. 68 Prozent möchten gemeinsam mit der Ärztin bzw. dem Arzt entscheiden und 24 Prozent der Befragten wollen sogar allein über die medizinische Behandlung entscheiden. Dieser Befund wurde in späteren Untersuchungen bestätigt und gilt mit gleicher Tendenz auch für die Versicherten anderer Krankenkassen (Nebling u. Fließgarten 2009).

6.2   Patientensouveränität ist viel mehr als ein Informationsangebot

Patientensouveränität als Fähigkeit, selbstbestimmt und kompetent zu handeln, ist nicht zwangsläufig von vornherein gegeben. Vielmehr muss diese Fähigkeit aktiv geschaffen und gefördert werden. Es bedarf eines förderlichen Umfeldes und des aktiven Empowerments, insbesondere der Patientinnen und Patienten, aber auch anderer Beteiligter.

Vorschläge, wie dies erfolgen kann, hat der Kooperationsverbund gesundheitsziele. de, in dem sich mehr als 120 Organisationen des Gesundheitswesens engagieren, bereits im Jahr 2003 vorgelegt (GVG 2011). Für das nationale Gesundheitsziel „Gesundheitliche Kompetenz erhöhen, Patientensouveränität stärken" identifizierte er vier Teilziele, deren Umsetzung von entscheidender Bedeutung ist, um das übergeordnete Ziel zu erreichen:

1. Transparenz erhöhen
2. Kompetenz entwickeln
3. Patientenrechte stärken
4. Beschwerdemanagement verbessern

Jede dieser Dimensionen beinhaltet mehr als die Bereitstellung zusätzlicher Informationen – und erst in ihrem Zusammenspiel entfalten sie die angestrebte Wirkung.

Wenngleich seit der Veröffentlichung des Zielkonzepts bereits viele Maßnahmen angestoßen und umgesetzt wurden (GVG 2011), besteht weiterhin ein großer Entwicklungsbedarf (Allianz für Gesundheitskompetenz 2020).

Im Folgenden werden beispielhaft TK-Aktivitäten geschildert, die einerseits die Patientensouveränität fördern und andererseits die Patientensicherheit als Ressource für neue Versorgungsangebote nutzen.

6.3   Kompetenz entwickeln: Förderung der digitalen Gesundheitskompetenz

Im Rahmen des Programms „Kompetent als Patient" stellt die TK ihren Versicherten bereits seit Langem zahlreiche Informationen zur Verfügung, beispielsweise zur sicheren Anwendung von Arzneimitteln, zur Komplementärmedizin für Krebspatientinnen und -patienten oder zu Qualitätskriterien für Gesundheitsinformationen. Darüber hinaus können Versicherte kostenlos an dem Online-Kurs „Arztgespräche erfolgreich führen" teilnehmen. Diese Maßnahmen leisten einen Beitrag zur Entwicklung von Gesundheitskompetenz im allgemeinen Versorgungsgeschehen.

Seit einigen Jahren haben sich die Anforderungen an Gesundheitskompetenz und Patientensouveränität jedoch verschoben und deutlich erhöht: Die digitale Transformation in der Medizin eröffnet eine Vielzahl neuer Möglichkeiten – sowohl in Bezug auf konkrete diagnostische und therapeutische Verfahren als auch hinsichtlich der Strukturen und Prozesse im Gesundheitswesen. Somit umfasst der Bereich der Gesundheitskompetenz nicht mehr allein Fragen zu Erkrankungen und Therapien, sondern er berührt auch weitreichende Aspekte rund um Datenschutz, Datensicherheit und den Umgang mit neuen Technologien. Für eine souveräne Anwendung der digitalen Angebote zählt auch die Kenntnis, inwieweit die Anwendungen die persönliche Autonomie, die Privatheit oder die digitale Selbstbestimmung berühren. Dies erfordert von den Patientinnen und Patienten neues Wissen und neue Fähigkeiten, die unter dem Begriff der „digitalen Gesundheitskompetenz" diskutiert werden.

Zum Anspruch der TK gehört es, in der digitalen Transformation des Gesundheitswesens eine aktive und gestaltende Rolle zu übernehmen. Ziel ist eine konsequent kundenzentrierte und digital unterstützte Gesundheitsversorgung. Vor diesem Hintergrund führte die TK 2018 eine Studie zur digitalen Gesundheitskompetenz von Patientinnen und Patienten sowie weiterer Akteure durch. Unter dem Titel „TK-DiSK – Digital. Selbstbestimmt. Kompetent." wurden die Konzepte und der Stand der digitalen Gesundheitskompetenz in Deutschland sowie Sichtweisen und Sachstände der Stakeholder erhoben (Samerski u. Müller 2018; 2019).

In der Dokumentenanalyse, den Umfragen und Interviews zeigte sich ein Paradox: Der digitalen Gesundheitskompetenz wird zwar ein hoher Stellenwert beigemessen, es existieren jedoch kaum inhaltliche Auseinandersetzungen mit dem Thema. Deutlich wurde auch, dass es unter den befragten Expertinnen und Experten weder ein geteiltes Verständnis über Inhalte und Zuständigkeiten gab, noch waren Konzepte zur Förderung der digitalen Gesundheitskompetenz vorhanden. Eine Fokusgruppe mit Patientinnen und Patienten ergab, dass die Wahrung der individuellen Selbstbestimmung bei der Nutzung digitaler Gesundheitsangebote einen zentralen Aspekt darstellt. Die Ausübung dieser Selbstbestimmung ist aber nur auf der Grundlage entsprechender Kompetenzen möglich.

Auf Basis der Studienergebnisse wurde eine Definition des Konzepts der digitalen Gesundheitskompetenz entwickelt (Samerski u. Müller 2019, S. 49):

Digitale Gesundheitskompetenz

Digitale Gesundheitskompetenz ist die Fähigkeit, digitale Technologien selbstbestimmt zu nutzen zum Zweck der Erhaltung, Wiederherstellung oder Verbesserung der Gesundheit.

Sie versetzt **Patient:innen bzw. Nutzer:innen** in die Lage, Gesundheitsinformationen zu finden, zu verstehen und zu bewerten, gesundheitsrelevante persönliche Daten bei Bedarf zu schützen oder freizugeben, Funktionsweisen, Ergebnisse und Folgen von digitalen Gesundheitsanwendungen einzuschätzen, Vor- und Nachteile abzuwägen und entsprechend zu handeln.

Digitale Gesundheitskompetenz befähigt **Organisationen** dazu, eine transparente Digital Policy öffentlich zu machen, eine hohe Informationsqualität und Datensicherheit zu garantieren und die digitale Gesundheitskompetenz von Patient:innen bzw. Versicherten gezielt zu berücksichtigen und zu fördern (im Sinne einer Corporate Digital Responsibility).

Digitale Gesundheitskompetenz entsteht durch die **Interaktion von individuellen Fähigkeiten und sozio-technologischen Rahmenbedingungen**. Sie schließt sowohl bei Personen als auch bei Organisationen das Bewusstsein über die ethischen, rechtlichen und sozialen Implikationen ein und befähigt sie dazu, den digitalen Wandel gesundheitsförderlich zu gestalten.

Somit beinhaltet digitale Gesundheitskompetenz von Patientinnen und Patienten zumindest vier Facetten (s. Abb. 1):

- eine allgemeine Gesundheitskompetenz
- eine Kompetenz in der Bedienung und Nutzung digitaler Anwendungen und Angebote
- ein digitales Grundverständnis und die Fähigkeit, Funktionsweisen einzuschätzen
- ein Bewusstsein für ethische, rechtliche und soziale Implikationen bei der Nutzung digitaler Angebote und der damit einhergehenden Weitergabe persönlicher (Gesundheits-)Daten

Aufseiten der Organisationen geht es darum, ein entsprechendes Umfeld sicherzustellen, das neben Angeboten zur Förderung der Gesundheitskompetenz eine hohe Informationsqualität und Datensicherheit sowie die Bereitschaft zur Transparenz umfasst.

In einer vom TK-Verwaltungsrat im September 2018 veröffentlichten Resolution mit dem Titel „Digitale Gesundheitskompetenz verankern" wird eine konsequente Berücksichtigung der digitalen Gesundheitskompetenz bei allen digitalen Initiativen im Gesundheitswesen gefordert. Die Resolution stellt klar, dass das bisherige Verständnis von Gesundheitskompetenz nicht ausreicht, um den digitalen Herausfor-

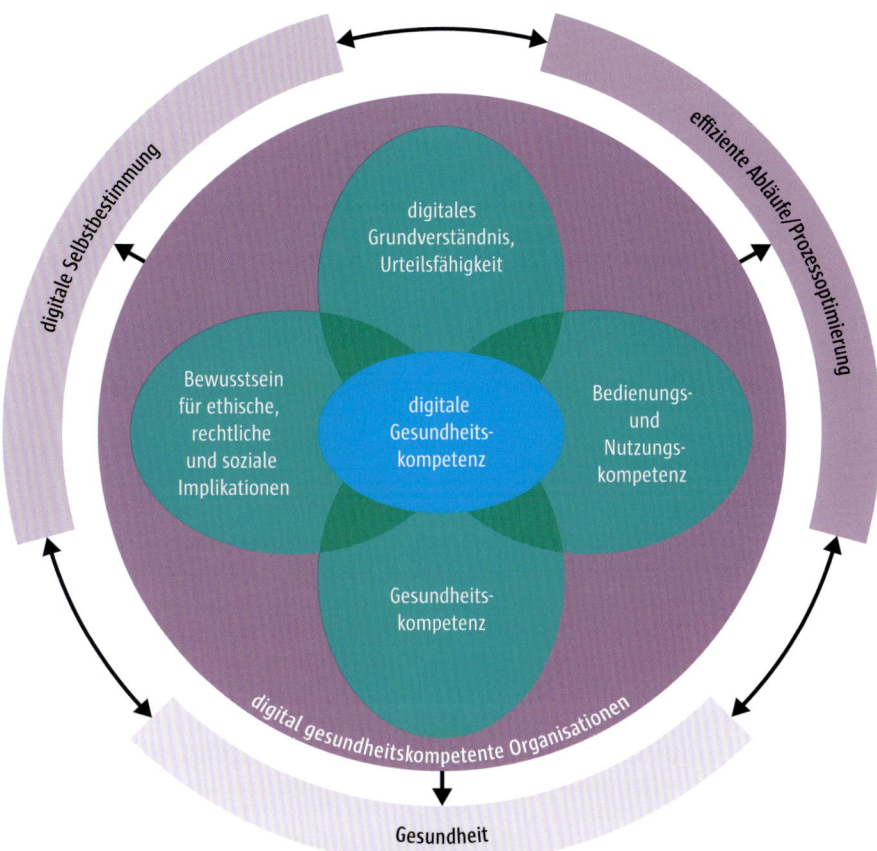

Abb. 1   Ziele und Merkmale digitaler Gesundheitskompetenz (Samerski u. Müller 2018)

derungen gerecht zu werden. Vielmehr bedürfe es einer „spezifischen digitalen Komponente, um Chancen im Sinne der eigenen Gesundheit zu nutzen" (TK 2018).

Diesem Verständnis folgte auch der Gesetzgeber, indem er im Rahmen des Gesetzes für eine bessere Versorgung durch Digitalisierung und Innovation (Digitale-Versorgung-Gesetz, DVG), das am 19. Dezember 2019 in Kraft trat, Regelungen zur Förderung der digitalen Gesundheitskompetenz schuf. So heißt es in dem neu geschaffenen § 20k SGB V in den Absätzen 1 und 2:

> „(1) Die Krankenkasse sieht in der Satzung Leistungen zur Förderung des selbstbestimmten gesundheitsorientierten Einsatzes digitaler oder telemedizinischer Anwendungen und Verfahren durch die Versicherten vor. Die Leistungen sollen dazu dienen, die für die Nutzung digitaler oder telemedizinischer Anwendungen und Verfahren erforderlichen Kompetenzen zu vermitteln. Die Krankenkasse legt dabei die Festlegungen des Spitzenverbands Bund der Krankenkassen nach Absatz 2 zugrunde.
>
> (2) Der Spitzenverband Bund der Krankenkassen regelt unter Einbeziehung unabhängigen, ärztlichen, psychologischen, pflegerischen, informationstechnologischen und sozialwis-

senschaftlichen Sachverstands das Nähere zu bedarfsgerechten Zielstellungen, Zielgruppen sowie zu Inhalt, Methodik und Qualität der Leistungen nach Absatz 1.
   (3) [...]"

In den Regelungen des GKV-Spitzenverbandes zum § 20 k SGB V, veröffentlicht am 25.11.2020, wird ausgeführt (GKV-Spitzenverband 2020):

„Unter digitaler Gesundheitskompetenz wird dabei eine spezifische Form der Gesundheitskompetenz verstanden, die die Fähigkeit, gesundheitsrelevante Informationen in Bezug auf digitale Anwendungen zu finden, zu verstehen, zu beurteilen und anzuwenden, umfasst."

Auf der Basis dieser GKV-Regelungen werden die Krankenkassen ihre Satzungen erweitern, um Angebote zur Förderung der digitalen Gesundheitskompetenz für die Versicherten anbieten zu können.

Zur Vorbereitung eines Regelangebotes hat die TK ein Pilotprojekt vorbereitet, um damit Erfahrungen zur Ausgestaltung der späteren Regelleistung zu sammeln. Zusammen mit der Firma GAIA AG wurde eine webbasierte interaktive Anwendung konzipiert. Ziel dieses Piloten ist es, den Nutzerinnen und Nutzern bereits ab Februar 2020 unter dem Programm-Titel „DiSK-Coach" auf Basis ihres individuellen Wissensstands Informationen zu digitalen Gesundheitsangeboten zu vermitteln und auf diese Weise ihre digitale Gesundheitskompetenz zu stärken. Nach Durchlaufen des Programms können die Anwenderinnen und Anwender ihr Wissen testen und auf Wunsch ein Zertifikat erhalten. In diesem ersten Test-Modul geht es um qualitative Anforderungen an digitale Gesundheits-Anwendungen. Weitere Module zu anderen Aspekten rund um die digitale Gesundheitskompetenz sind in Planung. Die Erfahrungen aus diesem Pilotprojekt werden evaluiert werden und damit zur Ausgestaltung des Regelangebotes beitragen.

Die aktuellen gesetzlichen Regelungen schaffen einen Rechtsanspruch für die Versicherten auf Förderung der digitalen Gesundheitskompetenz. Dabei darf jedoch nicht aus dem Blick geraten, dass auch für andere Gruppen, etwa für Berufsgruppen und nicht zuletzt auch für Organisationen des Gesundheitswesens, die Notwendigkeit besteht, digitale Gesundheitskompetenzen aufzubauen und weiterzuentwickeln. Für eine gelingende Kommunikation sollte sich die Kompetenz aller Akteure auf einem vergleichbaren Niveau bewegen. Zur Förderung auch der anderen Akteure bedarf es zusätzlicher eigenständiger Bemühungen und ggf. auch neuer Regelungen.

6.4   Kompetenzen nutzen, Transparenz erhöhen: Der TK-Monitor Patientensicherheit

Die allgemein anerkannte Maxime der Medizin lautet „zuallererst nicht schaden". Das bedeutet, dass Behandlungen sicher erfolgen müssen. In der Praxis kommt es jedoch immer wieder zu kritischen Vorfällen. So ist allein für deutsche Krankenhäuser von 400.000 bis 800.000 vermeidbaren unerwünschten Ereignissen pro Jahr zur rechnen (Schrappe 2018). Mindestens 15 Prozent der Ausgaben für die stationäre Versorgung werden zur Revision dieser Fälle aufgebracht (Slawomirski et al. 2017).

Neben diesen epidemiologischen Daten ist für den Ausbau der Patientensicherheit auch die Sicht der Versicherten auf dieses Thema entscheidend. Patientensouveränität ernst zu nehmen, bedeutet auch, die Erfahrungen der Versicherten zu erheben und wertzuschätzen. Dazu hat die TK den Monitor Patientensicherheit konzipiert: eine bevölkerungsrepräsentative Befragung zum Stand der Patientensicherheit aus Sicht der Patientinnen und Patienten. Die erste Befragung erfolgte im November 2019, die zweite Befragung im August 2020. Jede Befragung setzt sich aus einem allgemeinen Teil und einem speziellen wechselnden Schwerpunkt zusammen. Im allgemeinen Teil geht es beispielsweise um das wahrgenommene Niveau der Patientensicherheit. Durch den Vergleich der Ergebnisse aus den verschiedenen Befragungswellen werden längsschnittliche Betrachtungen möglich. Der spezielle Schwerpunkt orientiert sich an aktuellen Herausforderungen. Im August 2020 wurden die Erfahrungen der COVID-19-Pandemie hinsichtlich ihrer Auswirkungen auf die Patientensicherheit erhoben (Müller et al. 2020). Weitere Befragungen sind geplant.

Die Ergebnisse zeigen, dass kritische Situationen in der medizinischen Behandlung von großer Relevanz für die Versicherten sind. So hält es zum Beispiel mehr als die Hälfte der Befragten für wahrscheinlich, sich einmal mit einem sogenannten Krankenhauskeim zu infizieren oder eine falsche Diagnose zu erhalten.

Alle Befragten sehen ein großes Präventionspotenzial und 60 Prozent sind der Meinung, dass Patientenschäden unter Einsatz geeigneter Mittel weitgehend vermieden werden können. Drei Viertel der Teilnehmenden bestätigen die Bereitschaft, selbst Verantwortung bei der Vermeidung von unerwünschten Ereignissen übernehmen zu wollen.

Ein Drittel der befragten Patientinnen und Patienten berichten von abgesagten oder verschobenen Leistungen während der Corona-Pandemie, mehrheitlich geschah dies durch die Leistungserbringer. Absagen durch Patientinnen und Patienten waren zu einem Drittel mit der Entlastung des Gesundheitssystems begründet. Die Versicherten solidarisieren sich also vielfach mit den Leistungserbringern und haben auch in der Pandemie weiterhin hohes Vertrauen in das Gesundheitssystem (s. Abb. 2).

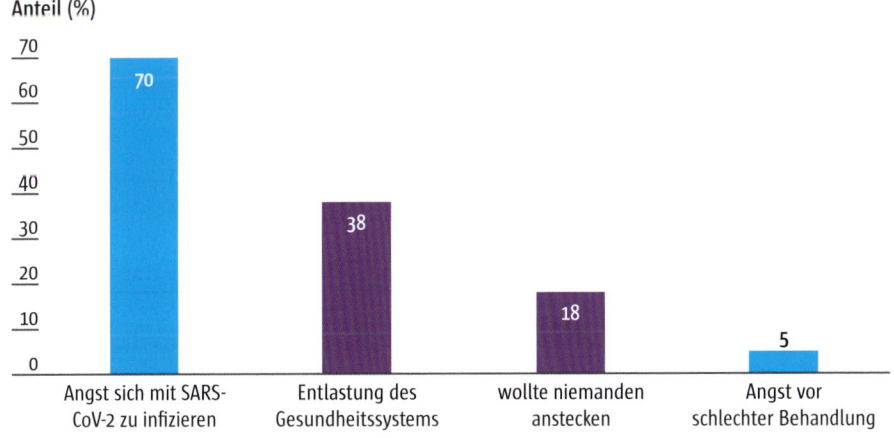

Mehrfachnennungen möglich

Abb. 2   Patienten-Motive für die Absage von Leistungen in der Corona-Pandemie

Ein Viertel der Befragten vermutet, in den vergangenen zehn Jahren selbst einen Behandlungsfehler erlitten zu haben. Allerdings hat nur jede dritte Person, die einen Fehler vermutete, diesen auch gemeldet. Hier gehen wichtige Informationen verloren, die dazu beitragen können, die Gesundheitsversorgung sicherer zu gestalten. Es gilt, Barrieren zu identifizieren, die Patientinnen und Patienten davon abhalten, den Verdacht auf einen Behandlungsfehler zu melden, und neue Kanäle anzubieten, über die die Versicherten ihre Erfahrungen teilen können. Vor diesem Hintergrund beteiligt sich die TK aktuell an der Weiterentwicklung eines Fehlermelde- und Lernsystem, das im folgenden Abschnitt beschrieben wird.

6.5   Partizipation stärken: Das CIRS-Portal für Versicherte

Welche positiven und kritischen Erfahrungen machen die Patientinnen und Patienten im Versorgungsalltag? Welche Lehren lassen sich daraus ziehen? Eine Volksweisheit besagt, dass man aus Fehlern klug wird. Dazu muss man diese allerdings erst einmal kennen. Diese Erkenntnis führte zur Entwicklung von systematischen Dokumentationen von kritischen Ereignissen in sogenannten Fehler-Berichts- und Lernsystemen (engl. CIRS: Critical Incident Reporting Systems).

> Das Ziel besteht nicht allein darin, aus Fehlern zu lernen, die einem selbst bereits passiert sind – es geht vor allem darum, aus den Erfahrungen anderer zu lernen, diese zu analysieren und entsprechende Präventionsmaßnahmen zu entwickeln.

Oft werden CIRS-Anwendungen ausschließlich einrichtungsintern genutzt (IfPS 2016). Das heißt, die CIRS-Meldungen kommen von dazu berechtigten Anwenderinnen und Anwendern aus den Gesundheitsberufen, während die Patientinnen und Patienten als unverzichtbare und wichtige Informationsquelle außen vor bleiben (Khan et al. 2017). Dies ist umso bedauerlicher, als Versicherte ein hohes Interesse haben und auch bereit sind, ihre Erfahrungen weiterzugeben (Müller et al. 2020). Auch die Mehrzahl der Kliniken hält die Kommunikation mit Patientinnen und Patienten sowie deren Angehörigen für relevant (IFPS 2016: 77). Es gilt in diesem Fall „Reden ist Gold" – so auch der Titel einer APS-Empfehlung zur Kommunikation nach Zwischenfällen (APS 2017).

Zu Beginn der Corona-Pandemie wurde von den Kooperationspartnern APS, Inworks, GRB und InPass sehr schnell ein spezielles CIRS-Angebot zu COVID-19 erstellt, das unter der URL www.cirs-health-care.de/covid-19-cirs erreichbar ist. Im Rahmen dieses Angebots wurden Berichte aus Kliniken im Zusammenhang mit der Corona-Pandemie gesammelt, bewertet und aufbereitet.

Die TK beteiligt sich seit August 2020 an diesem Angebot. Nach der Weiterentwicklung erhalten erstmals Versicherte die Möglichkeit, ihre Erfahrungen zu teilen. Diese Meldungen werden ebenso wie die Meldungen aus den Kliniken von denselben Expertinnen und Experten des Risikomanagements analysiert und dokumentiert. Die Erkenntnisse aus den Versichertenmeldungen werden den Kliniken zusätzlich zu den anderen Meldungen in anonymisierter Form zur Verfügung gestellt.

Ein weiterer wichtiger Unterschied zu vielen anderen CIRS-Anwendungen besteht darin, dass nicht nur negative, sondern ausdrücklich auch positive Erfahrungen eingebracht werden sollen. Dies folgt der Idee, dass wir vor allem von den sehr viel häufigeren positiven Abläufen lernen können und nicht nur aus den Fehlern (Hollnagel 2014).

Aus den Meldungen ergeben sich Hinweise auf besondere Fragen und Interessen. Das Analyse-Team nimmt diese Erkenntnisse als Impulse zur Erstellung von neuen Informationen. Monatlich kommen so neue Informationsangebote dazu. Diese sogenannten Versicherten-Tipps werden im Rahmen des CIRS angeboten.

6.6   Quo vadis Patientensouveränität?

Patientensouveränität ist eine notwendige, gesetzlich verankerte Voraussetzung für eine angemessene, effiziente und humane medizinische Behandlung. Die Patientinnen und Patienten beanspruchen dieses Recht. Gleichwohl muss diese Souveränität zunächst geschaffen und permanent entwickelt werden. Hier ist die Mitwirkung aller Akteure des Gesundheitssystems gefragt. Es geht dabei keinesfalls „nur" um die Bereitstellung von evidenzbasierten Gesundheitsinformationen.

> Patientensouveränität ist also kein statischer Zustand, sondern sollte vielmehr als dynamischer Entwicklungsprozess verstanden werden, der fortlaufende Anstrengungen und Maßnahmen von allen Beteiligten erfordert.

Dies gilt in besonderem Maße mit Blick auf die Digitalisierung, die in schneller Folge immer neue Entwicklungen mit qualitativ neuen Chancen hervorbringen wird. Hier selbstbestimmt zu handeln, erfordert die kontinuierliche Entwicklung einer digitalen Gesundheitskompetenz.

Ein wertebasiertes und patientenzentriertes Gesundheitssystem stellt die Patientinnen und Patienten in den Mittelpunkt. Diese legitime Positionierung wird von den Versicherten mehr denn je verlangt. Ein Konzept der Patientensouveränität sowohl als Zielstellung wie auch als Ressource trägt dazu bei, dass Patientinnen und Patienten diese Position einnehmen und behaupten können.

Literatur

Allianz für Gesundheitskompetenz (2020) URL: https://www.bundesgesundheitsministerium.de/gesundheits-kompetenz/allianz-fuer-gesundheitskompetenz.html (abgerufen am 17.02.2021)

APS (Hrsg.) (2017) Reden ist Gold. Kommunikation nach einem Zwischenfall. Berlin. URL: https://www.aps-ev.de/wp-content/uploads/2016/08/APS_Reden_ist_Gold_2017.pdf (abgerufen am 17.02.2021)

Dirmaier J, Härter M (2012) Partizipative Entscheidungsfindung in der medizinischen Versorgung. In: Rosenbrock R, Hartung S (Hrsg.) Handbuch Partizipation und Gesundheit. 318–330. Hans Huber Verlag Bern

GKV-Spitzenverband (2020) Regelungen des GKV-Spitzenverbandes zu bedarfsgerechten Zielstellungen, Zielgruppen sowie zu Inhalt, Methodik und Qualität der Leistungen nach § 20k Absatz 2 SGB V zur Förderung der digitalen Gesundheitskompetenz ab 25.11.2020. URL: https://www.gkv-spitzenverband.de/media/dokumente/krankenversicherung_1/telematik/2020-11-25_Regelungen_GKV-SV_nach_20k_Abs_2_SGB_V.pdf (abgerufen am 17.02.2021)

GVG (2011) (Hrsg.) Nationales Gesundheitsziel Gesundheitliche Kompetenz erhöhen, Patient(inn)ensouveränität stärken – Bilanzierung, Aktualisierung, zukünftige prioritäre Maßnahmen. URL: https://gesundheitsziele.de//cms/medium/1012/Aktualisierung_Gesundheitsziel_Patientensouveraenitaet_2011.pdf (abgerufen am 17.02.2021)

Härter M (2004) Partizipative Entscheidungsfindung (Shared Decision Making) – Ein von Patienten, Ärzten und der Gesundheitspolitik geforderter Ansatz setzt sich durch. Zeitschrift für ärztliche Fortbildung und Qualität im Gesundheitswesen, 98, 89–92. DOI: https://doi.org/10.1055/s-2005-918235

Hollnagel E (2014) Safety-I and Safety-II: The past and future of Safety Management. CRC Press Cleveland, Ohio, USA

IfPS (Hrsg.) (2016) Deutschlandweite Befragung zum Einführungsstand des klinischen Risikomanagements. Teil 1. Deskriptive Ergebnisse zur Implementierung des klinischen Risikomanagements 2015. Bonner Beiträge zur Patientensicherheit, Beitrag 3. URL: https://www.aps-ev.de/wp-content/uploads/2016/08/ifps-beitrag-3.pdf (abgerufen am 17.02.2021)

Khan A, Coffey M, Litterer KP, Baird JD, Furtak SL, Garcia BM, Ashland MA, Calaman S, Kuzma NC, O'Toole JK, Patel A, Rosenbluth G, Destino LA, Everhart JL, Good BP, Hepps JH, Dalal AK, Lipsitz SR, Yoon CS, … Yu CE (2017) Families as Partners in Hospital Error and Adverse Event Surveillance. JAMA Pediatrics 171(4), 372–381. DOI: https://doi.org/10.1001/jamapediatrics.2016.4812

Müller H, Müller B, Schwappach D (2020) TK-Monitor Patientensicherheit: Erlebte Patientensicherheit aus Sicht der Bevölkerung. Eine bevölkerungsrepräsentative Befragung zum Stand der Sicherheit in der medizinischen Versorgung. Hamburg. URL: https://www.tk.de/presse/themen/medizinische-versorgung/patientensicherheit/tk-monitor-patientensicherheit-2091424 (abgerufen am 17.02.2021)

Nebling T, Fließgarten A (2009) Wollen Patienten mündig sein? In: Klusen N, Fließgarten A, Nebling T (Hrsg.) Informiert und selbstbestimmt. Der mündige Bürger als mündiger Patient. 80–96. Nomos Verlag Baden-Baden

Samerski S, Müller H (2018) TK-DiSK Digital. Selbstbestimmt. Kompetent. Ein Projekt zur Stärkung der digitalen Gesundheitskompetenz von Patienten und Organisationen. Abschlussbericht. Unveröffentlichtes Manuskript. TK Hamburg

Samerski S, Müller H (2019) Digitale Gesundheitskompetenz in Deutschland – gefordert, aber nicht gefördert? Ergebnisse der empirischen Studie TK-DiSK. Z. Evid. Fortbild. Qual. Gesundh.wesen 144, 42–51. DOI: https://doi.org/10.1016/j.zefq.2019.05.006

Schrappe M (2018) APS-Weißbuch Patientensicherheit. Sicherheit in der Gesundheitsversorgung: neu denken, gezielt verbessern. Herausgegeben vom Aktionsbündnis Patientensicherheit. Mit Geleitworten von Jens Spahn, Donald M. Berwick und Mike Durkin. Medizinisch Wissenschaftliche Verlagsgesellschaft Berlin

Slawomirski L, Auraaen A, Klazinga N (2017) The economics of patient safety: strengthening a value-based approach to reducing patient harm at national level. OECD Health Working Papers, No. 96, OECD. DOI: https://doi.org/10.1787/5a9858cd-en

TK (2018) Resolution des Verwaltungsrats „Digitale Gesundheitskompetenz" verankern. URL: https://www.tk.de/techniker/unternehmensseiten/unternehmen/verwaltungsrat-der-tk/digitale-gesundheitskompetenz-verankern-2043552 (abgerufen am 17.02.2021)

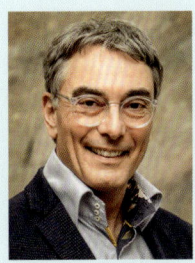

Hardy Müller, M.A.

Hardy Müller studierte Anthropologie, Soziologie und Psychologie an den Universitäten Tübingen und Mainz. Seit 1993 arbeitet er bei gesetzlichen Krankenkassen. Bei der TK übernahm er ab 2002 Aufgaben im Bereich Unternehmensentwicklung, Versorgungsmanagement und im Wissenschaftlichen Institut der TK für Nutzen und Effizienz im Gesundheitswesen (WINEG). Daneben war er von 2011 bis 2019 Mitglied im geschäftsführenden Vorstand des Aktionsbündnisses Patientensicherheit e.V. (APS) und dort tätig als Geschäftsführer und Generalsekretär (bis 9/2019). Weitere Tätigkeiten umfassten u.a. Positionen als Health Care Risk Manager (HRM, TU München) und als Berater des 3. Global Ministerial Summit on Patient Safety, Tokyo. Außerdem ist er Mitglied im Experten-Pool des Innovationsausschusses beim G-BA. Hardy Müller ist seit Februar 2019 TK-Beauftragter für Patientensicherheit. Seine Arbeitsschwerpunkte liegen in den Bereichen Patientensicherheit und digitale Selbstbestimmung.

7

Auf dem Weg zur Digitalen Pflegekasse – Herausforderungen und Chancen für die Versorgung Pflegebedürftiger und ihrer Angehörigen

Wolfgang Flemming, Georg van Elst und Christiane Egan

7.1 Einleitung

4,8 Millionen Pflegebedürftige bis 2030 – diese Entwicklung wird für die Pflegeversicherung in Deutschland prognostiziert (Deutscher Bundestag 2020, BT-Drucks. 19/23342, S. 7). Parallel dazu steigt in allen Versorgungsbereichen der Bedarf an Pflegekräften weiter an. Das Deutsche Krankenhaus Institut (DKI) bezifferte diesen mit 187.000 Stellen bis 2030, verteilt auf 63.000 zusätzliche Vollzeit-Pflegekräfte im Krankenhaus, 51.000 für die stationäre Pflege sowie 73.000 für die ambulante Pflege gemäß Trendfortschreibung (Blum et al. 2019). Darüber hinaus erhöht sich die Zahl für den stationären Pflegebereich um weitere 100.000 zusätzliche Vollzeitäquivalente (Rothgang 2020), sobald das neue Pflegepersonalbemessungsinstrument für stationäre Langzeitpflege nach § 113c SGB XI vollständig umgesetzt ist. Das Instrument wurde entwickelt auf Basis der Anzahl versorgter Pflegebedürftiger und dem Ausmaß ihrer Pflegebedürftigkeit.

Den Status quo des Verhältnisses Pflegebedürftige vs. Pflegekräfte zeigt Tabelle 1. Dabei wird auch deutlich: Nicht nur die Gruppe der beruflich Pflegenden leistet einen wichtigen Beitrag für die Versorgung. Den größten Teil bewältigen „informell" Pflegende, also Angehörige, Freunde oder Nachbarn. „Deutschlands größter Pflegedienst" besteht Hochrechnungen zufolge aus rund 4,7 Millionen Pflegepersonen (Verband Pflegehilfe u. FAU 2019). Aufgrund ihrer Unterstützung konnten 80 Prozent der Betroffenen 2019 Zuhause versorgt werden (Destatis 2019a).

Im Gegensatz zu den Prognosen zur wachsenden Zahl an Pflegebedürftigen kann der bereits bestehende Fachkräftemangel an Alten- und Krankenpflegern nicht genau

7 Auf dem Weg zur Digitalen Pflegekasse – Herausforderungen und Chancen für die
Versorgung Pflegebedürftiger und ihrer Angehörigen

IV

Tab. 1 Anzahl der Pflegebedürftigen sowie Vollzeitstellen in der Pflege 2019 (Destatis 2019a; Bundesagentur für Arbeit 2020)

	Pflegebedürftige (in Mio.)	Pflegekräfte (Vollzeitäquivalent, in Mio.)
insgesamt	4,13	1,3
davon Zuhause versorgt	3,31	
Pflege durch Angehörige	2,12	
Pflege mit zusätzlicher Unterstützung durch Pflegedienst	0,83	
davon vollstationär in Pflegeeinrichtung versorgt	0,98	

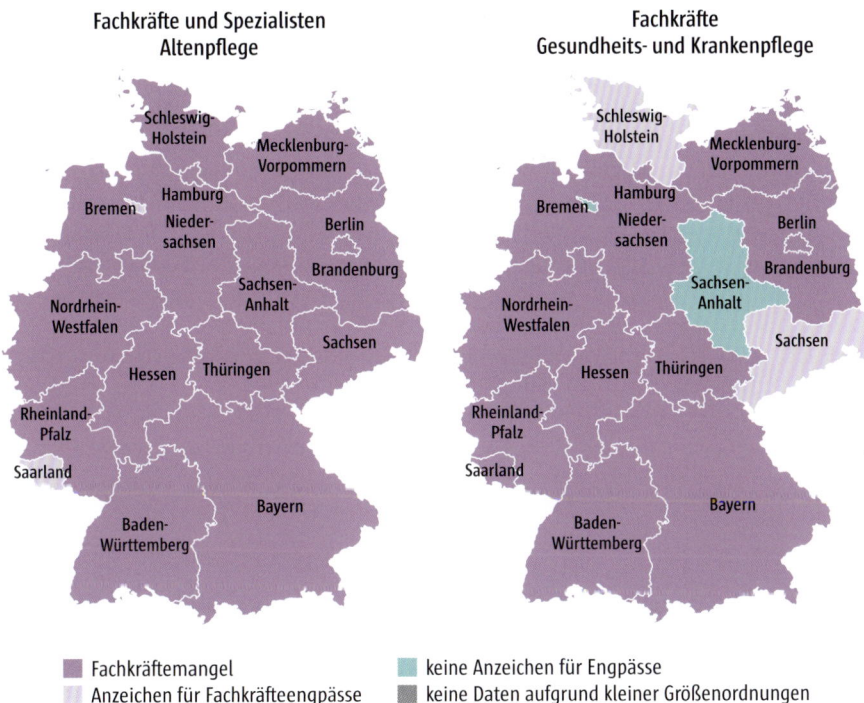

Abb. 1 Fachkräfteengpassanalyse Dezember 2019 (mit freundlicher Genehmigung der Bundesagentur für Arbeit 2020)

quantifiziert werden. Die Brisanz der Situation spiegelt allerdings in Form einer Engpassanalyse Abbildung 1 eindrucksvoll wider.

Mit Blick auf die Zahlen wird deutlich, warum das Thema Pflege seit Jahren ganz oben auf der politischen Agenda steht. Insbesondere die Bundesgesundheitsminister Hermann Gröhe und Jens Spahn (beide CDU und Minister in Kabinett Merkel III und

IV) haben gerade in den letzten Jahren einiges auf den Weg gebracht, um auf die Entwicklungen zu reagieren. Mit der Verabschiedung z.B. der Pflegestärkungsgesetze (PSG I–III), dem Gesundheitsversorgungs- und Pflegeverbesserungsgesetz (GPVG) oder dem Gesetz zur digitalen Modernisierung von Versorgung und Pflege (DVPMG) sowie der Konzertierten Aktion Pflege verfolgt die Große Koalition das Ziel, die Pflegesituation von Betroffenen zu verbessern, die Arbeitsbedingungen von Pflegekräften nachhaltig zu ändern und die Fachkräftelücke zu schließen.

Bei der Bewältigung der Herausforderungen kann der technische Fortschritt einen wichtigen Beitrag leisten. Die Techniker Krankenkasse (TK) nutzt längst die digitalen Möglichkeiten, um u.a. den Alltag von Betroffenen zu erleichtern, wie Abschnitt 7.2 an einigen Beispielen verdeutlicht. Die TK-Vision der „Digitalen Pflegekasse" (s. Abschnitt 7.3) beschreibt, welche Vorhaben den Digitalisierungsprozess weiter vorantreiben sollen. Abschließend skizziert Abschnitt 7.4 die „Digitale Pflegewelt in 2030".

7.2 Die TK-Pflegekasse im Jahr 2021

7.2.1 „Perspektivenwechsel": Neue Wege in der Entwicklung digitaler Angebote

Gerade im Hinblick auf das nächste Jahrzehnt braucht es ein gut ausgebautes Netz an digitalen und analogen Angeboten, das auf die Bedürfnisse von Pflegebedürftigen und pflegenden Angehörigen eingeht. Um ihren Kunden Produkte noch passgenauer anbieten zu können, geht die TK-Pflegekasse dabei neue Wege. Sie wechselt bewusst die Perspektive und beteiligt Kunden vom ersten Tag an der Entwicklung von neuen Angeboten. Von Beginn der Pflegebedürftigkeit bis zur Inanspruchnahme von Pflegeleistungen durchlaufen die Kunden verschiedene „Kundenreisen" (Customer Journey), die viele sehr unterschiedliche Interaktionen mit der TK beinhalten. Ziel ist, zu verstehen was der Kunde in den jeweiligen Phasen (Antragsstellung, Gutachten „Medizinischer Dienst" [= MD-Gutachten], Genehmigung oder Ablehnung der Leistung, etc.) braucht, um die „richtigen" Hilfestellungen zum „richtigen" Zeitpunkt angeboten zu bekommen. Bei der Entwicklung der „Kundenreisen" befragt die TK mithilfe von tiefgehenden Interviews die Betroffenen direkt nach

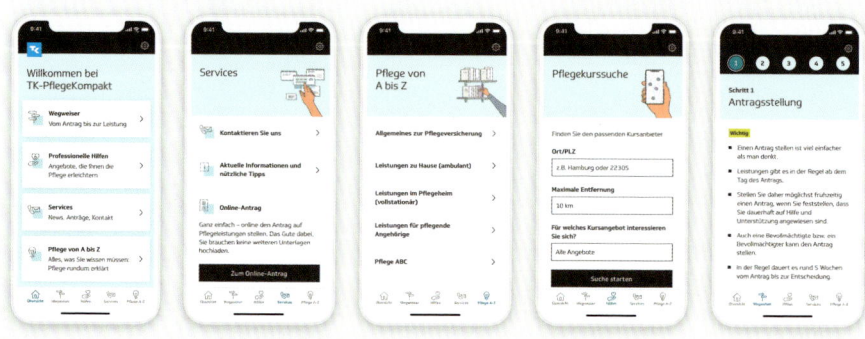

Abb. 2 Übersicht Inhalte und Services der App „TK-PflegeKompakt"

7   Auf dem Weg zur Digitalen Pflegekasse – Herausforderungen und Chancen für die
    Versorgung Pflegebedürftiger und ihrer Angehörigen

IV

ihren Bedürfnissen, ohne davon auszugehen, diese bereits zu kennen. Die Erfahrungsberichte sind Basis für die Entwicklung einer Vielzahl von Ideen und nachfolgend erster Prototypen von Angeboten (z.B. einer App). Diese Prototypen durchlaufen mehrere Entwicklungsphasen – immer unter Berücksichtigung von Feedback durch regelmäßige Kundentests. So entsteht gemeinsam mit Kunden ein neues Angebot für Kunden.

In zahlreichen Interviews berichteten Pflegebedürftige und pflegende Angehörige, dass sie sich am Anfang mit der Pflegesituation emotional, inhaltlich und finanziell überfordert fühlten. Ihnen blieb kaum Zeit sich eingehender mit allen Inhalten und Informationen zum Thema Pflege auseinanderzusetzen. In der Folge wird die Vielzahl an unterschiedlichen Leistungen als sehr komplex und schwer verständlich wahrgenommen. Es fehlt ihnen insgesamt an Transparenz und Unterstützung.

>>> **Insgesamt wünschen sich Kunden deutlich weniger Informationsangebote, dafür sollen diese aber ihre aktuelle persönliche Lage gezielt berücksichtigen ("Kundenreisen"). Sie erwarten von TK-Angeboten dabei vor allem eine Begleitung durch den Antragsprozess und einen einfachen Zugang zu den Leistungen.**

Basierend auf diesen Wünschen wurde gemeinsam mit Kunden u.a. die App *TK-PflegeKompakt* realisiert (s. Abb. 2), die im November 2020 an den Start ging. Die Services der App nehmen Betroffene direkt an die Hand, insbesondere der Ablauf vom Antrag bis zur Leistung wird Schritt für Schritt leichtverständlich erklärt. Zudem kann der Erstantrag auf Pflegeleistung direkt online über die App gestellt werden. Das „Pflege A bis Z" bietet einen Überblick zu allen wichtigen Informationen. Es gibt nützliche Tipps zur Vorbereitung auf den Termin zur MD-Begutachtung und umfangreiche Informationen zu den verschiedenen Pflegeleistungen. Zusätzliche Unterstützung gibt es bei der Suche nach einem Pflegekurs, einem geeigneten ambulanten Pflegedienst oder Pflegeheim. Die Reaktionen auf die neue App waren bislang positiv und bestätigen den eingeschlagenen Weg.

7.2.2 „Smarte Helfer" für ein selbstständiges Leben Zuhause

Im Alter möglichst lange selbstständig im eigenen Haushalt leben zu können, wünschen sich die Menschen in Deutschland. Für sieben von zehn Personen ist der Verlust der Selbstständigkeit im Alter die größte Sorge. Deshalb gibt es eine sehr hohe Bereitschaft (90 Prozent der Befragten) sog. „smarte Helfer" einzusetzen (TK-Meinungspuls Pflege 2018).

Ein Beispiel für die besonders gelungene Umsetzung ist eine Risikoanalyse basierend auf Hausnotrufdaten von Philips. Die normale Hausnotrufnutzung mit integrierter Sturzerkennung ermöglicht Rückschlüsse auf den allgemeinen Gesundheitszustand (z.B. Mobilität, Veränderung gewohnter/typischer Verhaltensmuster, Ruhephasen, etc.) einer Person. Verschlechterungen lassen sich dadurch häufig frühzeitig erkennen. Den „smarten Helfer" stellen Philips und die TK im Rahmen ihrer gemeinsamen Studie „Sicher Zuhause" ca. 300 Teilnehmern (mit Pflegegrad) zur Verfügung

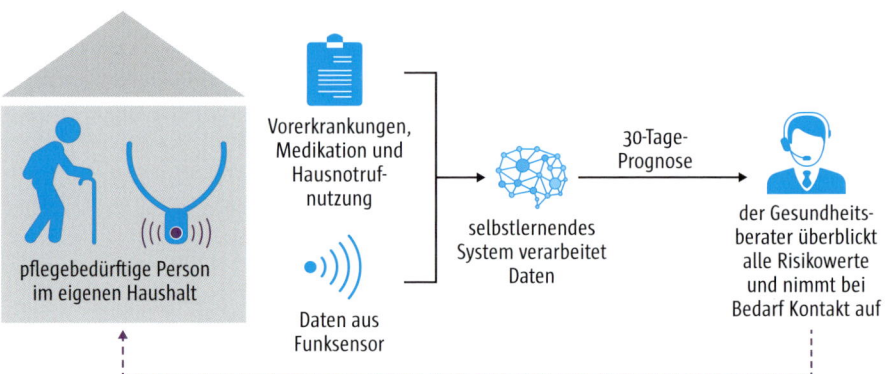

Abb. 3 „Sicher Zuhause" mithilfe von Künstlicher Intelligenz: So unterstützt KI Pflegebefürftige – selbstlernendes System trifft Vorhersagen auf Basis von Sensordaten und Hausnotrufnutzung

(s. Abb. 3). Das Gerät erfasst das Bewegungsverhalten und berechnet täglich das individuelle Gesundheitsrisiko mithilfe eines intelligenten Computeralgorithmus (KI). Sobald der Algorithmus Grenzwerte übersteigt, wird der Teilnehmer von einem Gesundheitsberater kontaktiert, um über Ursachen und mögliche präventive Maßnahmen wie Krankengymnastik oder einen Arztbesuch zu sprechen (TK 2020).

Ein weiteres gutes Beispiel für einen effektiven „smarten Helfer" ist die digitale und leicht bedienbare Unterstützungs- und Kommunikationsplattform „PAUL", die ältere Menschen mit ihrer Nachbarschaft vernetzt. „PAUL" steht für „Persönlicher Assistent für Unterstütztes Leben" und ist Teil des Modellprojekts NetzWerk GesundAktiv (NWGA). Projektpartner sind die TK, BARMER, DAK, Knappschaft, Albertinen Haus, Johanniter-Unfall-Hilfe, CIBEK, Universität Bielefeld. Angesprochen sind ältere Menschen (70+) mit einem erhöhten Risiko für Hilfs- oder Pflegebedürftigkeit oder Menschen mit einem Pflegegrad (1 bis 3), die im Hamburger Bezirk Eimsbüttel leben. Koordiniert wird das Projekt durch das Albertinen-Haus, eine medizinisch-geriatrische Klinik in Hamburgs Nordwesten. Nach einem umfassenden altersmedizinischen und sozialen Assessment zum Gesundheitszustand (Grad der Selbstständigkeit, Sturzrisiko etc.), erhielten die Teilnehmer einen individuellen Unterstützungsplan. Dieser enthält Empfehlungen zu Maßnahmen, die dazu beitragen können, die Gesundheit zu erhalten oder zu verbessern. Ein Fallmanager des Albertinen-Haus unterstützt bei der Umsetzung der empfohlenen Maßnahmen. Über die Plattform PAUL können sie sich per Videotelefonie mit ihrem Fallmanager austauschen und weitere Unterstützungsangebote nutzen. Ein Online-Dienstleistungsportal enthält z.B. Angebote aus den Bereichen Gesundheit, Kultur und Nachbarschaftshilfe, das digitale Schwarze Brett bietet einen Überblick zu Veranstaltungen. Dadurch soll die soziale Teilhabe von älteren Menschen gefördert und ihre Selbstständigkeit unterstützen werden (NWGA 2021). Das Konzept kommt an. Positive Zwischenergebnisse zeigen eine hohe Akzeptanz und Zufriedenheit. Insgesamt fühlen sich 55 Prozent der 900 Teilnehmer medizinisch besser versorgt. Durch die Begleitung des Fallmanagers konnten gesundheitliche Auffälligkeiten bei 26 Prozent früher erkannt und entsprechende medizinische Interventionen initiiert werden. 27 Prozent sind sportlich aktiver und bei 31 Prozent wurde die eigene Gesundheit positiv beeinflusst.

7.2.3 „Pflexit" vermeiden – Gesunder Berufsalltag für Pflegekräfte

Pflegekräfte erleben enorme psychische und physische Belastungen in ihrem Berufs-alltag. Die Folgen sind u.a. ein hoher Krankenstand oder auch das überlastungsbe-dingte frühzeitige Ausscheiden aus dem Beruf, auch genannt „Pflexit" (TK 2019a). Der Vergleich zu anderen Berufsgruppen zeigt, dass Pflegekräfte öfter und länger krankgeschrieben sind (im Durchschnitt bis zu acht Krankheitstage mehr als Ver-gleichsgruppen) und mehr Medikamente einnehmen (TK 2019b). Um dem vorzubeu-gen, unterstützt die TK Projekte in Krankenhäusern und Pflegeeinrichtungen, in denen gesundheitsfördernde Konzepte individuell entwickelt und umgesetzt werden.

> **Das Projekt Stress- und Traumaprävention für Beschäftigte des Universitätsklinikums Hamburg-Eppendorf (UKE)**
>
> Ein Beispiel dafür ist das Projekt Stress- und Traumaprävention für Beschäftigte des Universitätsklinikums Hamburg-Eppendorf (UKE) (Hannig et al. in Druck). Die Pflegekräfte der Zentralen Notaufnahme (ZNA) und der Klinik für Anästhesiologie und Intensivmedizin (ZAI) sind häufig sehr belastenden Situationen ausgesetzt (z.B. durch Notfälle, schwer kranke/sterbende Patienten oder gewalttätige Über-griffe). Das Projekt will berufsbedingte psychische Belastungsfolgen für die Be-schäftigten verhindern. Dazu werden Mitarbeitende als kollegiale Ansprechperso-nen, sog. Peer-Beratende, ausgebildet. Sie helfen akut belasteten Kollegen das Erlebte einzuordnen und zu bewältigen. Das Prinzip der Peer-Beratung durch „Zu-hören auf Augenhöhe" und gemeinsam Lösungen zu finden, hat sich auch in der Corona-Krise bewährt (Panorama 3, NDR 2021).

Das UKE bildet demnächst auch ärztliche Beschäftigte zu Peers aus. Langfristig soll es sie in allen klinischen Abteilungen des Klinikums geben (UKE 2020). Das Projekt wurde zudem 2020 mit dem „Deutschen Personalwirtschaftspreis" in der Kategorie Betriebliches Gesundheitsmanagement ausgezeichnet (DPP 2020). Die Projektergeb-nisse werden veröffentlicht und können dann von anderen Kliniken, Einrichtungen, Unternehmen und Branchen genutzt werden. Auch digitale Formate (z.B. „Blended Learning" – eine Lernform, die die Vorteile von Präsenzveranstaltungen und eLear-ning kombiniert) sind in Planung.

7.3 Die TK-Vision der „Digitalen Pflegekasse"

7.3.1 Erfahrungen der Corona-Pandemie stärker nutzen

In der Corona-Pandemie wurde die Versorgung aufgrund der hohen Ansteckungsge-fahr älterer Menschen zu einer noch größeren Herausforderung für alle Beteiligten (Betroffene, Pflegedienste, Ärzte, Kassen). Um Pflegebedürftige in ihrem häuslichen Umfeld zu schützen, mussten schnell pragmatische Lösungen gefunden werden. Pflegeberatungen wurden z.B. ausschließlich telefonisch durchgeführt oder Grup-penpflegekurse anstatt als Präsenzkurs digital per Video-Call angeboten. „Aus der Not heraus" wurde gehandelt und die Erfahrungen zeigen, dass es funktioniert. Die

Krise bewirkte einen Digitalisierungsschub des Pflegesystems, dessen positive Wirkung die TK für ihre weiteren Vorhaben nutzen wird.

7.3.2 Von der Vision zur Realität

Die Vision der „Digitalen Pflegekasse" besteht aus vielen unterschiedlichen Bausteinen. Einige gibt es bereits, andere befinden sich noch in der Umsetzungsphase und wieder andere werden noch diskutiert. Ein erstes Beispiel für einen Baustein, den es inzwischen komplett digital gibt, ist der Erstantrag auf Pflegeleistungen. Kunden können ihn zwar noch in Papierform einreichen, haben aber die Möglichkeit diesen seit Juni 2020 über tk.de sowie seit November 2020 über die App digital zu stellen.

Darüber hinaus gibt es weitere Ideen, das digitale Angebot für Betroffene zu erweitern: So sollen *digitale Pflegekurse* als hochwertiges Angebot in der Versorgung etabliert werden. Der *TK-Pflegecoach* steht bereits als ein erster interaktiver Online-Kurs Pflegepersonen zur Verfügung. In vier Modulen werden Themen der häuslichen Pflege behandelt. Das digitale Angebot soll künftig um krankheitsspezifische Themen ergänzt werden.

Während es vor der Corona-Pandemie Pflegekurse nur als Präsenztermine vor Ort gab, hat die Krise gezeigt, dass es ein großes Bedürfnis an Beratung auch übers Internet gibt. Vor allem Online-Pflegekurse zu Themen wie Demenz werden seitdem insbesondere von Familien stark nachgefragt. Der Vorteil dabei ist, dass sich die einzelnen Familienmitglieder – unabhängig vom Wohnort – zusammenschalten und den Kurs gemeinsam besuchen können. Das digitale Pflegekursangebot soll dauerhaft etabliert werden.

Zudem gibt es erste Vorschläge zu einem „digitalen TK-Pflegekonto". Kunden wünschen sich „auf einen Blick" Transparenz zu ihren monatlichen Ansprüchen auf Pflegeleistungen sowie die Übersicht zu bereits bezogenen Leistungen und Restansprüchen. Das Pflegekonto könnte z.B. auch mit einer elektronischen Pflege-Akte verknüpft werden, die zusätzlich Dokumente bereitstellt oder eine Antragsübersicht mit Trackingfunktion liefert. Die konkrete Ausgestaltung würde wieder gemeinsam mit Kunden erfolgen.

Außerdem soll die App *TK-PflegeKompakt* weiterentwickelt werden. Denkbar wäre z.B. das Angebot von Online-Anträgen auszubauen oder die Funktion, Dokumente digital hochzuladen, aufzunehmen.

In der Planung befindet sich der *PflegeDialog*, eine App zur Stärkung der Kommunikation zwischen Pflegebedürftigen und ihrem ambulanten Pflegedienst. Mithilfe der digitalen Lösung können Pflegedienste flexibler auf organisatorische Änderungen im Tagesablauf reagieren. Pflegebedürftige und ihre Angehörigen werden stärker in die Planung von Pflegebesuchen einbezogen. Sie haben z.B. die Möglichkeit Termine digital zu verschieben, abzusagen oder neu zu vereinbaren. Der Pflegedienst kann darauf schnell reagieren und die Einsätze seiner Mitarbeiter entsprechend organisieren. Kommt es aufseiten des Pflegedienstes zu Verspätungen oder sonstigen Änderungen im Tourenplan wird der Patient via App darüber informiert.

Generell wird der PflegeDialog zu einer stärkeren Mitwirkung von Betroffenen führen. Damit ältere Menschen diesen auch nutzen können, plant das Projektteam entsprechende Maßnahmen, wie z.B. die Entwicklung zielgruppengerechter Schulungsformate für den Umgang mit Smartphones, Apps und Co., mit ein.

7   Auf dem Weg zur Digitalen Pflegekasse – Herausforderungen und Chancen für die
    Versorgung Pflegebedürftiger und ihrer Angehörigen

Ein erster Klick-Dummy der App wurde gemeinsam mit vier Hamburger Pflegediensten – auf Basis von Interviews mit Pflegekräften und Versicherten – entwickelt. Der PflegeDialog stößt bei denjenigen, die bereits interne Arbeitsprozesse digitalisiert und ihre Mitarbeiter mit mobilen Endgeräten ausgestattet haben, auf großes Interesse. Die App soll in Kooperation mit dem Bundesverband privater Anbieter sozialer Dienste e.V. (bpa) entwickelt werden.

> **INES (Intelligentes Notfallerkennungssystem für alleinlebende Senioren)**
>
> Ein weiteres TK-Projekt befindet sich in Planung. Die Idee zu „INES" (Intelligentes Notfallerkennungssystem für alleinlebende Senioren) ist u.a. aus den Erfahrungen mit „PAUL" entstanden. Im Rahmen des Projekts werden zusätzlich zu Pflegebedürftigen auch alleinlebende ältere Menschen mit einer Sturzgefährdung angesprochen. 2019 lebten fast 6 Millionen ältere Menschen (65+) in einem Einpersonenhaushalt (Destatis 2019b). Kommt es bei ihnen zu einer Notfallsituation verstreicht wertvolle Zeit bis zum Beginn der medizinischen Versorgung. Mit dem Einsatz von INES, die eine Erweiterung zum Standard-Hausnotrufgerät darstellt, wird eine frühere Einleitung der Notfallversorgung stattfinden. INES erhebt über fest in die Wohnung installierte Sensoren und Bewegungsmelder Daten, auf deren Grundlage selbstständig eine Notfallsituation erkannt und automatisch ein Notruf abgesetzt wird. Da der Teilnehmer nicht aktiv handeln muss, vermittelt INES Sicherheit und reduziert Sturzängste. Auf Basis der eingereichten Ideenskizze erhält das Projekt zunächst eine sechsmonatige Förderung aus dem Innovationsfonds. Die Erstellung des Vollantrags erfolgt bis Juli 2021 (Konsortialführung TK. Konsortialpartner: AOK Nordwest, AOK Bayern, IKK classic, Johanniter LV HH, LV Bayern und LV NRW, DRK Westfalen-Lippe, Universität Bielefeld).

7.4   Die „Digitale Pflegewelt 2030"

Wie digital wird Pflege bis ins Jahr 2030 tatsächlich sein? Was wird sich im Pflegealltag als Realität etabliert haben? Welche Angebote und Lösungen sind entstanden und welchen Einfluss haben sie genommen? Haben sich vielleicht sogar Grenzen ergeben? Dies sind Fragen, die heute niemand zuverlässig beantworten kann. Allerdings geht kein Weg daran vorbei, sich kontinuierlich mit den sich laufend verändernden Rahmenbedingungen und Möglichkeiten auseinanderzusetzen und diese immer wieder gegen ein anzustrebendes „Idealbild" für das digitale Pflegesystem von Morgen zu vergleichen. Nur so entsteht eine Orientierung, die es ermöglicht, das eigene Handeln gezielt ausrichten zu können.

In der digitalen Realität der Zukunft werden viele Dinge, die sich heute in einem mehr oder weniger fortgeschrittenen Diskussions-/Entwicklungsstand befinden oder noch darauf warten, selbstverständlich sein. Auch wenn es banal klingt: Die Vorteile der Digitalisierung können sich heute und zukünftig nur den Menschen erschließen, die damit auch umgehen können. Die Sicherheit im Handling der digitalen Welt wächst allerdings stetig. Für die jüngeren Generationen ist der Umgang mit Smartphones und Co. eine absolute Selbstverständlichkeit. Bis zum Jahr 2030 wird somit auch der Anteil an Pflegebedürftigen und Pflegepersonen mit den für die Nutzung technischer Lösungen erforderlichen Kompetenzen wachsen. Dieses Wachstum bedeutet aber nicht, dass alle Menschen in der Lage sein werden, sich in einem digitalen Kontext sicher zurechtzufinden. Damit es keine Verlierer auf dem Weg in die digitale Welt gibt, wird es vermutlich sehr lange, vielleicht sogar auf Dauer, zwei Lösungswege geben müssen: einen digitalen und einen analogen. Dies bedeutet zwar mehr Aufwand, ist jedoch unerlässlich.

> Mit dem heutigen Wissen wird der Weg in das „Pflegesystem 2030" davon geprägt sein, dass technische Hürden erfolgreich genommen sind und sich Pflegebedürftige mit ihren Angehörigen sicher durch ein transparentes und leicht handhabbares System bewegen. Das Morgen der Pflege wird digital.

Die Verwendung von Papier „ist Geschichte", Smart-Home-Lösungen dagegen selbstverständlich. Leistungen werden digital beantragt und bewilligt. Auch die Abrechnungs- und Dokumentationsprozesse finden ausschließlich elektronisch statt. Es ist mehr Zeit für die Pflege da. Alle individuellen Leistungsansprüche sind für die Betroffenen jederzeit transparent und digital abrufbar. Dies gilt auch für die zur Verfügung stehenden Leistungsangebote, wie z.B. vorhandene und sofort buchbare Pflegekapazitäten oder dem Arztkontakt, der per Telesprechstunde erfolgt. Dies alles basierend auf einer etablierten und vollständig vernetzten Telematikinfrastruktur. Darüber hinaus leistet ein umfangreiches Portfolio an Smart-Home-Lösungen, Telepflege und weiteren Angebote wie z.B. Online-Pflegekurse oder digitale Pflegeanwendungen (DiPA) einen wichtigen Beitrag zur Stabilisierung des Pflegesettings und zur Entlastung professionell Pflegender.

Bei alledem muss der Fokus noch stärker als bisher darauf gelegt werden, dass die digitale Realität auch inhaltlich attraktiv und gut nutzbar ist. Idee und Realisierung müssen sich daher immer am Menschen ausrichten und nicht umgekehrt. Mit diesem Perspektivwechsel – weg von der Kassen- hin zur Kundensicht – hat die TK sehr wichtige Erfahrungen gemacht. Sie wird dies künftig konsequent fortsetzen und weiterhin neue Projekte in Angriff nehmen.

Nicht alle der skizzierten Themenfelder sind nur von einem Akteur allein realisierbar. In der Regel braucht es eine Vielzahl von Beteiligten, die notwendige Bausteine liefern. Das sind beispielsweise eine gesetzliche Regelung, eine vertragliche Vereinbarung oder auch nur die Bereitschaft neue Möglichkeiten auch wirklich aktiv zu nutzen und voranzutreiben. Hier scheint an der einen oder anderen Stelle noch die berühmte Luft im System zu sein. Die Vergangenheit hat gezeigt, dass gerade ein schwieriges Miteinander aller Akteure oder auch ein fehlender bzw. zu bürokratischer, rechtlicher Rahmen Lösungen verzögert oder verhindert. Alle Beteiligten müssen deshalb fehlende Bausteine zügig beisteuern und dabei die Anwenderperspektive konsequent im Blick behalten. Dazu gehört zum Beispiel auch der nahtlose Transfer von erfolgreichen Digitalprojekten in die Regelversorgung bei durchgehend gesicherter Finanzierung.

Die TK ist auf dem Weg zu einer immer *Digitaleren Pflegekasse* und liefert damit ihren Baustein zum Entstehen der *Digitalen Pflegewelt*. Sie wird sich dafür einsetzen, dass auch andere Akteure den Weg mitgehen. Gelingt es gemeinsam die Chancen der Digitalisierung schneller und konsequenter zu nutzen, kann das eine der wesentlichen Antworten auf die großen Herausforderungen des Pflegesystems sein.

7   Auf dem Weg zur Digitalen Pflegekasse – Herausforderungen und Chancen für die
Versorgung Pflegebedürftiger und ihrer Angehörigen

Literatur

Blum K, Offermanns M, Steffen P (2019) Situation und Entwicklung der Pflege bis 2030. Deutsches Kranken-
hausinstitut (DKI). URL: https://www.dkgev.de/fileadmin/default/Mediapool/1_DKG/1.7_Presse/1.7.1_
Pressemitteilungen/2019/2019-10-22_PM_Anlage_DKG_zum_DKI-Gutachten_Pflege.pdf (abgerufen am
03.03.2021)

Bundesagentur für Arbeit (2020) Arbeitsmarktsituation im Pflegebereich. Berichte: Blickpunkt Arbeitsmarkt.
Mai 2020. URL: https://statistik.arbeitsagentur.de/DE/Statischer-Content/Statistiken/Themen-im-Fo-
kus/Berufe/Generische-Publikationen/Altenpflege.pdf?__blob=publicationFile&v=8 (abgerufen am
03.03.2021)

Deutscher Bundestag (2020) Ausbau ambulanter Wohn- und Betreuungsangebote für Menschen im Alter, mit
Pflegebedürftigkeit oder Behinderung. dip. Drs. 19/23342 vom 13. Oktober 2020. URL: https://dip21.bun-
destag.de/dip21/btd/19/233/1923342.pdf (abgerufen am 03.03.2021)

Deutscher-Personalwirtschaftspreis.de (DPP) (2020) Deutscher Personalwirtschaftspreis: HR-Macher des Jahres
geehrt. (Pressemitteilung vom 19. Oktober 2020). URL: https://deutscher-personalwirtschaftspreis.de/
presse/ (abgerufen am 03.03.2021)

Hannig C, Lotzin A, Milin S, Schäfer I (in Druck) Stress- und Traumaprävention für Beschäftigte im Gesundheitsbereich. Trauma & Gewalt, 2021/03. Klett-Cotta Stuttgart

NetzWerk GesundAktiv (NWGA) (2021) Was ist das Netzwerk Gesundaktiv? URL: https://netzwerk-gesundaktiv.
de/das-projekt/ (abgerufen am 03.03.2021)

Panorama 3, NDR (2021) Wie lässt sich die Belastung der Pflegekräfte reduzieren? Das „Peer-Projekt" dient
zur Stress- und Traumaprävention für Beschäftigte in akutmedizinischen Bereichen des UKE Hamburg.
Sendung vom 12. Januar 2021. URL: https://www.ndr.de/fernsehen/sendungen/panorama3/Wie-laesst-
sich-die-Belastung-der-Pflegekraefte-reduzieren,panoramadrei3700.html (abgerufen am 03.03.2021)

Rothgang H (2020) Neues Pflegepersonalbemessungsinstrument für stationäre Langzeitpflege. Gutachten.
ersatzkasse magazin, 2/2020, 16–18. URL: https://www.vdek.com/magazin/ausgaben/2020-02_coro-
na/_jcr_content/par/publicationelement/file.res/ersatzkasse_magazin_2_2020.pdf (abgerufen am
03.03.2021)

Statistisches Bundesamt (Destatis) (2019a) Pflegestatistik. Pflege im Rahmen der Pflegeversicherung –
Deutschlandergebnisse 2019. URL: https://www.destatis.de/DE/Themen/Gesellschaft-Umwelt/Gesund-
heit/Pflege/_inhalt.html#sprg234062 (abgerufen am 03.03.2021)

Statistisches Bundesamt (Destatis) (2019b) Haushalte und Familien. Ergebnisse des Mikrozensus. Fachserie 1,
Reihe 3, 2019. URL: https://www.destatis.de/DE/Themen/Gesellschaft-Umwelt/Bevoelkerung/Haushalte-
Familien/Publikationen/_publikationen-innen-haushalte.html (abgerufen am 03.03.2021)

Techniker Krankenkasse (TK) (2018) TK-Meinungspuls Pflege. So steht Deutschland zur Pflege. URL: https://
www.tk.de/resource/blob/2042934/1a33145a8bb25620103fcddd64316f75/studienband-meinungspuls-
pflege-2018-data.pdf (abgerufen am 03.03.2021)

Techniker Krankenkasse (TK) (2019a) Pflege: Gesundheit ist die Basis. Statement Dr. Jens Baas zu Gesundheitsreport 2019. Pflegefall Pflegebranche? So geht's Deutschlands Pflegekräften. URL: https://www.tk.de/
resource/blob/2064590/559fhe14a15h88862b7e7bccf4d8b63e/statement-von-dr--jens-baas-zum-gesund-
heitsreport-2019-data.pdf (abgerufen am 03.03.2021)

Techniker Krankenkasse (TK) (2019b) Gesundheitsreport 2019. Pflegefall Pflegebranche? So geht's Deutschlands
Pflegekräften. URL: https://www.tk.de/resource/blob/2066542/2690efe8e801ae831e65fd251cc77223/ge-
sundheitsreport-2019-data.pdf (abgerufen am 03.03.2021)

Techniker Krankenkasse (TK) (2020) Gut gepflegt in Hamburg. URL: https://www.tk.de/presse/themen/pflege/
pflegepolitik/gut-gepflegt-in-hamburg-2073034 (abgerufen am 15.01.2021)

Universitätsklinikum Hamburg-Eppendorf (UKE) (2020) Projekt Stress- & Traumaprävention am Universitätsklinikum Hamburg-Eppendorf. Bewerbung Deutscher Personalwirtschaftspreis 2020. URL: https://deutscher-
personalwirtschaftspreis.de/wp-content/uploads/2020/10/BGM_UKE_Praesentation_Projekt_Stress-
Traumapraevention.pdf (abgerufen am 03.03.2021)

Verband Pflegehilfe und Friedrich-Alexander-Universität Erlangen-Nürnberg (FAU) (2019) Belastung von pflegenden Angehörigen. Studienbericht. URL: https://www.pflegehilfe.org/docs/press/studie-belastung-
pflegender-angehoeriger-vollstaendige-studie.pdf (abgerufen am 03.03.2021)

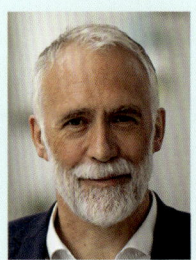

Wolfgang Flemming

Wolfgang Flemming ist seit 35 Jahren in der Krankenkassenlandschaft und davon 25 Jahren in der Unternehmenszentrale der Techniker Krankenkasse tätig. Er hat den Beruf des Sozialversicherungsfachangestellten von der Pike auf gelernt. In der TK hatte er verschiedene Funktionen inne und dabei wiederholt die Leitung von übergeordneten Projekten übernommen. Seit 2003 verantwortet er als Fachbereichsleiter des Geschäftsbereichs Versorgungssteuerung die finanzielle und strategische Entwicklung verschiedener Leistungsthemen, zu denen auch die Pflegeversicherung gehört.

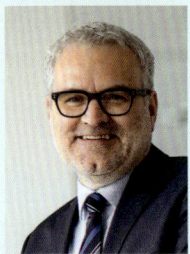

Georg van Elst

Georg van Elst ist gelernter Krankenpfleger. Sein Studium der Volkswirtschaftslehre hat er an der Universität Duisburg-Essen absolviert und danach u.a. als Projektmanager in einem Healthcare-Unternehmen gearbeitet. Er führte 5 Jahre das Team Pflege in der TK-Unternehmenszentrale. Seit Januar 2021 leitet er das TK-Pflegezentrum in Dresden.

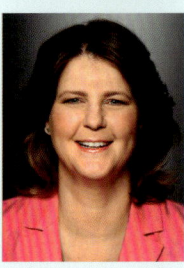

Christiane Egan

Christiane Egan arbeitet seit über 12 Jahren als Fachreferentin in der Unternehmensentwicklung der TK. Im Rahmen einer Abordnung ins Team Pflege wirkte die examinierte Krankenschwester bei der App „TK-PflegeKompakt" mit. In ihrer Freizeit begleitet die Dipl. Pflegewirtin als Mitglied der UKE-Steuerungsgruppe die BGM-Projekte der TK mit dem Universitätsklinikum Hamburg-Eppendorf.

8

Reform der Krankenhausstruktur: Anforderungen und Zielvorstellungen

Andreas Häfferer, Inken Holldorf und Jörg Manthey

8.1 Status quo der Krankenhausstruktur

8.1.1 Krankenhausstruktur aus versorgungspolitischer Sicht

Deutschland verfügt über eine flächendeckende stationäre Versorgung. Knapp 2.000 Krankenhäuser versorgen über 19 Millionen stationäre Patienten pro Jahr. Von diesen Kliniken haben über 1.000 nicht mehr als 200 Betten. Damit ist die Struktur sehr kleinteilig aufgebaut. Im föderalen politischen System in Deutschland sind die Bundesländer für die Planung der stationären Kapazitäten zuständig. Sie haben bisher als erste Priorität die möglichst umfassende wohnortnahe Versorgung der Bevölkerung gesetzt. Dabei wurden zwei Aspekte nicht ausreichend berücksichtigt. Erstens hat sich als Folge der zunehmenden Urbanisierung der Gesellschaft und der damit einhergehenden Konzentration der Bevölkerung ein Ausbau der Kapazitäten in den Städten ergeben. Diesem Ausbau wurde kein Abbau von nicht mehr benötigten Kapazitäten entgegengesetzt. Zweitens kollidiert das Primat der wohnortnahen Versorgung zunehmend mit der Spezialisierung und Weiterentwicklung der Medizin. Die kleinen Krankenhäuser der Grundversorgung mit ihren sehr begrenzten Kapazitäten, können weder personell noch sächlich in ihrer Ausstattung mit dem rasanten medizinischen Fortschritt Schritt halten.

>>> Zusammenfassend ist festzustellen, dass wir in Deutschland versuchen, mit den Versorgungsstrukturen aus den 70er-Jahren des 20. Jahrhunderts, den Anforderungen des 21. Jahrhunderts zu begegnen.

Die Einführung des neuen Vergütungssystems der G-DRG (Diagnosis-related Groups) im Jahr 2003 hatte das Potenzial als Basis für Strukturveränderungen zu dienen. Dies wurde jedoch nur zum Teil genutzt. Als Folge der DRG-Einführung wurden mit der verbindlichen Anwendung von Kodierrichtlinien, ICD- und OPS-Codes eine bis dahin nicht vorhandene Transparenz der Kosten und vor allem der Leistungen erreicht. Der logische zweite Schritt, neben den Leistungen auch deren Qualität transparent und folgend auch vergütungsrelevant werden zu lassen, ist bisher unterblieben. So herrscht auch 17 Jahre nach der DRG-Einführung für den Nutzer, also den Patienten, weitgehende Intransparenz. Insofern hat weder die Einführung von DRG im Jahr 2003 noch deren vielfache Reformierung über verschiedene Zuschläge u. a. Regelungen an den Strukturdefiziten etwas geändert. Verstetigt werden diese Defizite zusätzlich durch das Nebeneinander von Elementen eines zunehmend marktwirtschaftlichen Wettbewerbes und starrer planwirtschaftlicher Vorgaben. Die sogenannte duale Finanzierung, also die Trennung der Verantwortung und der Quellen von Investitionen und Betriebsmitteln, ist ein in sich nicht aufzulösender Widerspruch. Mit Einführung der DRG in Deutschland als einem Preissystem wurden die Kliniken gezwungen, ihr Leistungsspektrum hinsichtlich ihrer Deckungsbeiträge auszurichten, wenn sie nicht defizitär werden wollten. Gleichzeitig soll den Kliniken eigentlich im Ergebnis der Krankenhausplanung ihr Versorgungsauftrag aus dem sich ihr Leistungsspektrum ergibt, verbindlich vorgegeben werden. Um im Wettbewerb bestehen zu können, haben sich seit 2003 die Kliniken aber nach den Erlösen und nicht mehr nach dem vorgegebenen bzw. dem notwendigen Leistungsspektrum ausgerichtet. Hinzu kam, dass die Vorgaben aus den Krankenhausplänen durch sogenannte rudimentäre Rahmenvorgaben mehr und mehr verwässert wurden. So ergeben sich mittlerweile Leistungsdefizite bei aufgrund von kleinen Fallzahlen kostenseitig unterdeckten Leistungsarten.

Diesen Leistungsdefiziten wird vermehrt mit Elementen der Selbstkostendeckung durch Eingriffe in das Vergütungssystem, wie z. B. bei der Ausgliederung des Pflegedienstes aus den DRG oder bei Sicherstellungszuschlägen begegnet. Diese lösen jedoch das Grundproblem des eigentlich ja gewollten Ergebnisses des Anreizes eines Preissystems nicht.

Der Widerspruch der dualen Finanzierung wird umso deutlicher, je mehr ein Teil dieses dualen Systems in Schieflage kommt. Dieses ist im Bereich der Investitionskosten der Fall. Seit Jahren vermindern die Länder ihre Ausgaben für Investitionen in den Krankenhäusern. Aufgrund der unveränderten Strukturen müssen die einzelnen Krankenhäuser, allein um der Sicherung der eigenen Existenz willen, die Investitionsmittel auf anderen Wegen erwirtschaften bzw. beschaffen. Alternativ könnten sie eine sinkende Qualität in Kauf nehmen. Beides ist in den letzten Jahren zu konstatieren. Die Krankenhäuser erwirtschaften den Großteil ihrer Investitionsmittel aus den Betriebsmitteln, aus Zuschüssen der Träger bei Verlusten oder aus einigen wenigen externen Fördermitteln. Dadurch ergeben sich abermals im Zusammenspiel mit nicht (mehr) vorhandenen Planungsvorgaben Fehlentwicklungen – als logische Folge des Versagens der Bundesländer. Den Krankenhäusern kann hierbei kein Vorwurf gemacht werden. Sie verhalten sich marktwirtschaftlich in einem wettbewerblichen Umfeld.

8.1.2 Krankenhausstruktur aus medizinischer Sicht

Die Versorgung mit stationären Leistungen in Deutschland wird allgemein als gut eingeschätzt. Die Standesvertreter der Krankenhäuser selbst betonen, dass die Krankenhäuser in Deutschland das komplette Spektrum moderner medizinscher Leistungen in einer hervorragenden Qualität abbilden. Als Beweis dafür wird gern auf die Vielzahl von erhobenen Qualitätskennzahlen und Indikatoren und auf das Vorliegen von Qualitätsberichten verwiesen. Ein vergleichender Maßstab der Qualität, bezogen auf einzelne Leistungen vor allem für die Patienten, fehlt allerdings bislang. Im Bereich der Strukturqualität ist durch G-BA-Vorgaben und OPS-Komplexcodes für Teilbereiche ein Standard vorhanden. Nachweise und Standards für die Indikations- und Ergebnisqualität dagegen fehlen vollständig.

> Als Folge des fehlenden Vergütungsanreizes für Qualität ist leider ein Merkmal in der deutschen Versorgungslandschaft, dass schlechte Medizin genauso gut vergütet wird wie gute.

Die Medizin hat sich in den Letzten Jahrzehnten rasant entwickelt. Das betrifft sowohl den Bereich der Diagnostik, als auch die Behandlungsverfahren. Im Ergebnis dieser Entwicklung entstehen neue medizinische Möglichkeiten genauso wie Veränderungen von bisher etablierten Verfahren. So werden z.B. neue Spektren von Behandlungen der Ambulantisierung zugänglich, die bisher ausschließlich vollstationär erbracht werden konnten. Diese Möglichkeiten werden in Deutschland bisher nicht genutzt. Stattdessen werden eine Vielzahl dieser Behandlungen weiter stationär erbracht mit dem Ergebnis einer auch im OECD Vergleich stark erhöhten Fallhäufigkeit. Die Nutzung dieser Potenziale unterbleibt bisher, weil aus Sicht der Kliniken sowohl die Anreize als auch die Rahmenbedingungen fehlen. Ansätze, wie die Einführung der ambulanten spezialärztlichen Versorgung, haben bisher aufgrund der Kompliziertheit der Rahmenbedingungen und der Eingeschränktheit der Indikationen nicht die erhofften Effekte erbracht.

Die Entwicklung von neuen Verfahren, der dazu notwendigen Medizintechnik und neuer Medikamente und deren Etablierung im medizinischen Alltag verlangt nach modernen flexiblen Rahmenbedingungen. Die stark verkürzten Innovationszyklen in der Medizin und Medizintechnik verlangen schnelle Entscheidungen. Ein weiterer Quantensprung dieser Entwicklung, ist mit der zunehmenden Digitalisierung zu erwarten. Damit beginnt gewissermaßen ein neues Zeitalter der Medizin.

Eine Folge der Entwicklung ist die zunehmende Spezialisierung der medizinischen Fachgebiete und der Mediziner selbst. Sie zeigt sich in der Etablierung von neuen Subdisziplinen in der Medizin. Damit verbunden ist das Verschwinden des Arztes in der Rolle der Generalisten. Dieser, in Form des Hausarztes, wird auch weiterhin dringend gebraucht, kommt allerdings immer mehr in die Rolle des Koordinators bzw. des Lotsen innerhalb des Systems. Gleiches gilt für die klinisch tätigen Ärzte. Spezialisiertes Wissen und Kenntnisse können nicht alle Ärzte einer Klinik gleichermaßen vorhalten.

Die medizinische Versorgungsstruktur der Krankenhäuser hat sich in den letzten Jahren eher zufällig als planmäßig entwickelt. Neue Methoden und Produkte kommen häufig personengetrieben oder durch Hersteller initiiert an einzelne Kliniken und werden von dort aus verbreitet. So entwickelt sich zwar auch Spezialisierung und medizinische Exzellenz. Diese Entwicklung vollzieht sich jedoch weder koordiniert noch bedarfsgetrieben. Der Gesetzgeber hat versucht, durch Übertragung von Verantwortung an den G-BA einzugreifen. So werden mittlerweile Zentren durch bundesweit geltende Maßstäbe definiert und Methoden, Arzneimittel und Produkte bewertet.

> Ohne eine Krankenhausplanung, die Spezialisierungen und Exzellenz beinhaltet und neue Methoden unter Nutzung modernster Technologien gezielt etabliert, entwickelt sich jedoch ein Markt, der materielle und immaterielle Ressourcen unkoordiniert verbraucht, die nicht unendlich zur Verfügung stehen.

8.2   Zukünftige Anforderungen und Zielvorstellungen

Die Krankenhausstrukturen der Zukunft müssen zu allererst nach dem Bedarf der Bevölkerung ausgerichtet werden. Aufgrund der demografischen und der technischen Entwicklung inklusive der Digitalisierung, steht die Klinik in ihrer zukünftigen Funktion als Gesundheitszentrum im Mittelpunkt der Gesundheitsversorgung eines Territoriums bzw. einer Planungsregion.

Der Begriff der Klinik muss inhaltlich neu definiert werden. Ein Krankenhaus im Sinne eines Gesundheitszentrums vereint ambulante und stationäre, genauso wie präventive, kurative und palliative Behandlungsangebote unter einem organisatorischen Dach. Umfang und Art dieser Leistungen sind in objektiven Bedarfsanalysen zu ermitteln und sektorenübergreifend zu planen. In der föderalistischen deutschen Struktur ist die Umsetzung der Ergebnisse der Bedarfsanalyse in medizinische Angebote auch zukünftig eine Aufgabe der Bundesländer. Bei der Entwicklung der Krankenhausstruktur muss die Sicherstellung der Versorgung Vorrang vor der wettbewerblichen Ausrichtung haben. Das heißt nicht, dass damit der aktuell diskutierte Vorschlag einer Rekommunalisierung von privatisierten Kliniken verfolgt werden sollte. Ein festgestellter Versorgungsbedarf für eine Planungsregion sollte in eine Sicherstellung für Notfälle und einen Bedarf für elektive Leistungen gegliedert werden. Die Notfallsicherstellung ist vorzugeben, Träger und Krankenhäuser sind dafür zu bestimmen. Elektive Bedarfe können vom Land in Form von Ausschreibungen vergeben werden. Dabei können für beide Bereiche Krankenhäuser verschiedener Träger berücksichtigt werden. Insofern sollte Wettbewerb unter verschiedenen Trägern auch weiterhin stattfinden. Ausschreibungen von Leistungen sollten stets nicht nur Leistungsmengen, sondern auch Vorgaben der zu erreichenden bzw. vorzuhaltenden Qualität beinhalten. Auch die zukünftige Definition von wohnortnaher Versorgung ist abhängig vom Bedarf. Je geringer der Bedarf an einer bestimmten Leistung in einem Territorium ist, desto geringer wird auch der Grad der wohnortnahen Versorgung sein. Dies immer unter der Voraussetzung der Einhaltung vorgegebener Qualitätsparameter.

>>> Zu berücksichtigen ist in diesem Zusammenhang, dass als Folge der Digitalisierung die Möglichkeiten Leistungen digital direkt zum Patienten, anstatt den Patienten zur Leistung zu bringen, zunehmen werden.

Die Krankenhäuser einer Planungsregion sollten bestimmten, bundesweit gültigen Versorgungsstufen zugeordnet werden. Die Versorgungsstufen wiederum sollten mit Leistungskomplexen hinterlegt und damit näher definiert werden. Die Investitionsmittel werden dann von den Ländern entsprechend der Versorgungsstufen bereitgestellt. Sofern ein Krankenhaus Leistungen außerhalb seiner ihm zugeordneten Versorgungsstufe anbieten möchte, sollte dieses ausschließlich in Selektivverträgen möglich sein. Neben den Versorgungsstufen sollten zur Bildung einer bedarfsgerechten Krankenhausstruktur Zentren für besondere Leistungen oder Indikationen ausgewiesen werden. Zentren für seltene Erkrankungen und für Forschungsschwerpunkte sollten bundeslandübegreifend bzw. international innerhalb der EU geplant werden.

>>> In urbanen Gebieten sollten die Krankenhäuser neben der Versorgungsstufe weitere dezidierte Behandlungsschwerpunkte innerhalb ihrer jeweiligen Versorgungsstufe zugewiesen bekommen.

So können Krankenhäuser z.B. zu onkologischen, geriatrischen oder gynäkologischen Schwerpunktversorgern entwickelt werden, ohne dass ein Nachbarhaus identische Schwerpunkte anbietet. In ländlichen Gebieten ist die Notfall- und Grundversorgung sicherzustellen. Diese Kliniken sind zu Gesundheitszentren mit einem breiten ambulanten Angebot und telemedizinischen Zugängen zu den Kliniken mit höherer Versorgungsstufe zu entwickeln. Im Rahmen der Krankenhausplanung könnten Kooperationsverpflichtungen solcher Kliniken mit Kliniken einer höheren Versorgungsstufe vorgegeben werden. Der Rettungsdienst wird im Rahmen einer Neustrukturierung der Kliniken eine bedeutendere Rolle für die Notfallversorgung und die Verlegungen im Rahmen von Kooperationen haben. Er sollte insbesondere in ländlichen Territorien immer am Krankenhaus angesiedelt werden. Eine bedarfsgerechte Vorhaltung von Kapazitäten ist auch ein entscheidender Aspekt zur Lösung des Personalmangels nicht nur im Pflegedienst. Derzeit wird medizinisches Personal in nicht bedarfsnotwendigen Kapazitäten gebunden und ein Teil des Mangels aus den Strukturen heraus stetig reproduziert.

8.3   Notwendige Veränderungen

8.3.1   Option: System-Reset auf „grüner Wiese"?

In der aktuellen Diskussion zu den Versorgungsstrukturen der stationären Versorgung in Deutschland wird häufig das Beispiel der Neustrukturierung der Versorgung in Dänemark als nachahmenswert angeführt. Diese Diskussion bringt uns dem Ziel nicht näher und sollte unterbleiben. Indem realitätsferne Ziele diskutiert werden, wird lediglich die Diskussion um tatsächlich mögliche Veränderungen überlagert und verzögert. Beispiele aus Dänemark oder den Niederlanden taugen nicht für die Lösung der Probleme der deutschen Versorgungslandschaft. Veränderungen können nur unter der Beachtung nicht veränderbarer Determinanten verfolgt werden. Dazu gehören die Verantwortung der Länder für die Sicherstellung inkl. der föderalen deutschen Struktur, die duale Finanzierung, die Trägervielfalt und die Vielfalt der Kostenträger. Eine Ausrichtung an z.B. Dänemark käme einer Neuplanung auf der „grünen Wiese" auf Grundlage der Entscheidungen einer staatlichen Zentralgewalt gleich. Wir haben bestehende Strukturen, die zu verändern sind. Wir sollten uns für diese Veränderungen Ziele stellen, die einen realistischen Zeithorizont umfassen und innerhalb unserer politischen Struktur realisierbar sind.

8.3.2 Option: Zeitnahe, realistisch mögliche Veränderungen

Grundlage einer wirksamen Veränderung ist in diesem Sinne unabdingbar zu allererst eine bundesweite Bedarfsanalyse. Auf deren Grundlage sind zukünftig dann die Strukturen und Kapazitäten bedarfsgerecht zu entwickeln. Die Bedarfsanalyse sollte nach bundesweiten Grundsätzen, jedoch bundeslandbezogen erfolgen. Darauf aufsetzend erfolgt in einem zweiten Schritt die Kapazitätsplanung. Krankenhausplanung muss als ein Bestandteil der Planung der Gesundheitsleistungen insgesamt verstanden werden. Sie darf sich zukünftig nicht mehr ausschließlich mit dem stationären Bereich befassen. Bei der Entwicklung der Krankenhäuser zu Gesundheitszentren sind die peripheren Bereich einzuschließen. Das betrifft die Notfallversorgung, den niedergelassenen Bereich, die Altenpflege und Gesundheitsdienstleistungen. Dabei sind die digitalen Möglichkeiten intern in der Klinik, aber auch extern in der Zusammenarbeit mit den peripheren Partnern einzubeziehen. So ist kurzfristig ein digitales, echtzeitbasiertes, nutzbares Kapazitätsverzeichnis der Krankenhäuser zu etablieren, um die Patienten bedarfsgerecht verteilen zu können. Dem Rettungsdienst sind innerhalb der Notfallversorgung neue Kompetenzen zuzuweisen, die dieser für die Behandlung während längerer Transportzeiten in ländlichen Gebieten und für Verlegungen zu Zentren benötigt. Hier liegt u.a. auch ein weiterer Anwendungsbereich der Telemedizin. Der zunehmenden Ausdünnung der niedergelassenen Ärzteschaft wegen der Überalterung kann durch die Möglichkeit, niedergelassene Tätigkeiten als ambulante Behandlungen in Kliniken zu verlagern, entgegengewirkt werden. Als Folge davon könnten Ärzte in verschiedenen Zeitmodellen stationär und ambulant am selben Ort arbeiten. Gleiches gilt für Pflegekräfte. Indem Kliniken z.B. die ambulante Nachsorge geriatrischer und anderer Patienten übernehmen, könnte sich der Arbeitsalltag von Pflegern vielseitiger und interessanter gestalten. Diese beiden Maßnahmen sind nur Beispiele zur Erhöhung der Attraktivität der Tätigkeit im Klinikbereich.

Die Investitionsplanung hat sich nach den geplanten Bedarfen auszurichten. Die Kapazitäten werden über bundesweit verbindliche einheitliche Versorgungsstufen abgebildet, die mit konkreten Leistungsbereichen unterfüttert werden. Die planerischen Qualitätsindikatoren und Vorgaben zu Mindestmengen des G-BA werden von allen Ländern ausnahmslos angewendet. Besonders komplexe Behandlungsbereiche, ebenso wie Behandlungen mit geringen Bedarfen, sind bundeslandübergreifend zu betrachten.

>>> Da bei Beibehaltung der dualen Finanzierung nicht mit einer kurzfristigen Erhöhung der Investitionsbereitschaft der Länder zu rechnen ist, sollten Investitionsprogramme ähnlich des Strukturfonds und des Krankenhauszukunftsfonds mit finanzieller Beteiligung des Bundes weitergeführt werden.

Die Anträge sind allerdings bundesweit und nicht landesintern zu bewerten, um einer landesinternen Zementierung der derzeitigen Strukturen entgegenzuwirken. Durch die Einbindung von Vor- und Nachsorge, insbesondere bei älteren Patienten und generell der Möglichkeit der ambulanten Leistungserbringung, ergeben sich neue bedarfsgerechte nicht operative Betätigungsfelder, die zur Existenzsicherung gerade kleinerer Krankenhäuser beitragen. Innerhalb der Planung sollten bundesweite Kriterien für das Attribut Wohnortnähe in Abhängigkeit von der Leistung neu definiert werden.

Das Vergütungssystem ist zu reformieren. Am Preissystem der DRG sollte festgehalten werden. Die Pflege sollte leistungsbasiert wieder einbezogen werden. Pflegeleistungen können bürokratiearm digital erfasst werden. Die Vergütung von Vorhaltekosten, wie Sicherstellungszuschläge in ländlichen Gebieten, ist auszubauen bzw. in die DRG als ein Vergütungskomplex einzubeziehen. Gleichzeitig sind degressive Komponenten einzubauen, die einer ungerechtfertigten Mengenausweitung entgegenwirken. Das Vergütungssystem ist um ambulante Leistungen und Bereiche der Vor- und Nachsorge, wie oben beschrieben, zu ergänzen. Ambulant mögliche Leistungen, sind auch zwingend als solche zu erbringen. Sie müssen nicht zwangsläufig im DRG-Katalog, sondern können auch in separaten Vergütungsverzeichnissen abgebildet sein. Allerdings sollte ihre Kalkulation, ähnlich wie die der DRG, bundesweit erfolgen und ggf. um regionale Komponenten angereichert werden. So würde auch im Vergütungssystem der Ansatz des Krankenhauses als Gesundheitszentrum nachvollzogen.

8.4 Zusammenfassung

Die deutsche Krankenhausstruktur ist historisch gewachsen und entspricht nicht mehr den aktuellen Anforderungen. Die Funktion und damit die Rolle der Krankenhäuser innerhalb des Gesundheitswesens als Ganzes ist neu zu definieren. Diese Notwendigkeit ergibt sich allein schon aus der demografischen Entwicklung der Gesellschaft und damit der Patienten und der Beschäftigten. Ein Krankenhaus ist zukünftig als Ort medizinischer Behandlung unabhängig von der Art der Leistungserbringung zu begreifen. Die Kapazitäten der Krankenhäuser und Fachgebiete sind bedarfsgerecht durch die Länder zu entwickeln. Dafür muss die Krankenhausplanung als verbindliches Instrument rekultiviert werden. Neue medizinische Entwicklungen und die Möglichkeiten zunehmender Digitalisierung sind dabei zwingend einzubeziehen. Die Investitionsplanung bleibt in der Verantwortung der Länder und sollte jedoch durch neue Instrumente ergänzt werden. Zentren und medizinische Exzellenz sollten planend entwickelt werden. Die Vergütungssysteme müssen der zukünftigen Struktur der Krankenhäuser im Sinne eines Gesundheitszentrums entsprechen. Sie müssen einen gesamten Behandlungspfad abbilden können.

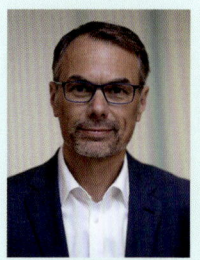

Andreas Häfferer

Andreas Häfferer leitet den bundesweiten Geschäftsbereich Versorgungssteuerung aus der Unternehmenszentrale der Techniker Krankenkasse. Der Krankenkassenbetriebswirt beschäftigt sich seit über 30 Jahren mit einer wirksamen, kundenorientierten und wirtschaftlichen Versorgung. Dabei kommt ihm sein bei verschiedenen Krankenkassen in Führung und Steuerung erworbener Erfahrungsschatz zugute.

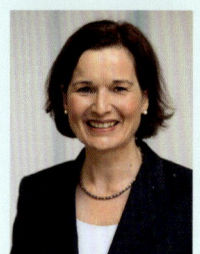

Inken Holldorf

Inken Holldorf leitet den Fachbereich Stationäre Versorgung in der Unternehmenszentrale der Techniker Krankenkasse in Hamburg. Die Volljuristin ist seit über 25 Jahren bei Krankenkassen und -verbänden u.a. mit Fragen des Vertragsrechts und der Gesundheitspolitik befasst. Sie hat vielfältige Erfahrungen auf Bundes- und Landesebene sowie durch berufliche Stationen im Bundesministerium für Gesundheit gesammelt.

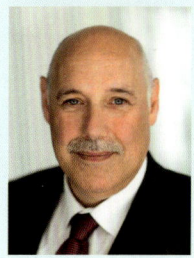

Jörg Manthey

Jörg Manthey ist Leiter des Fachreferates Vertragsstrategie stationäre Versorgung der Techniker Krankenkasse in Hamburg und verantwortlich für die Entwicklung und Umsetzung der Strategie der TK im Krankenhausbereich. Er ist seit über 25 Jahren bei Krankenkassen und -verbänden mit Fragen des Vertragsrechts und der Vertragsgestaltung betraut.

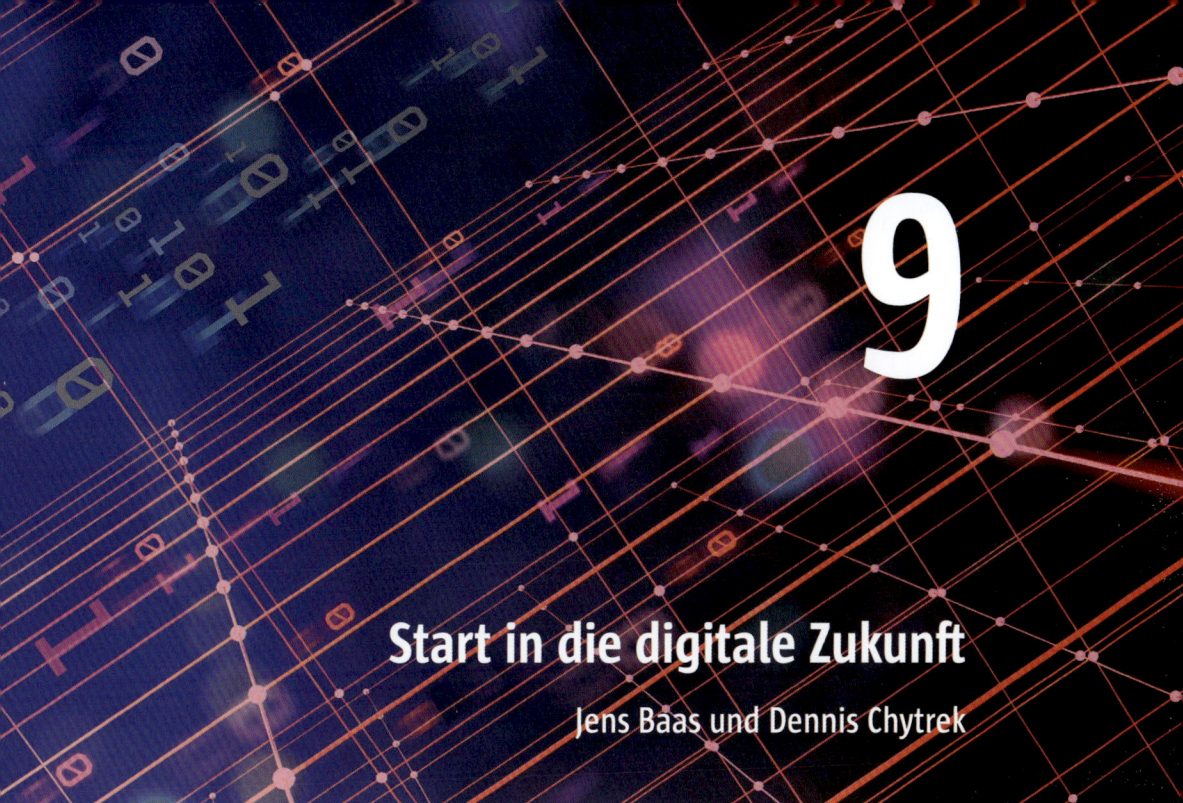

9

Start in die digitale Zukunft

Jens Baas und Dennis Chytrek

9.1 Mit Corona beginnt ein neues Zeitalter

Das neue Jahrzehnt begann völlig anders als erwartet. Am 31. Januar 2020 rief die Weltgesundheitsorganisation (WHO) den internationalen Gesundheitsnotstand aus. Zu diesem Zeitpunkt konnten sich wohl nur die wenigsten vorstellen, wie sehr das SARS-CoV-2 genannte Virus unser aller Leben auf den Kopf stellen würde. Wenige Wochen später breitete sich das Virus über den ganzen Globus aus und die WHO erklärte CO-VID-19 zur weltweiten Pandemie (WHO 2020). Als auch in Deutschland die Zahlen stiegen und das Infektionsgeschehen immer weniger nachvollziehbar und kontrollierbar geworden war, folgte eine Reihe von Maßnahmen, um im öffentlichen und privaten Leben Kontakte zu beschränken, unser Land befand sich im „Lockdown".

Schnell zeigte uns die Pandemie bestehende Schwächen des Gesundheitssystems wie unter einem Brennglas auf: Im internationalen Vergleich wirkte das deutsche Gesundheitssystem mit seinem Mix aus bundes-, landes- und kommunalen Elementen, der Selbstverwaltung und harter Sektorengrenzen wenig strukturiert und bisweilen chaotisch. Bundesweit wirkungsvolle Maßnahmen gegen die Pandemie auszurollen, wurde zu einem holprigen Unterfangen: Es mangelte an Schutzausrüstungen vor Ort, und vor allem auch an Kommunikation: Statt einem unserer Zeit angemessen schnellen Datenaustausch, bremsten veraltete Technik und lange Meldeketten die Reaktionsfähigkeit des Systems. Die zu Beginn der Pandemie noch deutlich geringeren Testkapazitäten taten ihr Übriges: Während das Virus sich exponentiell verbreitete, erreichten immer wieder neuralgische Punkte ihre Belastungsgrenze.

Das sind schlechte Voraussetzungen, um eine Pandemie unter Kontrolle zu bringen, deren Verbreitung nicht an Grenzen von Zuständigkeitsbereichen endet. So wurde es bereits zur Herausforderung, einen bundesweiten Überblick zum Infektionsgeschehen zu erheben und Deutschland lief dem Infektionsgeschehen schnell hinterher.

> Während der COVID-19-Pandemie wurde deutlich, dass ein schneller und einfacher Austausch von Daten zur frühzeitigen Erkennung und Eindämmung des Infektionsgeschehens beitragen kann.

Genau an diesem Punkt hat uns die COVID-19-Pandemie jedoch auch gezeigt, dass das deutsche Gesundheitssystem anpassungsfähig ist: Es gelang relativ kurzfristig, Maßnahmen zu entwickeln, die den oben genannten Nachteilen entgegenwirken und es zum Beispiel ermöglichten, das Infektionsgeschehen besser zu überblicken. Die Corona-Warn-App des RKI verfolgt den Ansatz, bundesweit ein Instrument zur individuellen Risikoeinschätzung bereit zu stellen. Die App stand innerhalb relativ kurzer Zeit zur Verfügung und erfüllte die sehr hohen Anforderungen im Hinblick auf den Datenschutz. Diese Anforderungen sind allerdings so hoch, dass ihr möglicher Nutzen deutlich eingeschränkt wurde – manche gehen so weit zu sagen, dass sie annährend nutzlos wurde. Ein Dilemma, in dem sich Anwendungen für das Gesundheitssystem immer wieder befinden.

Nachdem an der Charité in Berlin der erste Test zum Nachweis auf das Corona-Virus entwickelt wurde (Charité 2020), konnten die Testkapazitäten schnell erhöht und bereits nach etwa sieben Monaten eine Million Tests pro Woche durchgeführt werden (Staat 2020, S. 16).

Ein weiteres Positivbeispiel ist das Intensivbettenregister der Deutschen Interdisziplinären Vereinigung für Intensiv- und Notfallmedizin (DIVI) und dem Robert Koch-Institut (RKI). Es wurde bereits zu Beginn des Lockdowns aufgesetzt, um einen tagesaktuellen Stand der Intensivbettkapazitäten in Deutschland zu bekommen und gegebenenfalls Patienten schnell verlegen zu können. Seit April 2020 sind die Krankenhäuser zu regelmäßigen Meldungen verpflichtet (DIVI 2020). Damit ist das Melderegister mit seinen „harten" Daten (ohne Dunkelziffer) auch zu einem wichtigen Werkzeug geworden, um über die heterogene Krankenhauslandschaft hinweg verlässliche Einschätzungen über den Verlauf der Pandemie zu treffen.

Durch den so abrupt veränderten Alltag entwickelten sich auch jenseits des unmittelbaren Infektionsgeschehens Impulse zur Transformation. Mit Blick auf das Gesundheitssystem werden wir COVID-19 rückblickend als Katalysator für die Digitalisierung sehen. Vieles, was vor der Pandemie nicht über den Versuchs- oder Teststatus hinauskam, wurde in der Pandemie einerseits möglich gemacht und andererseits auch dankend angenommen.

Das zeigt sich etwa im Bereich der Telemedizin. Obwohl sie technisch bereits seit einiger Zeit sicher durchführbar ist und in vielerlei Hinsicht großes Potenzial hat, kam sie in Deutschland vor der Pandemie nie im Alltag der Versorgung an. In einer Situation, in der einerseits viele Patienten aus Sorge vor Ansteckung die Praxen mieden und der ambulante Bereich gleichzeitig Kapazitäten zur Versorgung der tatsächlich Infizierten bereitstellen musste, änderte sich das schlagartig. Es brauchte erst die Pandemie, um der Entwicklung den entscheidenden Stoß zu geben. Dabei war es auch vor der Pandemie keine gute Idee, sich mit Erkältungssymptomen nur zur Ausstellung einer Arbeitsunfähigkeitsbescheinigung in die Praxis zu schleppen.

Ist die Pandemie einmal überstanden, muss durch eine kluge Strategie sichergestellt werden, dass diese und weitere digitale Chancen für die Versorgung – wo immer sinnvoll – auch weiter genutzt werden. Damit die Digitalisierung aber wirklich vorgetrieben werden kann, muss zudem:

- die elektronische Patientenakte (ePA) weiter ausgebaut werden,
- Datenschutz als Chance begriffen werden, nicht als ständiges Hindernis,
- ein kluger Weg gefunden werden, wie eine Zusammenarbeit mit der Tech-Industrie aussehen kann sowie
- Daten interoperabel gespeichert und Schnittstellen geschaffen werden.

Entgegen der Meinung, dass die Digitalisierung vor allem ein Werkzeug der Kostendämpfung und Effizienzsteigerung ist, ist sie in Deutschland zunächst ein klares Investitionsthema. Zeitnah müssen Patienten/Versicherte und Leistungserbringer den Mehrwert der Digitalisierung erleben. Erst bei einer dadurch gestiegenen Akzeptanz und Verbreitung kann das Eliminieren von Ineffizienzen im Gesundheitssystem durch die Digitalisierung auch eine Kostenersparnis bringen.

Parallel zu diesem Investitionserfordernis sind aber nicht nur die öffentlichen Haushalte durch die COVID-19-Pandemie stark belastet, sondern auch die Gesetzlichen Krankenkassen stehen vor großen finanziellen Herausforderungen, die durch die Pandemie verschärft wurden. Spätestens ab 2021 beginnt sich zu rächen, dass in den hinter uns liegenden Zeiten voller Kassen kaum strukturelle Probleme angegangen wurden, um zumindest mittelfristig die stetige Ausgabensteigerung zu bremsen. Stattdessen wurden in den letzten Legislaturperioden teure Gesetze verabschiedet, deren ausgabensteigernde Wirkung jetzt durch den wirtschaftlichen Abschwung Mindereinnahmen des Gesundheitsfonds gegenüberstehen.

> Wir müssen die Kraft aufbringen, die Gesetzlichen Krankenkassen finanziell stabil zu halten und die notwendigen Investitionen in die Digitalisierung anzugehen.

Hier wächst schon heute der Druck auf die gesundheitspolitisch Verantwortlichen der kommenden Legislaturperiode: Die Aufgabe ist keineswegs banal. Es gilt, einerseits eine nachhaltige Lösung für die Finanzentwicklung zu schaffen – und gleichzeitig sicherzustellen, dass notwendige Investitionen, wie eben in die Digitalisierung, das Gesundheitssystem zeitgemäß und leistungsfähig halten.

9.2 Patientenbestimmte Dateninfrastruktur: Die ePA als Basis der digitalen Transformation

Den Kurs in Richtung Digitalisierung hat die aktuelle Bundesregierung nicht nur bereits eingeläutet, sondern auch auf Tempo gebracht. Dafür sorgten gleich mehrere „Digitalgesetze". Ein wesentliches Element dabei ist die Basis für eine funktionierende Dateninfrastruktur: Seit dem 1. Januar 2021 hat jeder gesetzlich Versicherte in Deutschland einen Anspruch auf eine elektronische Patientenakte (ePA). Sie soll nach dem Willen der Politik „zentrales Element für die Erfassung und Aufbewahrung von Gesundheitsdaten in Deutschland [...] werden" (Bundesregierung 2020).

Was mit der elektronischen Gesundheitskarte nicht durchsetzbar war, kann nun mit der ePA erreicht werden. Die Gesetzlichen Krankenkassen stellen ihren Versicherten mit der ePA einen sicheren Datenspeicher zur Verfügung, in dem alle wichtigen medizinischen Informationen in einer lebenslang geführten Akte verwaltet werden können. Das Besondere dabei ist, dass der Versicherte selbst entscheidet, welche Daten er dort ablegt und mit wem er sie teilt.

Zu ihrem Start wird die ePA zunächst mit den Basisfunktionen ausgestattet und im laufenden Jahr erweitert, sodass zum Beispiel Arztbefunde, der Medikationsplan oder Blutwerte gespeichert werden können. Ab 2022 kommt der digitale Impfausweis, der Mutterpass, das Untersuchungsheft für Kinder und Zahnbonusheft hinzu (BMG 2021). Auch wenn die Basisfunktionen nicht nach einer großen digitalen Revolution aussehen, so wird sie es durch die Möglichkeiten, die wir in Zukunft mit der Akte haben werden, wenn wir sie konsequent weiterentwickeln. Der nächste große Schritt wird die flächendeckende Vernetzung mit den ambulanten Arzt- und Zahnarztpraxen, Apotheken und Krankenhäusern. Das erhöht nicht nur die Transparenz für die Versicherten, sondern kann auch die Kommunikation zwischen den Sektoren deutlich vereinfachen und verbessern. Außerdem werden die Versicherten durch die Implementierung des elektronischen Rezepts und der elektronischen Arbeitsunfähigkeitsbescheinigung eine spürbare Erleichterung im Alltag haben.

> **Die ePA wird der zentrale Baustein der Digitalisierung werden.**

Die ePA sollte zudem sehr viel mehr werden als eine sichere Akte, in der Daten gespeichert und durch ein Berechtigungsmanagement abgerufen und geteilt werden können. Sie kann uns in Zukunft auch die Dateninfrastruktur liefern, auf der neben der Vernetzung von Leistungserbringern und Krankenkassen weitere Angebote aufbauen. Zum Beispiel, indem Schnittstellen für weitere Sensorik etabliert werden. Das würde es Versicherten ermöglichen, ergänzende relevante Daten, wie zum Beispiel Gewicht, Blutdruck, Herzfrequenz oder Bewegungsdaten über entsprechende Geräte in die Akte zu laden. Auf diese ergänzenden Informationen können die vom Versicherten berechtigten Leistungserbringer dann im Rahmen von Diagnostik und Therapie aus der Ferne oder beim Praxisbesuch zugreifen.

Außerdem muss die Akte mittelfristig dahingehend weiterentwickelt werden, dass sie vorwiegend qualifizierte Daten speichert, diese also nicht nur im PDF-Format vorliegen, sondern als direkte Datenpunkte ausgelesen und verarbeitet werden können. Damit könnten zum Beispiel Laborwerte verschiedener Krankenhausaufenthalte direkt in Bezug zueinander gestellt und den Ärzten übersichtlich dargestellt werden und weitergehende Anwendungen, auch auf Basis von Künstlicher Intelligenz, würden entscheidend vereinfacht werden.

Damit die ePA für Versicherte wie Leistungserbringer zur Schnittstelle einer digitalen Versorgung im deutschen Gesundheitswesen (s. Abb. 1) werden kann, muss Folgendes bei der Weiterentwicklung berücksichtigt werden:

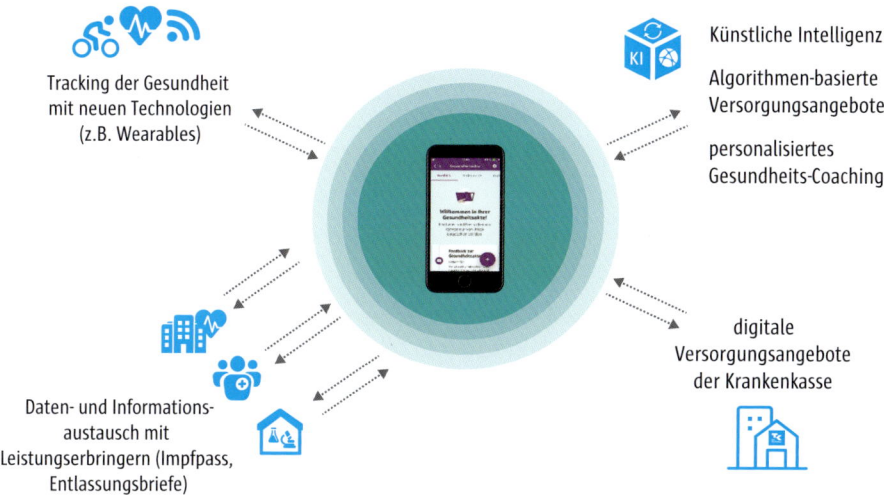

Tracking der Gesundheit
mit neuen Technologien
(z.B. Wearables)

Künstliche Intelligenz

Algorithmen-basierte
Versorgungsangebote

personalisiertes
Gesundheits-Coaching

digitale
Versorgungsangebote
der Krankenkasse

Daten- und Informations-
austausch mit
Leistungserbringern (Impfpass,
Entlassungsbriefe)

Abb. 1   ePA wird zur digitalen Gesundheitsplattform des Versicherten

1. **Sicherheit und Definitionshoheit:** Die ePA muss weiterhin die Standards und Schnittstellen definieren, sie muss dabei zwischen den Anbietern und hin zu dem System der Leistungserbringer vollständig interoperabel sein und auf festen Datenschutzgrundlagen basieren.
2. **Knotenpunkt statt Parallelstrukturen:** Die ePA darf nicht durch weitere Gesundheitsanwendungen, wie zum Beispiel einer eigenständigen App zum elektronischen Rezept, flankiert werden. Wir brauchen eine bequeme Möglichkeit für die Patienten, mit Gesundheitsdaten an einer Stelle zu interagieren, und keine künstliche Zersplitterung in eine App je Bereich.
3. **Entkoppelung vom Endgerät:** Heute ist der Zugang zur ePA an ein festes Endgerät gebunden. Das entspricht auch noch weitestgehend den Gewohnheiten, da die meisten ihr Smartphone täglich verwenden. Mit zunehmender Nutzung von Sprachassistenten über mehrere Geräte hinweg – etwa Smart-Watch, Smartphone, Smart-Speaker etc. verändern sich perspektivisch auch die Anforderungen an die ePA.

Wettbewerb sollte über die Kernfunktionen der ePA nicht erfolgen, weil dies der Standardisierung gegenüber den Leistungserbringern widersprechen würde. Allerdings sollte ein Wettbewerb über Optik und Bedienbarkeit sowie über Zusatzangebote erfolgen. Solche Angebote könnten etwa das Tracking von Sport- und Fitnessdaten oder digitale Versorgungsangebote der Krankenkassen sein.

Es ist essenziell, dass die ePA Standards setzt, Bedingungen definiert und gleichzeitig für Anbieter weiterer digitaler Dienste und Versorgungsangebote kein Weg an ihr vorbeiführt. Nur so lassen sich angesichts der in den Bereich Gesundheit drängenden internationalen Player langfristig unsere Definition von Datenschutz sowie auch die Prinzipien eines solidarischen Gesundheitssystems aufrechterhalten.

9.3   Datenschutz als Chance begreifen

In Deutschland gibt es keine Digitalisierungsdebatte ohne Datenschutzdebatte. Das ist auch grundsätzlich gut so: Gerade Gesundheitsdaten sind äußerst persönliche und sensible Informationen und müssen besonders geschützt werden. Problematisch wird es jedoch, wenn der Datenschutz zum Selbstzweck wird oder ihn Interessenvertreter als Scheinargument vor sich her tragen, wenn sie eigentlich ganz andere Ziele verfolgen.

> Wir sollten Innovationen so sicher wie möglich gestalten und ihre Vorteile nutzen (dürfen), statt Datenschutzrichtlinen so eng auszulegen, dass der eigentliche Nutzen der Digitalisierung verpufft.

Ein Beispiel hierfür ist die Corona-Warn-App des Robert Koch-Instituts. Sie wurde in kurzer Zeit millionenfach heruntergeladen und installiert (Bundesregierung 2020), und legt höchste Ansprüche an den Datenschutz und Sicherheit. Der Fokus auf den Datenschutz war bei der Entwicklung so ausgeprägt, dass wir heute einen wesentlichen Nutzen aus der App nicht ziehen können. Die App warnt uns nur vor einer gefährlichen Begegnung, wenn der Erkrankte seine Infektion über die App meldet. Außerdem erfahren wir nicht wann und wo diese Begegnung stattgefunden hat. Das wäre für jeden Einzelnen, aber auch für die Epidemiologien eine wichtige Information. Viele Menschen wären bereit gewesen, diese Daten anonymisiert zu teilen und wir wüssten heute deutlich mehr über die Verbreitung des Virus. Obwohl sie von so vielen Menschen installiert wurde, spielt die App bei der Eindämmung der Pandemie daher nicht die tragende Rolle, die ihr eigentlich zugedacht war.

Ein guter und hoher Datenschutzstandard widerspricht dem Fortschritt und der Digitalisierung nicht. Im Gegenteil haben wir eine historische Chance, wenn wir es schaffen, einen europäischen Datenraum unter dem Schirm der Europäischen Datenschutzgrundverordnung (EU-DSGVO) zu entwickeln. Unter diesen Voraussetzungen kann es uns gelingen, in Abgrenzung zu den USA und China, die europäischen Werte und Vorstellungen für den Umgang mit Daten durchzusetzen, einen Wettbewerbsvorteil zu erlangen und mit den großen Tech-Unternehmen zu unseren Bedingungen zu kooperieren.

Schauen wir nach China und in die USA, finden wir völlig andere Datenschutzmodelle. In den USA beruht das Geschäftsmodell der großen amerikanischen Tech-Unternehmen zu großen Teilen darin, die Daten der Nutzer zu sammeln, auszuwerten und mit diesen Erkenntnissen Gewinne zu erwirtschaften. In China wird der Datenschutz hingegen als wichtig betrachtet, jedoch mit der Einschränkung, dass der Staat prinzipiell an alle Daten herankommen kann (Luks 2020, S. 66f.).

9.4 Die Zusammenarbeit mit der Industrie

Die großen Tech-Unternehmen haben längst erkannt, dass der Gesundheitsmarkt ein Zukunftsmarkt ist und investieren Milliardensummen (Schulz 2018, S. 22ff. und Choueiri 2019, S. 4). Diese Unternehmen zeigen uns heute in vielen Branchen und Märkten, was technisch bereits machbar ist. Sie profitieren davon, dass ihre Marken global bekannt sind und sie in den meisten Haushalten Europas, Nordamerikas und Asiens mit Soft- bzw. Hardware präsent sind. Mit ihren Produkten verändern sie nicht nur ganze Wirtschaftszweige, sie verändern auch die Art wie wir leben. Es reichen schon ein paar Investitionen und Zukäufe der Tech-Unternehmen im Gesundheitsbereich, um einen enormen Druck auf die Branche auszuüben.

Für viele ist dieses sich anbahnende Engagement ein Schreckgespenst. Es kann aber auch als große Chance gesehen werden. Es bietet uns die Gelegenheit, auch im Gesundheitsbereich die Vorteile der Digitalisierung auszuspielen und unser System nutzerfreundlicher, effizienter und kostengünstiger zu gestalten. Wir müssen uns aber die Frage stellen: Wie kann es gelingen, den Patienten sinnvolle Innovationen zugänglich zu machen ohne dafür unsere hohen Datenschutzstandards über Bord zu werfen?

Mit dem Blick auf die unterschiedlichen Einstellungen zum Datenschutz in den Ländern, aus denen diese Innovationen wahrscheinlich kommen werden, muss ein guter Weg gefunden werden, wie Player im deutschen Gesundheitswesen mit den großen Tech-Unternehmen in Zukunft zusammenarbeiten. Die Innovationskraft und Kompetenz dieser Unternehmen darf nicht ausgeklammert oder ignoriert werden. Verbleiben wir im Status quo, werden diese Unternehmen ihre Produkte dennoch auf den Gesundheitsmarkt bringen und diesen dann sicher schnell beherrschen. Denn auch das Thema Gesundheit folgt der Logik, die in anderen Bereichen zu disruptiven Entwicklungen geführt hat: Die Menschen wollen Angebote, die ihnen einen Mehrwert versprechen, die ihnen schnell, einfach und bequem nutzen.

In diesem Fall würden sich die Menschen den Zugang analog zu den vielen anderen digitalen Produkten erkaufen: mit schlechterem Datenschutz und weniger Kontrolle, also indem sie mit ihren Daten bezahlen. Damit würde diesen Unternehmen mittelfristig auch der Zugang zu bestehenden Strukturen ermöglicht. In letzter Konsequenz bedeutet das, dass sich diese Unternehmen an die Schnittstelle zwischen den Versicherten/Patienten und den Leistungserbringern sowie den Krankenkassen setzen.

Eine ähnliche Erfahrung machen derzeit Hoteliers und Taxiunternehmer weltweit. Airbnb ist größter Anbieter von Übernachtungsmöglichkeiten und besitzt nicht ein einziges Bett (Pereira 2021). Uber hat selbst keine Fahrzeuge, vermittelt aber Millionen Fahrten (Mensing 2021). Beide Unternehmen haben bereits eine Größe erreicht, mit der sie erheblichen Einfluss auf den Markt und die auf ihm herrschenden Konditionen haben. Die ursprünglichen Player verlieren die Schnittstelle zum Kunden und damit auch alle Steuerungsfunktionen. Am Ende der Wertschöpfungskette er-

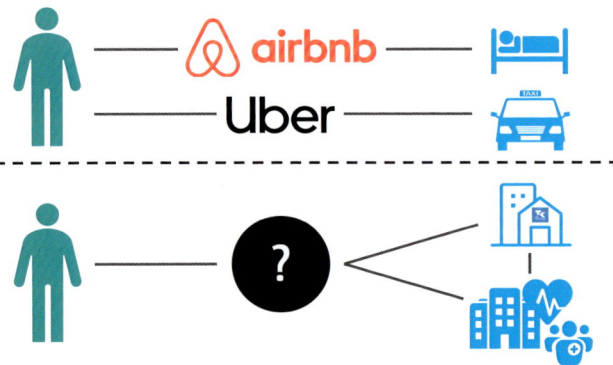

Abb. 2   Wird ein Tech-Unternehmen die Schnittstelle zum Patienten besetzen?

bringen Sie dann lediglich eine Leistung, wie Abbildung 2 zeigt. Natürlich ist es auch im Gesundheitsbereich möglich, dass sich ein Unternehmen mit einer guten digitalen Anwendung zwischen den Versicherten und den Leistungserbringer oder der Krankenkassen platziert. Dieses Unternehmen hätte dann erheblichen Einfluss auf die Behandlungs- und Versorgungspfade, die dann im Sinne von Kooperationspartnern und Werbekunden gestaltet werden können – statt im Sinne einer optimalen Versorgung. Erste Ansätze dieser Entwicklung sehen wir bereits jetzt in China (Weiss 2017, S. 98).

Wir können uns in Deutschland nicht hinter der Regulierung verstecken. Das Gesundheitswesen ist zwar ein stark regulierter Bereich, das trifft aber auch auf den Bankensektor zu, der nun durch Online-Banken und Fin-Techs zunehmend unter Druck gerät. Analog zur Pharma- und Medizintechnikindustrie muss demnach ein guter Weg für Kooperationen gefunden werden.

Besondere Aufmerksamkeit sollte auch den kleinen Unternehmen gelten. Häufig sind sie es, die gute Ideen haben und Innovationen vorantreiben. Sind diese wirtschaftlich interessant, wird das Unternehmen entweder schnell groß oder von einem anderen übernommen und das Produkt findet seinen Weg zum Kunden. Wenn eine Idee hingegen keinen wirtschaftlichen Erfolg verspricht, aber dennoch die Versorgung der Patienten verbessern kann, analog eines Medikamentes gegen eine seltene Erkrankung, ist es jedoch oft schwer, Investoren zu finden. Während in anderen Bereichen möglichen Nutzern dann oft lediglich die Chance auf schnelleren Service verloren geht, verlieren hier bestimmte Patienten im Extremfall die Chance auf Heilung.

Einen ersten Ansatz, dieses Problem zu lösen, liefert das Digitale-Versorgung-Gesetz (DVG). Es ermöglicht Krankenkassen erstmals, selbst Kapital in solche Unternehmen zu investieren. Allerdings sind den Investitionen in der jetzigen gesetzlichen Ausgestaltung so enge Grenzen gesteckt, dass diese neue Möglichkeit in der konkreten Versorgungsrealität wohl kaum eine Rolle spielen wird.

Ab 2023 können Versicherte ihre Daten aus der ePA freiwillig und in anonymisierter Form der Forschung zur Verfügung stellen. Wenn wir dadurch einen hinreichend großen Gesundheitsdatenschatz aufbauen können, werden sich ganz neue Möglichkeiten für die Entwicklung und Erforschung von Arzneimittel oder anderen Therapien ergeben. Schnittstellen müssen so ausgestaltet sein, dass diese Daten sicher anonymisiert und nutzbar gemacht werden können. Zu diskutieren ist, ob auch die Solidargemeinschaft ein Recht darauf haben sollte, diese Daten anonymisiert auszuwerten, damit die Versichertengemeinschaft insgesamt von diesen Informationen profitieren kann.

Über Verlaufsformen von COVID-19 und die Ausbreitung der Pandemie wüssten wir heute sicher schon wesentlich mehr, wenn Pulsoximeter nicht nur in hochwertigen Smart-Watches verfügbar, sondern die Messung des Sauerstoffgehaltes im Blut ähnlich verbreitet wären wie Pulsmesser und auch diese Daten in einer ePA zur Verfügung stünden. Individuell könnte die Empfehlung für eine Krankenhauseinweisung ausgesprochen werden und auch für die Pandemieforschung wären diese Daten wertvoll.

9.5 Interoperabilität als Schlüssel zur Digitalisierung

Grundbedingung für eine funktionierende Digitalisierung in unserem Gesundheitssystem mit seinen Sektorengrenzen, historisch gewachsenen Prozessen und gegebenenfalls über mehrere Plattformen hinweg, ist ein technisch reibungsloser Datenaustausch: Wir müssen also der Interoperabilität besonderer Aufmerksamkeit schenken.

Denn schon heute liegen sehr viele Daten digital vor, die dazu geeignet wären, die Behandlung oder auch die Prävention zu verbessern. Nur gelingt es oftmals nicht, sie an der richtigen Stelle zusammenzuführen. Meist sind die einzelnen „Dateninseln" heute noch nicht miteinander vernetzt: Wenn man als Patient die Aufnahmen eines CT auf einer CD-Rom mitbekommt oder diese in einem Format gespeichert sind, das mit anderen Systemen nicht kompatibel ist, sinken die Chancen, dass diese Informationen bei einer späteren Therapie genutzt werden können.

Fehlende Interoperabilität ist in vielen Gesundheitssystemen ein Problem. Das betrifft auch Länder wie die USA, die in Sachen Digitalisierung in Teilbereichen weiter sind, die Daten aber, wenn überhaupt, meist nur innerhalb der Leistungsbringer einer HMO (Health Maintenance Organization) oder einer Versicherung vernetzt sind (Steinacher 2020).

>>> Interoperabilität ist entscheidend: Nur wenn wir es schaffen, die vorliegenden Daten zusammen zu bringen, werden wir die wirklich großen Potenziale aus der Digitalisierung schöpfen können.

Fallen nun im weiteren Verlauf der Digitalisierung immer mehr Daten an, birgt das die Gefahr, dass sich die digitale Landschaft immer weiter zergliedert und der eigentliche Vorteil der Digitalisierung nicht ausgeschöpft werden kann.

Mit der ePA haben wir in Deutschland eine sehr gute Basis geschaffen, um diese Daten zu bündeln und zu vernetzen. Nun müssen wir weiter dafür sorgen, dass diese Daten auch von allen, die wir beteiligen wollen, gelesen und verarbeitet werden können.

9.6   Das Gesundheitswesen der Zukunft wird ein digitales

Mit den Gesetzen der aktuellen Legislaturperiode und dem Druck, der durch die CO-VID-19-Pandemie an vielen Stellen entstanden ist, hat die Digitalisierung im deutschen Gesundheitssystem Fahrt aufgenommen. Dabei ist die Digitalisierung kein Selbstzweck, sondern ein Schlüsselfaktor, um das deutsche Gesundheitssystem zukunftsfähig zu machen. Das gilt besonders mit Blick auf den internationalen Kontext mit grenzüberschreitenden Datenräumen und internationalen Playern, die Gesundheit vor allem als attraktiven Markt verstehen.

Damit die weitere digitale Transformation im Sinne der Patienten gelingt, ergeben sich für die Politik klare Handlungsfelder:

- Die elektronische Patientenakte muss zum zentralen Knotenpunkt für Gesundheitsdaten werden. Das gelingt nur, wenn diese mit hoher Sicherheit, guter Funktionalität und breiter Vernetzung Versicherte und Leistungserbringer überzeugt. Das bedeutet, dass sie noch in wesentlichen Punkten weiterentwickelt werden muss.
- Es muss ein Konsens hergestellt werden, wie wir Daten so nutzen können, dass einerseits individuelle Informationen geschützt bleiben, die Solidargemeinschaft aber gleichzeitig von datenbasierten Erkenntnissen profitiert.
- Wir müssen den Tech-Unternehmen Schnittstellen anbieten, um mit ihnen gemeinsam den Fortschritt zu unseren Bedingungen zu gestalten.
- Die Digitalisierungsbestrebungen dürfen nicht durch unterschiedliche Interessen zergliedert und Transparenz behindert werden – das gelingt nur mit interoperablen Schnittstellen.

Die Krankenkassen haben ebenso wie viele Leistungserbringer in den vergangenen Jahren in Sachen Digitalisierung Neues ausprobiert. Viele Ansätze sind äußerst Erfolg versprechend, wie etwa der Startschuss der ePA, aber auch viele kleine Projekte, zum Beispiel zur telemedizinischen Unterstützung der Facharztversorgung auf dem Land. Sich auf diesen ersten Erfolgen auszuruhen, darf aber keine Option sein. Es gilt, bestehende Erfahrungen zu nutzen, bestehende Konzepte weiterzuentwickeln und zukunftsfest zu machen.

Eine Transformation, die auf Vernetzung basiert, braucht Teamplayer statt Einzelkämpfer. Der internationale Druck lässt keinen Spielraum für standesbezogene Eitelkeiten. Es geht nur gemeinsam – und zwar mit den Grundprinzipien Interoperabilität und Patientenperspektive. Für beide bietet die ePA optimale Bedingungen. Gelingt das nicht, hat zwar am Ende jede Disziplin mindestens eine eigene App, die Versicherten tummeln sich vermutlich dann aber dort, wo sie alles aus einer Hand bekommen – und womöglich mit ihren Daten bezahlen.

Eine so weitreichende Transformation wird absehbar auch dazu führen, dass sich historisch gewachsene und etablierte Rollen wandeln. Arbeitsabläufe und intersektorale Prozesse verändern sich ebenso wie die Kommunikation und Erwartungshaltungen der Patienen in Hinsicht auf Transparenz, Effizienz und Servicelevel.

Auch Krankenkassen werden eine aktivere Rolle einnehmen müssen. Sie können zum aktiven Partner ihrer Versicherten werden, und diese auf Basis vorhandener Daten und individueller Bedürfnisse entlang individualisierter Versorgungspfade durch das Gesundheitssystem leiten. Erhält heute ein Versicherter zwei Medikamente, die sich nicht vertragen – etwa aus unterschiedlichen Praxen –, laufen diese Informationen bei den Krankenkassen zusammen. Das hilft Betroffenen jedoch wenig, denn zum einen geschieht das noch immer erst lange nach der Einnahme, zum anderen darf die Krankenkasse Betroffene über die mögliche Gefahr nicht aktiv informieren. Lägen solche Daten in Echtzeit vor, heute technisch problemlos machbar, könnte die Krankenkasse sofort intervenieren und sogar Leben retten – müsste dies aber auch dürfen.

Ähnlich verhält es sich beim Thema Operationen. Viele Knie- und Rücken-OPs sind eigentlich vermeidbar – z.B. eine ärztliche Zweitmeinung kann hier Alternativen aufzeigen. Gleichzeitig können Muster bestimmter Daten, die bei den Kassen zusammenlaufen, wie Arbeitsunfähigkeit, bestimmte abgerechnete Leistungen und Medikamente, darauf hinweisen, wenn Rückenpatienten auf eine OP zusteuern. Doch auch hier liegen diese Daten meist erst vor, wenn es bereits zu spät für Alternativen zur OP ist.

 Das Gesundheitswesen der Zukunft wird ein digitales sein.

Für den weiteren Weg dahin gilt, dass wir uns das Heft des Handelns nicht aus der Hand nehmen lassen dürfen und stattdessen die nun geschaffenen Strukturen geschickt verbinden, ausbauen und vor allem nutzen müssen.

Literatur

Bundesgesundheitsministerium (BMG) (2021) Die elektronische Patientenakte (ePA). URL: https://www.bundesgesundheitsministerium.de/elektronische-patientenakte.html (abgerufen am 24.02.2021)

Bundesregierung (2020) Corona-Warn-App: 20 Millionen Downloads. URL: https://www.bundesregierung.de/breg-de/aktuelles/cwa-20-mio-downloads-1803204 (abgerufen am 24.02.2021)

Charité (2020) Erster Test für das neuartige Coronavirus in China entwickelt. Gemeinsame Pressemeldung Charité und des DZIF vom 16.01.2020. URL: https://www.charite.de/service/pressemitteilung/artikel/detail/erster_test_fuer_das_neuartige_coronavirus_in_china_entwickelt/ (abgerufen am 24.02.2021)

Chouelri P et al. (2019) Future of Health. Eine Branche digitalisiert sich – radikaler als erwartet. Roland Berger München

DIVI (2020) Nach Einführung der Meldepflicht: DIVI Intensivregister zählt 30.000 Intensivbetten in Deutschland – und berichtet jetzt sogar auf Kreisebene, Pressemeldung vom 19.4.2020. URL: https://www.divi.de/pressemeldungen-nach-themen/viewdocument/3814/200419-pressemeldungen-divi-intensivregister-jetzt-auch-auf-kreisebene (abgerufen am 24.02.2021)

Luks K (2020) Der Wettlauf um die Digitalisierung: Potenziale und Hürden in Industrie, Gesellschaft und Verwaltung. Schäffer-Poeschel Verlag für Wirtschaft Steuern Recht Freiburg

Mensing G (2021) Uber so much more than going from A to B. URL: https://www.businessmodelsinc.com/exponential-business-model/uber-an-exponential-business-model/ (abgerufen am 25.01.2021)

Pereira D (2021) Airbnb Business Model. URL: https://businessmodelanalyst.com/airbnb-business-model/ (abgerufen am 24.02.2021)

Schulz T (2018) Zukunftsmedizin. Wie das Silicon Valley Krankheiten besiegen und unser Leben verlängern will. Deutsche Verlagsanstalt München

Staat D et al. (2020) Erfassung der SARS-CoV-2-Testzahlen in Deutschland. Stand 4.11.2020. In: Epidemiologisches Bulletin 45/2020. Robert Koch-Institut Berlin

Steinacher H (2020) Digital Health in den USA. URL: https://www.gtai.de/gtai-de/meta/ueber-uns/was-wir-tun/schwerpunkte/digitalisierung/digital-health-in-den-usa-228438 (abgerufen am 24.02.2021)

Weiss S (2017) Die elektronische Patientenakte in China. In: Reisach U (Hrsg.) Das Gesundheitswesen in China. Medizinisch Wissenschaftliche Verlagsgesellschaft Berlin

WHO (2020) WHO erklärt COVID-19-Ausbruch zur Pandemie. URL: https://www.euro.who.int/de/health-topics/health-emergencies/coronavirus-covid-19/news/news/2020/3/who-announces-covid-19-outbreak-a-pandemic (abgerufen am 24.02.2021)

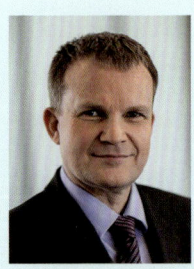

Dr. Jens Baas

Jens Baas ist seit 2012 Vorsitzender des Vorstands der Techniker Krankenkasse (TK). Vor seiner Zeit als Vorstandsvorsitzender war er bei der Unternehmensberatung Boston Consulting Group tätig, zuletzt als Partner und Geschäftsführer. Sein Studium der Humanmedizin absolvierte Baas an der Universität Heidelberg und der University of Minnesota (USA) und arbeitete anschließend als Arzt in den chirurgischen Universitätskliniken Heidelberg und Münster.

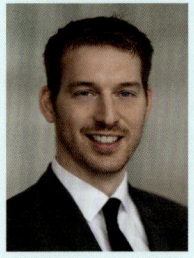

Dennis Chytrek

Dennis Chytrek ist seit 2019 persönlicher Referent des Vorstandsvorsitzenden der Techniker Krankenkasse (TK). Zuvor war er stellvertretender Pressesprecher und Pressereferent in der Unternehmenskommunikation der TK. Er hat sein Studium der Politik und Rechtswissenschaften in Hamburg und Schweden absolviert. Bevor er zur TK ging, war er unter anderem als freier Journalist und Berater bei einer Unternehmensberatung für Gesundheitskommunikation tätig.

Abkürzungsverzeichnis

ACD	Accountable Care in Deutschland
AIM	International Association of Mutual Benefit Societies
AMNOG	Arzneimittelmarktneuordnungsgesetz
AMVSG	Gesetz zur Stärkung der Arzneimittelversorgung in der GKV
AOK	Allgemeine Ortskrankenkasse
AOP-Katalog	Katalog der ambulanten Operationen
APrV	Ausbildungs- und Prüfungsverordnungen
APS	Aktionsbündnis Patientensicherheit
ASV	Ambulante Spezialfachärztliche Versorgung
ATMP	Advanced Therapy Medicinal Products
BÄK	Bundesärztekammer
BAS	Bundesamt für Soziale Sicherung
BfArM	Bundesinstitut für Arzneimittel und Medizinprodukte
BGBL	Bundesgesetzblatt
BGF	betriebliche Gesundheitsförderung
BIP	Bruttoinlandsprodukt
BKK	Betriebskrankenkasse
BLAG	Bund-Länder-Arbeitsgruppe
BMBF	Bundesministerium für Bildung und Forschung
bpa e.V.	Bundesverband privater Anbieter sozialer Dienste e.V.
BPL-RL	Bedarfsplanungs-Richtlinie
BQS	Bundesgeschäftsstelle für Qualitätssicherung
CIRS	Critical Incident Reporting System
CMS	Centers for Medicare & Medicaid Services
COPD	chronic obstructive pulmonary disease/chronisch obstruktive Lungenerkrankung
CT	Computer Tomograph
DAA	Direct-Acting antivirals
DGCC	Deutsche Gesellschaft für Care und Case Management
DiGA	Digitale Gesundheitsanwendungen
DiPA	Digitale Pflegeanwendungen
DIVI	Deutsche Interdisziplinäre Vereinigung für Intensiv- und Notfallmedizin
DKG	Deutsche Krankenhausgesellschaft
DKI	Deutsches Krankenhaus Institut
DMP	Disease-Management-Programme
DNDi	Neglected Diseases Initiative
DNEbM	Deutsches Netzwerk für evidenzbasierte Medizin
DQR	Deutscher Qualifikationsrahmen
DRG	Diagnosis-related Groups
DVE	Deutscher Verband der Ergotherapeuten
DVG	Digitale-Versorgung-Gesetz
DVPMG	Digitale-Versorgung-und-Pflege-Modernisierungs-Gesetz
EBM	Einheitlicher Bewertungsmaßstab
eGK	elektronische Gesundheitskarte

EMA	European Medicines Agency
ePA	elektronische Patientenakte
eQS	externe Qualitätssicherung
EU-DSGVO	Europäische Datenschutzgrundverordnung
EU-DSRL	Europäische Datenschutzrichtlinie
F&E-Budget	Forschungs- und Entwicklungsbudget
FDA	U.S. Food and Drug Administration
GARDP	Global Antibiotic Research & Development Partnership
G-BA	Gemeinsamer Bundesausschuss
gfV	gemeinsame fachärztliche Versorgung
GG	Grundgesetz
GKV	Gesetzliche Krankenversicherung
GKV-SV	Spitzenverband Bund der Krankenkassen
GKV-VStG	GKV-Versorgungsstrukturgesetz
GKV-WSG	GKV-Wettbewerbsstärkungsgesetz
GMK	Gesundheitsministerkonferenz
GPVG	Gesundheitsversorgungs- und Pflegeverbesserungsgesetz
GS	Gemeinsame Selbstverwaltung
HMO	Health Maintenance Organization
HTA	Health Technology Assessment
HVG	Hochschulverbund Gesundheitsfachberufe
HzV	Hausarztzentrierte Versorgung
ICU	Intensive Care Unit
IMPP	Institut für medizinische und pharmazeutische Prüfungsfragen
InBA	Institut des Bewertungsausschusses
InEK	Institut für das Entgeltsystem im Krankenhaus
INES	Intelligentes Notfallerkennungs-System für alleinlebende Senioren
IPA	Independent Practice Associations
IQWiG	Institut für Qualität und Wirtschaftlichkeit im Gesundheitswesen
IV	Integrierte Versorgung
KAiG	Konzertierte Aktion im Gesundheitswesen
KBV	Kassenärztliche Bundesvereinigung
KHEntgG	Gesetz über die Entgelte für voll- und teilstationäre Krankenhausleistungen
KHG	Krankenhausgesetz
KHSG	Krankenhaus-Strukturgesetz
KHZG	Krankenhauszukunftsgesetz
KMK	Kultusministerkonferenz
KOMV	Wissenschaftliche Kommission für ein modernes Vergütungssystem
KVen	Kassenärztliche Vereinigungen
LG	Leistungsgruppe
MD	Medizinischer Dienst
MDK	Medizinischer Dienst der Krankenversicherung
MDK-Reformgesetz	Gesetz für bessere und unabhängigere Prüfungen
MDR	Medical Device Regulation/EU-Medizinprodukte-Verordnung
MVP	Minimum Viable Product

MVZ	Medizinische Versorgungszentren
NFC	Near Field Communication
NHS	National Health Service
NWGA	NetzWerk GesundAktiv
OECD	Organisation für wirtschaftliche Zusammenarbeit und Entwicklung
ÖGD	Öffentlicher Gesundheitsdienst
P4P	Pay-for-Performance
PAUL	Persönlicher Assistent für Unterstütztes Leben
PBnE	Parlamentarischer Beirat für nachhaltige Entwicklung
PCI	perkutane coronare Interventionen
PCOR	Patient-Centered Outcomes Research
PKV	Private Krankenversicherungen
PORT	Patientenorientierte Zentren zur Primär- und Langzeitversorgung
PREMs	Patient-reported Experience Measures
PRGs	Patient-related Groups
PROMs	Patient-reported Outcome Measures
PROs	Patient-reported Outcomes
PSG I-III	Pflegestärkungsgesetze
PSI	Patientensicherheits-Indikatoren
PVS	Praxisverwaltungssystem
QI	Qualitätsindikatoren
QuATRo	Qualität in Arztnetzen – Transparenz mit Routinedaten
QuE	Gesundheitsnetz Qualität und Effizienz
RBS	Robert Bosch Stiftung
RKI	Robert Koch-Institut
RN	Randnummer
RSA	Risikostrukturausgleich
SAPV	Spezialisierte Ambulante Palliativversorgung
SES	Sozioökonomischer Status
SGB	Sozialgesetzbuch
SGB I	Strafgesetzbuch I, Allgemeiner Teil
SGB IV	Strafgesetzbuch IV, Gemeinsame Vorschriften für die Sozialversicherung
SGB V	Strafgesetzbuch V, Gesetzliche Krankenversicherung
SGB IX	Strafgesetzbuch IX, Rehabilitation und Teilhabe behinderter Menschen
SGB X	Strafgesetzbuch X, Sozialversicherungsverfahren und Sozialdatenschutz
SGB XI	Strafgesetzbuch XI, Soziale Pflegeversicherung
SGB XII	Strafgesetzbuch XII, Sozialhilfe
STIKO	Ständige Impfkommission
süV	sektorenübergreifende Versorgung
SVR Gesundheit	Sachverständigenrat für die Begutachtung der Entwicklung im Gesundheitswesen
TI	Telematikinfrastruktur
TK	Techniker Krankenkasse
TK-Safe	elektronische Patientenakte der TK
TSVG	Terminservice- und Versorgungsgesetz
UGVD	untere Grenzverweildauer

Abkürzungsverzeichnis

VÄndG	Vertragsarztrechtsänderungsgesetz
VAST	Verbund für Ausbildung und Studium in den Therapieberufen
VUCA	Volatility, Uncertainty, Complexity and Ambiguity
WHO	World Health Organization
WIdO	Wissenschaftliches Institut der Ortskrankenkassen
ZAI	Klinik für Anästhesiologie und Intensivmedizin
ZNA	Zentrale Notaufnahme